广西本草新编

主编 韦松基 刘华钢 陈宇龄 邹 准

上 册

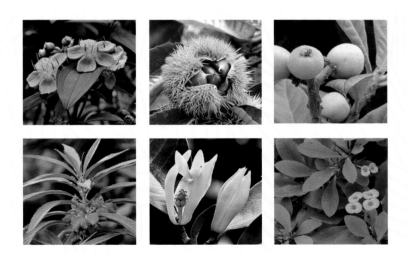

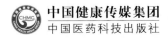

中国健康传媒集团

中国医药科技出版社

内 容 提 要

广西药用植物资源丰富，已知的药用植物基原种数为 4600 余种，占比高于全国药用植物资源的 1/3。本书精选广西分布较广、种类较多、疗效比较明显的中草药 1122 种，介绍每种中草药的正名、别名、来源、植物（动物）形态、分布、采集加工、药材性状、功效主治、用法用量等内容，并附每种药材和原植物（动物）彩色照片。

本书简明扼要、通俗易懂、实用性强，可供中草药栽培、生产、教学、科研人员和临床医师、药师阅读。

图书在版编目（CIP）数据

广西本草新编 ／ 韦松基，刘华钢，陈宇龄，邹准主编 . —北京：
中国医药科技出版社，2021.1
ISBN 978-7-5067-9604-0

Ⅰ.①广… Ⅱ.①韦… ②刘… ③陈… ④邹… Ⅲ.①本草 – 汇编 –
广西 Ⅳ.①R281.467

中国版本图书馆CIP数据核字（2017）第 245583号

责任编辑 刘丽英　崔丽萍
美术编辑 陈君杞
版式设计 大漢方圓

出版　**中国健康传媒集团** ｜ 中国医药科技出版社
地址　北京市海淀区文慧园北路甲 22 号
邮编　100082
电话　发行：010-62227427　邮购：010-62236938
网址　www.cmstp.com
规格　880×1230mm　¹/₃₂
印张　73⁵/₈
字数　1835 千字
版次　2021 年 1 月第 1 版
印次　2021 年 1 月第 1 次印刷
印刷　三河市万龙印装有限公司
经销　全国各地新华书店
书号　ISBN 978-7-5067-9604-0
定价　**480.00 元**（上、下册）

获取新书信息、投稿、为图书纠错，请扫码联系我们。

《广西本草新编》

编委会名单

主　编　韦松基　刘华钢　陈宇龄　邹　准

副主编　王许飞　韦　威　苏春艳　甘惠云　谢海林

编　委　何春花　钟小清　甘勇强　谢培德　朱智德

　　　　韦世观　曾　超　戴忠华　蒙万香　杨　栩

　　　　罗统勇　李小莲　叶　勇　周　莹　朱　丹

　　　　梁秋云　陆仕华　彭泳钦　王希斌　曹俊涛

　　　　成晓静　黄秋洁　冯　看　黄慧芳　杨焕琪

　　　　梁健钦　叶月华　郑娟梅　蒙　怡　黄惠琳

　　　　陆峥琳　陆　游

序

　　仲夏时节，绿城大地雨水丰盈、一片葱茏、生意盎然。近年来
《广西壮族自治区壮药质量标准（第一卷）》《广西壮族自治区壮药质
量标准（第二卷）》《广西壮族自治区瑶药材质量标准（第一卷）》的
颁布及《桂药原色图谱》《广西道地药材》《桂本草》《抗肿瘤壮药彩
色图谱》《广西靖西县端午药市常见药用植物》和《广西恭城瑶族端
午药市药用植物资源》等一大批本草著作，如雨后春笋般涌现，分管
广西医药卫生工作的我深切地为这方面所取得的成就感到欣慰。

　　近日刘华钢教授把其团队编写的《广西本草新编》书稿送到我的
案前，并邀我作序，我欣然应允。一是因为我分管广西的医药卫生工
作，二是出于对这方面工作的热爱。该书作者根据几十年的调查与实
践经验，用一年多的时间从广西中草药中遴选出 1122 种分布较广、种
类较多、疗效比较明显的中草药，对其进行系统整理、鉴别、遴选，
对植物（动物）形态、药材性状、分布、采集加工、功效主治、用法
用量等进行科学记述，并附亲自拍摄的植物（动物）形态、药材性状
彩色照片，最终编撰成这部图文并茂的大型本草著作。粗览一遍之
后，我认为该书至少有四大特点：第一，该书收集广西常用中草药的
种类较多（1122 种）；第二，文字简明扼要、重点突出；第三，植物
（动物）形态照片、药材性状照片清晰度高、色彩精美；第四，药材
性状描述和药材性状彩色照片配合在一起，比较直观、通俗易懂，实
用性更强。该书系一部比较系统介绍广西常用中草药识别和应用的大
型学术性和实用性专著，不仅是历史资料的积累，更多的是反映了近
20 年来国内外对中草药研究的最新成果。该书的出版将为减少或避免
中草药混乱现象的发生，为提高中草药的质量，保证临床用药准确、
安全、有效提供科学依据。该书可为从事中医药教学、临床医疗、药

材种植、药品生产与销售等人员提供帮助，我相信这将是一部深受欢迎的学术专著。

　　广西中药资源十分丰富，对有广西地方特色的中药的收集、整理和研究尚有大量工作要做，我希望作者不断努力，多写一些高水平的本草著作，为广西中药现代化产业基地的建设，为民族药的合理开发利用和资源保护，为中药新药的研发提供有益的参考。

　　　　　　　　　　　　　　广西壮族自治区政协副主席

　　　　　　　　　　　　　　黄日波

　　　　　　　　　　　　　　2020 年 6 月

前　言

　　广西地处祖国南疆，山地广阔，气候温和，雨量充沛，草木茂盛，四季常青，动植物繁多，具有丰富的中药资源。据不完全统计，广西中草药基原达 4600 余种，居全国第二位，其中常用的有 2000 余种，因形态（动植物形态、药材形态）相似、地方用语不同、使用习惯不同或因同名异物、同物异名等原因，在中草药的采收、购买、生产及流通过程中经常出现错收错用、错买错卖等现象，严重影响中药材的质量，甚至威胁人们的生命安全。

　　1974 年由广西人民出版社出版的《广西本草选编》一书，历经 40 余载的时间考验，很多读者认为它仍不失为一部好书，可惜一直没有再版。《广西本草选编》具有文字简明扼要、重点突出、绘图精美、实用性强等特点，可能由于当时的条件限制，上册的插图为手绘墨线图，下册的插图为手绘彩色图。很多读者建议出版一部与《广西本草选编》类似的书，插图最好用彩色照片，这样更直观、更真实。这也是我们编写《广西本草新编》一书的初衷。

　　本书作者根据多年的亲身调查与实践经验，从广西中草药中遴选出 1122 个分布较广、种类较多、疗效比较明显的品种，对其进行系统整理、鉴别。对这些品种的植物（动物）形态、药材性状、分布、采集加工、功效主治、用法用量等进行科学记述，并附亲自拍摄的植物（动物）形态、药材性状彩色照片，对药材的鉴别更加直观。

　　本书分为上下两册，系统地介绍了广西常用中草药的识别和应用，是一部大型学术性和实用性专著，所用的资料不仅是历史的积累，更多的是近 20 年来国内外中草药研究的最新成果。本书为减少或避免中药使用中的混乱现象，提高中药的质量，保证临床用药准确、安全、有效提供参考，无论是从事传统药物和天然药物研究的专家学者，还是从事教学、临床医疗、药材种植、药品生产与销售的人员，都可以从中获得相关帮助；为从事中药教学、生产、检验及科研的人员进行中药推广、研究和生产提供科学依据。

本书的编写得到培力（南宁）药业有限公司、桂林三金药业股份有限公司、广西南宁新桂检测有限公司、广西复鑫益生物科技有限公司及广西仙茱中药科技有限公司的大力支持和帮助，广西壮族自治区政协副主席黄日波为本书作序，在此一并深表谢意。

由于编写时间仓促，加之我们的水平有限，书中不妥之处在所难免，恳请专家、同仁不吝指正。

编者

2020 年 6 月

编 写 说 明

　　广西地处热带、亚热带，气候暖热温润，地貌类型多，全境除光照时间较短外，降水和热量资源均很丰富，为动植物的生长提供了良好的条件，形成了繁多的中草药资源，是中草药的天然宝库。

　　本书所选的 1122 种中草药，为广西分布较广、种类较多、疗效比较明显的种类，每种中草药按正名、别名、来源、植物（动物）形态、分布、采集加工、药材性状、功效主治、用法用量、附等项目依次编写，并附药材和原植物（动物）彩色照片。

　　1. 正名　以广西较为通用的药材名称为正名。

　　2. 别名　该药材在广西各地的地方名、俗名，最多不超过 8 个。

　　3. 来源　该药为何科、何种植物［种名以《中国植物志》为准（附拉丁名）］及该药的药用部位。

　　4. 植物（动物）形态　扼要描述原植物（动物）各器官的特征。

　　5. 分布　记述该药在广西的主要分布，以县级为单位列出，如为栽培亦加以注明。

　　6. 采集加工　介绍科学、合理的采集加工方法。

　　7. 药材性状　描述该药经采集加工后的药材性状。

　　8. 功效主治　介绍其药用部位的功效与主治，主治与功效相适应。

　　9. 用法用量　用量一般指单味药煎剂的成人一日常用量；外用无具体剂量时，均用"适量"。

　　10. 附　某种药物有多个部位入药的，列出其他入药部位名称、功效和主治。

　　11. 另附植物（动物）形态及药材性状彩色照片。

　　12. 最后是中药名称索引和拉丁学名索引。

　　本书所用的资料不仅是历史的积累，更多的是国内外中草药研究的最新成果以及编者几十年的工作经验和体会。所用 2200 多幅彩色照片均为自拍，清晰度高，特征明显，方便核查。本书简明扼要、通俗易懂、实用性强，可供中草药栽培、生产、教学、科研人员和临床医师阅读。

编者

2020 年 6 月

目　录

上　册

四　画

（开天元无云木五车瓦少中水牛
毛长月风丹乌凤六文火巴双）

五　画

（玉甘艾古可石布龙东叶田凹四
生仙仪白瓜冬鸟玄半头对台母丝）

七　画

（麦扶走赤扭把芙芫芸苋芥苍
苎芦苏杜杠杉杧杨豆两还旱吴
围岗秃牡何皂佛伽余谷含迎冷
辛沙诃补灵陈附忍鸡驳）

下　册

八　画

（青玫抱茉苦苹茼莴茄茅枇板松
枫刺枣郁鸢虎肾昙昂岩罗岭败
知垂使佩爬金肺肿肥鱼狗变京
夜兖单油泡泥波泽定空帘细贯）

九 画

（珍珊指荆革茜荜草茵茴荞茯茶
荠荙茛胡荔南柚枳柏栀枸柳柱柿
柠柽树威厚砂牵鸦韭战禺星虾蚂响
骨钩钮香秋重鬼剑胜独亮美姜类
迷前炮洗活洋穿冠扁孩娃络绞）

十　画

（艳蚕盐荸莱莲莪莓荷桂桔桃桧
桃格核夏破鸭蚌圆铁秤倒臭射豺
留凌高唐凉粉益烟海浮宽通桑绣）

十二画

（琴斑越博喜搜葫散葛蕈莩葡落
萱萹韩戟朝楮棱棉棕逼粟酢硬紫
量蛤黑铺链鹅筋番猩猴阔粪湖）

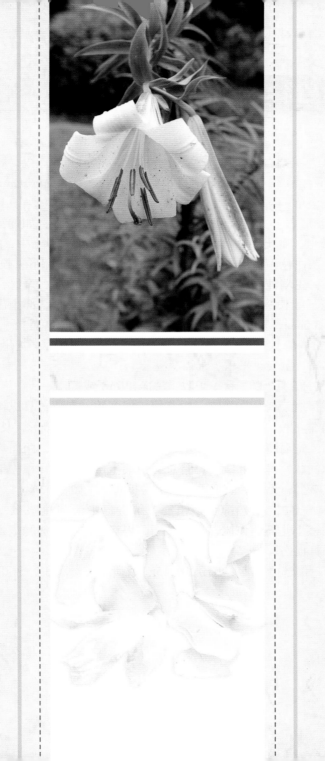

一支箭

【别　　名】　矛盾草、一支枪。

【来　　源】　为瓶尔小草科植物瓶尔小草 *Ophioglossum vulgatum* L. 的带根全草。

【植物形态】　根状茎短而直立，具一簇肉质粗根，如匍匐茎一样向四面横走，生出新植物。叶通常单生，总叶柄深埋土中，9~20cm。下半部为灰白色，较粗大。营养叶为卵状长圆形或狭卵形，长 3~6cm，宽 2~3cm，先端钝或稍急尖，基部楔形下延，微肉质，全缘，网状脉明显。孢子叶长 9~18cm 或更长，较粗壮，自营养叶基部生出，孢子穗长 2.5~3.5mm，宽约 2mm，先端尖，远超出营养叶之上。

【分　　布】　广西主要分布于陆川、博白、灵山、龙州、南宁、凤山、都安、融安、平乐、永福、凌云。

【采集加工】　夏、秋季采收，洗净，晒干或鲜用。

【药材性状】　全体卷缩。根茎短。根多数，肉质，具纵沟，深棕色。叶通常 1 枚，皱缩，展开后呈卵状长圆形或狭卵形，长 3~6cm，宽 2~3cm，先端钝或稍急尖，基部楔形下延，微肉质，两面均淡褐黄色，叶脉网状。孢子叶线形，自总柄顶端生出。孢子囊穗先端尖，孢子囊排成 2 列，无柄。质地柔韧，不易折断。气微，味淡。

【功效主治】　清热凉血、镇痛、解毒。主治肺热咳嗽，劳伤吐血，肺痈，小儿高热惊风，目赤肿痛，胃痛，淋浊，痈肿疮毒，蛇虫咬伤，跌打损伤。

【用法用量】　内服：煎汤，10~15g；或研末，每次 3g。外用：适量，鲜品捣敷。

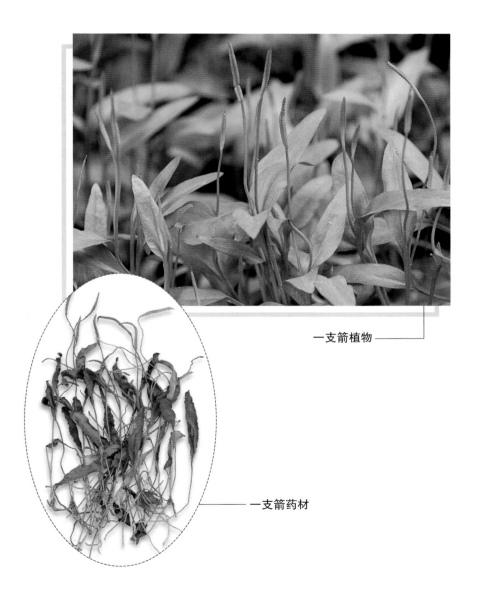

一支箭植物

一支箭药材

一匹绸

【别　　名】　白面水鸡、白背丝绸、白底丝绸、绸缎藤、银背藤、白背绸、白背藤。

【来　　源】　为旋花科植物白鹤藤 *Argyreia acuta* Lour. 的茎叶。

【植物形态】　攀援灌木。小枝圆柱形，被银白色绢毛，老枝黄褐色，无毛。单叶互生；叶片椭圆形或卵形，长 5~11cm，宽 3~8cm，先端锐尖或钝，基部圆形或微心形，叶面无毛，背面密被银色绢毛，全缘；侧脉多至 8 对。聚伞花序，总花梗及花梗均被银色绢毛；苞片椭圆形或卵圆形，外面被银色绢毛；花两性；花萼 5，分内外两轮，萼片卵形，不等大；花冠漏斗状，白色，冠檐 5 深裂，花萼与花冠外面均被银白色绢毛；雄蕊 5，着生于花冠筒基部；子房近球形，柱头头状，2裂。果实球形，红色，为增大的萼片包围，萼片凸起，内面红色。种子 2~4 颗，卵状三角形，褐色。

【分　　布】　广西主要分布于桂东、桂东南、桂西南。

【采集加工】　全年或夏、秋季采收，鲜用或晒干。

【药材性状】　藤茎细圆柱形，常扭曲，长短不一，直径 0.5~1.5m。表面暗灰棕色，有纵沟纹，断面淡棕色，木部可见针眼状小孔。叶卷曲或破碎，完整者展平后呈卵形至椭圆形，长 5~11cm，宽 3~9cm，先端锐尖或钝圆，基部圆形或微心形，上面暗棕色至紫色，下面浅灰绿色，贴生丝光毛，触之柔软。有时可见花序，花冠漏斗状，密被丝光毛。质脆易碎。气微，味苦。

【功效主治】　祛除风湿，舒筋活络。主治风湿痹痛，跌打损伤。

【用法用量】　内服：适量。浸酒。

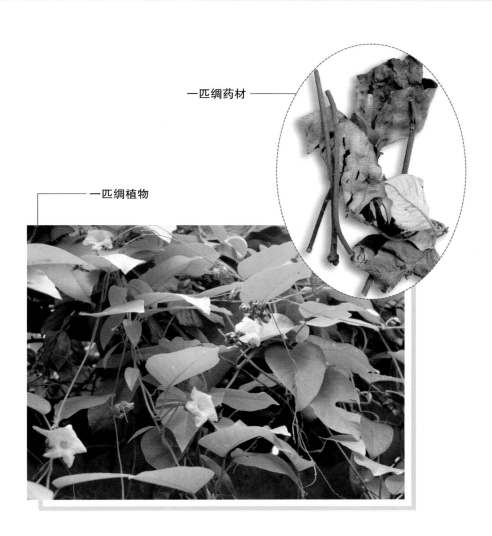

一匹绸药材

一匹绸植物

一串红

【别　　名】　西洋红、象牙红、墙下红。

【来　　源】　为唇形科植物一串红 *Salvia splendens* Ker-Salvia 的全草。

【植物形态】　草本。叶片卵圆形或三角状卵圆形，长 2.5~7cm，下面具腺点。轮伞花序具 2~6 花，密集成顶生假总状花序；苞片卵圆形，大，花前包裹花蕾，顶端尾状渐尖；花萼钟状，红色，花后增大，外被毛，上唇三角状卵形，下唇 2 深裂；花冠红色至紫色，稀白色，直伸，筒状，上唇直伸，顶端微缺，下唇比上唇短，3 裂，中裂片半圆形；药隔近直伸，上下臂近等长，上臂药室发育，下臂增粗，不联合。小坚果椭圆形，顶端有不规则少数褶皱，边缘有棱或有厚而狭的翅。

【分　　布】　栽培。

【采集加工】　春、夏季均可采收，晾干备用。

【药材性状】　茎类圆柱形或类四方形，表面褐绿色至灰绿色，具粗纵皱。质脆，易折断，断面草绿色，中部空。叶对生，集生于枝上部，叶片皱缩，完整者展开呈卵形或阔卵形，长 1.5~4cm，宽 1~4cm，灰绿色或褐绿色；先端渐尖，基部楔形，叶缘有锯齿，叶片纸质，总状花序顶生。气微，味淡。

【功效主治】　凉血止血，清热利湿，散瘀止痛。主治咯血、吐血、便血、血崩、泄泻、痢疾、胃痛、经期腹痛、产后腹痛、跌打损伤、风湿痹痛、痈肿。

【用法用量】　内服：煎汤，15~25g，大剂量可用至 30g。外用：适量。

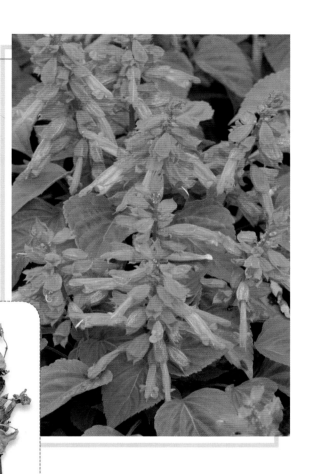

一串红植物

一串红药材

一枝黄花

【别　　名】 蛇头王、金盖顶。

【来　　源】 为菊科植物一枝黄花 *Solidago decurrens* Lour. 的全草。

【植物形态】 草本。茎直立，基部光滑，或略带红色，少分枝。单叶互生；叶片卵圆形、长圆形或披针形，先端尖、渐尖或钝，基部狭缩而形成翅状叶柄，边缘具尖锐锯齿，基部叶柄较长，花后凋落，上部叶柄渐短或无柄，叶片亦渐狭小或全缘。头状花序集生茎顶，排成总状或圆锥状；花序黄色。总苞宽钟形；苞片通常3层，外层苞片卵状披针形，内层苞片披针形；边缘舌状花约8朵，雌性，中间为管状花，两性。瘦果圆筒形，光滑或先端略具疏软毛；冠毛白色，1~2层，粗糙。

【分　　布】 广西分布于全区各地。

【采集加工】 9~10月开花盛期，割取地上部分或挖取根部，洗净，鲜用或晒干。

【药材性状】 茎圆柱形。表面黄绿色、灰棕色或暗紫红色，具纵纹，茎端有稀毛。质坚而脆，易折断，断面纤维性，中央有疏松的白色髓。叶片多破碎而皱缩，展平后呈卵圆形或披针形，先端渐尖或钝，基部狭缩而形成翅状叶柄，边缘有尖锐锯齿，上部叶锯齿较疏至全缘，有睫毛。头状花序集生茎顶，排成总状或圆锥状。气微香，味微苦辛。

【功效主治】 疏风散热，解毒消肿。主治风热感冒，头痛，咽喉肿痛，肺热咳嗽，黄疸，泄泻，热淋，疮疖肿痛，毒蛇咬伤。

【用法用量】 内服：煎汤，9~15g；鲜品20~30g。外用：适量，鲜品捣敷；或煎汁搽。

一枝黄花药材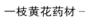

一枝黄花植物

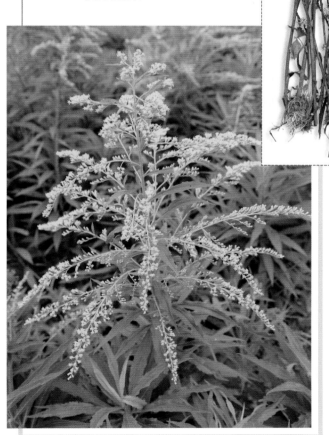

一点红

【别　　名】　红背紫丁、羊蹄草、土公英、叶下红、土黄连。

【来　　源】　为菊科植物一点红 *Emilia sonchifolia* (L.) DC. 的全草。

【植物形态】　草本。茎直立或近基部倾斜，紫红色或绿色，枝条柔弱，粉绿色。叶互生，无柄，叶片稍肉质，生于茎下部的叶卵形，长 5~10cm，宽 4~5cm，琴状分裂，边缘具钝齿，茎上部叶小，通常全缘或有细齿，上面深绿色，下面常为紫红色，基部耳状，抱茎。头状花序直径 1~1.3cm，具长梗，为疏散的伞房花序，花枝常两歧分枝；花全为两性，筒状，花冠紫红色，5 齿裂；总苞圆柱状，苞片 1 层，与花冠等长。瘦果狭矩圆形，有棱；冠毛白色，柔软，极丰富。

【分　　布】　广西各地均有分布。

【采集加工】　全年均可采，洗净，鲜用或晒干。

【药材性状】　根茎细长，圆柱形，浅棕黄色。茎少分枝，细圆柱形，有纵纹，灰青色或黄褐色。叶多皱缩，灰青色，基部叶卵形、琴形，上部叶较少，基部稍抱茎；纸质。头状花序干枯，花多已脱落，花托及总苞残存，苞片茶褐色，膜质。瘦果浅黄褐色，冠毛极多，白色。有干草气，味淡，略咸。

【功效主治】　清热解毒，散瘀消肿。主治上呼吸道感染，口腔溃疡，乳腺炎，肠炎，尿路感染，疮疖痈肿，湿疹，跌打损伤。

【用法用量】　内服：煎汤，9~18g，鲜品 15~30g；或捣汁含咽。外用：适量，煎水洗；或捣敷。

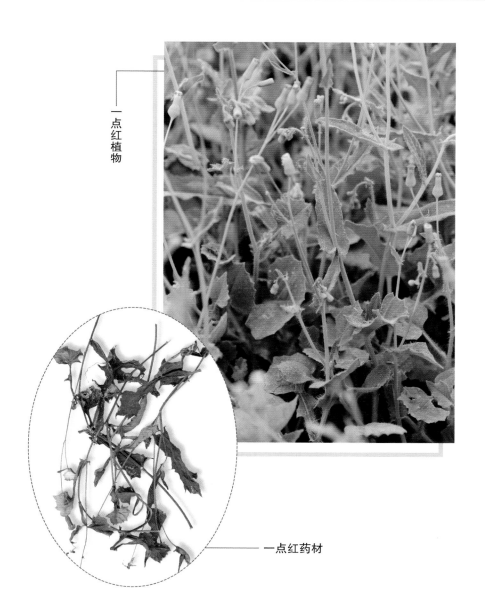

一点红植物

一点红药材

一碗泡

【别　　名】 黄花香。

【来　　源】 为远志科植物肾果小扁豆 *Polygala furcata* Royle 的全草。

【植物形态】 草本。茎细弱，具纵棱及狭翅，小枝自茎顶部生出。单叶互生，叶片纸质，卵形、椭圆形或卵状披针形，长 1.5~3cm，宽 1~1.5cm，先端渐尖，基部阔楔形至圆形，全缘，具缘毛，叶面绿色，沿叶缘附近被白色小刚毛，背面苍白色，无毛。总状花序腋生；花小，具卵形苞片 3 枚，早落；萼片 5，外面 3 枚椭圆状卵形，里面 2 枚花瓣状，倒卵形，先端圆形，基部具爪；花瓣 3，黄色，侧瓣长方形，下部与龙骨瓣合生，先端微凹，龙骨瓣具 2 扇形鸡冠状附属物；雄蕊 8，下部合生成鞘，花药卵形；子房圆形。蒴果近圆形，具翅，基部具 1 枚宿存外萼片。种子卵球形。

【分　　布】 广西主要分布于田林、隆林、南丹、罗城、环江。

【采集加工】 春、夏季均可采收，晾干备用。

【药材性状】 茎细弱，多分枝，具狭翅，基部生有纤细的根。叶多皱缩，掉落，展平呈卵状心形或心形，长 5~16mm，宽 5~12mm，先端钝，具短尖头基部心形，全缘或微波状，黄绿色。有时枝条顶端可见穗状花序。质脆，易碎。气香，味微辣。

【功效主治】 解毒消肿，散瘀止痛。主治痈肿疮疡，无名肿毒，喉痹，毒蛇咬伤，跌打损伤，风湿关节痛，牙痛。

【用法用量】 内服：煎汤，3~10g。外用：适量，捣敷；煎汤含漱或熏洗。

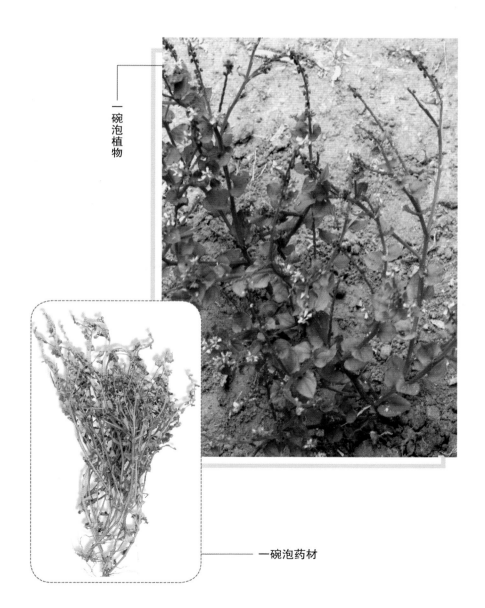

一碗泡植物

一碗泡药材

一箭球

【别　　名】　球子草、水香附、山蜈蚣、无头香附、三角草、三箭草、球头草。

【来　　源】　为莎草科植物水蜈蚣 *Kyllinga brevifolia* Rottb. 的全草。

【植物形态】　草本。根茎长而匍匐，外被膜质、褐色的鳞片，具多数节间，每节上生一秆。秆散生，扁三棱形，平滑，具 4~5 个圆筒状叶鞘，叶鞘顶端具叶片。叶片秆近等长，柔弱，平张，上部边缘和背部中肋具细刺。叶状苞片 3，极展开，基中片极短，后期向下反折。穗状花序单生，极少 2 或 3，球形或卵球形，具密生的小穗；小穗披针形或长圆状披针形，压扁，有 1 花；鳞片膜质，阔卵形，白色，有锈斑，少为麦秆黄色，背面龙骨状突起绿色，具刺，顶端延伸成外弯的短尖，脉 5~7 条；雄蕊 3；花柱细长，柱头 2。小坚果倒卵状长圆形，扁双凸状，淡黄色，表面密具细点。

【分　　布】　广西分布于全区各地。

【采集加工】　5~9 月采收，洗净，鲜用或晒干。

【药材性状】　多皱缩交织成团。根茎细圆柱形，表面红棕色或紫褐色，节明显，具膜质鳞片，节上有细茎，断面粉白色。茎细具棱，深绿色或枯绿色。叶线形，基部鞘状，紫褐色，有的可见球形穗状花序，黄绿色。果实卵状长圆形，绿色，具细点。气微，味淡。

【功效主治】　祛风清热，消肿散瘀，凉血止血，止咳，截疟，杀虫止痒。主治伤风咳嗽，咽喉肿痛，疟疾，跌打损伤，毒蛇咬伤，皮肤瘙痒。

【用法用量】　内服：煎汤，10~30g。外用：适量。

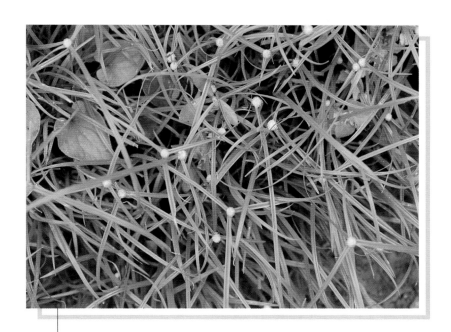

一箭球植物

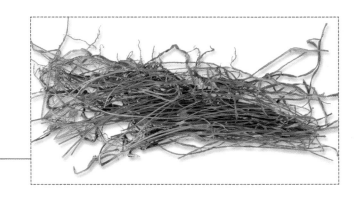

一箭球药材

二叶红薯

【别　　名】 厚藤、马鞍藤、海薯藤。

【来　　源】 为旋花科植物厚藤 *Ipomoea pes-caprae*（L.）Sweet 的全草。

【植物形态】 匍匐草本。茎粗壮，紫红色，平卧，有时缠绕。节生不定根；全株有乳汁。单叶互生，肉质，圆形或近圆形，质厚，长3~7cm，宽 2~5cm，先端凹陷，形似马鞍，基部圆钝或截平，在背面近基部中脉两侧各有 1 枚腺体。聚伞花序腋生，有花 1~3 朵；花序梗粗壮，苞片小，阔三角形，早落；萼片厚纸质，卵形，顶端圆形，具小凸尖；花冠紫色或深红色，漏斗状；雄蕊和花柱内藏。蒴果球形，2室，果皮革质，4 瓣裂。种子三棱状圆形，密被褐色茸毛。

【分　　布】 广西主要分布于防城、钦州、合浦。

【采集加工】 全年可采，鲜用或晒干。

【药材性状】 茎稍呈圆柱形，黄绿色至淡紫色，直径 2~3cm，稍弯曲，有沟槽及细纵纹；节明显，节上生不定根；质稍韧，断面淡黄色，常中空。叶互生，皱缩，黄绿色，完整叶圆形或倒卵形，长3~6cm，宽 2~5cm，先端凹陷，基部阔楔形。质轻稍韧，不易碎。气微，味甘微涩。

【功效主治】 祛风除湿，消痈散结。主治感冒，风湿痹痛，痈肿疔毒，风火牙痛，肠风下血，乳痈。

【用法用量】 内服：煎汤，15~30g，鲜品 30~60g。外用：适量，捣敷；或烧存性研末调敷。

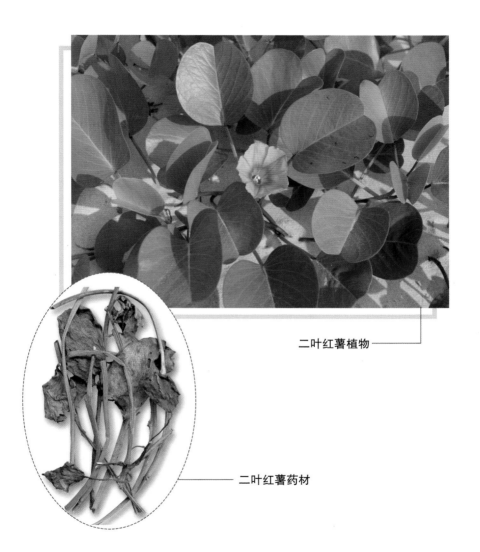

二叶红薯植物

二叶红薯药材

十万错

【别　　名】　盗偷草、跌打草、细穗爵床。

【来　　源】　为爵床科植物十万错 *Asystasia chelonoides* Nees 的全草。

【植物形态】　草本。茎两歧分枝，几被微柔毛。叶狭卵形或卵状披针形，长 6~18cm，顶端渐尖或长渐尖，基部急尖，具浅波状一圆齿，上面边缘被微柔毛或光滑，钟乳体白色，粗大，明显。花序总状，顶生和侧生，花单生或 3 出而偏向一侧；苞片和小苞片微小；花萼裂片5，披针形，与苞片和小苞片均疏生柔毛和腺毛；花冠 2 唇形，白带红色或紫色，冠管钟形，外有短柔毛和腺毛，冠檐裂片 5，略不等，短于花冠管；雄蕊 2 强，2 药室不等高，基部有白色小尖头；子房和花柱下部有短柔毛。蒴果，上部具 4 粒种子，下部实心似细柄状。

【分　　布】　广西主要分布于百色、平果、马山、上思、邕宁。

【采集加工】　春、夏季均可采收，晾干备用。

【药材性状】　全草皱缩。茎具纵棱，少分枝，节膨大。叶对生，皱缩，完整叶片披针形，长 6~12cm，先端渐尖或长渐尖，基部楔形，具短柄。质脆，易碎。气微，味淡。

【功效主治】　活血化瘀，消肿止痛，接骨止血。主治跌打肿痛，骨折，外伤出血。

【用法用量】　内服：煎汤，15~30g。外用：适量，捣敷。

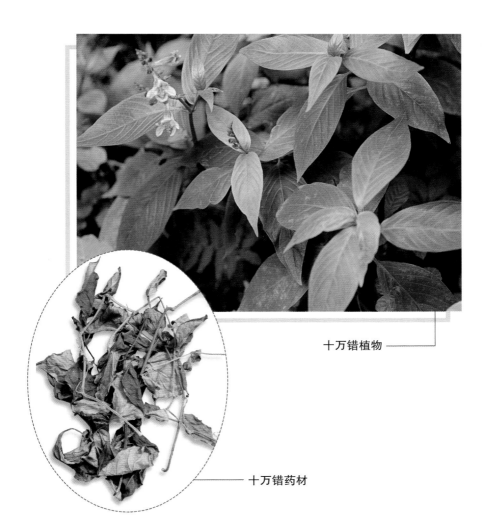

十万错植物

十万错药材

十萼茄

【别　　名】　血见愁、野苦菜、野花毛辣角、红丝线、红珠草、帮梨子、毛药果。

【来　　源】　为茄科植物红丝线 *Lycianthes biflora*（Lour.）Bitt 的全株。

【植物形态】　灌木或亚灌木。小枝、叶柄、花梗及花萼上密被淡黄色绒毛。单叶互生，在枝上部成假双生；叶片大小不等，大叶片椭圆状卵形，偏斜，先端渐尖，基部楔形渐狭至叶柄成窄翅，长9~15cm，宽3.5~7cm；小叶片宽卵形，先端短渐尖，基部宽圆形而后骤窄下延至柄而成窄翅，长2.5~4cm，宽2~3cm；全缘，两面有疏柔毛。花常2~3朵生于叶腋；花萼杯状，萼齿10，钻状线形；花冠淡紫色或白色，星形，深5裂。浆果球形，熟后绯红色，宿萼盘状。种子多数，淡黄色，卵状三角形。

【分　　布】　广西各地均有分布。

【采集加工】　春、夏、秋季采收，洗净，切段，晒干备用。

【药材性状】　根常圆柱形，直径0.3~1cm。表面皱缩，淡黄色，常具多数侧根。质硬，断面淡黄色。茎圆柱形，直径0.1~0.5cm。表面灰绿色，被短毛。单叶互生，常皱缩，灰绿色，两面均被短毛，叶片展开呈椭圆形状卵形或宽卵形，先端渐尖，基部楔形渐狭至叶柄成窄翅。常可见叶腋有暗红色果实，果实花萼宿存，10裂。气微，味苦。

【功效主治】　清热解毒，祛痰止咳。主治咳嗽，哮喘，痢疾，热淋，疔疮红肿，外伤出血。

【用法用量】　内服：煎汤，15~30g。外用：适量，鲜品捣敷。

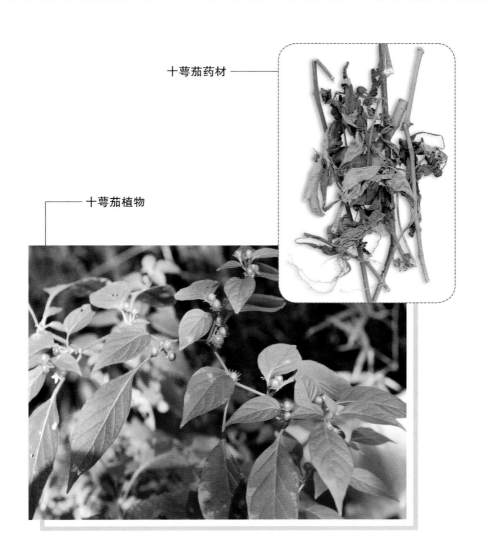

十萼茄药材

十萼茄植物

丁公藤

【别　　名】　麻辣仔藤、斑鱼烈、包公藤、麻辣仔藤、麻辣子、丁弓藤。

【来　　源】　为旋花科植物丁公藤 *Erycibe obtusifolia* Benth. 的藤茎。

【植物形态】　高大木质藤本。小枝干后黄褐色，明显有棱。叶革质，椭圆形或倒长卵形，长 6.5~9cm，宽 2.5~4cm，顶端钝或钝圆，基部渐狭成楔形。聚伞花序腋生和顶生，腋生的花少至多数，顶生的排列成总状，长度均不超过叶长的一半，花序轴、花序梗被淡褐色柔毛；花萼球形，萼片近圆形，外面被淡褐色柔毛和有缘毛，毛不分叉；花冠白色，小裂片长圆形，全缘或浅波状，无齿；雄蕊不等长，花药与花丝近等长，顶端渐尖，花丝之间有鳞片，子房圆柱形，柱头圆锥状贴着子房，两者近相等长。浆果卵状椭圆形。

【分　　布】　广西主要分布于上思、钦州。

【采集加工】　全年均可采收，切段或片，干燥。

【药材性状】　藤茎圆柱形，直径 1~10cm。外皮灰黄色、灰褐色或浅棕褐色，稍粗糙，有浅沟槽及不规则纵裂纹或龟裂纹，皮孔点状或疣状，黄白色，老的栓皮呈薄片剥落。质坚硬，纤维较多，不易折断，切面椭圆形，黄褐色或浅黄棕色，有花朵状或块状花纹，木部有点状管孔。气微，味淡。

【功效主治】　祛风除湿，消肿止痛。主治风湿痹痛，半身不遂，跌扑肿痛。

【用法用量】　内服：煎汤，3~6g。外用：适量，配制酒剂外搽。

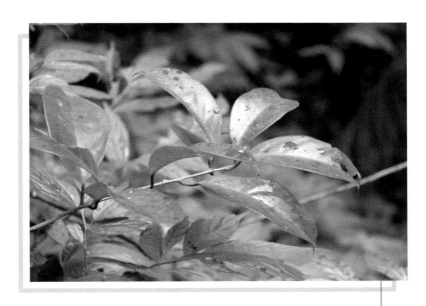

丁公藤植物

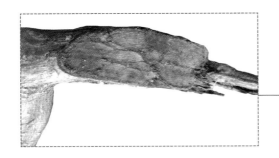

丁公藤药材

丁 茄

【别　　名】　颠茄、癫茄、假茄子、红果丁茄、刺茄。

【来　　源】　为茄科植物丁茄 *Solanum surattense* Burm f. 的根。

【植物形态】　直立草本至亚灌木。植物体除茎、枝外各部均被具节的纤毛，茎及小枝具淡黄色细直刺。叶单生或成对互生；叶柄粗壮，叶片宽卵形，长 5~14cm，宽 4~12cm，先端短尖，基部心形，5~7 裂或中裂，裂片三角形或近卵形，脉上有直刺。聚伞花序腋外生，短而少花；花梗纤细，被直刺及纤毛；萼杯状，有刺，5 裂；花冠白色，5 裂，裂片披针形。浆果扁球形，初绿白色，成熟后橙红色，基部有带细刺的宿存萼。具细直刺。种子干后扁而薄，边缘翅状。

【分　　布】　广西主要分布于金秀、岑溪、平南、玉林、南宁、宾阳、上林等地。

【采集加工】　夏、秋季采收，洗净，切段晒干。

【药材性状】　根近圆柱形，分枝而扭曲，顶端有时附具细直皮刺的残茎，茎枝无毛，直径 5~15mm，表面灰黄色，刮去栓皮后呈白色。体轻，质松。断面黄白色，有裂隙，髓心淡绿色。气特异，味苦、辛。

【功效主治】　镇咳平喘，散瘀止痛。主治慢性支气管炎，哮喘，胃痛，风湿腰腿痛、瘰疬，寒性脓疡，痈肿疮毒，跌打损伤。

【用法用量】　内服：煎汤，3~6g；或研末，0.3~0.9g。外用：适量，捣敷；煎水洗或研末调敷。

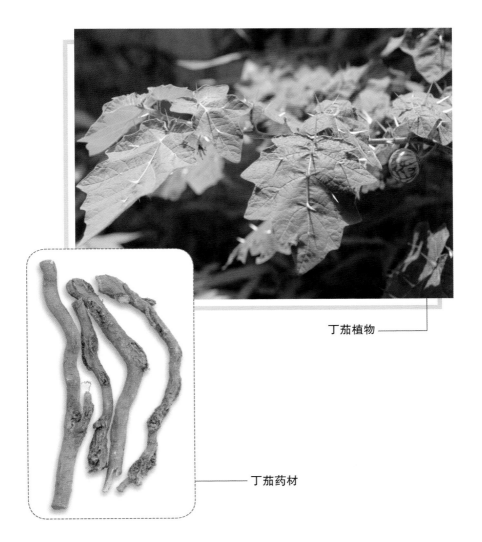

丁茄植物

丁茄药材

丁香罗勒

【别　　名】　丁香、臭草。

【来　　源】　为唇形科植物丁香罗勒 *Ocimum gratissimum* Linn. 的全草。

【植物形态】　直立芳香灌木。茎被长柔毛。叶片卵状矩圆形或矩圆形，长 5~12cm，宽 1.5~6cm，向上渐变小，先端长渐尖，基部楔形至长渐狭，边缘疏生具胼胝尖的圆齿，坚纸质，微粗糙两面密被柔毛状绒毛；叶柄长 1~3.5cm，密被柔毛状绒毛。轮伞花序 6 花，密集组成顶生，长 10~15cm 的圆锥花序，密被柔毛状绒毛；苞片卵状菱形至披针形；花萼钟状，多少下倾，外被柔毛及腺点，内面在喉部有柔毛，齿 5，上中齿宽大，边缘下延，下 2 齿极小，高度合生呈 2 刺芒；花冠白色或白黄色，上唇 4 浅裂，裂片近相等，下唇矩圆形，全缘。小坚果近球形。

【分　　布】　广西主要分布于金秀、桂平、玉林、武鸣。

【采集加工】　全年均可采收，洗净，切段，晒干。

【药材性状】　茎呈方柱形，直径 2~6cm，表面有纵沟纹。有长柔毛，质坚硬，折断面纤维性，黄白色，中央髓部白色。叶对生，多皱缩，展平后呈长圆形，长 5~10cm，宽 1.5~6cm，两面密被柔毛。轮伞花序密集顶生，呈圆锥花序，密被柔毛，宿萼钟状，外被柔毛。小坚果近球状，棕黄色。气芳香，味辛。

【功效主治】　疏风解表，消肿止痛。主治外感风热，胸闷不舒，胃肠胀气，跌打损伤，肢体痉挛，闭经。

【用法用量】　内服：5~10g；外用：适量。

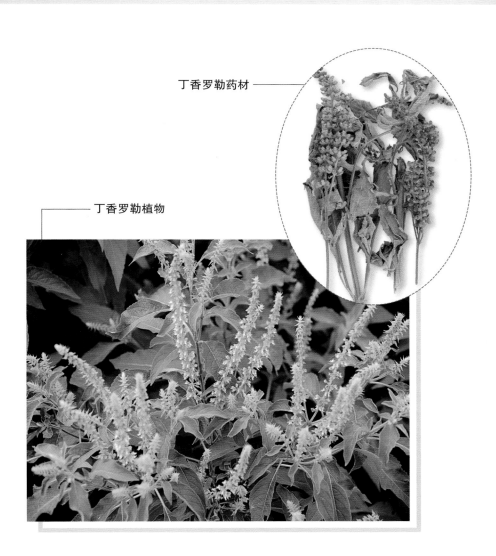

丁香罗勒药材

丁香罗勒植物

七叶一枝花

【别　　名】　蚤休、七叶一盏灯、中华王孙、重台、铁灯台、七叶莲。

【来　　源】　为百合科植物重楼 *Paris polyphylla* Smith. 的根茎。

【植物形态】　草本。根茎肥厚，黄褐色，结节明显。茎直立，圆柱形，常带紫红色或青紫色，基部有 1~3 片膜质叶鞘包茎。叶轮生茎顶，通常 7 片；叶片长圆状披针形、倒卵状披针形，长 8~27cm，宽 2.2~10cm，先端急尖或渐尖，基部楔形，全缘，膜质或薄纸质。花柄出自轮生叶中央，比叶长，顶生一花；花两性，外轮花被片 4~6，叶状，绿色，狭卵状披针形，内轮花被片狭条形；雄蕊 8~12，排成 2轮，花药短，药隔在花药上方突出；子房近球形，具棱，花柱粗短，具 4~5 分枝。蒴果球形，紫色，成熟时 3~6 瓣裂。种子多数，具鲜红色多汁的外种皮。

【分　　布】　广西主要分布于那坡、田林、隆林、防城、上思。

【采集加工】　春、秋二季采挖，将根茎挖出后，洗净泥沙，除去须根，煮至透心，晒干。

【药材性状】　根茎类圆柱形，直径 1~2.5cm。顶端及中部较膨大，末端渐细。表面淡黄棕色或黄棕色，具斜向环节；上侧有半圆形或椭圆形凹陷的茎痕，略交错排列；下侧有稀疏的须根及少数残留的须根；顶端具凹陷的茎残基，有的环节可见鳞叶。质坚实，易折断，断面平坦，粉质，少数部分角质。气微，味苦。

【功效主治】　清热解毒，消肿止痛，凉肝定惊。主治痈肿疮毒，咽肿喉痹，蛇虫咬伤，跌打伤痛，肝热抽搐。

【用法用量】　内服：煎汤，3~10g；研末，每次 1~3g。外用：适量，磨汁涂布、研末调敷或鲜品捣敷。

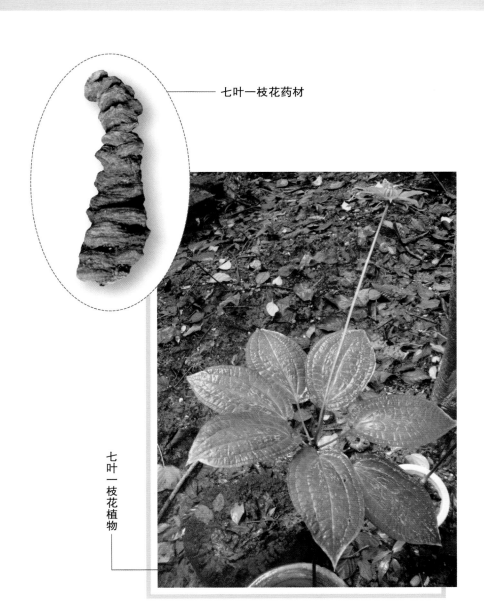

七叶一枝花药材

七叶一枝花植物

七叶莲

【别　　名】 汉桃叶、七多。

【来　　源】 为五加科植物广西鹅掌柴 *Schefflera kwangsiensis* Merr. ex Li. 的茎叶。

【植物形态】 灌木。有时攀援状。小枝干时有纵皱纹；节间短。小叶 5~7；叶柄幼时密生短柔毛，后变无毛，小叶柄纤细，中央的较长，两侧的较短，被毛和叶柄一样；小叶片革质，长圆状披针形，稀椭圆状长圆形，长 6~9cm，宽 1.5~3cm；先端渐尖，基部楔形，边缘全缘；中脉仅下面隆起，侧脉网脉在两面甚明显而隆起。圆锥花序顶生，分枝很少，多呈伞房状，幼时被绒毛，老时变稀至无毛；总状排列在分枝上；总花梗、花梗均疏被星状绒毛，萼边缘近全缘；花瓣 5；雄蕊 5；子房下位，5 室，无花柱；花盘稍隆起。果实卵形，有 5 棱，黄红色。

【分　　布】 广西主要分布于博白、灵山、上思、宁明、龙州、大新、扶绥、武鸣、宾阳、上林、那坡。

【采集加工】 全年可采，洗净，鲜用或晒干。

【药材性状】 茎枝呈圆柱形，直径 0.4~3cm。外表面灰白色至淡黄棕色，具纵皱纹及点状皮孔。有时可见环状叶痕，栓皮常片状脱落。体稍轻，质坚实。断面黄白色，皮部薄，木部宽广，放射状纹理明显，髓部质松或成空洞。叶多切碎，完整小叶片革质，长圆形至披针形，先端渐尖，基部楔形，全缘并稍向上反折。气微，味微苦、涩。

【功效主治】 祛风止痛，舒筋活络。主治风湿痹痛，坐骨神经痛，头痛。三叉神经痛，脘腹疼痛，痛经，跌打肿痛，骨折。

【用法用量】 内服：煎汤，9~15g；或泡酒。外用：适量，煎汤洗；或鲜品捣敷。

七叶莲药材

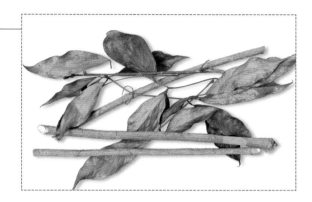

七叶莲植物

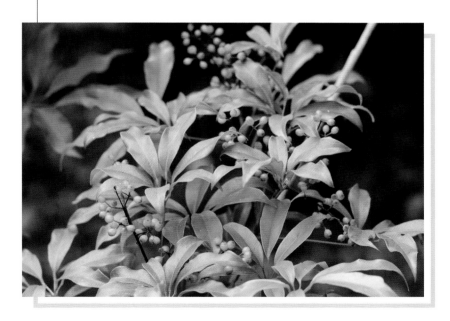

七星剑

【别　　名】　七星草、金鸡尾、七星凤尾草、凤尾金星、大叶骨牌草、福氏星蕨。

【来　　源】　为水龙骨科植物江南星蕨 *Microsorium fortunei*（Moore）Ching 的全草。

【植物形态】　草本。根茎长而横生，淡绿色，顶部与叶柄基部被棕色、卵状披针形鳞片，盾状着生，易脱落。叶远生；叶柄上面有纵沟；叶片厚纸质，带状披针形，长 30~60cm，宽 2~5cm，先端长渐尖，基部下延于叶柄形成狭翅，两面无毛，边缘有软骨质的边；中脉明显隆起，侧脉不明显。孢子囊群大，圆形，橙黄色，背生于中脉两侧各成 1 或不整齐的 2 行；无囊群盖。

【分　　布】　广西各地均有分布。

【采集加工】　全年均可采收，洗净，切段，晒干。

【药材性状】　根茎黑色具须根及鳞毛。叶柄上面具纵沟，叶片淡绿色、厚纸质，多皱缩，展开后呈带状披针形，两端均渐狭，基部下延于叶柄形成狭翅，叶边缘具软骨质的边，中脉明显，于叶背隆起，侧脉不明显。气微，味淡。

【功效主治】　清热利湿，凉血解毒。主治热淋，赤白带下，痢疾，黄疸，咯血，衄血，痔疮出血，瘰疬结核，痈肿疮毒。

【用法用量】　内服：煎汤，15~30g；或捣汁。外用：适量，鲜品捣敷。

麒麟尾药材 ——

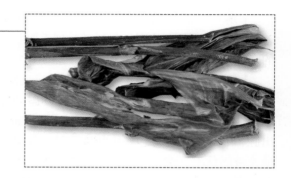

—— 麒麟尾植物

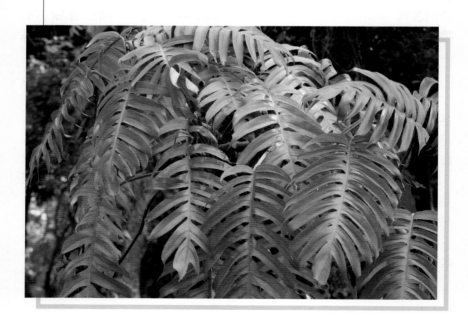

爆牙郎

【别　　名】 黑口莲、肖野牡丹、猪姑稔、炸腰花、白暴牙郎。

【来　　源】 为野牡丹科植物展毛野牡丹 *Melastoma normale* D. Don 的全株。

【植物形态】 灌木。茎钝四棱形或近圆柱形，分枝多，密被平展的长粗毛及短柔毛，毛常为褐紫色。叶片坚纸质，卵形或椭圆形，顶端渐尖，基部圆形或近心形，长 4~10.5cm，宽 1.4~5cm，全缘，5 基出脉；叶面密被糙伏毛，基出脉下凹，背面密被糙伏毛及密短柔毛；叶柄密被糙伏毛。伞房花序生于枝顶，基部具叶状总苞片 2；苞片披针形至钻形，密被糙伏毛；花瓣紫红色，倒卵形，顶端圆形，具缘毛；雄蕊长者药隔基部伸长，末端 2 裂，常弯曲，短者药隔不伸长，花药基部两侧各具一小瘤；子房半下位，密被糙伏毛，顶端具 1 圈密刚毛。蒴果坛状球形，顶端平截，宿存萼与果贴生，密被鳞片状糙伏毛。

【分　　布】 广西主要分布于桂南和桂西。

【采集加工】 夏、秋季采收，除去杂质，洗净，切段，晒干。

【药材性状】 根圆柱形，表面具细纵纹，黄褐色；质脆，易碎。茎近圆柱形，密被平展的长粗毛及短柔毛。叶稍皱缩，坚纸质，展平呈卵形至椭圆形或椭圆状披针形，顶端渐尖，基部圆形或近心形，全缘，叶面密被糙伏毛；叶柄密被糙伏毛。气微，味淡。

【功效主治】 行气利湿，化瘀止血，解毒。主治脘腹胀痛，肠炎，痢疾，肝炎，淋浊，咳血，吐血，衄血，便血，月经过多，痛经，带下，疝气痛，血栓性脉管炎，疮疡溃烂，带状疱疹，跌打肿痛。

【用法用量】 内服：煎汤，9~15g；或浸酒。外用：适量，捣敷、绞汁涂或研末敷。

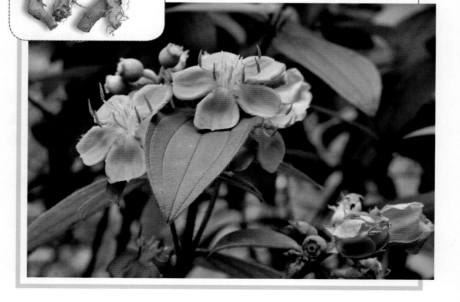

爆牙郎药材

爆牙郎植物

鳞花草

【别　　名】　蛇疮草、鳞衣草、红四季草、野凉粉草。

【来　　源】　为爵床科植物鳞花草 *Lepidagathis incurva* Buch.-Ham. ex D. Don 的全草。

【植物形态】　草本。茎直立或下部伏地，方形，多分枝，节稍膨大。叶对生；叶片卵形至长圆状披针形，长 4~8cm，宽 1~3.5cm，先端短尖，基部楔形或近圆形，全缘，呈波浪状，两面均有针状结晶的小线条。花小，为顶生或腋生稠密穗状花序，圆柱形，花常偏于花序的一侧，被柔毛；苞片叶状，狭披针形，先端锐尖，具 1 脉；萼 5 深裂，最外裂片较大，线状披针形，具睫毛；花冠白色管状，上部膨胀，冠檐 2 唇形，上唇微裂，下唇 3 裂；雄蕊 4，2 长 2 短，花药 2 室，斜叠生。蒴果，有种子 4 颗。

【分　　布】　广西主要分布于岑溪、北流、玉林、上思、那坡、田林。

【采集加工】　秋季采收，洗净泥沙，晒干。

【药材性状】　茎圆柱形，略具四棱，有分枝，长短不一，具短毛。叶对生皱缩，褐绿色，完整叶片卵状椭圆形，长 2.5~10cm，先端尖基部楔形，下延至柄成狭翅状；全缘或边缘略呈波状；两面具毛茸，有时可见针状结晶的小线条。气微，味微苦。

【功效主治】　清热解毒，消肿止痛。主治感冒发热，肺热咳嗽，疮疡肿毒，口唇糜烂，目赤肿痛，皮肤湿疹，跌打损伤，毒蛇咬伤。

【用法用量】　内服：煎汤，9~15g。外用：适量，煎汤洗或鲜品捣敷。

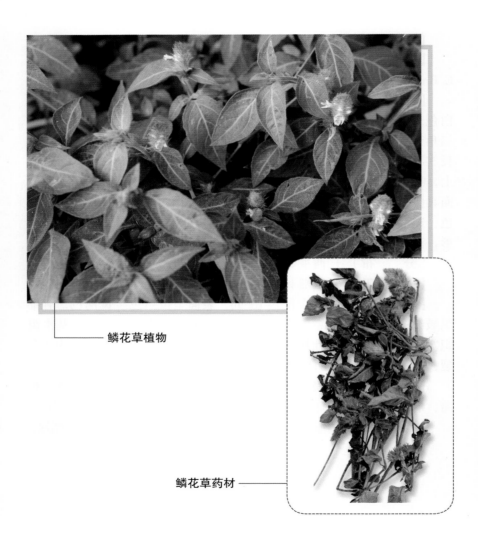

鳞花草植物

鳞花草药材

魔　芋

【别　　名】　磨芋、蒟蒻、蒻头、蛇棒棍、白蒟蒻、鬼芋、鬼头。

【来　　源】　为天南星科植物疣柄磨芋 *Amorphophallus virosus* N. E. Brown 的叶。

【植物形态】　草本。叶单一，叶柄深绿色，具疣凸，粗糙，具苍白色斑块；叶片 3 全裂，裂片二歧分裂或羽状深裂，小裂片长圆形，三角形或卵状三角形，骤尖，不等侧，下延；花序柄粗短，圆柱形，长 3~5cm，粗 2~3cm，花后增长，粗糙，具小疣；佛焰苞长 20cm 以上，喉部宽 25cm，卵形，外面绿色，饰以紫色条纹和绿白色斑块，内面具疣，深紫色，基部肉质，漏斗状；檐部渐过渡为膜质，广展，绿色，边缘波状；肉穗花序极臭，雌花序圆柱形，紫褐色；雄花序倒圆锥形，黄绿色；附属器圆锥形，钝圆，青紫色。浆果椭圆状，橘红色。

【分　　布】　广西主要分布于隆林、全州、昭平、合浦、防城。

【采集加工】　夏季割下叶子，切段，晒干。

【药材性状】　叶柄直径 6~10mm，表面呈黄白色至黄褐色，有细纵皱纹；质韧，栓皮薄，不易折断，断面皮部较薄，黄褐色，基本组织宽广，淡黄白色。叶片黄褐色，皱缩或破碎，展开完整叶片为 3 全裂，裂片二歧分裂或羽状深裂。气微，味辛，有毒。

【功效主治】　化瘀消积，解毒散结，活血止痛。主治咳嗽，积滞，疟疾，瘰疬，跌打损伤，痈肿，疔疮，丹毒，烫火伤，蛇咬伤。

【用法用量】　内服：煎汤，9~15g。外用：适量，捣敷；或磨醋涂。

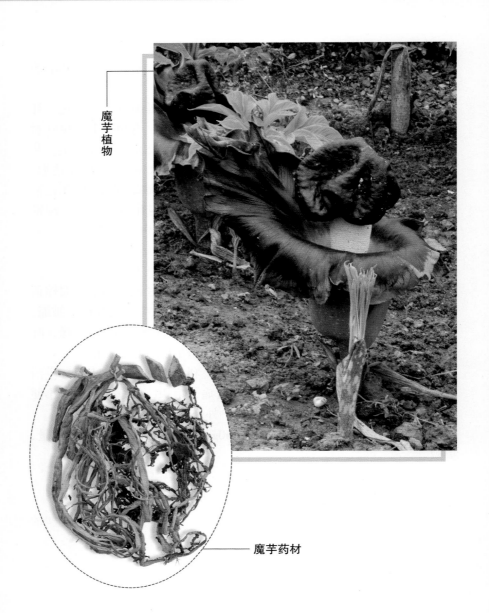

魔芋植物

魔芋药材

糯米团

【别　　名】　蔓苎麻、糯米藤、大雾水葛。

【来　　源】　为荨麻科植物糯米团 *Gonostegia hirta*（BL.）Miq. 的全草。

【植物形态】　草本。有时茎基部变木质；茎褐绿色或浅黄色，纤细，披散或匍匐于地面，常分枝，上部带四棱形，有短柔毛。单叶对生，纸质，披针形或狭卵形，长 3~8cm，宽 1.2~2.5cm，顶端渐尖，基部浅心形，全缘，上面密生小瘤状凸起，基生脉 3~5 条；托叶钻形。花簇生于叶腋，通常两性，淡绿色，有时单性，雌雄同株；雄花花被片 5，分生，倒披针形，顶端短骤尖，雄蕊 5，退化雌蕊极小，圆锥状；雌花花被菱状狭卵形，有密毛。瘦果卵球形，白色或黑色。

【分　　布】　广西各地均有分布。

【采集加工】　全年均可采收，鲜用或晒干

【药材性状】　茎柔弱，披散，近圆柱状，直径约 1mm；表面棕黄色或绿褐色，具纵沟，稍扭曲；断面白色。单叶对生，褐绿色，皱缩，展平后叶片呈倒卵形或椭圆形，长 1.5~3cm，宽 0.5~1.5cm，全缘，叶正面密生小瘤状凸起，基生脉 3 条在叶背面凸出。气微，味淡。

【功效主治】　清热解毒，健脾消食，利水消肿，散瘀止血。主治乳痈，肿毒，痢疾，消化不良，食积腹痛，疳积，带下，水肿，小便不利，痛经，跌打损伤，咳血，吐血，外伤出血。

【用法用量】　内服：煎汤，10~30g，鲜品加倍。外用：适量，捣敷。

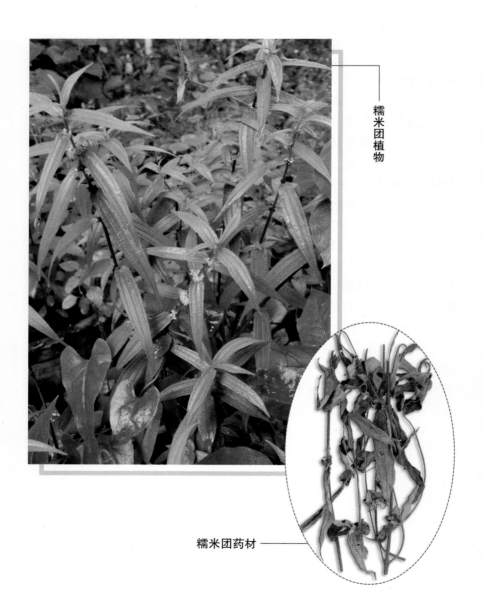

糯米团植物

糯米团药材

糯稻根

【别　　名】 糯稻根须、稻根须、糯谷根、糯稻草根。

【来　　源】 为禾本科植物糯稻 *Oryza sativea* L. var. *glutinosa* Matsum. 的根及根茎。

【植物形态】 草本。秆直立，圆柱状。叶鞘与节间等长，下部者长过节间；叶舌膜质而较硬，狭长披针形，基部两侧下延与叶鞘边缘相结合；叶片扁平披针形，长 25~60cm，宽 5~15mm，幼时具明显叶耳。圆锥花序疏松，颖片常粗糙；小穗长毛，有芒或无芒；内稃 3 脉，被细毛；鳞被 2，卵圆形；雄蕊 6；花柱 2，柱头帚刷状，自小花两侧伸出。颖果平滑，粒饱满，稍圆，色较白，煮熟后黏性较大。

【分　　布】 广西全区有栽培。

【采集加工】 夏、冬季均可采收，洗净，晒干。

【药材性状】 全体集结成疏松的团状，上端有分离的残茎，圆柱形，中空，外包数层灰白色或黄白色的叶鞘；下端簇生多数须根，须根细长而弯曲，直径 1mm，表面黄白色至黄棕色，表皮脱落显白色，略具纵皱纹。体轻，质软。气微，味淡。

【功效主治】 养阴除热，止汗。主治阴虚发热盗汗，自汗，咽干口渴，肝炎，丝虫病。

【用法用量】 内服：煎汤，15~30g，大剂量可用 60~120g，以鲜品为佳。

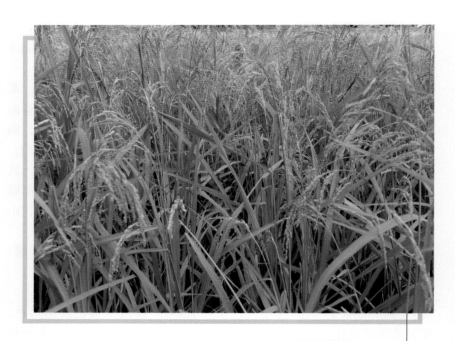

糯稻根植物

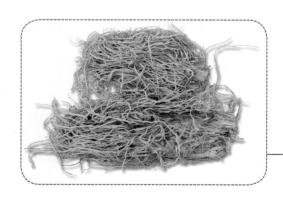

糯稻根药材

露兜簕

【别　　名】　路兜勒、露花、朗古、芦剑、海菠萝、山菠萝。

【来　　源】　为露兜树科植物露兜树 *Pandanus tectorius* Soland. 的根。

【植物形态】　灌木或小乔木。常具气生根。叶簇生于枝顶，革质，带状，长约1.5m，宽3~5cm，顶端渐狭成一长尾尖，边缘和背面中脉上有锐刺。雄花序由数个穗状花序组成，穗状花序无总花梗，佛焰苞长披针形，近白色，先端尾尖，雄花芳香，雄蕊着生于花丝束上，呈总状排列；雌花序头状，单生于枝顶，圆球形，佛焰苞多数，乳白色，边缘具疏密相间的细锯齿，心皮5~12枚合为1束，中下部联合，上部分离，5~12室，每室有1粒胚珠。聚花果大，向下悬垂，由40~80个核果束组成，成熟时橘红色。

【分　　布】　广西主要分布于龙州、南宁、容县、桂平、合浦、防城。

【采集加工】　全年可采，洗净，切碎，鲜用或晒干。

【药材性状】　根圆柱形，直径约1.5cm。表面棕褐色或黑褐色，皮皱缩形成纵棱，多见形成侧根的尖端凸起。质稍软，体轻，不易折断，断面纤维性较强，淡黄色。气微，味淡。

【功效主治】　发汗解表，清热利湿，消肿，解毒，行气止痛。主治感冒，高热，肝炎，肝硬化腹水，肾炎水肿，湿热发黄，小便淋痛，眼结膜炎，风湿痹痛，疝气，跌打损伤。

【用法用量】　内服：煎汤，15~30g；或烧存性研末。

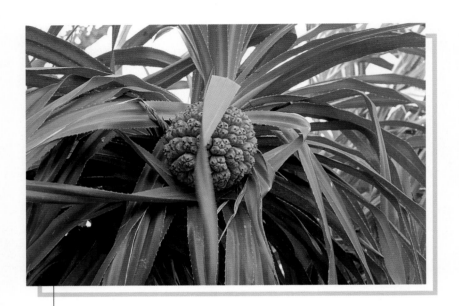

露兜簕植物

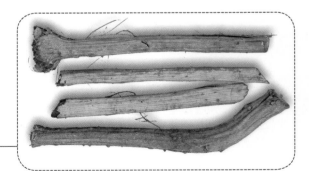

露兜簕药材

中药名称索引

拉丁学名索引

A

B

D

F

H

I

J

K

L

M

Q

R

S

T

U

V

W

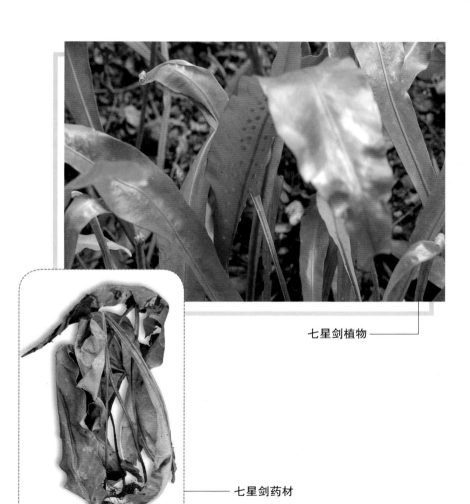

七星剑植物

七星剑药材

卜　芥

【别　　名】　老虎耳、狼毒、老虎芋、大附子、姑婆芋。

【来　　源】　为天南星科植物尖尾芋 *Alocasia cucullata*（Lour.）Schott 的根茎。

【植物形态】　直立草本。地下茎粗壮，肉质。地上茎圆柱形，黑褐色，具环形叶痕，通常基部伸出许多短缩的芽条，发出新枝。叶互生；叶柄由中部至基部强烈扩大成宽鞘；叶片膜质至草质，深绿色，宽卵状心形，长 15~40cm，宽 10~18cm，先端尖，基部微凹，全缘，叶脉两面突起。花序柄圆柱形，稍粗壮，常单生；佛焰苞近肉质，管长圆状卵形，淡绿色至深绿色，檐部狭舟状，边缘内卷，先端具狭长的凸尖，肉穗花序比佛焰苞短；雄花序位于上部，雌花的雌蕊子房 1 室，附属器淡绿色、黄绿色，狭圆锥形。浆果淡红色，球形，通常有种子 1 颗。

【分　　布】　广西主要分布于隆林、隆安、防城、龙州、南宁、桂林。

【采集加工】　全年均可采收。挖取根茎，洗净，鲜用或切片晒干。

【药材性状】　根茎圆形或椭圆形。黑褐色，具环形叶痕，表面不平整，直径 2.5~6cm，表面具皱纹，常卷曲成各种形态。质轻，脆，易折断，断面白色，粗糙，呈颗粒状。气微，味辛、微苦，嚼之麻舌而刺喉。

【功效主治】　清热解毒，散结止痛。主治流感，钩端螺旋体病，疮疡痈毒初起，瘰疬，蜂窝织炎，慢性骨髓炎，毒蛇咬伤，毒蜂蜇伤。

【用法用量】　内服：煎汤，3~9g（鲜品 30~60g，需炮制，宜煎 2 小时以上）。外用：适量，捣敷。

卜芥药材 ———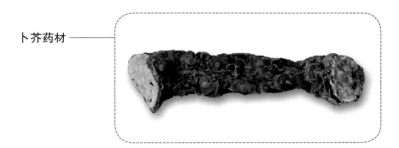

卜芥植物

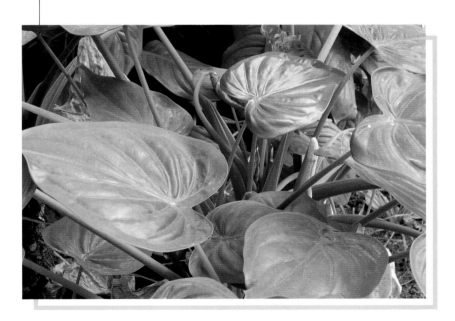

八　角

【别　　名】　大茴香、大料、八月珠、怀香、舶上茴香。

【来　　源】　为木兰科植物八角 *Illicium verum* Hook. f. 的果实。

【植物形态】　常绿乔木。树皮灰色至红褐色，有不规则裂纹。叶互生或螺旋状排列，革质，椭圆形或椭圆状披针形，长 6~12cm，宽 2~5cm，上面淡绿色，光亮无毛，有透明油点，下面淡绿色，被疏毛；叶柄粗壮。花单生于叶腋，花梗于果熟时先端弯曲；萼片 3，黄绿色；花瓣 6~9，淡红色至深红色；雄蕊 15~19，1~2 轮；心皮 8~9，离生，1 轮。聚合果，直径 3.5~4cm，饱满平直，蓇葖多为 8，呈八角形，先端钝或钝尖。红棕色，木质，熟时沿腹缝线开裂。种子扁卵形，亮棕色。

【分　　布】　广西主要分布于桂南、桂西南。

【采集加工】　春果在 4 月果实老熟落地时拾取，晒干。秋果在 10~11 月采收，采后置沸水锅中煮沸，搅拌 5~10 分钟，捞出，晒干或烘干。

【药材性状】　聚合果多由 8 个蓇葖果聚成，各分果近等大，小艇形，放射状排列于中轴上，蓇葖果长 1~2cm，高 0.5~1cm。外表面棕褐色或红褐色，有不规则皱纹，顶端钝或钝尖，果皮较厚，内表面淡棕色，有光泽。每个蓇葖果含种子 1 粒，扁卵圆形，红棕色或灰棕色，有光泽。气芳香，味辛、甜。

【功效主治】　散寒，理气止痛。主治胃寒呕吐，脘腹疼痛，寒疝腹痛，腰膝冷痛，寒湿脚气。

【用法用量】　内服：煎汤，3~6g；或入丸、散。外用：适量，研末调敷。

八角药材

八角植物

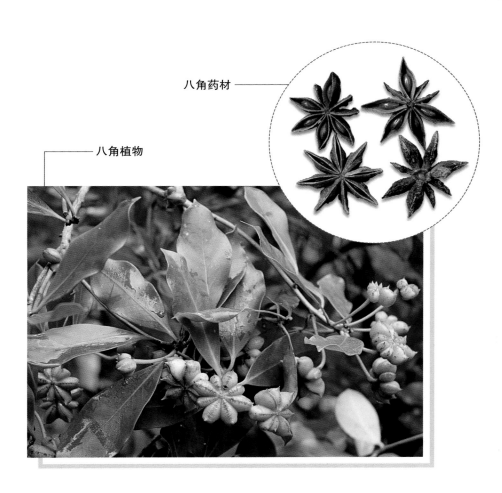

八角枫

【别　　名】　猴疳药、鸡肾棱木、白金条、白龙须、八角王。

【来　　源】　为八角枫科植物八角枫 *Alangium chinense*（Lour.）Harms 的细根。

【植物形态】　落叶乔木或灌木。小枝略呈"之"字形，幼枝紫绿色。叶纸质，近圆形或椭圆形、卵形，顶端短锐尖或钝尖，基部两侧常不对称，一侧微向下扩张，另一侧向上倾斜，阔楔形、截形，长13~26cm，宽 9~22cm，不分裂或 3~7 裂，裂片短锐尖或钝尖，脉腋有丛状毛；基出脉 3~7，成掌状，叶柄紫绿色或淡黄色。聚伞花序腋生，小苞片线形或披针形，常早落；花萼顶端分裂为 5~8 枚齿状萼片；花瓣 6~8，线形，基部黏合，上部开花后反卷，初为白色，后变黄色；雄蕊和花瓣同数而近等长，花盘近球形；子房 2 室，柱头头状。核果卵圆形，成熟后黑色，顶端有宿存的萼齿和花盘。种子 1 颗。

【分　　布】　广西各地有分布。

【采集加工】　全年均可采，挖取根部，除去粗根，洗净泥沙，鲜用或晒干。

【药材性状】　细根呈圆柱形，略成波状弯曲，长短不一，直径2~6mm，有分枝及众多纤细须状根或其残基。表面灰黄色至棕黄色，栓皮纵裂，有时剥离。质坚脆，折断面不平坦，黄白色，粉性。气微，味淡。

【功效主治】　祛风除湿，舒筋活络，散瘀止痛。主治风湿痹痛，四肢麻木，跌打损伤。

【用法用量】　内服：煎汤，细根 1~3g，根 3~6g；或浸酒。外用：适量，捣敷或煎汤洗。

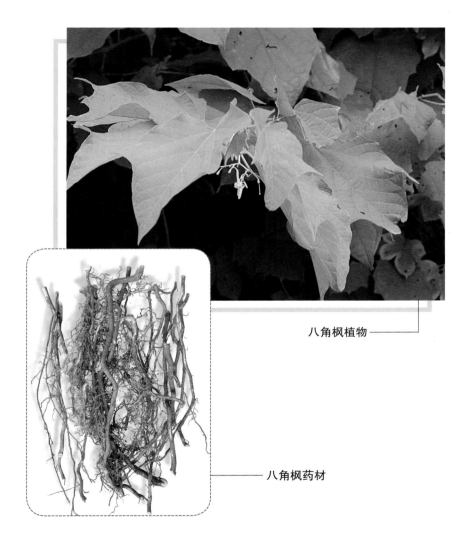

八角枫植物

八角枫药材

八角莲

【别　　名】　鬼臼、天臼、八角盘、金星八角、独叶一枝花、八角乌、白八角莲。

【来　　源】　为小檗科植物八角莲 *Dysosma versipellis*（Hance）M. Cheng ex Ying. 的根及根茎。

【植物形态】　草本。茎直立。不分枝，无毛，淡绿色。根茎粗壮，横生，具明显的碗状节。茎生叶1片，有时2片，盾状着生；叶片圆形，直径约30cm，掌状深裂几达叶中部，边缘4~9浅裂或深裂，裂片楔状长圆形或卵状椭圆形，长2.5~9cm，宽5~7cm，先端锐尖，边缘具针刺状锯齿，上面无毛，下面密被或疏生柔毛。花5~8朵排成伞形花序，着生于近叶柄基处的上方近叶片处；花梗细，花下垂，花冠深红色；萼片6，外面被疏毛；花瓣6，勺状倒卵形；雄蕊6；子房上位，1室，柱头大，盾状。浆果椭圆形或卵形。种子多数。

【分　　布】　广西主要分布于桂林、梧州、凌云、乐业、金秀。

【采集加工】　全年均可采，秋末为佳。全株挖起，除去茎叶。洗净泥沙，晒干或烘干。

【药材性状】　根茎呈结节状，直径0.7~1.5cm。表面棕黑色，平坦或微凹，上有几个小的凹点，下面具环纹。须根多数，直径约1mm，表面棕黄色。质硬而脆，易折断。根茎断面黄绿色，角质；根的断面黄色，中央有圆点状中柱。气微，味苦。

【功效主治】　清热解毒，祛风明目。主治肺炎，肝炎，痢疾，消化不良，疟疾，夜盲，带下，疮疡。

【用法用量】　内服：煎汤，9~12g。外用：适量，捣敷或煎水洗。

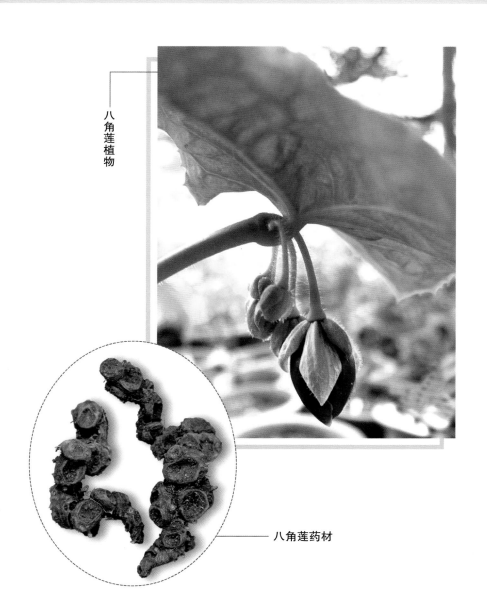

八角莲植物

八角莲药材

人心果

【别　　名】 吴凤柿、人参果、赤铁果、奇果。

【来　　源】 为山榄科植物人心果 *Manilkara zapota*（Linn.）van Royen 的果实。

【植物形态】 乔木。茎干和枝条灰褐色，有明显叶痕。叶互生，密聚于枝顶，革质，长圆形或卵状椭圆形，长 6~19cm，宽2.5~4cm，先端急尖或钝，基部楔形，全缘或稀微波状。花生于枝顶叶腋，密被黄褐色或锈色绒毛；花萼外轮 3 裂片长圆状卵形，内轮 3 裂片卵形，外面密被黄褐色绒毛，内面仅沿边缘被绒毛；花冠白色，花冠裂片卵形，先端具不规则的细齿，背部两侧具两枚等大的花瓣状附属物；能育雄蕊着生于冠管的喉部，花丝丝状，基部加粗，花药长卵形；退化雄蕊花瓣状；子房圆锥形，密被黄褐色绒毛。浆果纺锤形，褐色，果肉黄褐色。种子长瓜子形，黑色。

【分　　布】 广西有栽培。

【采集加工】 秋季果实成熟时采摘，晒干或烘干。

【药材性状】 果实椭圆形或卵圆形，长 1~2.5cm，直径0.8~1.5cm。表面棕黄色或棕褐色，具 3 纵棱，先端钝圆，基部有果柄或果柄痕。质坚硬。气微，味微酸。

【功效主治】 清热解毒。主治胃脘痛，急性肠胃炎，扁桃体炎。

【用法用量】 内服：煎汤，5~10g。

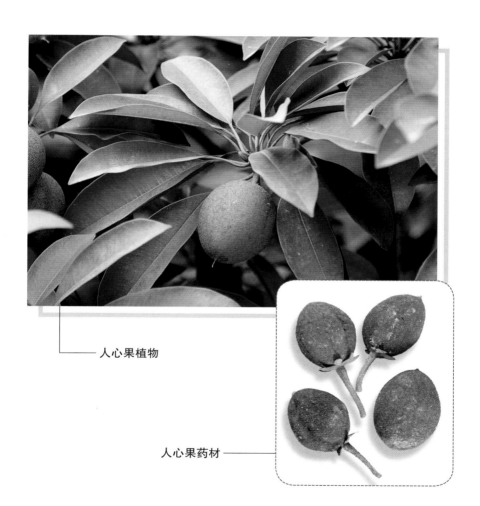

人心果植物

人心果药材

人面子

【别　　名】　人面果、银莲果。

【来　　源】　为漆树科植物人面子 *Dracontomelon duperreanum* Pierre 的果实。

【植物形态】　常绿大乔木。幼枝具条纹和白色小皮孔，被灰色绒毛。叶互生，奇数羽状复叶，有小叶 11~15；叶轴和叶柄具条纹，疏被毛，小叶柄短；小叶片长圆形，自下而上逐渐增大，长 5~14.5cm，宽 2.5~4.5cm，先端长尖，基部常偏斜，全缘，两面沿中脉疏被微柔毛，叶背脉腋具灰白色髯毛；侧脉 8~9 对，网脉明显。花小，两性，圆锥花序顶生或腋生，疏被灰色微柔毛；花白色；萼 5 裂，阔卵形；花瓣 5，比萼片长，披针形；花丝线形；花药长圆形；花盘杯状，无毛，边缘浅波长；雄蕊 10，着生于花盘基部；子房上位；花柱 5，短，上部合生，下部分离。核果扁球形，成熟时黄色，果核压扁，上面盾状凹入。种子 3~4 颗。

【分　　布】　广西主要分布于梧州、玉林、百色、南宁等地。

【采集加工】　秋季采收果实，晒干，或盐渍。

【药材性状】　果实类球形或扁球形，直径 1.5~2cm。表面棕色、棕黄色或棕褐色，具不规则皱褶，具环状果柄痕。质较硬。气微，味甘、酸。

【功效主治】　健胃生津，醒酒解毒。主治食欲不振，热病口渴，醉酒，咽喉肿痛，风毒疮痒。

【用法用量】　内服：生食，3~5 枚；或煎汤；或果核烧炭，研末。外用：适量，捣敷。

人面子药材

人面子植物

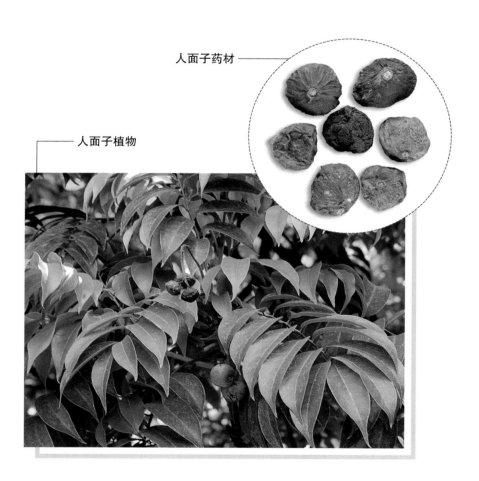

儿　茶

【别　　名】 孩儿茶、乌爹泥、粉儿茶、西谢、儿茶膏、黑儿茶。

【来　　源】 为豆科植物儿茶 *Acacia catechu*（Linn. f.）Willd. 心材的煎膏。

【植物形态】 落叶小乔木。树皮棕色，常呈条状薄片开裂，但不脱落；小枝被短柔毛。二回羽状复叶，互生；托叶下常有一对扁平、棕色的钩状刺或无；总叶柄近基部及叶轴顶部数对羽片间有腺体；叶轴被长柔毛；羽片 10~30 对；小叶 20~50 对，线形，长 2~8mm，宽 1~1.5mm，叶缘被疏毛。总状花序腋生；萼成筒状，上部 5 裂，有疏毛；花瓣 5，黄色或白色，披针形或倒披针形，被疏毛；雄蕊多数，花丝分离，伸出花冠外；雌蕊 1，子房上位，长卵形，花柱细长。荚果带状，棕色，有光泽，开裂，先端有喙尖，紫褐色。种子 3~10 颗。

【分　　布】 广西南宁等地有栽培。

【采集加工】 将树砍伐后，除去白色边材，取褐色心材砍成碎片，加水 4 倍，煮沸提取 6 次，合并 6 次浸提液，浓缩成流浸膏，盛入模具干燥成形，即得商品儿茶膏。

【药材性状】 儿茶膏块状，长方形或不规则，大小不一。表面黑褐色或棕褐色，平滑而稍有光泽。质硬，易碎，断面不整齐，有细孔，遇潮有黏性。气微，味涩、苦，略回甜。

【功效主治】 收湿敛疮，止血定痛，清肺化痰。用于跌扑伤痛，外伤出血，吐血衄血，疮疡不敛，湿疹，肺热咳嗽。

【用法用量】 内服：煎汤，0.9~5g；或入丸、散。外用：适量，研末撒或调敷。

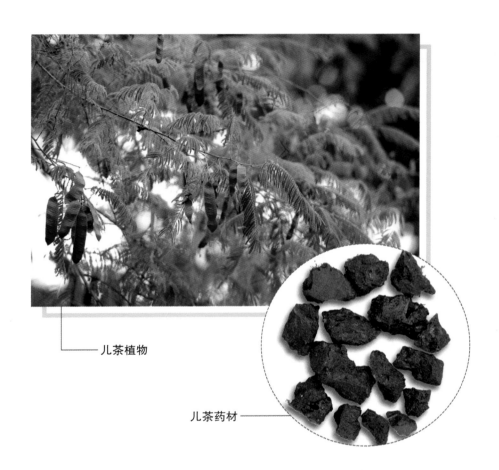

儿茶植物

儿茶药材

九节木

【别　　名】 大丹叶、暗山香、山大颜、刀斧伤、大罗伞、散血丹、山大刀。

【来　　源】 为茜草科植物九节 *Psychotria rubra*（Lour.）Poir. 的嫩枝及叶。

【植物形态】 常绿灌木。小枝近四棱形，后渐变为圆形，暗黑色。叶对生，纸质；托叶膜质，早落；叶片长圆形，椭圆状长圆形或倒披针状长圆形，长 8~20cm，宽 2.5~7cm，先端短渐尖，基部楔形，全缘，除下面脉腋内有簇毛外，两面均无毛，干时暗红色。聚伞花序常顶生；总花梗极短，近基部 3 分歧；花小，白色，有短梗；萼筒短，裂片短三角形；花冠漏斗状，花冠内喉部有白毛，顶端 5 裂，裂片三角状披针形。核果近球形，熟时红色，光滑；种子背面有纵沟。

【分　　布】 广西主要分布于钦州、南宁、河池、柳州、玉林、梧州等地。

【采集加工】 春、夏季采收，切段晒干。

【药材性状】 嫩枝黄褐色，近四棱形，节明显膨大。叶皱缩或破碎，完整叶呈椭圆状矩圆形，长 8~20cm，宽 2.5~7cm，先端尖或钝，基部渐狭，上面暗红色，下面淡红色，侧脉腋内可见簇生短柔毛；叶柄长可达 2cm。质脆，易碎。气微，味淡。

【功效主治】 清热解毒，祛风除湿，活血止痛。主治感冒发热，咽喉肿痛，痢疾，肠伤寒，疮疡肿毒，风湿痹痛，跌打损伤。

【用法用量】 内服：10~30g；或研末。外用：适量，煎水熏洗；或研末调敷；或捣敷。

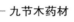

九节木药材

九节木植物

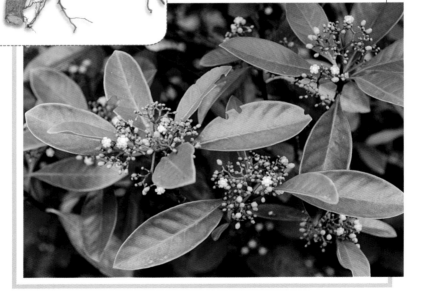

九节龙

【别　　名】　红刺毛藤、五兄弟、五托莲、毛青杠、斩龙剑、毛不出林、矮茶子。

【来　　源】　为紫金牛科植物九节龙 *Ardisia pusilla* A. DC. 的全株。

【植物形态】　矮小亚灌木。蔓生，具匍匐茎，幼时密被长柔毛。叶对生或近轮生；叶柄被毛；叶片坚纸质，椭圆形或倒卵形，长2.5~6cm，宽1.5~3.5cm，先端急尖或钝，基部广楔形或近圆形，边缘具明显或不甚明显的锯齿和细齿，具疏腺点，叶面被糙伏毛，毛基部常隆起，背面被柔毛及长柔毛，尤以中脉为多，边缘脉不明显。伞形花序，单一，侧生，被长硬毛、柔毛或长柔毛；萼片披针状钻形，与花瓣近等长，具腺点；花瓣白色或带微红色，广卵形，具腺点。果球形，红色，具腺点。

【分　　布】　广西主要分布于马山、罗城、平乐、贺州、苍梧、平南、桂平。

【采集加工】　全年均可采，洗净，鲜用或晒干。

【药材性状】　茎近圆柱形，直径2~3mm。表面浅褐色或浅棕褐色，有棕色卷曲毛茸。质脆，易折断，断面类白色或浅棕色。叶片近菱形，上表面被棕色倒伏粗毛，下表面被柔毛，中脉处尤多，边缘具粗锯齿。有时可见附生的伞形花序。气弱，味苦、涩。

【功效主治】　清热利湿，活血消肿。主治黄疸，血痢腹痛，痛经，风湿痹痛，跌打损伤，痈疮肿毒。

【用法用量】　内服：煎汤，3~9g；或浸酒。

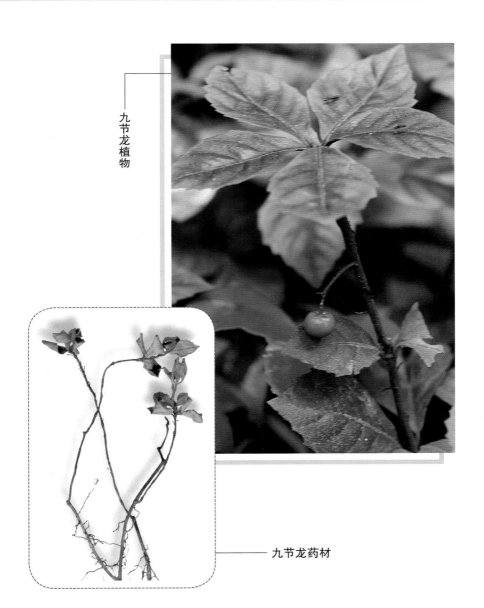

九节龙植物

九节龙药材

九龙藤

【别　　名】　过岗龙、过江龙、羊蹄风、子燕藤、双木蟹、五花血藤、马脚藤。

【来　　源】　为豆科植物龙须藤 *Bauhinia championii* (Benth.) Benth. 的茎。

【植物形态】　木质藤本。有卷须，嫩枝和花序被紧贴的小柔毛。叶互生，叶柄纤细。略被毛；叶片纸质，卵形或心形，长 3~10cm，宽 2.5~6.5cm，先端锐渐尖微凹或 2 裂以至不裂，基部截形，下面被紧贴的短柔毛，干时粉白褐色；基出脉 5~7 条。花两性，总状花序狭长，腋生，有时与叶对生或数个聚生于枝顶而成复总状花序，苞片与小苞片小，锥尖；花托漏斗形，萼杯状，裂片 5，披针形；花瓣 5，白色，具瓣柄，瓣片匙形，外面中部疏被丝毛；能育雄蕊 3，退化雄蕊 2；子房具短柄。荚果倒卵状长圆形或带状，扁平，无毛，果瓣革质。种子 2~5 颗，圆形，扁平。

【分　　布】　广西分布于全区各地。

【采集加工】　全年均可采，砍取茎干，切片，鲜用或晒干。

【药材性状】　茎圆柱形，稍扭曲，表面粗糙，灰棕色或灰褐色，具不规则皱沟纹，直径 1~2.2cm。质坚实，难折断，切断面皮部棕红色，木部浅棕色，有 2~4 圈深棕红色环纹，习称"鸡眼圈纹"，针孔状导管细而密。气无，味微涩。

【功效主治】　祛风除湿，行气活血。主治风湿痹痛，跌打损伤，偏瘫，胃脘痛，疳积，痢疾。

【用法用量】　内服：煎汤，9~15g，宜久煎，鲜品用量加倍；或浸酒。

九龙藤药材 ——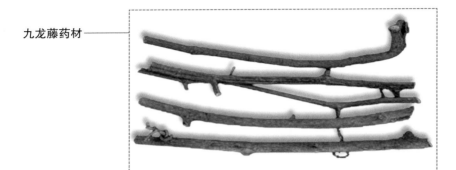

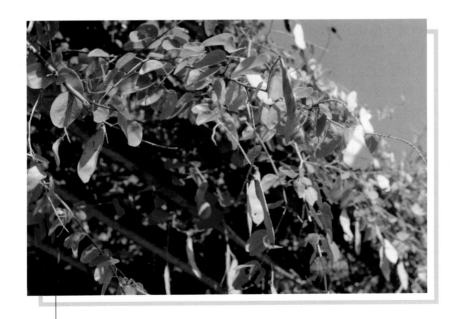

—— 九龙藤植物

九头狮子草

【别　　名】接骨草、三面青、菜豆青、咳风尘、晕病药、野青仔、肺痨草。

【来　　源】为爵床科植物九头狮子草 *Peristrophe japonica*（Thunb.）Bremek. 的全草。

【植物形态】草本。根细长。茎直立，棱形，深绿色，节显著膨大。叶对生；叶片纸质；椭圆形或卵状长圆形，长 3~7cm，宽8~15mm，先端渐尖，基部渐窄，全缘。聚伞花序短，集生于枝梢的叶腋；每一花下有大小两片叶状苞片，苞片椭圆形至卵状长圆形；萼 5裂，钻形；花冠粉红色至微紫色，外面疏被短毛，下部细长筒形，冠檐 2 唇形，上唇全缘，下唇微 3 裂；雄蕊 2，着生于花冠筒内；雌蕊 1，子房 2 室，胚珠多数，花柱白色，柱头 2 裂。蒴果窄倒卵形，成熟时纵裂。种子坚硬，褐色，扁圆，有小瘤状突起。

【分　　布】广西分布于全区各地。

【采集加工】夏、秋季采收，鲜用或晒干。

【药材性状】全草长 20~50cm，茎方形，深绿色，节膨大。叶片多皱缩卷曲、破碎，完整者展平后卵状距圆形，长 3~7cm，先端渐尖，基部渐狭，全缘。可见花序或果序。气微，味苦。

【功效主治】祛风清热，凉肝定惊，散瘀解毒。主治感冒发热，肺热咳喘，肝热目赤，小儿惊风，咽喉肿痛，痈肿疮毒，乳痈，瘰疬，痔疮，蛇虫咬伤，跌打损伤。

【用法用量】内服：煎汤，9~15g；或绞汁饮。外用：适量，捣敷；或研末调敷；或煎液熏洗。

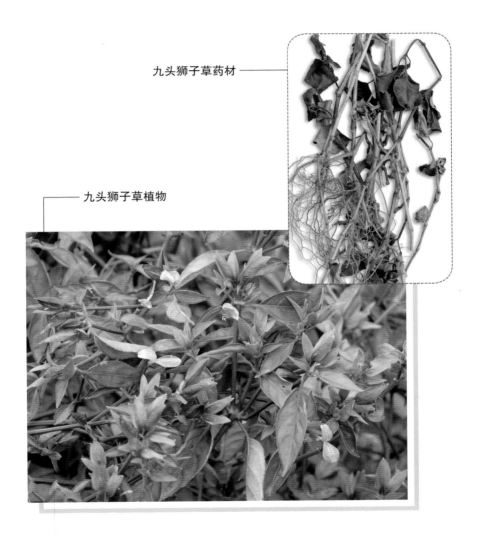

九头狮子草药材

九头狮子草植物

九层楼

【别　　名】 石将军、石母草、野薄荷、茵陈草、节节花、九层塔。

【来　　源】 为马鞭草科植物兰香草 *Caryopteris incana*（Thunb.）Miq. 的全草。

【植物形态】 草本。枝圆柱形，幼时略带紫色，被灰色柔毛，老枝毛渐脱落。单叶对生，具短柄；叶片厚纸质，长圆形、披针形或卵形，长 2~9cm，宽 1~4cm，先端钝或尖，基部楔形，近圆形或平截，边缘具粗齿，稀近全缘，被短毛，两面均有黄色腺点。聚伞花序腋生及顶生，花密集；花萼 5 裂，杯状，宿存；花冠紫色或淡蓝色，二唇形，外面具短毛，花冠管喉部有毛环，花冠 5 裂，下唇中裂片较大，边缘流苏状；雄蕊 4，开花时与花柱均伸出花冠管外；子房先端被短毛。蒴果被粗毛，倒卵状球形，果瓣具宽翅。

【分　　布】 广西主要分布于龙州、南宁、宁明、邕宁、武鸣、宾阳、上思、玉林、容县、桂平、藤县、岑溪、苍梧、贺州、钟山、恭城、柳江。

【采集加工】 夏、秋季采收洗净，切段，晒干或鲜用。

【药材性状】 根呈圆柱形，直径 0.3~0.8cm。表面黄棕色，粗糙不平，有纵向裂纹和皱纹。枝略呈钝方形，表面灰褐色或棕紫色，密被毛茸。叶对生，多皱缩，完整者展平后呈卵形或卵状披针形，长 2~9cm，宽 1~4cm，先端钝，基部圆边缘具粗锯齿，上面褐色至黑褐色，下面灰黄色并有黄色腺点，两面密生短柔毛；纸质，易碎。有时可见皱缩成团的花序或球形蒴果。有特异香气，味苦。

【功效主治】 疏风解表，祛寒除湿，散瘀止痛。主治风寒感冒，头痛，咳嗽，脘腹冷痛，伤食吐泻，寒瘀痛经，产后瘀滞腹痛，风寒湿痹，跌打瘀肿，阴疽不消，湿疹，蛇伤。

【用法用量】 内服：煎汤，10~15g；或浸酒。外用：适量，捣烂敷；或绞汁涂；或煎水熏洗。

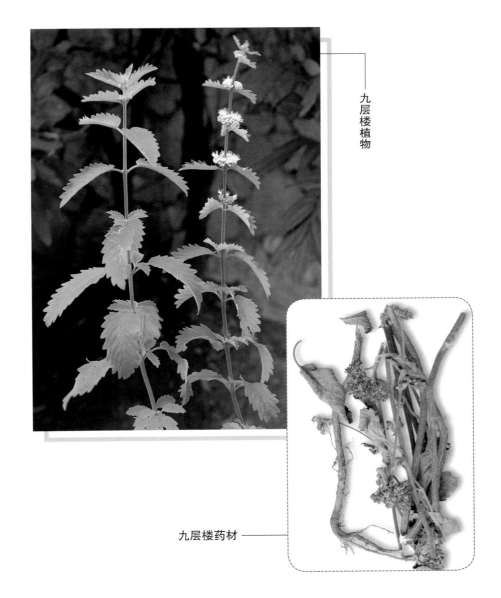

九层楼植物

九层楼药材

了哥王

【别　　名】 雀儿麻、山棉皮、红灯笼、九信草、石棉皮。

【来　　源】 为瑞香科植物南岭荛花 *Wikstroemia indica*（L.）C. A. Mey. 的茎叶。

【植物形态】 小灌木。全株平滑无毛。茎直立，皮孔突起，往往两个横向相连，有的数个连接成环；多分枝，幼枝红褐色。根皮和茎皮富含绵状纤维。叶对生，几无柄；叶片倒卵形至长椭圆形，长2~5cm，宽0.8~1.5cm，先端钝或短尖，全缘，基部楔形，侧脉多数，极纤细。花黄绿色，数花簇生于枝顶，聚伞状伞形花序或呈近无柄的头状花序；花两性，无苞片，花被管状，先端4裂，无毛；雄蕊8，成上下两轮着生花被管内，子房倒卵形或长椭圆形。核果卵形或椭圆形，熟时鲜红色。

【分　　布】 广西全区各地均有分布。

【采集加工】 春、夏季采收，晒干。

【药材性状】 茎圆柱形，有分枝，长短不等。粗茎表面淡棕色至棕黑色，有不规则粗纵皱纹，皮孔突起；细茎表面暗棕红色，有细纵皱纹，并有对生的叶痕，有时可见突起的小枝残基。质硬，折断面皮部有众多绵毛状纤维。叶不规则卷曲，展平后长椭圆形，全缘，淡黄绿色至淡绿色。质脆，易碎。气微，味微苦。

【功效主治】 清热解毒，化痰散结，消肿止痛。主治痈肿疮毒，瘰疬，风湿痛，跌打损伤，蛇虫咬伤。

【用法用量】 内服：煎汤（宜久煎，4小时以上），6~9g；外用：适量，捣敷、研末调敷或煎水洗。

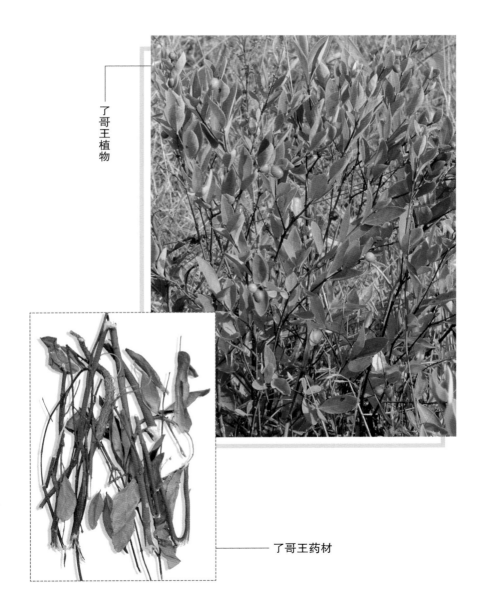

了哥王植物

了哥王药材

刀　豆

【别　　名】　挟剑豆、刀豆子、大戈豆、大刀豆、刀鞘豆。

【来　　源】　为豆科植物刀豆 *Canavalia gladiata* (Jasq.) DC. 的种子。

【植物形态】　缠绕草质藤本。茎无毛。三出复叶；顶生小叶宽卵形，长 8~20cm，宽 5~16cm，先端渐尖或急尖，基部阔楔形，侧生小叶偏斜，基部圆形；托叶细小。总状花序腋生；苞片卵形，早落；花萼钟状，萼管二唇形，上萼 2 裂片大而长，下萼 3 裂片小而不明显；花冠蝶形，淡红色或淡紫色，旗瓣圆形，翼瓣较短，约与龙骨瓣等长，龙骨瓣弯曲；雄蕊 10，连合为单体，对旗瓣的 1 枚基部稍离生；子房具短柄，被毛。荚果大而扁，被伏生短细毛，边缘有隆脊，先端弯曲成钩状。种子 10~14 颗，种皮粉红色或红色，扁平而光滑。

【分　　布】　广西各地均有栽培。

【采集加工】　9~11 月间摘取成熟荚果，晒干，剥取种子。

【药材性状】　种子扁卵形或扁肾形。表面淡红色、红紫色或黄褐色，略有光泽，微皱缩，边缘具灰褐色种脐，其上有类白色膜片状珠柄残余。质硬，难破碎。种皮革质，内表面棕绿色，平滑，子叶黄白色。气微，味淡，嚼之具豆腥气。

【功效主治】　温中下气，益肾补元。主治鼻渊、虚寒呃逆，肾虚腰痛，久痢，小儿疝气。

【用法用量】　内服：煎汤，9~15g；或烧存性研末。

刀豆药材

刀豆植物

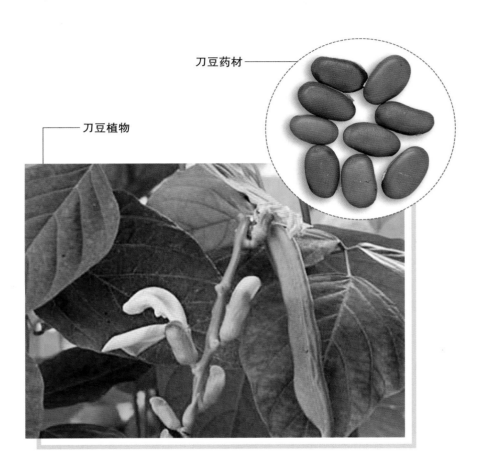

三叉苦

【别　　名】　三叉虎、三丫苦、跌打王、三桠苦、三岔叶。

【来　　源】　为芸香科植物三桠苦 *Evodia lepta*（Spreng.）Merr. 的全株。

【植物形态】　落叶灌木或小乔木。树皮灰白色，全株味苦。三出复叶对生；叶长圆形或长椭圆形，长 5~15cm，宽 2~6cm，先端长尖，基部楔形，全缘或不规则浅波状，纸质，有腺点。聚伞花序排成伞房花序式，腋生；小苞片三角形；花甚多，萼片及花瓣均 4 片；萼片细小；花瓣淡黄或白色，花单性，雄花的退化雌蕊细垫状凸起，密被白色短毛；雌花的不育雄蕊有花药而无花粉，花柱与子房等长或略短，柱头头状。蓇葖果 2~3。外果皮暗黄褐色至红褐色，具半透明的腺点。种子卵状球形，蓝黑色，有光泽。

【分　　布】　广西各地均有分布。

【采集加工】　夏、秋季采收，鲜用或切段晒干。

【药材性状】　根多为圆形，粗细不等。表面黄白色，有的可见点状或条状的皮孔，皮部稍薄，木部占绝大部分，淡黄色。茎表面色较深，皮部稍薄，木部中央可见细小的髓部。枝表面灰棕色或灰绿色，有细纵皱纹；嫩枝近方形，质硬而脆。三出复叶对生，小叶片多皱缩、破碎，完整者呈椭圆形或长圆状披针形，先端渐尖，全缘或不规则浅波状，基部狭尖延长成短的小叶柄，有透明小腺点。气微，味苦。

【功效主治】　清热解毒，祛风除湿，消肿止痛。主治感冒发热，咽喉肿痛，肺热咳嗽，胃痛，风湿痹痛，跌打损伤，湿疹，疮疖肿毒，虫蛇咬伤。

【用法用量】　内服：煎汤，9~15g。外用：适量，捣敷；或煎水洗。

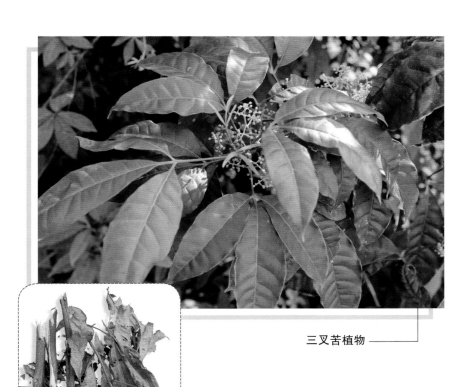

三叉苦植物

三叉苦药材

三分丹

【别　　名】 蛇花藤、黎针、毛果娃儿藤。

【来　　源】 为萝藦科植物三分丹 *Tylophora atrofolliculata* Metc. 的根。

【植物形态】 攀援灌木。须根丛生；全株被锈黄色糙硬毛，茎缠绕。叶坚纸质，卵状长圆形，长 4.5~10.5cm，宽 2.5~6cm，顶端渐尖，基部心形至圆形，侧脉每边 5~6 条。聚伞花序腋生或腋外生；花小，黄绿色；花萼 5 深裂，外面被糙硬毛；花冠近钟状，外面被长柔毛，裂片长圆形，基部向右覆盖；副花冠裂片 5 枚，卵形，贴生于合蕊冠上，背面肉质隆肿，顶端钝；花粉块每室 1 个，近圆球状，直立；花药顶端有圆形膜质，内弯向柱头；心皮离生；柱头五角状，顶端凸起。蓇葖双生，短披针形，密被锈黄色短柔毛。种子有薄边，顶端具白色绢质种毛。

【分　　布】 广西主要分布于罗城、鹿寨、融安、来宾、忻城、马山、上林、武鸣、隆安、龙州、德保。

【采集加工】 全年均可采收，洗净，切段，晒干。

【药材性状】 根须状，细小，圆柱形，不规则弯曲，长短不一，直径 1.2~1.8mm。外皮黄棕色至土黄色，皮部质脆；木部质韧，黄白色。气微，味苦。

【功效主治】 祛风除湿，活血化瘀，止痛，解毒。主治风湿痹痛，跌打肿痛，惊风，哮喘，胃痛，木薯中毒，毒蕈中毒，药物中毒。

【用法用量】 内服：研末，0.9~12g；或浸酒。外用：适量，浸酒擦患处。

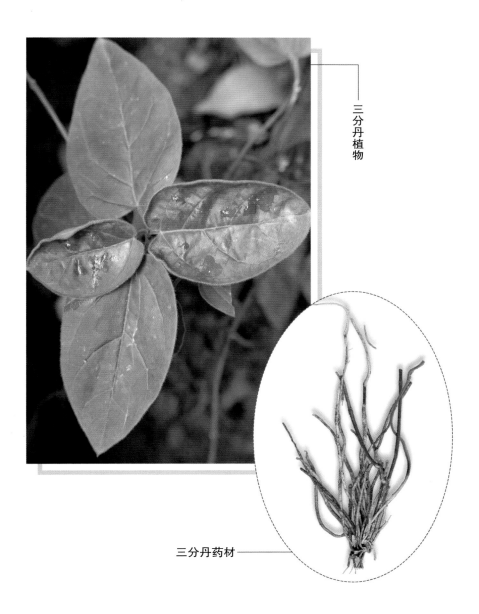

三分丹植物

三分丹药材

三叶人字草

【别　　名】　掐不齐、人字草、小蓄片、妹子草、红花草、地兰花、鸡眼草。

【来　　源】　为豆科植物鸡眼草 Kummerowia striata (Thunb.) Schindl. 的全草。

【植物形态】　草本。茎直立，斜升或平卧，基部多分枝，茎及枝上疏被向下倒生的毛。叶互生；托叶膜质；三出复叶，小叶被缘毛；叶片倒卵形或长圆形，长5~20mm，宽3~7mm，先端圆形，有时凹入，基部近圆形或宽楔形，两面中脉及边缘有白色长硬毛。花通常1~2朵腋生，稀3~5朵；花梗基部有2苞片，不等大；萼基部具4枚卵状披针形小苞片；花萼钟形，萼齿5，宽卵形，带紫色；花冠淡红紫色，旗瓣椭圆形，先端微凹。子房椭圆形，花柱细长，柱头小。荚果宽卵形或椭圆形，稍扁，顶端锐尖，表面具网纹及毛。种子1颗。

【分　　布】　广西全区均有分布。

【采集加工】　夏、秋季采收，鲜用或切段晒干。

【药材性状】　茎枝圆柱形，多分枝，被白色向下的细毛。三出复叶互生，叶多皱缩，完整小叶长椭圆形或倒卵状长椭圆形；叶端钝圆，有小突刺，叶基楔形；托叶2片。花腋生，花萼钟状，深紫褐色，蝶形花冠浅玫瑰色。荚果卵状矩圆形，顶端稍急尖，有小喙。气微，味淡。

【功效主治】　清热解毒，利湿，活血止血。主治感冒发热，暑湿吐泻，黄疸，痢疾，衄血，咯血，血淋，跌打损伤，痈疖疔疮。

【用法用量】　内服：煎汤，9~30g；鲜品30~60g；或捣汁；或研末。外用：适量，捣敷。

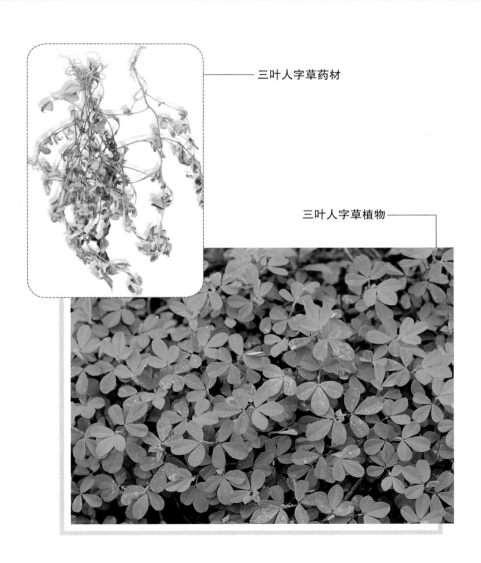

三叶人字草药材

三叶人字草植物

三叶木通

【别　　名】 甜果木通，通草、蒿藤、王翁、万年、活血藤。

【来　　源】 为木通科植物白木通 *Akedia trifoliata*（Thunb.）Koidz. var. *australis*（Diels）Rehd. 的藤茎。

【植物形态】 藤本。老藤和枝灰白色，均有灰褐色斑点状皮孔。叶互生，三出复叶；簇生于短枝顶端；叶柄细长；小叶片椭圆形，全缘，长 3~6cm，先端圆常微凹至具一细短尖，基部圆形或楔形，全缘。短总状花序腋生，花单性，雌雄同株；花序基部着生 1~2 朵雌花，上部着生密而较细的雄花；花被 3 片；雄花雄蕊 6 个；雌花较雄花大，有离生雌蕊 2~13，果肉质，浆果状，长椭圆形，或略呈肾形，两端圆，熟后紫色。种子多数，长卵形而稍扁，黑色或黑褐色。

【分　　布】 广西主要分布于德保、那坡、隆林、南丹、罗城、鹿寨、资源、全州、灵川。

【采集加工】 秋、冬季割取老藤，晒干或烘干。

【药材性状】 藤茎圆柱形，稍扭曲，直径 0.2~0.5cm。表面灰棕色，有光泽，有浅的纵沟纹，皮孔圆形或横向长圆形，突起；有枝痕。质坚脆，较易折断，横断面较平整，皮部薄，易剥离，木部灰白色，髓圆形，明显。气微，味淡而微辛。

【功效主治】 清热利尿，通经下乳。主治湿热癃闭，水肿，淋证，口舌生疮，湿热痹痛，关节不利，妇人闭经，乳汁不通。

【用法用量】 内服：煎汤，3~6g。

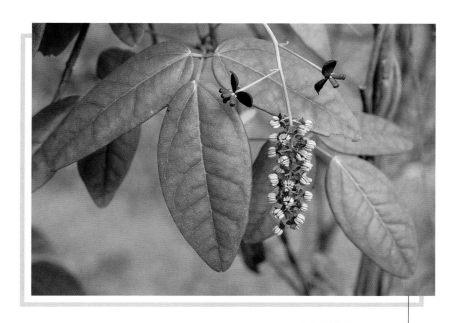

三叶木通植物

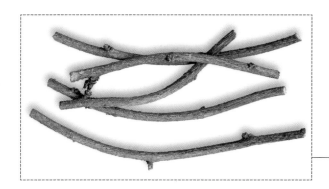

三叶木通药材

三叶五加

【别　　名】 三加皮、白茨叶、白勒远、白簕花。

【来　　源】 为五加科植物白簕 *Acanthopanax trifoliatus*（L.）Merr. 的根。

【植物形态】 攀援状灌木。枝细弱铺散，老枝灰白色，新枝棕黄色，疏生向下的针刺，刺先端钩曲，基部扁平。叶互生，有3小叶，稀4~5；叶柄有刺或无刺；叶片椭圆状卵形至椭圆状长圆形，稀倒卵形，中央一片最大，长4~10cm，宽3~6.5cm，先端尖或短渐尖，基部楔形，上面脉上疏生刚毛，下面无毛，边缘有细锯齿或疏钝齿，侧脉5~6对。顶生的伞形花序或圆锥花序，无毛；萼筒边缘有5小齿；花黄绿色，花瓣5，三角状卵形，开花时反曲。核果浆果状，扁球形，成熟时黑色。

【分　　布】 广西主要分布于北海、灵山、上思、龙州、宁明、天等、平果、凌云、南丹、金秀、贺州、平南、玉林。

【采集加工】 9~10月间挖取，除去泥沙、杂质，鲜用或晒干。

【药材性状】 根呈圆柱形，稍扭曲，长短不一，直径0.3~3cm。表面灰褐色有细纵皱纹及支根痕，皮孔横长。根头略膨大。质硬而脆，易折断，断面皮部暗褐色，木部浅黄色，具放射状纹理。气微，味淡。

【功效主治】 清热解毒，祛风利湿，活血舒筋。主治感冒发热，头痛、咽痛、痄腮、咳嗽、胁痛、胃痛、黄疸、泻痢、石淋、带下、风湿痹痛、跌打骨折、乳痈、疮疡肿毒。

【用法用量】 内服：煎汤，15~30g，大剂量可用至60g；或浸酒。外用：适量，研末调敷，捣敷或煎水洗。

三叶五加药材 ——

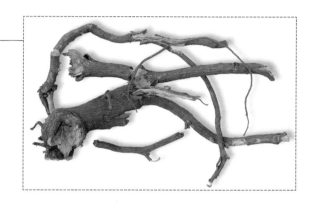

三叶五加植物

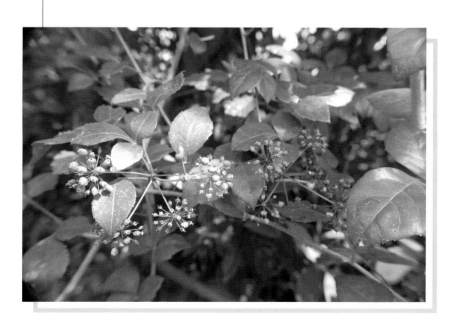

三叶青

【别　　名】 金线吊葫芦、丝线吊金钟、三叶扁藤、小扁藤、石猴子、石老鼠。

【来　　源】 为葡萄科植物三叶崖爬藤 *Tetrastigma hemsleyanum* Diels et Gilg. 的块根。

【植物形态】 草质攀援藤本。着地部分节上生根，块根卵形或椭圆形，棕褐色。茎细弱，无毛，老茎扁形，卷须不分枝与叶对生。叶互生，有柄；小叶 3 片，草质，卵状披针形，中间小叶较大，长 3~7cm，顶端短渐尖或渐尖，边缘有疏生小锯齿；两侧小叶基部偏斜。花黄绿色，聚伞花序腋生，花序梗比叶柄短，花梗有短硬毛；花萼小，花盘明显，有齿；花瓣 4，近卵形，顶端有不明显的小角；柱头无柄，裂片 4，星状开展。浆果球形，成熟时鲜红褐色，半透明，后变黑色。

【分　　布】 广西主要分布于全州、上思、德保、乐业、隆林、钟山、南丹、龙州。

【采集加工】 全年可采，晒干或鲜用。

【药材性状】 块根呈纺锤形、卵圆形或椭圆形，长 2.5~6cm，直径 0.7~2.5cm。表面棕褐色，多数较光滑，或有皱纹和少数皮孔状的小瘤状隆起，有时还有凹陷，其内残留棕褐色细根。质硬而脆，断面平坦而粗糙，类白色，粉性。气无，味甘。

【功效主治】 清热解毒，祛风湿，舒筋活络，消肿止痛。主治结膜炎，流行性腮腺炎，高热惊厥，肺热咳喘，百日咳，肝炎，肾炎，风湿痹痛，跌打损伤，痈疔疮疖，湿疹，毒蛇咬伤。

【用法用量】 内服：煎汤，5~12g；或捣汁。外用：适量，磨汁涂；或捣烂敷；或研末撒。

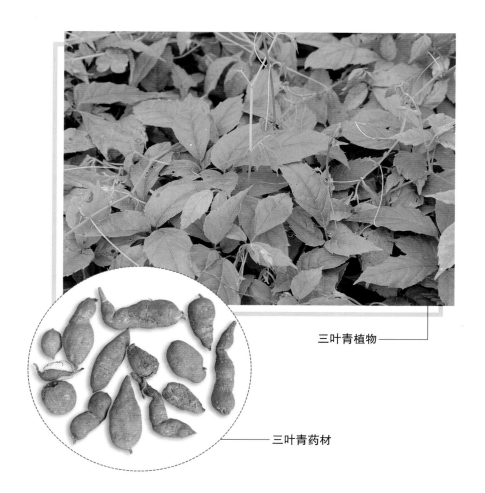

三叶青植物

三叶青药材

三白草

【别　　名】　过塘藕、百节藕、水木通、白水鸡、田三白。

【来　　源】　为三白草科植物三白草 *Saururus chinensis*（Lour.）Baill. 的地上部分。

【植物形态】　湿生草本。地下茎有须状小根；茎直立，粗壮。单叶互生，纸质，密生腺点；叶柄基部与托叶合生成鞘状，略抱茎；叶片阔卵形至卵状披针形，长 5~14cm，宽 3~7cm，先端短尖或渐尖，基部心形，略呈耳状或稍偏斜，全缘，两面无毛；花序下的 2~3 片叶常于夏初变为白色，呈花瓣状。总状花序生于茎上端与叶对生，白色；苞片近匙形或倒披针形；花两性，无花被；雄蕊 6 枚；雌蕊 1，子房圆形，柱头 4，向外反曲。蒴果近球形，表面多疣状凸起。种子多数，圆形。

【分　　布】　广西主要分布于宁明、南宁、邕宁、武鸣、马山、那坡、隆林、乐业等地。

【采集加工】　夏、秋季采收，除去泥沙、须根，鲜用或切段晒干。

【药材性状】　茎圆柱形，有 4 条纵沟，1 条较宽；断面黄色，纤维性，中空。叶多皱缩，展平后叶片卵形或卵状披针形，长 4~15cm，宽 2~10cm；先端尖，基部心形，全缘，基出脉 5 条；叶柄较长，有纵皱纹。有时可见总状花序或果序，棕褐色。蒴果近球形。气微，味淡。

【功效主治】　清热利湿，解毒消肿。主治黄疸，热淋，血淋，水肿，脚气，痢疾，带下，痈肿疮毒，湿疹。

【用法用量】　内服：煎汤，10~30g；鲜品倍量。外用：适量，鲜品捣烂外敷；或捣汁涂。

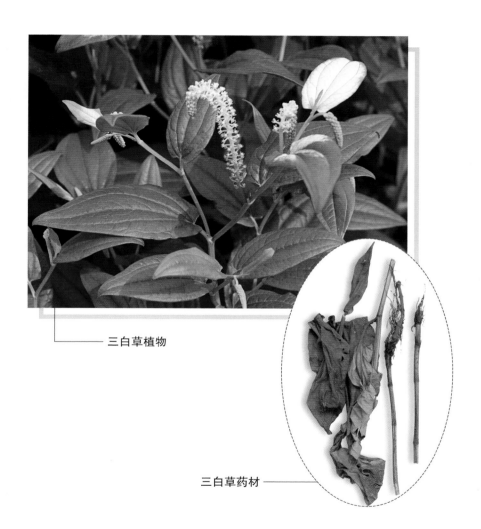

三白草植物

三白草药材

三头水蜈蚣

【别　　名】　护心草、三头水蜈蚣、五烂兰草。

【来　　源】　为莎草科植物三头水蜈蚣 *Kyllinga triceps* Rottb. 的全草。

【植物形态】　草本。根状茎短。秆丛生，细弱，扁三棱形，平滑，基部呈鳞茎状膨大，外面被覆以棕色、疏散的叶鞘。叶短于秆，宽 2~3mm，柔弱，折合或平张，边缘具疏刺。叶状苞片 2~3 枚，长于花序，极展开，后期常向下反折；穗状花序常 3 个排列紧密成团聚状，居中者宽圆卵形，较大，均具极多数小穗。小穗排列极密，辐射展开，长圆形，具 1 朵花；鳞片膜质，卵形或卵状椭圆形，凹形，顶端具直的短尖，淡绿黄色，具红褐色树脂状斑点，背面具龙骨状凸起，脉 7 条；雄蕊 1~3 个；花柱短，柱头 2，长于花柱。小坚果长圆形，扁平凸状，淡棕黄色，具微凸起细点。

【分　　布】　广西主要分布于柳州、融水、岑溪、龙胜、金秀。

【采集加工】　全年均可采收，洗净，切段，晒干。

【药材性状】　根状茎短，基部可见须根。秆丛生，扁三棱形，稍皱缩，基部呈鳞茎状膨大，外面被覆以棕色、疏散的叶鞘。叶短于秆，卷缩，边缘具疏刺。可见穗状花序 3 个（少 1 个或 4~5 个）排列紧密成团聚状。气微，味淡。

【功效主治】　活血调经，祛风除湿。主治肝气不舒，闭经，痛经，胁痛，不思饮食，风湿骨痛，刀伤。

【用法用量】　内服：煎汤，30~60g。外用：适量。

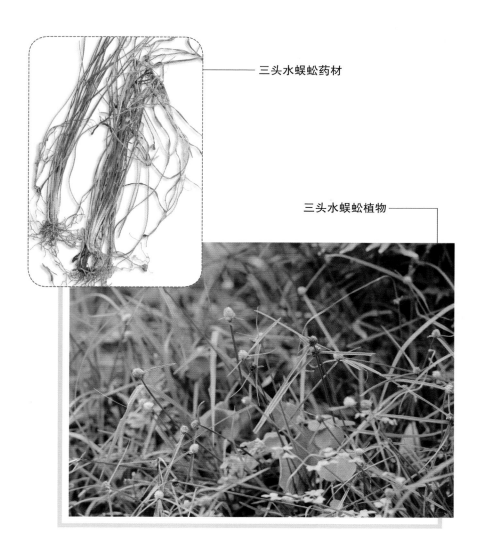

三头水蜈蚣药材

三头水蜈蚣植物

三花冬青

【别　　名】 毛冬青。

【来　　源】 为冬青科植物三花冬青 *Ilex triflara* Bl. 的根。

【植物形态】 常绿灌木或小乔木。树皮灰白色，小枝褐色。无毛或近无毛，近四棱形。叶互生；叶片薄革质或近革质，椭圆状长圆形或卵状椭圆形，长 3~9cm，宽 1.7~4cm，先端急尖或短渐尖，基部圆形或钝，边缘具浅锯齿，两面被微柔毛或无毛，下面有腺点。花序簇生叶腋，花 4 基数，雄花序每分枝有 1~3 花；花梗被微柔毛，花萼盘状，裂片卵形，被微柔毛，花瓣宽卵形，基部联合，雄蕊略长于花冠；雌花序每分枝 1~3 花，花萼同雄花，花冠近直立，花瓣宽卵形或近圆形，基部联合；子房卵球形，柱头厚盘状。果近球形，宿存萼平展，成熟后紫黑色。

【分　　布】 广西主要分布于隆林、田林、百色、那坡、德保、平果、天等、宁明、邕宁、上思、防城、钦州、合浦、桂平、北流、钟山、昭平、金秀、桂林、罗城。

【采集加工】 全年均可采。洗净，切片，晒干。

【性状鉴别】 根呈类圆柱形，多弯曲，有分枝，长短粗细不一。表面棕黄色至土黄色，有细纵皱纹。易折断，断面细密较平整，木质部黄白色，有细密的放射状纹理，栓皮黄褐色，易脱落，脱落处可见木部表面明显的细纵皱纹。气微，味微苦。

【功效主治】 清热解毒。主治疮疡肿毒。

【用法用量】 内服：煎汤，9~15g。外用：适量，鲜品捣敷。

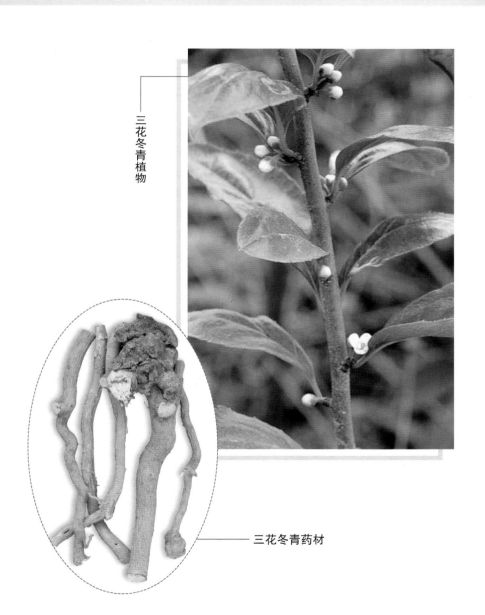

三花冬青植物

三花冬青药材

三角泡

【别　　名】　假苦瓜、包袱草、鬼灯笼、三角灯笼、金丝苦楝、三角藤。

【来　　源】　为无患子科植物倒地铃 *Cardiospermum halicacabum* L. 的全草。

【植物形态】　草质攀援藤本。茎、枝绿色，有 5 或 6 棱和同数的直槽，棱上被皱曲柔毛。二回三出复叶；小叶近无柄，顶生的斜披针形或近菱形，长 3~8cm，宽 1.5~2.5cm，先端渐尖，侧生的稍小，卵形或长椭圆形，边缘有疏锯齿或羽状分裂。花雌雄同株或异株；圆锥花序少花，卷须螺旋状；萼片 4，被缘毛，外面 2 片圆卵形，内面 2 枚长椭圆形，比外面 2 片约长 1 倍；花瓣 4，乳白色，倒卵形。蒴果梨形、陀螺状倒三角形或有时近长球形，褐色，被短柔毛。种子黑色，有光泽，种脐心形，鲜时绿色，干时白色。

【分　　布】　广西主要分布于钟山、梧州、平南、贵港、玉林、宁明、龙州、南宁、马山、靖西、凌云、东兰、天峨、邕宁。

【采集加工】　夏、秋季采收全草，清除杂质，晒干。

【药材性状】　茎粗 2~4mm，黄绿色，有深纵沟槽，分枝纤细，多少被毛。质脆，易折断，断面粗糙。叶多脱落，破碎而仅存叶柄，二回三出复叶，完整小叶卵形或卵状披针形，暗绿色。花淡黄色，干枯，与未成熟的三角形蒴果附于花序柄顶端，下方有卷须。蒴果具 3 翅，膜质。气微，味稍苦。

【功效主治】　清热利湿，凉血解毒。主治各种淋证，湿疹，疔疮肿毒，毒蛇咬伤，跌打损伤。

【用法用量】　内服：煎汤，9~15g，鲜品 30~60g。外用：适量，捣敷；或煎汤洗。

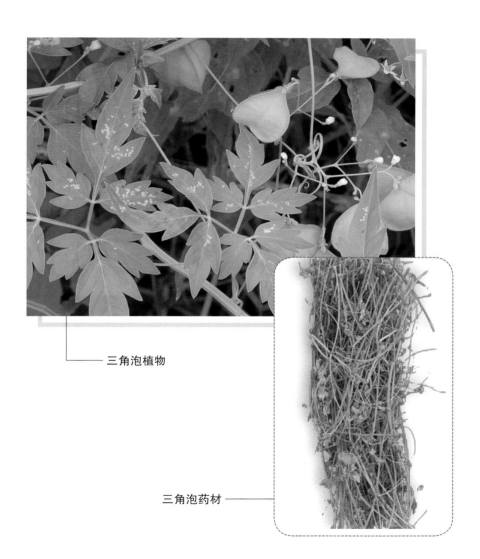

三角泡植物

三角泡药材

三角梅

【别　　名】　紫三角、紫亚兰、宝巾、叶子花。

【来　　源】　为紫茉莉科光叶子花 *Bougainvillea glabra* Choisy. 的苞片及花。

【植物形态】　攀援灌木。茎粗壮，枝常下垂，有腋生直刺。叶互生；叶片纸质，卵形至卵状披针形，或阔卵形，长 5~10cm，宽 3~6cm，先端渐尖，基部圆形或阔楔形，全缘，表面无毛，背面初时有短柔毛。花顶生，通常 3 朵簇生在苞片内，花梗与苞片的中脉合生；苞片 3 枚，叶状，暗红色或紫色，长圆形或椭圆形；花被筒淡绿色，有短柔毛，顶端 5 浅裂；雄蕊 6~8；花柱侧生，线形，边缘扩展成薄片状，柱头尖；花盘基部合生呈环状，上部撕裂状。瘦果有 5 棱。种子有胚乳。

【分　　布】　广西各地有栽培。

【采集加工】　冬、春季节开花时采收，晒干备用。

【药材性状】　花常 3 朵簇生在苞片内，花柄与苞片的中脉合生。苞片叶状，暗红色或紫色，椭圆形，长 3~3.5cm，纸质。花被管长 1.5~2cm，淡绿色，疏生柔毛，有棱；雄蕊 6~8，子房具 5 棱。气微，味淡。

【功效主治】　活血调经，化湿止带。主治血瘀经闭，月经不调，赤白带下。

【用法用量】　内服：煎汤，9~15g。

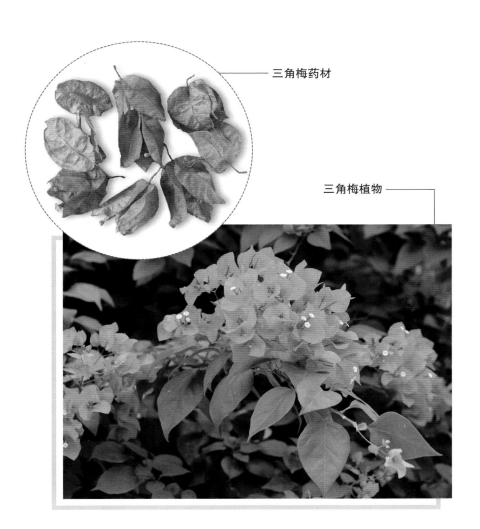

三角梅药材

三角梅植物

三枝标

【别　　名】 蛇退步、三叉蕨、入地蜈蚣、小一包针、三叶毛蕨、三叶新月蕨。

【来　　源】 为金星蕨科植物三羽新月蕨 *Abacopteris triphylla* (Sw.) Ching. 的全草。

【植物形态】 草本。根茎长而横生，密被灰白色短毛及疏被棕色披针形鳞片。叶一型；叶柄禾秆色，有短毛，基部疏被鳞片；叶片纸质，卵形或卵状披针形，三出复叶，偶有 5 小叶，一回羽状；顶生羽片特大，椭圆状长圆形，长 10~20cm，宽 2~4.5cm，先端突然缩狭成长渐尖，基部楔形，全缘或呈波状，侧生羽片较小，长 2~6.5cm，宽 1~2.5cm，常 1 对，偶有 2 对，近对生，略具短柄，仅下面叶脉有短柔毛；叶脉网状，在侧脉间形成 2 行整齐的网眼。孢子囊群幼时圆形，成熟时满布于叶背，着生于小脉上；无囊群盖。

【分　　布】 广西主要分布于龙州、邕宁、桂平、平南、昭平。

【采集加工】 四季可采，鲜用或洗净晒干。

【药材性状】 根茎黑色横走，具多须根及短毛。叶柄长 10~30cm，有短毛，淡绿色或淡黄色，皱缩。叶片纸质稍皱缩，绿色，卵形或卵状披针形。三出复叶，顶生羽片特大，侧生羽片较小，叶脉网状，在侧脉间形成两行整齐的网眼。气微，味微苦。

【功效主治】 清热解毒，散瘀消肿，化痰止咳。主治毒蛇咬伤，痈疮疔肿，跌打损伤，皮肤瘙痒，湿疹，咳嗽痰多。

【用法用量】 内服：煎汤，9~15g，鲜品 30~60g。外用：适量，捣敷。

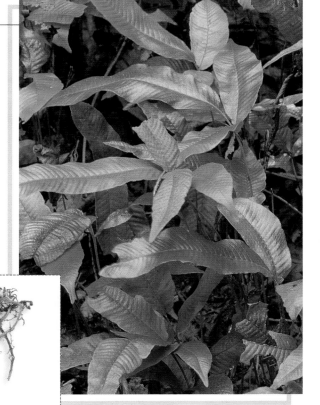

三枝标植物

三枝标药材

三姐妹

【别　　名】 三叉金、大夫根、大箭根、细叶香茶菜、伤寒头、虫牙药。

【来　　源】 为唇形科植物牛尾草 *Plectranthus ternifolius* Hara 的全草。

【植物形态】 草本或半灌木。茎直立，具分枝，六棱形，密被绒毛状长柔毛。叶对生及 3~4 枚轮生；具极短柄；叶片披针形至狭椭圆形，稀卵状长圆形，长 2~12cm，上面具皱纹，被疏柔毛至短柔毛，下面网脉隆起，密被灰白色或污黄色绒毛。穗状圆锥花序顶生及腋生，极密集，排列成顶生复圆锥花序；苞片叶状至极小；花萼钟状，密被长柔毛，果时增大呈筒状，齿 5，相等；花冠小，白色至浅紫色，筒下弯，基部浅囊状，上唇 4 圆裂，上反，下唇圆卵形，内凹。小坚果卵圆形，腹面具棱。

【分　　布】 广西主要分布于河池、百色、南宁、玉林、梧州等地。

【采集加工】 全年均可采收，洗净，切段，晒干。

【药材性状】 茎六棱形，被柔毛。叶多皱缩，展开呈狭披针形至狭椭圆形，先端锐尖或渐尖，基部阔楔形或楔形，叶缘具锯齿，坚纸质至近革质，上面榄绿色，具皱纹，被柔毛，下面较淡，网脉隆起，密被灰白色或浅黄色绒毛，叶柄极短。气微，味苦涩。

【功效主治】 清热，利湿，解毒，止血。主治感冒，流感，咳嗽痰多，咽喉肿痛，牙痛，黄疸，热淋，水肿，痢疾，肠炎，毒蛇咬伤，刀伤出血。

【用法用量】 内服：煎汤，15~30g。外用：适量，鲜品捣敷或煎水洗；或研末敷。

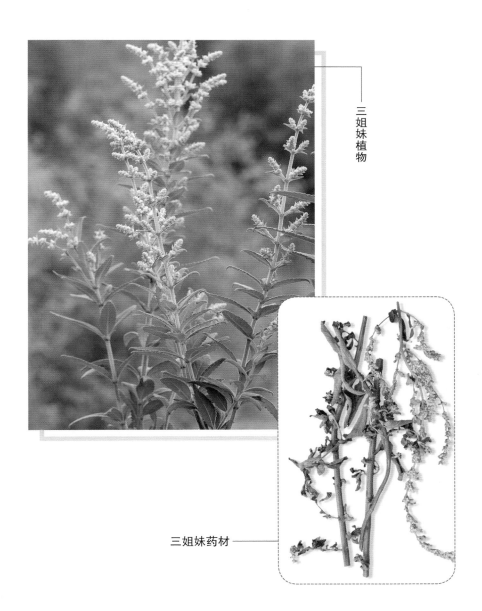

三姐妹植物

三姐妹药材

三点金

【别　　名】　三脚虎、六月雪、纱帽草、斑鸠窝、品字草、三点桃、哮灵草。

【来　　源】　为豆科植物三点金草 *Desmodium triflorum*（L.）DC. 的全草。

【植物形态】　草本，平卧。茎纤细，多分枝，被开展的柔毛。三出复叶互生，有短柄；小叶倒心形或者倒卵形，长 0.3~1cm，宽相等，先端截形或者微缺，基部楔形，全缘，上面无毛，下面疏生紧贴的柔毛。花 1 朵或者 2~3 朵簇生于叶腋；萼管较长，萼齿披针形，密生白色长柔毛；花冠蝶形，紫红色，旗瓣长大，具长爪。荚果扁平条形，呈镰状弯曲，有钩状短柔毛，腹缝线直，背缝线种子间缢缩，有 3~5 荚节，荚节近方形，有网纹。种子长方形，浅灰褐色。

【分　　布】　广西主要分布于上林、恭城、岑溪、贵港、百色、昭平、龙州。

【采集加工】　夏、秋季采收，洗净晒干或鲜用。

【药材性状】　小草多缠绕成团。根粗壮有分枝，木化。茎较细，小叶 3，顶端小叶较大，长 2~9mm，可达 17mm，宽约 4mm，椭圆形，先端圆形具短尖，基部圆形，全缘，绿色，下表面具柔毛，两侧小叶很小。有时可见总状花序或荚果，荚果长 8~6mm，直径约 3mm，有荚节 2~4，节处有缢缩，表面被短毛。气微香。

【功效主治】　理气和中，活血，祛风。主治中暑腹痛，疝气痛，月经不调，痛经，产后关节痛。

【用法用量】　内服：煎汤，9~15g（鲜草 15~30g）。外用：适量，鲜草加食盐少许，捣烂敷患处。

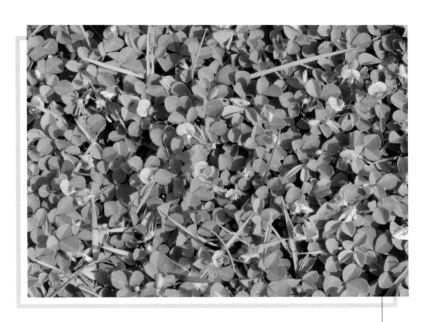

三点金植物

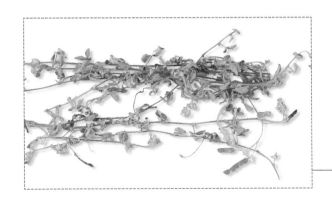

三点金药材

三颗针

【别　　名】　铜针刺、刺黄连、土黄连、蠔猪刺、老鼠刺。

【来　　源】　为小檗科植物豪猪刺 *Berberis julianae* Schneid. 的茎。

【植物形态】　常绿灌木。老枝黄褐色或灰褐色，具条棱和稀疏黑色疣点；茎刺三分叉，长 2~3.5cm，有槽，坚硬，黄色。叶革质，坚厚，椭圆形、披针形或倒披针形，边缘有 10~20 刺状锯齿。花 15~30 朵，簇生；花黄色；小苞片 3，卵形或披针形；萼片 6，花瓣状，2 轮；花瓣长椭圆形，顶端微凹；基部缢缩呈爪状，具 2 枚长圆形腺体。浆果矩圆形，蓝黑色，有白粉，顶端有宿存花柱。

【分　　布】　广西主要分布于融水、兴安、全州。

【采集加工】　春、秋季采收，晒干。

【药材性状】　茎类圆柱形，稍弯曲，有少数分枝，长短粗细不一。表面灰棕色，有细皱纹。质坚硬，不易折断；折断面纤维性，鲜黄色，切断面近圆形或长圆形，有略呈放射状的纹理。髓小，黄白色。气微，味苦。

【功效主治】　清利湿热，清热解毒。主治湿热泻痢，黄疸，胆囊炎，湿热淋浊，湿疹，口疮，咽喉肿痛，火眼目赤，丹毒，疮疡肿毒，烫火伤。

【用法用量】　内服：煎汤，9~15g。外用：适量，煎水洗。

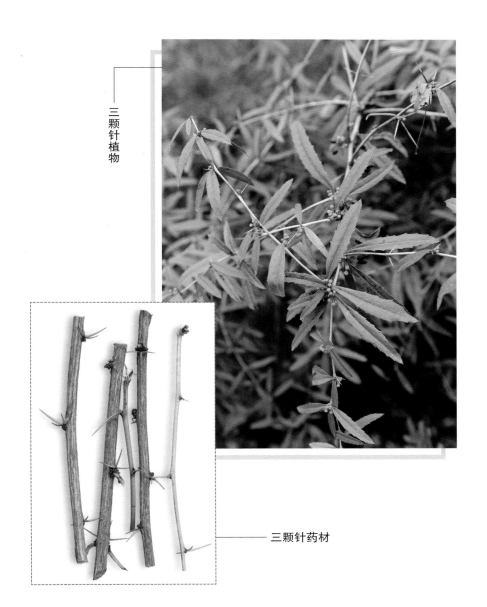

三颗针植物

三颗针药材

土人参

【别　　名】　假人参、飞来参、参草、土洋参、土高丽参。

【来　　源】　为马齿苋科植物土人参 *Talinum paniculatum*（Jacq.）Gaertn. 的根。

【植物形态】　草本，肉质。主根粗壮有分枝，外表棕褐色。茎直立，有分枝，圆柱形，基部稍木质化。叶互生；倒卵形或倒卵状长圆形，长 5~7cm，宽 2.5~3.5cm，先端渐尖或钝圆，全缘，基部渐狭而成短柄。圆锥花序顶生或侧生；两歧状分枝，小枝或花梗基部均具苞片；花小，两性，淡紫红色；萼片 2，早落；花瓣 5，倒卵形或椭圆形。蒴果近球形，熟时灰褐色。种子多数，细小，扁圆形，黑色有光泽，表面具细腺点。

【分　　布】　广西主要分布于武鸣、马山、南丹、灌阳、贺州、博白。

【采集加工】　全年均可采收，洗净，除去栓皮，鲜用或蒸煮后晒干。

【药材性状】　根圆锥形或长纺锤形。顶端具木质茎残基。表面灰褐色，有纵皱纹及点状突起的须根痕。除去栓皮经蒸煮后表面为灰黄色半透明状，有点状须根痕及纵皱纹，隐约可见内部纵走的维管束。质坚硬，难折断。折断面，未加工的平坦，已加工的呈角质状，中央常有大空腔。气微，味淡，微有黏滑感。

【功效主治】　补气润肺，止咳，调经。主治气虚劳倦，肺痨咯血，潮热，虚汗，食少，泄泻，月经不调，带下，产妇乳汁不足。

【用法用量】　内服：煎汤，30~60g。外用：适量，捣敷。

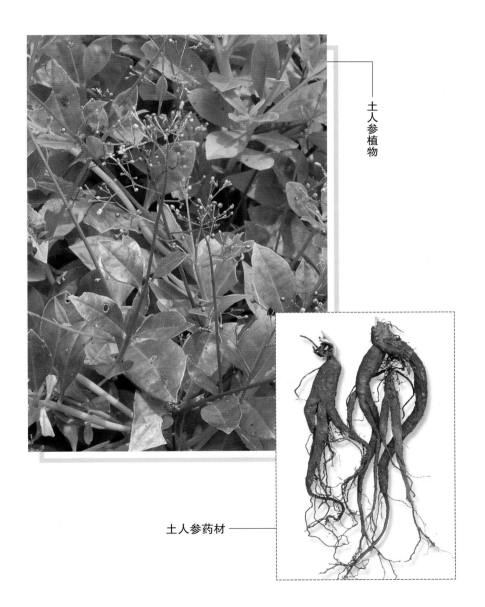

土人参植物

土人参药材

土大黄

【别　　名】 吐血草、红筋大黄、止血草、牛大黄、血当归、血三七、癣药。

【来　　源】 为蓼科植物钝叶酸模 *Rumex obtusifolius* L. 的根。

【植物形态】 草本。根肥厚且大，黄色。茎粗壮直立。根生叶大，有长柄；托叶膜质；叶片卵形或卵状长椭圆形；茎生叶互生，卵状披针形或卵状长椭圆形，茎上部叶渐小，变为苞叶圆锥花序，花小，紫绿色至绿色，两性，轮生而总状排列；花被片 6，淡绿色，2 轮，宿存，外轮 3 片披针形，内轮 3 片，随果增大为果被，缘有牙齿，背中肋上有瘤状突起；雄蕊 6；子房 1 室，具棱，花柱 3，柱头毛状。瘦果卵形，具 3 锐棱，茶褐色，有光泽。种子 1 粒。

【分　　布】 广西有栽培。

【采集加工】 9~10 月采挖其根，除去泥土及杂质，洗净切片，晾干或鲜用。

【药材性状】 根茎粗短，直径约 3cm，有少数分枝，顶端有茎基与叶基残余呈棕色鳞片状及须毛纤维状，有的具侧芽及须状根，并有少数横纹。根粗长圆锥形，直径达 1.5cm，表面棕色至棕褐色，上段具横纹，其下具多数纵皱纹，散有横长皮孔样瘢痕及点状须根痕。质硬，断面黄色，可见棕色形成层环及放射状纹理。气微，味稍苦。

【功效主治】 清热解毒，散瘀止痛，止血生肌，通便，杀虫。主治肺痈，肺痨咯血，衄血，吐血，咽喉肿痛，便秘，消化不良，肝炎，皮肤溃疡，湿疹，疖疮，皮癣，跌打损伤，无名肿痛，毒蛇咬伤。

【用法用量】 内服：煎汤，9~15g。外用：适量捣敷，或研末水调敷。

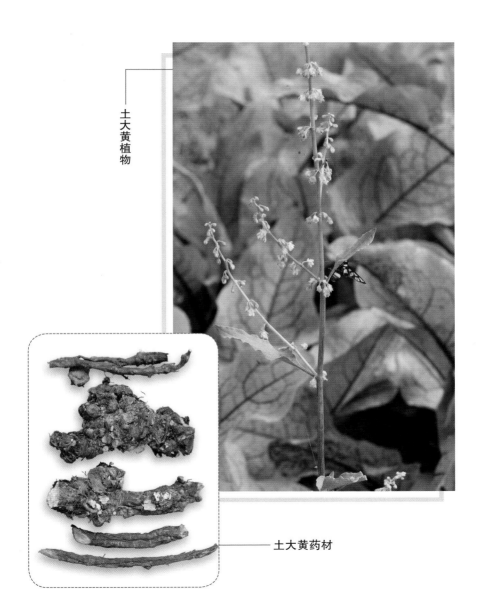

土大黄植物

土大黄药材

土牛膝

【别　　名】 倒钩草、倒扣草、白牛七、倒挂草、倒刺草、粘身草、倒勒草。

【来　　源】 为苋科植物土牛膝 *Achyranthes aspera* L. 的全草。

【植物形态】 草本。根细长，土黄色。茎四棱形，有柔毛，节部稍膨大。叶对生；叶片纸质，宽卵状倒卵形或椭圆状长圆形，长1.5~7cm，宽0.4~4cm，先端圆钝，具突尖，基部楔形或圆形，全缘或波状，两面密生粗毛。穗状花序顶生，直立，花期后反折；总花梗具棱角，粗壮，坚硬，密生白色伏贴或开展柔毛；花疏生；苞片披针形，先端长渐尖；小苞片刺状，坚硬，光亮，常带紫色，基部两侧各有1个薄膜质翅，全缘，全部贴生在刺部，但易于分离；花被片披针形，长渐尖，花后变硬且锐尖，具1脉。胞果卵形。种子卵形，棕色。

【分　　布】 广西主要分布于防城、宁明、马山、乐业、凤山、东兰、藤县。

【采集加工】 夏、秋季采收全株，洗净，鲜用或晒干。

【药材性状】 根圆柱形，微弯曲，直径3~5mm，表面灰黄色，具细纵纹及侧根痕。质柔韧，不易折断，断面纤维性，小点状维管束排成数个轮环。茎类圆柱形，嫩枝略长方柱形，有分枝，直径3~8mm，表面褐绿色，嫩枝被柔毛，节膨大如膝状。质脆，易折断，断面黄绿色。叶对生有柄，叶片多皱缩，完整者长圆状倒卵形、倒卵形或椭圆形，两面均被粗毛。气微，味甘。

【功效主治】 清热解毒，活血化瘀，利尿通淋。主治咽痛，月经不调，痛经，经闭，热淋，水肿，风湿关节痛，跌打损伤，疔疮痈肿。

【用法用量】 内服：煎汤，10~15g。外用：适量，捣敷；或研末，吹喉。

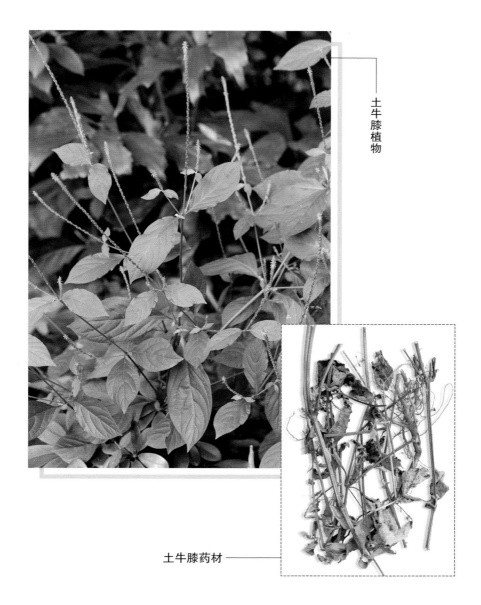

土牛膝植物

土牛膝药材

土荆芥

【别　　名】　鹅脚草、火油草、臭草、钩虫草、鸭脚草、香藜草、臭蒿。

【来　　源】　为藜科植物土荆芥 *Chenopodium ambrosioides* L. 的全草。

【植物形态】　草本。有强烈气味。茎有棱，多分枝，被腺毛或无毛。单叶互生，具短柄；叶片披针形至长圆状披针形，长 3~16cm，宽达 5cm，先端短尖或钝，下部的叶边缘有不规则钝齿或呈波浪形，上部的叶较小，为线形，或线状披针形，全缘，上面绿色，下面有腺点，揉之有一种特殊的香气。穗状花序腋生，分枝或不分枝。花小，绿色，两性或雌性，3~5 朵簇生于上部叶腋；花被 5 裂，果时常闭合。胞果扁球形，完全包于花被内。种子横生或斜生，黑色或暗红色，平滑，有光泽。

【分　　布】　广西分布于全区各地。

【采集加工】　8 月下旬至 9 月下旬收割全草，摊放在通风处阴干，避免日晒及雨淋。

【药材性状】　全草黄绿色，茎上有柔毛。叶皱缩破碎，完整者叶片披针形至长圆状披针形，叶缘常具稀疏不整齐的钝锯齿；上表面光滑，下表面可见散生油点；叶脉有毛。花着生于叶腋。胞果扁球形，外被一薄层囊状而具腺毛的宿萼。具强烈而特殊的香气。味辣而微苦。

【功效主治】　杀虫止痒，祛风除湿，活血消肿。主治钩虫病、蛔虫病、蛲虫病，头虱，皮肤湿疹，疥癣，风湿痛，跌打损伤，蛇虫咬伤。

【用法用量】　内服：煎汤，3~9g，鲜品 15~24g，或入丸散。外用：适量，煎水洗或捣敷。

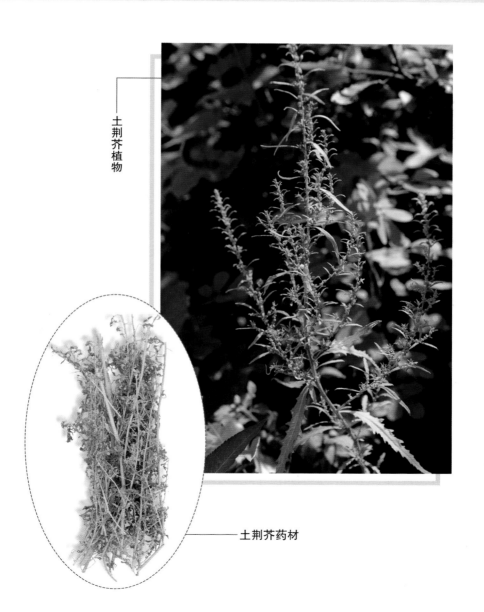

土荆芥植物

土荆芥药材

土茯苓

【别　　名】　禹余粮、刺猪笭、冷饭头、冷饭团、土荟、尖光头、山奇良。

【来　　源】　为百合科植物土茯苓 *Smilax glabra* Roxb. 的根茎。

【植物形态】　攀援藤本。茎光滑，无刺。根状茎粗厚。叶互生；叶柄约占全长的 3/5，具狭鞘，常有卷须 2 条；叶片薄革质，狭椭圆状披针形至狭卵状披针形，长 6~12cm，宽 1~4cm，先端渐尖，基部圆形或钝。伞形花序单生于叶腋；雄花序总花梗短于叶柄，在总花梗于叶柄之间有 1 芽；花序托膨大，连同多数宿存的小苞片多少呈莲座状，花绿白色，六棱状球形；雄花外花被片近扁圆形，兜状，背面中央具纵槽，内花被片近圆形，边缘有不规则的齿；雄花靠合，与内花被片近等长，花丝极短；雌花外形与雄花相似，但内花被片边缘无齿，具 3 枚退化雄蕊。浆果熟时黑色，具粉霜。

【分　　布】　广西主要分布于田林、都安、南宁、防城、博白、陆川、北流等地。

【采集加工】　全年均可采挖，洗净，除去须根，切片晒干。

【药材性状】　根茎近圆柱形，有结节状隆起，具短分枝，直径 2~5cm。表面黄棕色、凹凸不平，突起尖端有坚硬的须根残基，分枝顶端有圆形芽痕，有时外表现不规则裂纹，并有残留鳞叶，质略韧。切面类白色至淡红棕色，粉性，中间微见维管束点，并可见沙砾样小亮点。气微，味淡、涩。

【功效主治】　清热解毒，除湿，通利关节。主治梅毒，淋浊，泄泻，筋骨挛痛，瘰疬，瘿瘤，痈肿，疮癣，汞中毒。

【用法用量】　内服：煎汤，10~60g。外用：适量，研末调敷。

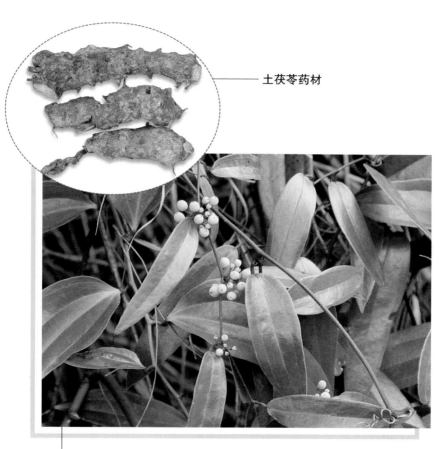

土茯苓药材

土茯苓植物

土党参

【别　　名】　桂党参、四棱子参、牛尾参、土羊乳、野党参、土沙参、南人参、小人参。

【来　　源】　为桔梗科植物金钱豹 *Campanumoea javanica* Bl. 的根。

【植物形态】　草质缠绕藤本。根茎极短、根肥大，肉质，有分枝，外皮淡黄色。全株光滑无毛，具白色粉霜。有白色乳。叶通常对生；叶柄与叶片近等长；叶片卵状心形，长 3~7cm，宽 1.5~6cm，先端钝尖，基部心形，边缘有浅钝齿。花 1~2 朵腋生；萼管短，与子房贴生，5 深裂，裂片三角状披针形；花冠钟状，下部与子房连生，5 裂近中部，裂片卵状三角形，向外反卷，外面淡黄绿色，内面下部紫色。浆果近球形。熟时黑紫色。

【分　　布】　广西主要分布于全州、灌阳、阳朔、钟山、贺州、藤县、平南、桂平、隆安、平果、隆林、岑溪、凤山。

【采集加工】　秋季采挖，洗净，晒干。

【药材性状】　根圆柱形，少分枝。扭曲不直，长 10~25cm，直径 0.5~1.5cm。顶部有密集的点状茎痕。表面灰黄色，全体具纵皱纹，质硬而脆，易折断，断面较平坦，可见明显的形成层。木部黄色。气微，味淡而微甜。

【功效主治】　健脾益气，补肺止咳，下乳。主治虚劳内伤，气虚乏力，心悸，多汗，脾虚泄泻，带下，肺虚咳嗽，小儿疳积，乳汁稀少。

【用法用量】　内服：煎汤，15~30g。外用：鲜品适量，捣烂敷。

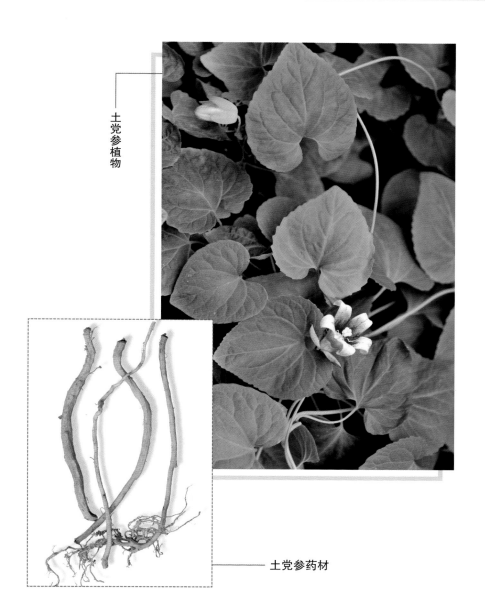

土党参植物

土党参药材

土萆薢

【别　　名】　白萆薢、白土苓、铁架子、白土茯苓、九牛力、千斤力。

【来　　源】　为百合科植物肖菝葜 *Heterosmilax japonica* Kunth. 的块茎。

【植物形态】　攀援灌木。无毛，小枝有钝棱。叶互生；叶柄在下部 1/4~1/3 处有卷须和狭鞘；叶纸质，卵状披针形或心形，长 6~20cm；宽 2.5~12cm；先端渐尖或短渐尖，有短尖头，基部多少心形；侧脉 5~7 条，小脉网状。伞形花序生于叶腋，或生于褐色的苞片内；总花梗扁；花序托球形；花梗纤细，雄花花被筒长圆形或倒卵形，顶端有 3 枚钝齿，雄蕊 3 枚，花药长为花丝的 1/2；雌花花被筒卵形，具 3 枚退化雄蕊，子房卵形，柱头 3 裂。浆果卵圆形。

【分　　布】　广西主要分布于邕宁、隆安、宁明、上思、防城、北流、富川。

【采集加工】　春、秋二季采挖，除去芦茎，洗净。切片，晒干。

【药材性状】　根茎呈不规则块状，长 10~30cm，直径 5~8cm。表面黄褐色，粗糙，有坚硬的须根残基，断面周围白色，中心黄色粉性；切面稍粗糙，有小亮点。质软。气微，味淡。

【功效主治】　清热利湿，解毒消肿。主治痈肿疮毒，小便淋涩，白浊，带下，痈肿疮毒。

【用法用量】　内服：煎汤，15~30g。

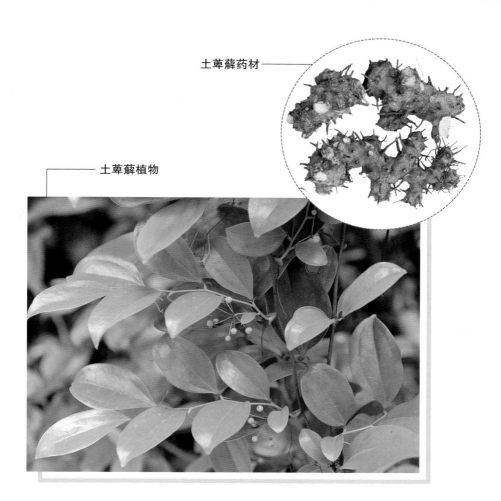

土萆薢药材

土萆薢植物

下田菊

【别　　名】　风气草、仁皂刺、乳痈药、白龙须、胎盘草、汗苏麻。

【来　　源】　为菊科植物下田菊 *Adenostemma lavenia*（L.）O. Ktze. 的全草。

【植物形态】　草本。茎直立，单生，通常上部叉状分枝，具白色短柔毛，下部或中部以下光滑无毛。叶对生；叶柄有狭翼；叶基生者小，花期凋落，中部叶卵圆形或卵状椭圆形，长 4~20cm，宽 3~12cm，先端锐尖或圆钝，基部圆楔形或楔形，边缘有圆锯齿或大锯齿，两面疏被短毛。头状花序小；总苞半球形；总苞片 2 层，近等长，狭长椭圆形，先端圆钝，基部稍有连合；外层苞片大部合生，外面疏被白色长柔毛；管状花上部钟形，5 齿裂；花柱分枝伸出。瘦果倒椭圆形，上部圆钝，下部狭，有腺点或细瘤；冠毛 4 枚，基部连合成环。

【分　　布】　广西主要分布于全州、上林、灵川、钟山、贺州、藤县、北流、昭平、贵港、桂平、凌云、岑溪、苍梧。

【采集加工】　夏、秋季采收，鲜用或切段晒干。

【药材性状】　茎粗壮，具纵棱及沟槽，棕褐色。质松脆，断面不整齐，黄白色。叶皱曲或破碎，完整者平展后为阔卵形或椭状披针形，边缘具粗锯齿，两面均疏被短柔毛；绿色。头状花序顶生，排成疏松的伞房状圆锥花序，花小，白色或黄色。瘦果黑色。气微，味苦。

【功效主治】　清热利湿，解毒消肿。用于感冒高热，支气管炎，咽喉炎，扁桃体炎，黄疸性肝炎；外用治痈疖疮疡，蛇咬伤。

【用法用量】　内服：煎汤，15~20g；外用：适量，捣敷。

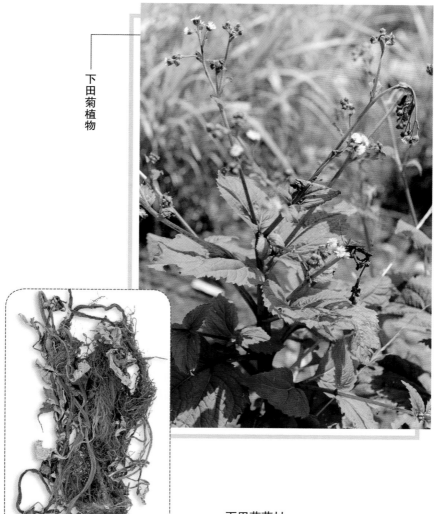

下田菊植物

下田菊药材

下延叶排草

【别　　名】 马兰花、狮子草、白当归、黑疗草。

【来　　源】 为报春花科植物延叶珍珠菜 *Lysimachia decurrens* Forst. f. 的全草。

【植物形态】 草本。全体无毛。茎直立，粗壮，有棱角，上部分枝，基部常木质化。叶互生，有时近对生，叶片披针形或椭圆状披针形，长 6~13cm，宽 1.5~4cm，先端锐尖或渐尖，基部楔形，下延至叶柄成狭翅，干时膜质，上面绿色，下面淡绿色，两面均有不规则的黑色腺点；叶柄基部沿茎下延。总状花序顶生；苞片钻形；花梗果时伸长；花萼分裂近达基部，裂片狭披针形，边缘有腺状缘毛，背面具黑色短腺条；花冠白色或带淡紫色，基部合生，裂片匙状长圆形，先端圆钝，裂片间弯缺近圆形；雄蕊明显伸出花冠外，花丝密被小腺体；子房球形。蒴果球形或略扁。

【分　　布】 广西主要分布于灵山、邕宁、崇左、宁明、大新、天等、那坡、隆林、乐业、天峨、东兰、都安、罗城、金秀、融水、昭平、永福、临桂。

【采集加工】 夏季采收，洗净，晒干备用。

【药材性状】 茎稍皱缩，有棱角，上部分枝。叶卷缩，展开呈披针形或椭圆状披针形，先端锐尖或渐尖，基部楔形，下延至叶柄成狭翅，上面灰绿色，下面色稍淡，两面均有不规则的黑色腺点，稍膜质；叶柄基部沿茎下延。常可见顶生的总状花序。气微，味苦。

【功效主治】 清热解毒，活血散结。主治瘰疬，喉痹，水肿胀满，疗疮肿毒，月经不调，跌打损伤。

【用法用量】 内服：煎汤，9~15g。外用：适量，鲜品捣敷。

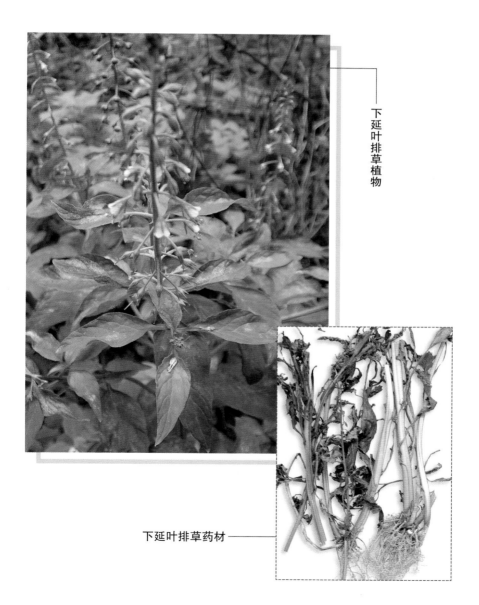

下延叶排草植物

下延叶排草药材

大力王

【别　　名】 猪耳风、过山香、白羊耳、白牛胆、金边草、大刀药、白背风。

【来　　源】 为菊科植物羊耳菊 *Inula cappa*（Buch.-Ham.）DC. 的地上部分。

【植物形态】 亚灌木。根茎粗壮，多分枝。茎直立，粗壮，全株被浅白色绢状茸毛。下部叶在花期脱落后留有被白色的腋芽。叶互生；叶片长圆形或长圆形披针形，叶长 10~16cm，先端钝或急尖，基部圆形或近楔形，边缘有小尖头细齿或浅齿，上面被基部疣状的密糙毛，下面被白色或浅白色绢状厚茸毛。头状花序倒卵形，多数密集于茎和枝端成聚伞圆锥状；总苞片 5 层，外层较内层短 3~4 倍，被白色或带褐色茸毛；小花黄色，外围花舌片短小或无舌片；中央筒状花狭漏斗状。瘦果长圆柱形，被白色长绢毛，冠毛褐黄色。

【分　　布】 广西各地均有分布。

【采集加工】 全年均可采收，鲜用或晒干。

【药材性状】 茎圆柱形，表面灰褐色至暗褐色，有细纵纹及凸起的椭圆形皮孔，叶痕明显，半月形，皮层易剥离。质硬，易折断，断面不平坦。叶片易脱落，常卷曲，展开后呈狭矩圆形或近倒卵形，边缘有小锯齿，先端渐尖或钝形，基部浑圆或广楔形，上表面被黄绿色粗毛，下表面被白色绢毛。偶有顶生或腋生的头状花序。气香，味辛、微苦。

【功效主治】 祛风散寒，行气利湿，解毒消肿。主治风寒感冒，咳嗽，乳腺炎，肝炎，泻痢，风湿痹痛，痔疮，湿疹，疥癣。

【用法用量】 内服：煎汤，15~30g。外用：适量，捣敷；或水煎洗。

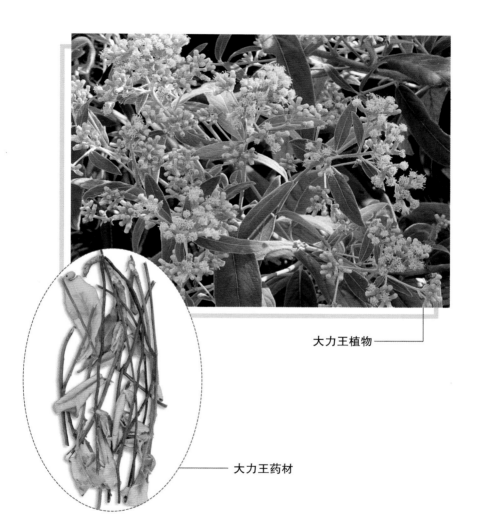

大力王植物

大力王药材

大飞扬

【别　　名】　大飞羊、飞扬、神仙对座草、大乳草、马鞍叶、柴米子、夜合叶、夜关门。

【来　　源】　为大戟科植物飞扬草 *Euphorbia hirta* Linn. 的全草。

【植物形态】　草本。被硬毛，含白色乳汁。茎通常自基部分枝；枝常淡红色或淡紫色；匍匐状或扩展。叶对生；托叶小，线形；叶片披针状长圆形至卵形或卵状披针形，长 1~4cm，宽 0.5~1.3cm，先端急尖而钝，基部圆而偏斜，边缘有细锯齿，稀全缘，中央常有 1 紫色斑，两面被短柔毛，下面沿脉的毛较密。杯状花序多数密集成腋生头状花序；花单性，腋生；总苞宽钟状，外面密被短柔毛，顶端 4 裂；腺体 4，漏斗状，有短柄及花瓣状附属物。蒴果卵状三棱形，被短柔毛；种子卵状四棱形。

【分　　布】　广西分布于全区各地。

【采集加工】　夏、秋季间采收，晒干。

【药材性状】　地上部分被粗毛。根细长而弯曲，表面土黄色。老茎近圆柱形，嫩茎稍扁或具棱，直径 1~3mm；表面土黄色；质脆，易折断，断面中空。叶对生，皱缩，展平后呈椭圆状卵形至近菱形，灰绿色，先端急尖，基部偏斜，边缘有细锯齿，有 3 条较明显的叶脉。无臭，味淡、微涩。

【功效主治】　祛湿通络，收敛解毒。主治风湿痹痛，睾丸肿痛，久咳盗汗，腹泻，遗精，尿频，瘰疬，湿疹，疥癣，烫伤，痈肿疮毒。

【用法用量】　内服：煎汤，15~30g，或浸酒；或研末。外用：适量，捣敷或煎水洗。

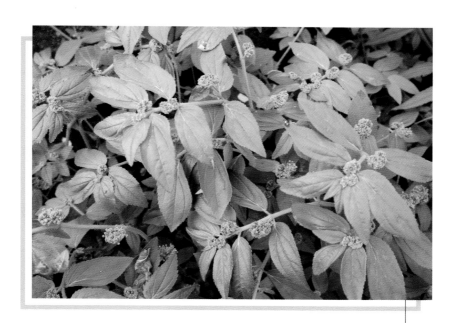

大飞扬植物

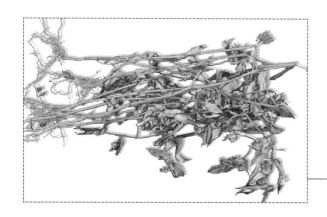

大飞扬药材

大飞蓬

【别　　名】 祁州一枝蒿、蛇舌草、小白酒草、苦蒿、破布艾、臭艾、小山艾。

【来　　源】 为菊科植物小蓬草 *Conyza Canadensis*（Linn.）Cronq. 的全草。

【植物形态】 草本。具锥形直根。茎直立，有细条纹及粗糙毛，上部多分枝，呈圆锥状，小枝柔弱。单叶互生；基部叶近匙形，长7~10cm，宽1~1.5cm，先端尖，基部狭，全缘或具微锯齿，边缘有长睫毛，无明显的叶柄；上部叶条形或条状披针形。头状花序多数，有短梗，密集成圆锥状或伞房圆锥状；总苞半球形；总苞片2~3层，条状披针形，边缘膜质，几无毛；舌状花直立，白色微紫，条形至披针形；两性花筒状，5齿裂。瘦果矩圆形；冠毛浅白色，刚毛状。

【分　　布】 广西主要分布于灌阳、钟山、贺州、金秀、北海、邕宁。

【采集加工】 春、夏季采收，鲜用或切段晒干。

【药材性状】 茎表面黄绿或绿色，具细棱及粗糙毛。单叶互生，叶片展平后线状披针形，基部狭，先端渐尖，疏锯齿缘或全缘，有长缘毛。多数小头状花序集成圆锥花序状，花黄棕色。气香特异，味微苦。

【功效主治】 清热利湿，散瘀消肿。主治肝炎，胆囊炎，肠炎，痢疾，跌打损伤，风湿骨痛，疮疖肿痛，外伤出血，牛皮癣。

【用法用量】 内服：煎汤，15~30g。外用：适量，鲜品捣敷。

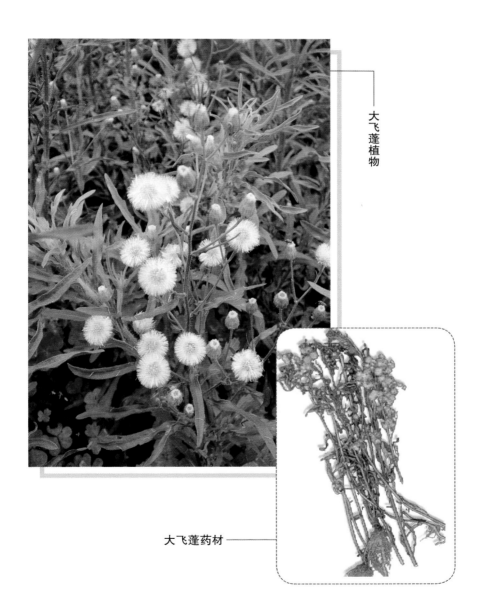

大飞蓬植物

大飞蓬药材

大车前

【别　　名】　车前、大叶车前、虾蟆衣、猪耳朵、凤眼前。

【来　　源】　为车前科植物大车前 *Plantago major* L. 的全草。

【植物形态】　草本。叶具长柄，几与叶片等长或长于叶片，基部扩大；叶片卵形或宽卵形，长 6~10cm，宽 3~6cm，先端圆钝，基部圆形宽楔形；叶柄基部常扩大或鞘状。花茎具棱角，有疏毛，穗状花序排列紧密；花淡绿色，每花有宿存苞片 1 枚，三角形；花萼 4，椭圆形或卵圆形，宿存；花冠小，膜质，花冠管卵形，先端 4 裂片三角形，向外反卷；雄蕊 4，着生于花冠管近基部，与花冠裂片互生；雌蕊 1；子房上位，卵圆形。蒴果卵状圆锥形，成熟周裂，下方宿存。

【分　　布】　广西全区均有分布。

【采集加工】　全年均可采收，洗净，切段，晒干。

【药材性状】　全草具短而肥的根状茎，并有须根。叶在基部密生，具长柄；叶片皱缩，展平后为卵形或宽卵形，长 6~10cm，宽 3~6cm，先端圆钝，基部圆或宽楔形，基出脉 5~7 条。表面灰绿色或污绿色。穗状花序排列紧密。蒴果椭圆形，周裂，萼宿存。气微香，味微苦。

【功效主治】　清热利尿，清热化痰，凉血解毒。主治水肿，尿少，热淋涩痛，暑湿泻痢，痰热咳嗽，吐血，痈肿疮毒。

【用法用量】　内服：煎汤，鲜品 30~100g；种子 10~20g。外用：鲜品适量，捣烂敷。

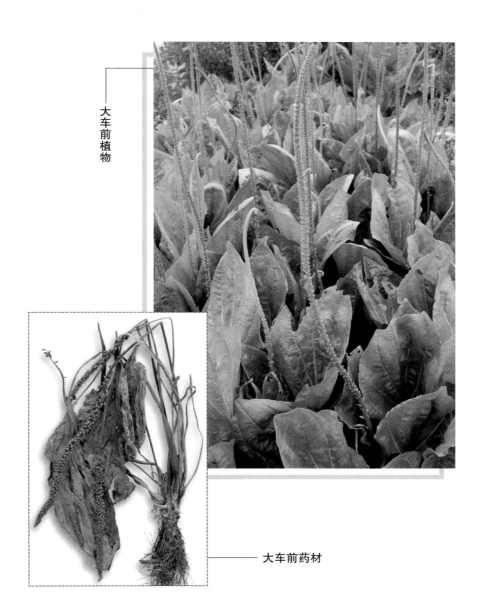

大车前植物

大车前药材

大风艾

【别　　名】　艾纳香、大骨风、牛耳艾、冰片艾、山大艾。

【来　　源】　为菊科植物艾纳香 *Blumea balsamifera*（L.）DC. 的地上部分。

【植物形态】　亚灌木。茎粗壮，茎皮灰褐色，有纵条棱，被黄褐色密柔毛。下部叶宽椭圆形或长圆形披针形，长 22~25cm，宽 8~10cm，先端短尖或锐，基部渐狭，具柄，柄两侧有 3~5 对狭线形的附属物，边缘有细锯齿，上面被柔毛，下面被淡褐色或黄白色密绢状绵毛；上部叶长圆状披针形或卵状披针形，全缘或具细锯齿及羽状齿裂。头状花序排成开展具叶的大圆锥花序；花序梗被黄色密柔毛；总苞钟形，总苞片 6 层，外层长圆形，背面披密柔毛，中层线形，内层长于外层 4 倍。花黄色；雄花多数，花冠檐部 2~4 齿裂；两性花花冠檐部 5 齿裂，被短柔毛。瘦果圆柱形，具棱 5 条，被密柔毛；冠毛红褐色，糙毛状。

【分　　布】　广西主要分布于龙州、那坡、百色、田林、凌云、天峨。

【采集加工】　12 月采收，先把落叶集中，再把带叶的地上茎割下，鲜用或晒干。

【药材性状】　茎圆柱形。表面灰褐色或棕褐色，有纵条棱，节间明显，分枝，密生黄褐色柔毛，木部松软，黄白色，中央有白色的髓，叶略皱缩或破碎，边缘具细锯齿，上表面灰绿色或黄绿色、略粗糙，被短毛，下表面密被白色长绒毛，嫩叶两面均密被银白色绒毛。叶柄两侧有 2~4 对狭线形的小裂片，密被短毛。叶质脆，易碎。气清凉、香，味辛。

【功效主治】　祛风除湿，温中止泻，活血解毒。主治风寒感冒，头风头痛，风湿痹痛，寒湿泻痢，毒蛇咬伤，跌打伤痛，癣疮。

【用法用量】　内服：煎汤，10~15g，鲜品加倍。外用：适量，煎水洗；或捣敷。

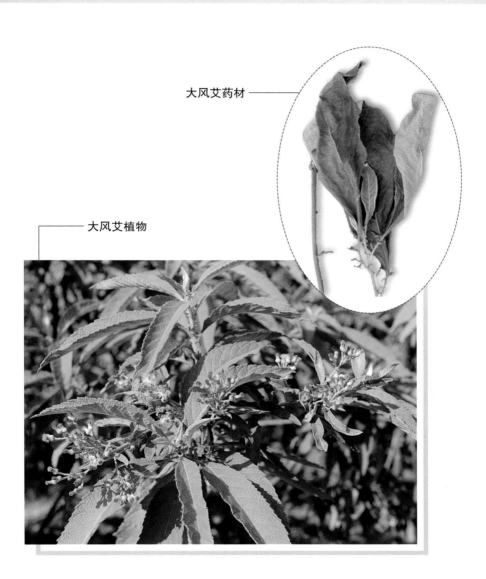

大风艾药材

大风艾植物

大叶千斤拔

【别　　名】　大猪尾、千斤力、千金红、红药头、白马屎。

【来　　源】　为豆科植物大叶千斤拔 *Flemingia macrophylla*（Wall.）Merr. 的根。

【植物形态】　半灌木。嫩枝密生黄色短柔毛。叶柄有狭翅，被短柔毛；三出复叶，顶生小叶宽披针形，长 6~20cm，宽 2.5~9cm，先端渐尖，具短尖，基部圆楔形，上面几无毛，下面沿叶脉有黄色柔毛，基出脉 3 条，侧生小叶较小，偏斜，基出脉 2 条。总状花序腋生，花多而密，花序轴及花梗均密生淡黄色短柔毛；花萼钟状，萼齿 5，披针形，最下面 1 齿较长，外面有毛；花冠紫红色；雄蕊 10，二体；子房有丝状毛。荚果椭圆形，褐色，有短柔毛。

【分　　布】　广西分布于全区各地。

【采集加工】　秋季采根，抖净泥土，晒干。

【药材性状】　根较粗壮，多有分枝，表面深红棕色，有稍突起的横长皮孔及细皱纹，近顶部常成圆肩膀状，下半部间见须根痕；质坚韧，不易折断。横切面皮部棕红色，木部宽广，有细微的放射状纹理。香气较浓厚，味微甘、涩。

【功效主治】　祛风利湿，强筋壮骨，活血解毒。主治风湿痹痛，腰肌劳损，四肢痿软，跌打损伤，咽喉肿痛。

【用法用量】　内服：煎汤，15~30g。外用：适量，磨汁涂；或研末调敷。

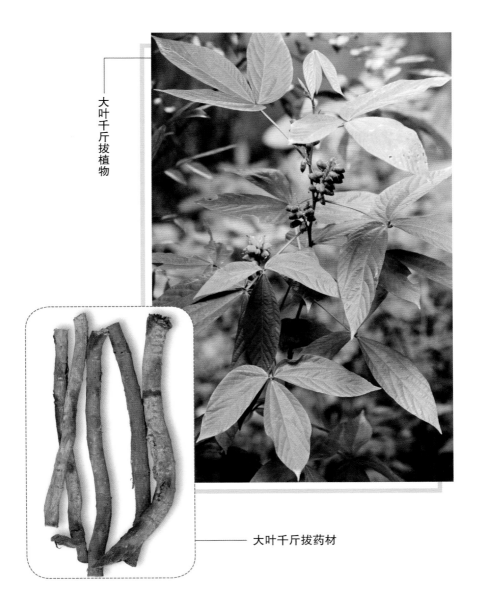

大叶千斤拔植物

大叶千斤拔药材

大叶仙茅

【别　　名】　大地棕、猴子包头、竹灵芝、撑船草、独脚莲、大白及松兰、野棕。

【来　　源】　为石蒜科植物大叶仙茅 Curculigo capitulate（Lour.）O. Kuntze. 的根茎。

【植物形态】　草本。根茎粗厚，块状，具细长的走茎。叶基生，通常 4~7 片；叶柄上面有槽，侧背面均被短柔毛；叶片长圆状披针形或近长圆形，长 40~90cm，宽 5~14cm，纸质，全缘，先端长渐尖，具折扇状脉，背面脉上具短柔毛或无毛。花葶从叶腋发出，通常短于叶，密被褐色长柔毛；总状花序头状，球形，俯垂，具多数排列密集的花；苞片卵状披针形至披针形，被毛；花黄色，具花梗；花被裂片 6，卵状长圆形，先端钝，外轮的背面被毛，内轮的仅背面中脉或中脉基部被毛。浆果近球形，白色，无喙；种子黑色，表面具不规则的纵凸纹。

【分　　布】　广西主要分布于那坡、隆安、上林、武鸣、龙州、防城、桂平、金秀、三江。

【采集加工】　夏、秋季采挖，除去叶，洗净，切片，晒干。

【药材性状】　根茎粗厚，块状，表面黑褐色，粗糙，留有叶基及多数须根痕，直径 5~12mm；具细长的走茎，走茎节间较长，表面黑色，皱缩，节处多有须根。走茎质脆，易折断，断面黑色。气微，味微苦。

【功效主治】　补肾壮阳，祛风除湿，活血调经。主治肾虚咳喘，腰膝酸软，阳痿遗精，风湿痹痛，白浊带下，宫冷不孕，月经不调，崩漏，子宫脱垂，跌打损伤。

【用法用量】　内服：煎汤，6~9g；或入丸、散。外用：适量，研末调敷。

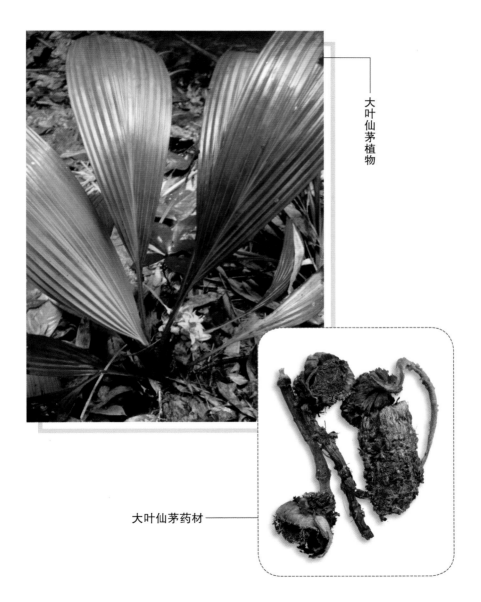

大叶仙茅植物

大叶仙茅药材

大叶桉

【别　　名】 桉树、蚊仔树。

【来　　源】 为桃金娘科植物桉 *Eucalyptus robusta* Smith. 的叶。

【植物形态】 大乔木。树皮不剥落，深褐色，有不规则斜裂沟；嫩枝有棱。叶对生，叶片厚革质，卵状披针形，两侧不等，长8~17cm，宽 3~7cm，侧脉多而明显，两面均有腺点。伞形花序粗大，有花 4~8 朵；花梗短，粗而扁平；萼管半球形或倒圆锥形；花瓣与萼片合生成一帽状体，帽状体约与萼管同长，先端收缩成喙；雄蕊多数花药椭圆形，纵裂；子房与萼管合生。蒴果卵状壶形，上半部略收缩，蒴口稍扩大，果瓣 3~4，深藏于萼管内。

【分　　布】 广西各地有分布。

【采集加工】 秋季采收，阴干或鲜用。

【药材性状】 叶片枯绿色，稍平坦，卵状披针形，厚革质，不等侧，长 8~17cm，宽 3~7cm，侧脉多而明显，以 80° 开角缓斜走向边缘，两面均有腺点。叶柄长 1.5~2.5cm。揉碎后有强烈香气，味微苦而辛。

【功效主治】 疏风发表，祛痰止咳，清热解毒，杀虫止痒。主治感冒，肺热喘咳，泻痢腹痛，疟疾，目赤，咽喉肿痛，耳痛，乳痈，丹毒，痈疽，麻疹，风疹，湿疹，疥癣，烫伤，丝虫病，钩端螺旋体病。

【用法用量】 内服：煎汤，6~9g，鲜品 15~30g。外用：适量，煎汤洗；提取蒸馏液外涂；研末制成软膏外敷。

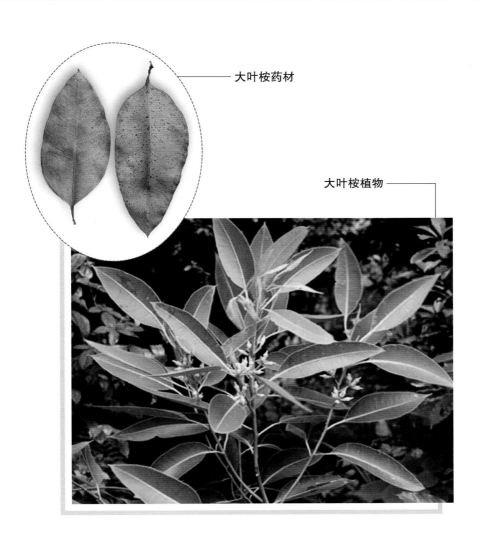

大叶桉药材

大叶桉植物

大叶紫珠

【别　　名】　紫珠、白背木、细朴木、白狗肠、假大艾、白骨风、大风叶。

【来　　源】　为马鞭草科植物大叶紫珠 *Callicarpa macrophylla* Vahl. 的叶。

【植物形态】　灌木，稀为小乔木。小枝近方形，密生灰白色粗糠状分枝茸毛。单叶对生；叶柄粗壮，密生灰白色分枝的茸毛；叶片长椭圆形、椭圆状披针形或卵状椭圆形，长 10~24cm，宽 5~10cm，先端短渐尖，基部钝圆或宽楔形，边缘有细锯齿，表面有短毛，脉上较密，背面密生灰白色分枝茸毛，两面均有不明显的金黄色腺点；侧脉 8~14 对。聚伞花序腋生，5~7 次分歧，密生灰白色分枝茸毛；苞片线形；花萼杯状，被灰白色星状和黄色腺点，萼齿不明显或呈钝三角形；花冠紫红色，疏被星状毛。果实球形，紫红色，有腺点及微毛。

【分　　布】　广西分布于全区各地。

【采集加工】　夏、秋季采收，晒干或鲜用。

【药材性状】　叶多卷曲皱缩，完整者展平后呈长椭圆形至椭圆状披针形，先端渐尖，基部楔形或钝圆，边缘有锯齿，上面灰绿色或棕绿色，有短柔毛，下面有灰白色茸毛，两面可见不甚明显的棕黄色腺点；叶柄密生灰白色柔毛。气微，味微苦、涩。

【功效主治】　散瘀止血，消肿止痛。主治咯血，吐血，衄血，便血，创伤出血，跌打瘀肿，风湿痹痛。

【用法用量】　内服：煎汤，15~30g。外用：适量，捣敷；或研末撒。

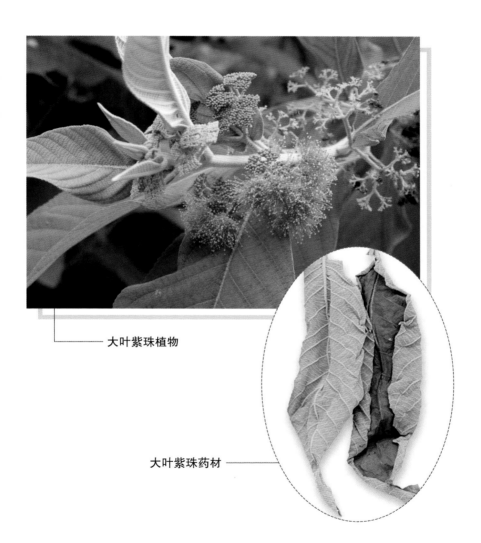

大叶紫珠植物

大叶紫珠药材

大叶酸藤子

【别　　名】　大叶十八症、大鸡母酸。

【来　　源】　为紫金牛科植物大叶酸藤子 *Embolia subcoriacea* （ C. B. Clarke ）Mez. 的果实。

【植物形态】　攀援灌木或小乔木状。枝条多少具瘤或皮孔。叶互生，叶片革质或坚纸质，倒卵形或倒卵状椭圆形，长 8~15cm，宽 3.5~6.5cm，先端急尖或突然渐尖，基部楔形，全缘，具腺点，并从中脉与侧脉平行向两侧放射，背面中脉隆起，侧脉很多。总状花序，着生于上年无叶小枝叶痕上，幼时被微柔毛，基部具苞片；花梗多少被微柔毛；小苞片狭披针形或倒戟形，具疏缘毛；花 4 数；萼片卵形至三角形，稀广卵形；花瓣淡绿色或黄白色，分离，卵形或长圆状卵形，里面密被微柔毛，具缘毛，多少具腺点；雄蕊在雄花中超出花瓣，花药背部具腺点，雌蕊退化。果扁球形，深红色，具密腺点，具纵肋，宿存萼反卷。

【分　　布】　广西主要分布于南宁、武鸣、龙州、大新、隆林。

【采集加工】　秋季采收成熟的果实，除去杂质，晒干。

【药材性状】　果实扁球形，直径约 1cm，深红色，具密腺点及纵肋，宿存萼反卷。干后显棕绿色。气微，味酸、甜。

【功效主治】　驱虫。主治蛔虫病。

【用法用量】　内服：煎汤，6~9g；或研末。

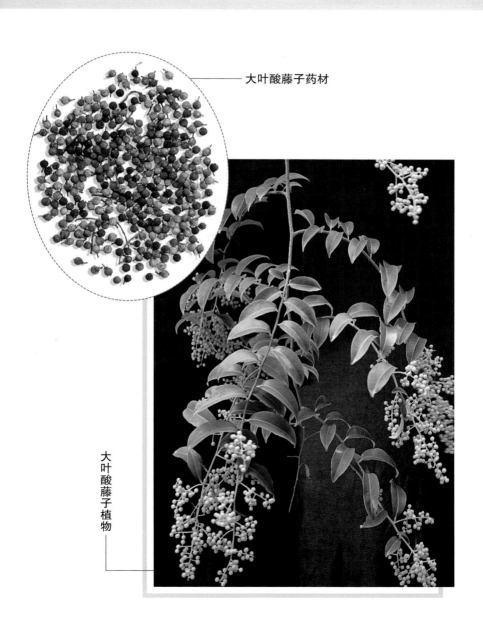

大叶酸藤子药材

大叶酸藤子植物

大叶算盘子

【别　　名】　艾胶算盘子、艾胶树。

【来　　源】　为大戟科植物大叶算盘子 *Glochidion lanceolarium*（Roxb.）Voigt 的茎、叶。

【植物形态】　常绿灌木或乔木。除子房和蒴果外，全株均无毛。叶片革质，椭圆形、长圆形或长圆状披针形，长 6~16cm，宽 2.5~6cm，顶端钝或急尖，基部急尖或阔楔形而稍下延，两侧近相等，上面深绿色，下面淡绿色，干后黄绿色；托叶三角状披针形。花簇生于叶腋内，雌雄花分别着生于不同的小枝上或雌花 1~3 朵生于雄花束内；雄花：萼片 6，倒卵形或长倒卵形，黄色；雄蕊 5~6；雌花：萼片 6，3 片较大，3 片较小，大的卵形，小的狭卵形；子房圆球状，密被短柔毛，花柱合生呈卵形，顶端近截平。蒴果近球状，顶端常凹陷，边缘具 6~8 条纵沟。

【分　　布】　广西主要分布于防城、北流、博白、钦州。

【采集加工】　全年均可采收，洗净，晒干。

【药材性状】　茎圆柱形，老茎褐色，嫩茎表面多见叶痕，淡绿色。叶片皱缩，革质，展平呈椭圆形、长圆形或长圆状披针形，顶端钝或急尖，基部急尖或阔楔形而稍下延，上面黄绿色，下面颜色稍淡。叶柄长 3~5mm，可见三角状披针形托叶。气微，味淡。

【功效主治】　清热解毒，消肿止痛。主治黄疸，口疮，牙龈肿痛，跌打损伤。

【用法用量】　内服：煎汤，6~15g。

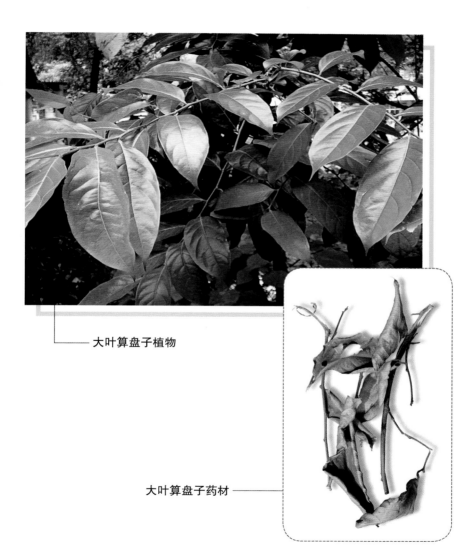

大叶算盘子植物

大叶算盘子药材

大头陈

【别　　名】　乌头风、土夏枯草、地松茶、石棘、假薄荷、黑头草、神曲草。

【来　　源】　为玄参科植物球花毛麝香 Adenosma indianum（Lour.）Merr. 的全草。

【植物形态】　草本。干时变黑色，有芳香气，密被腺毛。茎粗壮，有分枝。叶对生，具短柄，叶片卵形至长椭圆形，长 2~5cm，宽 5~12mm，先端钝，边缘具钝锯齿，两面有毛，下面密布腺点。秋季开花，花多数集为稠密顶生球形或矩圆形的头状花序；萼筒状，5 裂，下面裂片较上面 4 片稍宽；花冠二唇形，蓝紫色；雄蕊 4 个，上面一对雄蕊的药室一大一小，下面一对仅有一药室。蒴果长卵圆形。

【分　　布】　广西主要分布于田东、南宁、防城、博白、玉林、北流、贵县、藤县、昭平、贺州、钟山、恭城、灵山、鹿寨。

【采集加工】　10 月开花时采收，切段，晒干或鲜用。

【药材性状】　根呈须状，地上部分被毛。茎类方柱形，有分枝，直径 0.1~0.3cm；表面棕褐色或黑褐色，具细纵纹，节稍膨大；质稍韧，断面黄白色，中空。叶片多脱落或皱缩、破碎，完整者展平后呈卵形或长卵圆齿。穗状花序呈球状或长圆状；花萼筒状 5 裂；花冠多脱落。气香，味微苦。

【功效主治】　疏风解表，祛湿消滞。主治感冒头痛，发热，腹痛泄泻，饮食积滞。

【用法用量】　内服：煎汤，15~30g，鲜品倍量。外用：鲜品适量，捣敷。

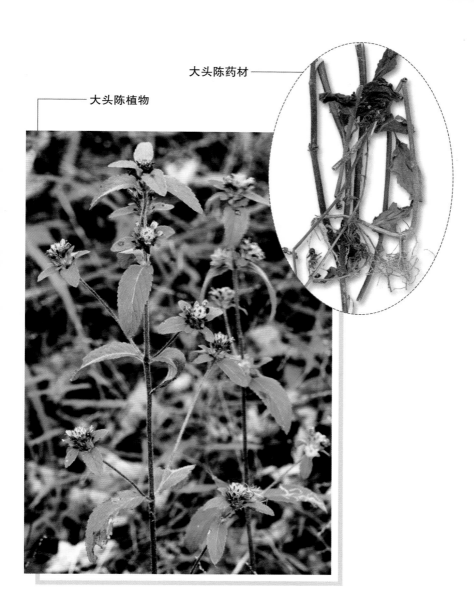

大头陈药材

大头陈植物

大发散

【别　　名】　毛萼清风藤、柠檬叶清风藤、清风藤。

【来　　源】　为清风藤科植物柠檬清风藤 *Sabia limoniacea* Wall. 的藤茎。

【植物形态】　常绿攀援木质藤本。嫩枝绿色，老枝褐色，具白蜡层。叶革质，椭圆形、长圆状椭圆形或卵状椭圆形，长 7~15cm，宽 4~6cm，先端短渐尖或急尖，基部阔楔形或圆形。聚伞花序有花 2~4 朵，再排成狭长的圆锥花序；花淡绿色，黄绿色或淡红色；萼片 5，卵形或长圆状卵形，先端尖或钝，有缘毛；花瓣 5 片，倒卵形或椭圆状卵形，顶端圆；雄蕊 5 枚，花丝扁平，花药内向开裂；花盘杯状，有 5 浅裂；子房无毛。分果爿近圆形或近肾形，红色；核中肋不明显，两边各有 4~5 行蜂窝状凹穴，两侧面平凹，腹部稍尖。

【分　　布】　广西分布于全区各地。

【采集加工】　全年采收，洗净，切段，晒干。

【药材性状】　茎圆柱形，有的扭曲，直径 0.5~5cm。表面灰绿色或灰褐色，粗糙，具纵皱及纵向皮孔和叶柄脱落痕迹或细枝脱落后的残基；体轻，质坚，不易折断，断面皮部棕色或灰褐色，显颗粒性；木部呈棕黄色或灰棕色，裂片状，具放射状纹理和密集小孔。气微，味淡、微苦涩。

【功效主治】　祛风除湿，散瘀止痛。主治风湿痹痛，产后腹痛。

【用法用量】　内服：煎汤，15~30g；外用：适量。

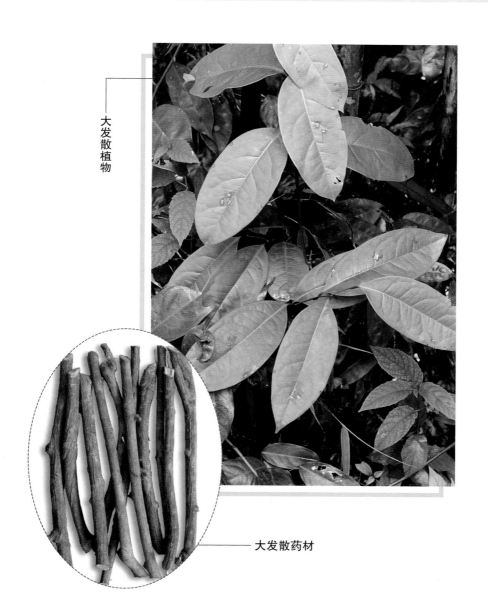

大发散植物

大发散药材

大血藤

【别　　名】　血藤、红藤、血通、红血藤、血木通、五花血藤、血灌肠。

【来　　源】　为木通科植物大血藤 *Sargentodoxa cuneata*（Oliv.）Rehd. et Wils. 的茎。

【植物形态】　落叶木质藤本。茎圆柱形，褐色扭曲，砍断时有红色液汁渗出。三出复叶互生；有长柄；中间小叶倒卵形，长7~12cm，宽3~7cm，侧生小叶较大，斜卵形，先端尖，基部两侧不对称。花单性，雌雄异株，总状花序出自上年生叶腋基部，下垂；萼片6；花瓣6，黄色；雄花有雄蕊6个，花瓣对生；雌花有退化雄蕊6个，心皮多数，离生，螺旋排列，胚珠1粒。浆果肉质具果柄，多数着生于一球形花托上。种子卵形，黑色，有光泽。

【分　　布】　广西主要分布于桂西、桂西北、桂北。

【采集加工】　8~9月采收，除去枝叶，洗净，切段长30~60cm，或切片，晒干。

【药材性状】　茎圆柱形，略弯曲，长30~60cm，直径1~3cm。表面灰棕色，粗糙，外皮常呈鳞片状剥处显暗红棕色，有的可见膨大的节及略凹陷的枝痕或叶痕。质硬，断面皮部红棕色，有数处向内嵌入木部，木部黄白色，有多数细孔状异管，散孔形排列，射线呈放射状。气微，味微涩。

【功效主治】　解毒消痈，活血止痛，祛风除湿，杀虫。主治肠痈，痢疾，乳痈，痛经，经闭，跌打损伤，风湿痹痛，虫积腹痛。

【用法用量】　内服：煎汤，9~15g；或酒煮、浸酒。外用：适量，捣烂敷患处。

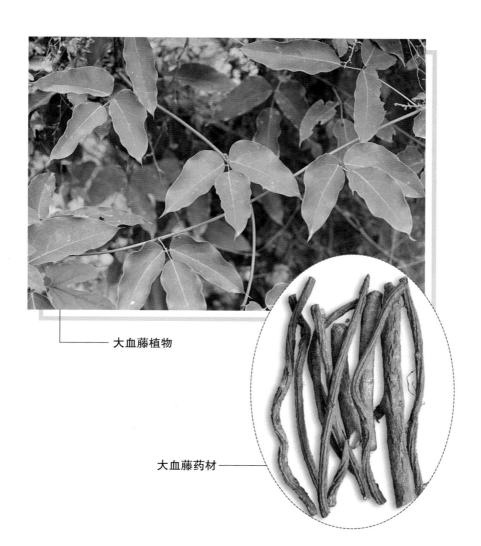

大血藤植物

大血藤药材

大花山牵牛

【别　　名】　鸭嘴参、通骨消、假山苦瓜、葫芦藤、大花老鸦咀、老鸦嘴。

【来　　源】　为爵床科植物山牵牛 *Thunbergia grandiflora*（Roxb. ex Rottl.）Roxb. 的全株。

【植物形态】　攀援大藤本。节膨大。叶对生；叶片纸质，宽卵形或三角状心形，先端短渐尖至急尖，基部心形，边缘波状至具浅裂片，两面被短柔毛，掌状脉 3~7 条。花大，有时两朵并生于叶腋或成下垂的总状花序；小苞片 2，长圆形或卵形，被短柔毛；萼环状而平截；花冠淡蓝色、淡黄色或外面近白色，花冠管短，喉部扩大，冠檐近 5 等裂；雄蕊 4，二强；子房稍肉质，每室有 2 个胚珠，柱头深 2 裂，裂片等大。蒴果被柔毛，下部近球形，上部具长喙，开裂时似乌鸦嘴。种子半球形，表面皱缩呈脑纹状。

【分　　布】　广西主要分布于宁明、龙州、隆安、来宾、柳州、平乐、钟山、容县、岑溪、陆川。

【采集加工】　夏、秋季采收，切段，鲜用或晒干。

【药材性状】　根圆柱形，稍肉质，长短不一，直径 5~10cm，表面灰黄色，具明显纵皱纹，有的皮部横向断离出木部。质韧，内皮淡紫色，易与木部剥离。木部坚韧，黄棕色或黄白色。茎圆柱形，节膨大，直径 2~8mm，灰色至灰褐色。叶多破碎，完整者叶片卵形或宽卵形，棕褐色，被柔毛，有叶柄。质脆。气微，味淡。

【功效主治】　祛风通络，散瘀止痛。主治风湿痹痛，痛经，跌打肿痛，骨折，小儿麻痹症后遗症。

【用法用量】　内服：煎汤，15~30g。外用：适量，鲜品捣敷；或煎汤洗患处。

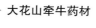

大花山牵牛药材

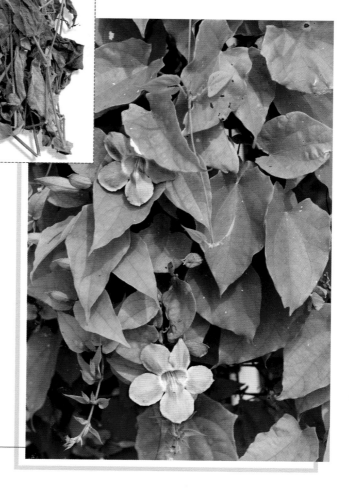

大花山牵牛植物

大花紫薇

【别　　名】 大叶紫薇、紫薇、洋紫薇、痒痒树。

【来　　源】 为千屈菜科植物大花紫薇 *Lagerstroemia speciosa*（L.）Pers. 的根。

【植物形态】 乔木。树皮灰色，平滑。枝圆柱形，无毛。叶互生或近对生；叶柄粗壮；叶片革质，椭圆形或卵状椭圆形，稀披针形，长10~25cm，宽6~12cm，先端钝形或短尖，基部阔楔形至圆形，两面均无毛；侧脉在叶缘弯拱连接。花淡红色或紫色；顶生圆锥花序排成尖塔形；花梗密生黄褐色毡绒毛；花萼有纵棱或纵槽，生糠秕状毛，裂片三角形，反曲，内面无毛，附属体鳞片状；花瓣6，近圆形或倒卵形，有短爪；雄蕊多数，着生于萼管中下部；子房球形，无毛，花柱比雄蕊长。蒴果倒卵形或球形，褐灰色，6裂。种子多数。

【分　　布】 广西有栽培。

【采集加工】 全年可采，洗净，切片，晒干。

【药材性状】 根呈圆柱形，有分枝，长短、大小不一，直径6~12cm，表面灰棕色，有细纵皱纹，栓皮薄，易剥落，质硬，不易折断，断面不整齐，淡黄白色。无臭，味淡、涩。

【功效主治】 清热解毒，凉血止血，敛疮。主治痈疮肿毒，痢疾。

【用法用量】 煎服：10~20g。外用：适量，捣敷；或研末敷；或煎水洗。

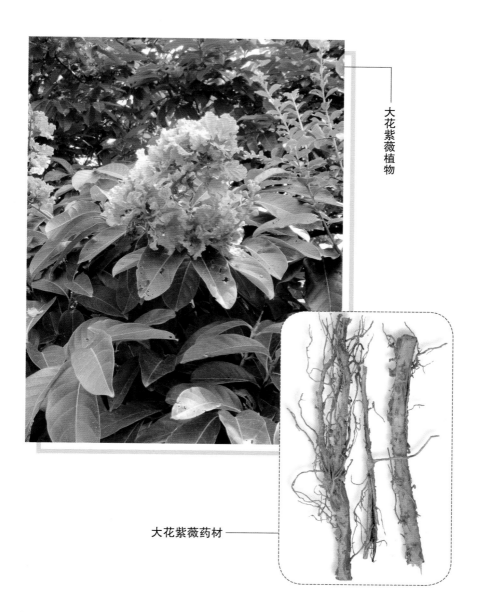

大花紫薇植物

大花紫薇药材

大丽菊

【别　　名】 天竺牡丹、大理花、西番莲、洋芍药。

【来　　源】 为菊科植物大丽花 *Dahlia pinnata* Cav. 的块根。

【植物形态】 草本。地下具块状根。茎直立，光滑，多分枝。叶对生；叶柄基部扩展几近相连，小叶柄稍有窄翼；叶片二回羽状分裂，或上部叶作一回羽状分裂，裂片卵圆形，边缘具圆钝锯齿，上面绿色，下面灰绿色。头状花序水平开展或稍稍下垂，有长梗；总苞片2层，外层较短小，绿色，内层质薄，鳞片状，基部连合；舌状花8枚，红色、紫红色或粉红色，中性或雌性；管状花黄色，两性，孕育。瘦果长椭圆形或倒卵形，先端圆；冠毛缺乏或具不明显的齿两枚。

【分　　布】 广西各地有栽培。

【采集加工】 秋季采挖，洗净，鲜用或晒干。

【药材性状】 块根呈长纺锤形，微弯，有的已压扁，长6~10cm，直径3~4.5cm。表面灰白色或类白色，未去皮的黄棕色，有明显而不规则的纵沟纹，先端有茎基痕，先端及尾部均呈纤维状。质硬，不易折断，断面类白色，角质化。气微，味淡。

【功效主治】 清热解毒，散瘀止痛。主治腮腺炎，龋齿疼痛，无名肿毒，跌打损伤。

【用法用量】 内服：煎汤，6~12g。外用：适量，捣敷。

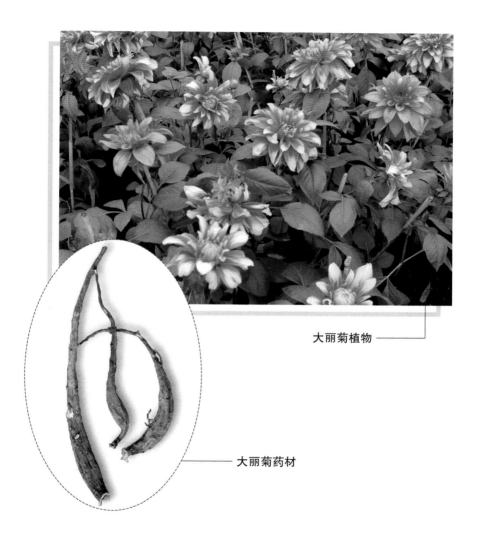

大丽菊植物

大丽菊药材

大尾摇

【别　　名】　象鼻花、大狗尾、勾头蛇。

【来　　源】　为紫草科植物大尾摇 *Heliotropium indicum* L. 的全草。

【植物形态】　草本。茎粗壮，直立，全株被开展的硬毛。叶卵形或卵状矩圆形，长 4~10cm，宽 2~4cm，顶端短尖，基部下延，边缘有波状钝齿，两面疏生短粗毛。蝎尾状聚伞花序顶生，单一，不分枝，无苞片；花无梗，密集，呈 2 列排列于花序轴的一侧；萼片披针形，5裂，外面被长刺毛；花冠浅蓝色或蓝紫色，高脚碟状，喉部收缩，裂片小，近圆形，皱波状；花药狭卵形，着生花冠筒基部；子房无毛，花柱上部变粗，柱头短，呈宽圆锥体状，被毛。核果卵形，2 裂，每裂片分裂成两个小坚果，具肋棱。

【分　　布】　广西主要分布于宁明、龙州、扶绥、邕宁、南宁、钦州、平南、北流。

【采集加工】　夏、秋季采收，晒干或鲜用。

【药材性状】　茎圆柱形，灰黄色，直径 0.5~1cm，质稍脆，易折断，断面中空。叶皱缩，灰褐色，两面较粗糙，疏被粗毛；展开后完整叶片呈卵状矩圆形，长 3~8cm，宽 2~3cm，边缘具钝点。蝎尾状聚伞花序。果卵形，2 裂。气微香，味甘、微苦。

【功效主治】　清热解毒，利尿。主治肺炎，脓胸，咽痛，口腔糜烂，膀胱结石，痈肿。

【用法用量】　内服：煎汤，15~30g，鲜者 50~100g；或绞汁，蜜调服。外用：适量，煎水洗或捣汁含漱。

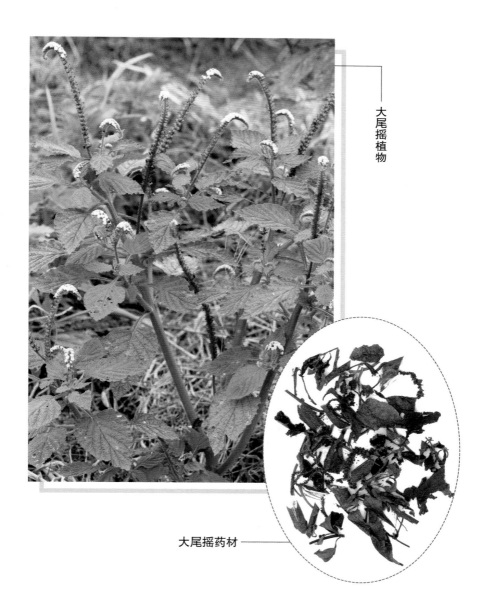

大尾摇植物

大尾摇药材

大驳骨

【别　　名】　大接骨、风黑叶爵床、黑夜小驳骨。

【来　　源】　为爵床科植物黑叶小驳骨 *Justicia ventricosa* Wall. ex Sims. 的地上部分。

【植物形态】　多年生、直立、粗壮草本或亚灌木。高约1m，除花序外全株无毛。叶纸质，椭圆形或倒卵形，长10~17cm，宽3~6cm，顶端短渐尖或急尖，基部渐狭，干时草黄色或绿黄色；常有颗粒状隆起；中脉粗大，腹面稍凸，背面呈半柱状凸起，侧脉每边6~7条，两面近同等凸起，在背面半透明；叶柄长0.5~1.5cm。穗状花序顶生，密生；苞片大，覆瓦状重叠，阔卵形或近圆形，长1~1.5cm，宽约1cm，被微柔毛；萼裂片披针状线形，长约3mm；花冠白色或粉红色，长1.5~1.6cm，上唇长圆状卵形，下唇浅3裂。蒴果长约8mm，被柔毛。

【分　　布】　广西主要分布于桂南、桂中。

【采集加工】　全年可采收，洗净，切段，鲜用或晒干。

【药材性状】　嫩茎略呈方形，老茎呈圆柱形，直径0.4~4.0cm。老枝灰黄色至灰褐色，嫩枝绿色，常有粉尘状细密斑点及点状凸起的皮孔，节稍膨大。质硬，断面纤维性，皮部薄，木部类白色或淡黄色，髓部松软。单叶对生，革质，黄绿色至墨绿色，或灰褐色，多皱缩破碎，完整者展平后椭圆形或倒卵形，长10~17cm，宽3~6cm，顶端短渐尖或急尖，基部渐狭，全缘，常有颗粒状隆起，中脉粗大。有时可见穗状花序。气微，味淡，稍有豆腥味。

【功效主治】　续筋接骨，祛风湿。主治跌打损伤，骨折，风湿骨痛，肋间神经痛。

【用法用量】　内服：煎汤，9~15g。外用：适量。

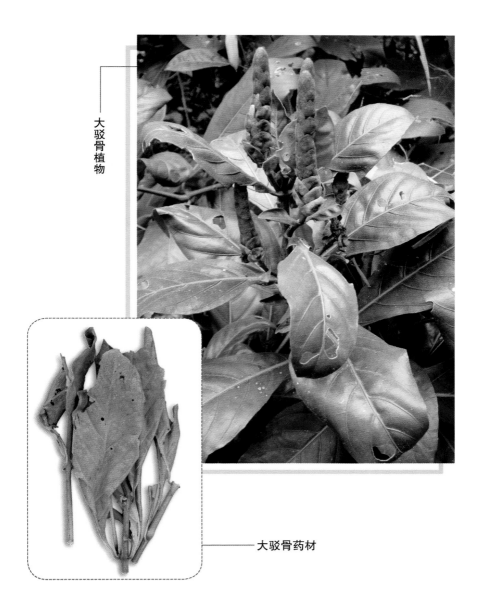

大驳骨植物

大驳骨药材

大苞水竹叶

【别　　名】 围夹草、癌草、青竹壳菜、青鸭跖草。

【来　　源】 为鸭跖草科植物大苞水竹叶 Murdannia bracteata（C. B. Clarke）J. K. Morton ex Hong 的全草。

【植物形态】 匍匐草本。须根多而细。茎有毛。基生叶丛生，线形或阔线形，长 10~24cm，宽 1~1.5cm；茎生叶互生，叶片线形或长圆状披针形，长 3~8cm，宽 8~12mm，先端急尖，基部呈鞘状，叶鞘被毛，两面无毛或下面被短柔毛。花密集成头状花序，生于枝端，总苞片被外形；花梗粗短；小苞片大而宿存，膜质，圆形，成覆瓦状排列；萼片 3，长圆形，蓝色或紫色；发育雄蕊 3，退化雄蕊 3，花丝被毛；子房椭圆形，花柱与子房几等长。蒴果卵形，具 3 棱，每室有种子 2 颗。种子具皱纹。

【分　　布】 广西主要分布于武鸣、隆安、梧州、藤县、防城、东兴、平南、容县、平果、贺州、东兰、金秀、扶绥、宁明、龙州、大新。

【采集加工】 夏、秋季采收，洗净，鲜用或晒干。

【药材性状】 全草黄绿色。茎表面具数条纵棱，节膨大；叶互生，皱缩，易碎；完整茎生叶片展平后呈线形或长圆状披针形，先端尖，基部呈鞘状，叶鞘被毛。气微，味甘、淡。

【功效主治】 化痰散结，清热通淋。主治肺痨咳嗽，瘰疬痰核，痈肿，热淋。

【用法用量】 内服：煎汤，30~60g。

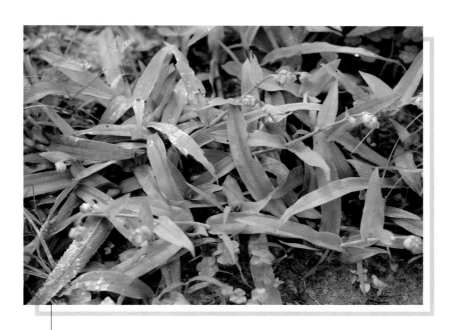

大苞水竹叶植物

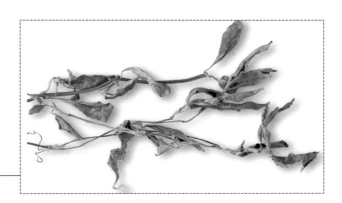

大苞水竹叶药材

大金花草

【别　　名】 野黄连、擎天藏、青蕨、金花草、牙齿芒、乌韭蕨。

【来　　源】 为陵齿蕨科植物乌蕨 *Stenoloma chusanum*（L.）Ching 的全草。

【植物形态】 蕨类。根茎短，横走，密生深褐色钻形鳞片。叶近生；叶柄禾秆色，有光泽；叶片披针形或狭卵形，二回羽状深裂；羽片基部的对生，其余互生，有柄，阔披针形，先端长渐尖至近尾状，长5~12cm，宽2.5~5cm；二回羽片互生，有柄；羽片近卵形，先端渐尖，二回羽状深裂，长2~3cm，宽1~1.5cm；末回羽片互生，倒卵形，长5~10mm，宽4~5mm，两侧有1~2对楔形裂片；叶脉二叉分枝。孢子囊群小，生子裂片先瑞的小脉先端；囊群盖厚纸质，杯形或浅杯形。

【分　　布】 广西主要分布于马山、上林、武鸣、邕宁、宾阳、博白、陆川、平南、藤县、苍梧、梧州、恭城、资源、凤山、乐业、隆林等地。

【采集加工】 全年均可采收，洗净，切段，晒干。

【药材性状】 根茎粗壮。表面密被赤褐色钻状鳞片，上方近生多数叶，下方有众多紫褐色须根。叶柄呈不规则的细圆柱形，表面光滑，禾秆色，有数条角棱及1凹沟；叶片披针形，三至四回羽状分裂，略皱折，棕褐色至深褐色，小裂片楔形，先端平或1~2浅裂。气微，味苦。

【功效主治】 清热解毒，利湿，止血。主治感冒发热，咳嗽，咽喉肿痛，肠炎，痢疾，肝炎，湿热带下，痈疮肿毒，疳腮，湿疹，吐血，尿血，便血，外伤出血。

【用法用量】 内服：煎汤，15~30g，鲜品30~60g；或绞汁。外用：适量，捣敷；或研末外敷；或煎汤洗。

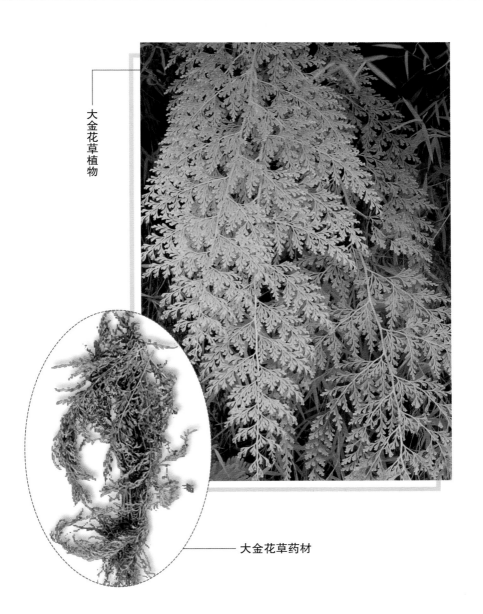

大金花草植物

大金花草药材

大 蒜

【别　　名】 胡蒜、葫、独头蒜、独蒜、青蒜。

【来　　源】 为百合科植物蒜 *Allium sativum* Linn. 的鳞茎。

【植物形态】 草本。具强烈蒜臭气。鳞茎大形，球状至扁球状，通常由多数肉质、瓣状的小鳞茎紧密排列而成，外面被数层白色至带紫色的膜质外皮。叶基生；叶片实心，宽条形至条状披针形，扁平，先端长渐尖，比花葶短，宽可达 2.5cm，基部鞘状。花葶实心，圆柱状，中部以下被叶鞘；总苞具长喙；伞形花序密具珠芽，间有数花；小花梗纤细；小苞片大，卵形，膜质，具短尖；花常为淡红色；花被片披针形至卵状披针形，内轮的较短，花丝比花被短，基部合生并与花被片贴生，内轮的基部扩大，扩大部分每侧各具 1 齿，齿端成长丝状，长超过花被片，外轮的锥形；子房球状；花柱不伸出花被外。

【分　　布】 广西各地均有栽培。

【采集加工】 在蒜薹采收后采挖蒜头。采收的蒜头，除去残茎及泥土，置通风处晾至外皮干燥。

【药材性状】 鳞茎类球形，直径 3~6cm，由小鳞茎着生在扁平木质鳞茎盘上抱合而成，外包 1~3 层白色或淡紫红色膜质鳞叶，中央有干缩的花葶残基。小鳞茎瓣长卵圆形，顶端略尖，背面略隆起，外被膜质鳞叶，内为白色肥厚的肉质鳞叶。气特异，味辛辣。

【功效主治】 温中行滞，解毒，杀虫。主治脘腹冷痛，痢疾，泄泻，水肿胀满，肺痨，百日咳，疟疾，肠痈，痈疖，白秃癣疮，钩虫，蛲虫，带下阴痒。

【用法用量】 内服：煎汤，5~10g；生食、煨食或捣烂。外用：捣敷、作栓或切片或切片灸。

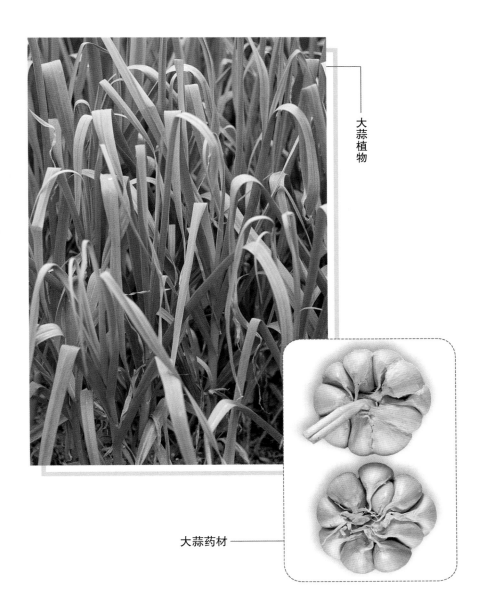

大蒜植物

大蒜药材

大 蓟

【别　　名】 老牛锉、千针草、刺药蓟。

【来　　源】 为菊科植物蓟 Cirsium japonicum Fisch ex DC. 的全草。

【植物形态】 草本。块根萝卜状。茎节毛，上部灰白色，有稠密的绒毛。基生叶和下部茎生叶长椭圆形，向下渐狭成翼柄，柄基有时扩大半抱茎，柄翼边缘有三角形刺齿或针刺，包括翼柄长 20~25cm，宽 7~9cm，羽状半裂、深裂或几全裂，半长椭圆形，中部侧裂片较大，全部侧裂片边缘具大形或小形三角形刺齿及缘毛状针刺，有时边缘刺齿裂度较深而使叶呈现近乎二回羽裂状；向上的叶渐小，边缘有刺齿，基部扩大耳状抱茎；叶脉下面灰色，被稀疏绒毛。头状花序单生或在茎枝顶端排成伞房花序；总苞钟状；总苞片约 5 层，外层及中层长三角状披针形，先端急尖成短针刺，边缘有缘毛；内层及最内层披针形，全部苞片背面有黑色黏腺；花紫红色。瘦果淡黄色，压扁，先端截形；冠毛白色。

【分　　布】 广西分布于全区各地。

【采集加工】 夏、秋盛花时割取地上部分，鲜用或晒干。

【药材性状】 茎圆柱形，直径 0.5~1.5cm。表面褐色、绿褐色或棕褐色。有数条纵棱，密被灰白色丝状毛。质松而脆，折断面髓部白色，中空或疏松。完整叶展平后呈倒披针形或倒卵状椭圆形，羽状深裂，边缘具不等长的黄白色针刺。气微臭，味甘淡。

【功效主治】 凉血止血，化瘀消肿。主治吐血，咯血，衄血，便血，尿血，崩漏，外伤出血，疮疡肿痛，瘰疬，湿疹，肝炎，肾炎。

【用法用量】 内服：煎汤，15~30g；鲜品 30~60g。外用：适量，捣敷。用于止血宜炒炭用。

大蓟药材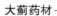

大蓟植物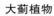

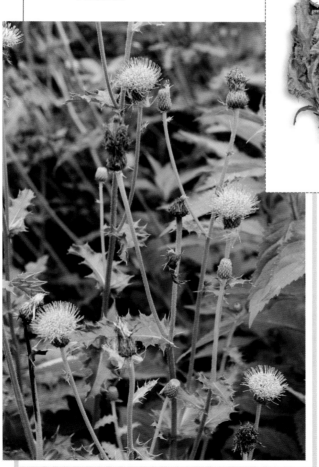

万年青

【别　　名】　万年青、土千年健、粤万年青、亮丝草、大叶万年青。

【来　　源】　为天南星科植物广东万年青 *Aglaonema modestum* Schott ex Engl. 的根茎或茎叶。

【植物形态】　常绿草本。地下茎横走。单叶互生；叶柄 1/2 以上具鞘；叶片深绿色，卵形或卵状披针形，长 15~25cm，宽 10~13cm，先端渐尖，基部钝或宽楔形，侧脉 4~5 对，表面常下凹，背面隆起。花序腋生；佛焰苞白色带浅黄色，长圆披针形；肉穗花序长为佛焰苞的 2/3；花单性同株；雄花序在上，雌花序在下，雌雄花序紧接；花无花被；雄蕊 2，先端四方形，花药每室有圆形顶孔；雌蕊近球形，上部收缩为短的花柱，柱头盘状。浆果绿色至黄红色，长圆形，冠以宿存柱头。种子 1 颗。

【分　　布】　广西主要分布于南宁、龙州、那坡、大新。

【采集加工】　根茎秋后采收，鲜用或切片晒干。茎叶夏末采收，鲜用或切段，晒干。

【药材性状】　茎圆柱形，浅绿色，具明显的环状节，表面光滑，不易折断。叶浅黄色，互生，叶鞘长，达叶柄的 1/2 以上，叶卵形，长 15~25cm，宽 10~13cm，先端渐尖，基部钝或宽楔形。气微，味微苦。

【功效主治】　清热凉血，解毒消肿，止痛。主治咽喉肿痛，白喉、肺热咳嗽，吐血，热毒便血，疮疡肿毒，蛇、犬咬伤。

【用法用量】　内服：煎汤，6~15g。外用：适量，捣汁含漱；或捣敷；或水煎洗。

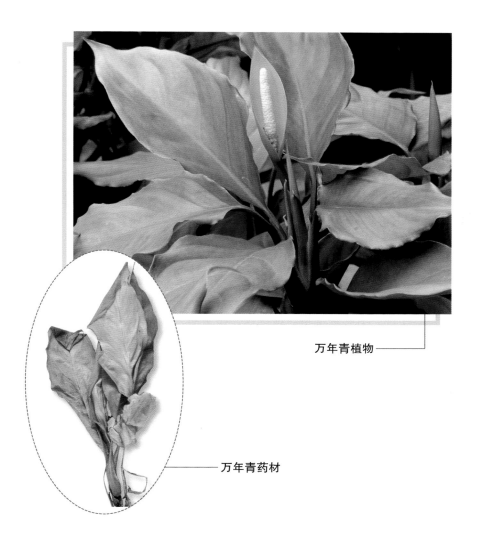

万年青植物

万年青药材

万寿竹

【别　　名】 白龙须。

【来　　源】 为百合科植物万寿竹 *Disporum cantoniense*（Lour.）Merr. 的根茎。

【植物形态】 草本。根状茎横出，呈结节状；根粗长，肉质。茎上部有较多的叉状分枝。叶纸质，披针形至狭椭圆状披针形，长5~12cm，宽1~5cm，先端渐尖至长渐尖，基部近圆形，有明显的3~7脉，下面脉上和边缘有乳头状突起，叶柄短。伞形花序有花2~6朵，花着生在与上部叶对生的短枝顶端；花紫色；花被片斜出，倒披针形，先端尖，边缘有乳头状突起，基部有距；雄蕊内藏；子房长约3mm，花柱连同柱头长为子房的3~4倍。浆果，具2~5颗种子。

【分　　布】 广西有栽培。

【采集加工】 春、夏季均可采收，晾干备用。

【药材性状】 根茎呈结节状，表面黄棕色，皱缩，节间长2~5cm，有纵皱纹，质硬，不易折断，断面黄白色，节上残留有褐色叶鞘，下面生有多数细根。根细长，稍皱缩，白色。气微，味淡。

【功效主治】 祛风湿，舒筋活血，清热祛痰止咳。主治风湿痹证，关节疼痛，跌打损伤，骨折，虚劳，骨蒸潮热，肺痨咯血，肺热咳嗽，烫火伤。

【用法用量】 内服：煎汤，9~15g，或研末，或浸酒。外用：适量，捣敷；或根熬膏涂。

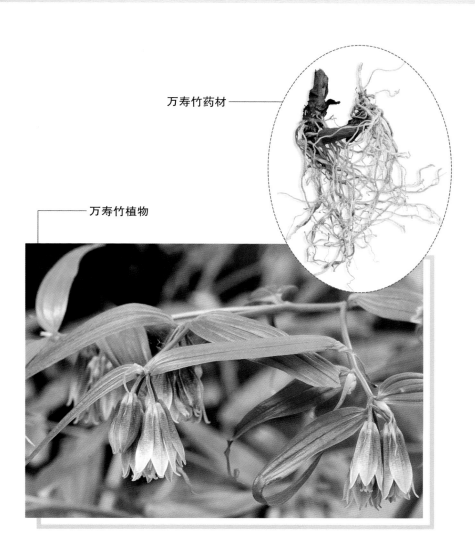

万寿竹药材

万寿竹植物

万寿菊

【别　　名】　臭芙蓉、黄芙蓉花、里苦艾、蜂窝菊、金花菊、金鸡菊。

【来　　源】　为菊科植物万寿菊 *Tagetes erecta* L. 的花。

【植物形态】　草本。茎直立，粗壮，具纵条棱。分枝上平展。叶对生；叶片羽状深裂，裂片长椭圆形或披针形，长 5~10cm，宽 4~8cm，边缘具锐锯齿，上部叶裂片的齿端有长细芒；沿叶缘有少数腺体。头状花序单生，花序梗顶端棍棒状膨大；总苞杯状，先端具齿尖；舌状花黄色或暗橙色，舌片倒卵形，基部收缩成长爪，先端微弯缺；管状花，花冠黄色，先端具 5 齿裂。瘦果，线形，基部缩小，黑色或褐色，被短微毛；冠毛有 1~2 个长芒和 2~3 个短而钝的鳞片。

【分　　布】　广西主要分布于隆林、西林、那坡、东兰、上林、苍梧。

【采集加工】　秋季采摘，晾干备用。

【药材性状】　花圆筒形，直径 0.8~1.5cm，花序梗顶端棍棒状膨大；总苞一层，长 1.8~2cm，杯状，先端具齿尖；舌状花黄色或暗橙色，舌片长 2.9cm，多皱缩，展平后倒卵形，管状花较多，外露。气微，味清香。

【功效主治】　清热解毒，化痰止咳。主治感冒发热，咳嗽，结膜炎、口腔炎、咽炎、牙痛、眩晕、痈疮肿毒。

【用法用量】　内服：煎汤，3~9g。外用：适量，煎水熏洗；或研粉调敷；或鲜品捣敷。

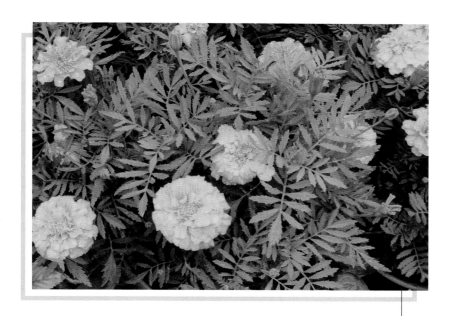

万寿菊植物

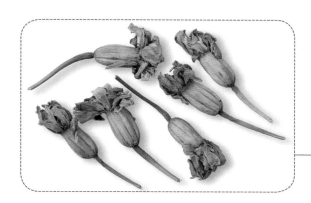

万寿菊药材

上树虾

【别　　名】　单叶岩珠、岩枣。

【来　　源】　为兰科植物广东石豆兰 *Bulbophyllum kwangtungense* Schltr. 的全草。

【植物形态】　附生植物。根茎长，当年生的被筒状鞘。假鳞茎近长圆形，基部生多数须根，顶生 1 叶，幼时被膜质鞘；叶片革质，长圆形，先端钝圆微凹，基部渐狭成楔形，全缘；中脉明显。花葶高出叶，被 3~5 枚鞘。总状花序缩短呈伞形，顶生，具 2~4（7）朵花；花苞片小，比花梗（连子房）短；花淡黄色；萼片近相同，线状披针形，顶端尾状，基部大部分贴生于合蕊柱基部和蕊柱足上；花瓣狭披针形，先端长渐尖，全缘；唇瓣对褶，肉质，狭披针形，唇盘上具 4 条褶片；蕊柱齿牙状，药帽前端稍伸长，先端截形并且稍向上翘起，上面密生细乳突。

【分　　布】　广西主要分布于十万大山、大新、靖西、恭城。

【采集加工】　夏、秋季采收。除去杂质，洗净，鲜用或蒸后晒干。

【药材性状】　本品根茎纤细，直径 1~1.5mm，每隔 2~7cm 有一假鳞茎。假鳞茎卵状长圆形、类圆锥形，长 0.8~2.5cm，直径 2~5mm，表面具细纵棱纹，近根茎一侧具一凹槽。气微，味淡。

【功效主治】　宣肺止咳。主治百日咳，肺痨咳嗽，久咳等。

【用法用量】　内服：煎汤，3~9g。

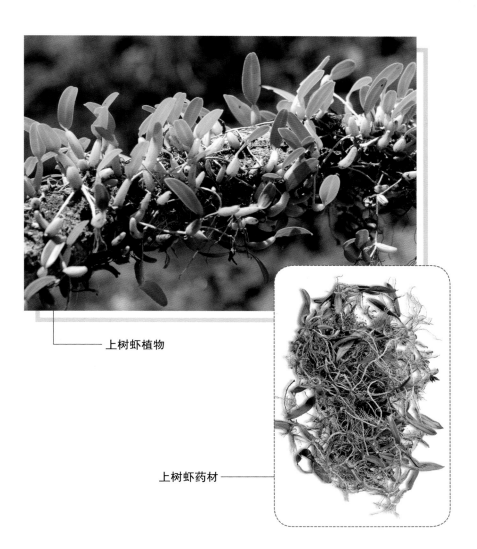

上树虾植物

上树虾药材

小刀豆

【别　　名】 野刀板豆。

【来　　源】 为豆科植物小刀豆 *Canavalia cathartica* Thou. 的全草。

【植物形态】 草质藤本。茎、枝被稀疏的短柔毛。羽状复叶具 3 小叶；托叶小，胼胝体状；小托叶微小，极早落。小叶纸质，卵形，长 6~10cm，宽 4~9cm，先端急尖或圆，基部宽楔形、截平或圆，两面脉上被极疏的白色短柔毛。花 1~3 朵生于花序轴的每一节上；萼近钟状，被短柔毛，上唇 2 裂齿阔而圆，远较萼管为短，下唇 3 裂齿较小；花冠粉红色或近紫色，旗瓣圆形，顶端凹入，近基部有 2 枚痂状附属体，无耳，具瓣柄，翼瓣与龙骨瓣弯曲；子房被绒毛，花柱无毛。荚果长圆形，膨胀，顶端具喙尖；种子椭圆形，种皮褐黑色，硬而光滑。

【分　　布】 广西主要分布于天峨、凤山、靖西、隆安、龙州、南宁、防城、藤县、蒙山。

【采集加工】 全年均可采收，洗净，切段，晒干备用。

【药材性状】 茎圆柱形，被稀疏的短柔毛。叶皱缩，复叶具 3 小叶，小叶纸质，展平呈卵形，长 6~10cm，宽 4~9cm，先端急尖或圆，基部宽楔形、截平或圆，两面脉上被极疏的短柔毛；叶柄长 3~8cm；小叶柄长 5~6mm，被绒毛。气微，味淡。

【功效主治】 清热消肿，杀虫止痒。

【用法用量】 内服：煎汤，9~15g；或研末。

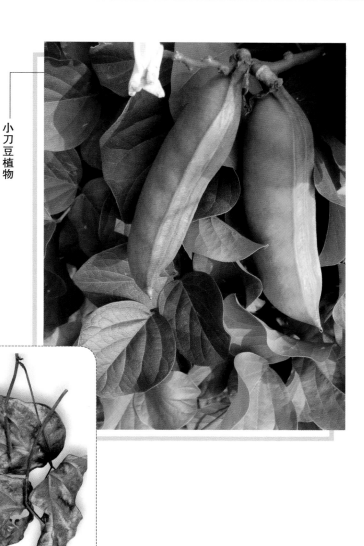

小刀豆植物

小刀豆药材

小飞扬

【别　　名】 飞扬草、痢子草、乳汁草、痢疾草、细叶飞扬草、苍蝇翅、铺地草。

【来　　源】 为大戟科植物千根草 *Euphorbia thymifolia* Linn. 的全草。

【植物形态】 草本。茎纤细，匍匐，多分枝，通常红色，稍被毛，单叶对生；有短柄；托叶膜质，披针形或线形；叶片长圆形、椭圆形或倒卵形，长 4~8mm，宽 3~4mm，先端圆钝，基部偏斜，叶缘具细锯齿，稀全缘，两面被稀疏的短柔毛，稀无毛。杯状花序单生或少数聚伞状呈腋生；总苞陀螺状，先端 5 裂，裂片内面被贴伏的短柔毛；腺体 4，漏斗状，有短柄及极小的白色花瓣状附属物；花单性，无花被；雌雄花同生于总苞内；雄花多数，具雄蕊 1；雌花 1，生于花序中央。蒴果三角状卵形，被短柔毛；种子长圆形，具四棱，各方面有 4~5 个横沟纹。

【分　　布】 广西主要分布于凌云、陆川、桂平、南宁、武鸣、邕宁、平南、岑溪、钟山。

【采集加工】 夏、秋间采收，鲜用或晒干。

【药材性状】 全草长约 13cm，根细小。茎细长，粗约 1mm，红棕色，稍被毛，质稍韧，中空。叶对生，多皱缩，灰绿色或稍带紫色，花序生于叶腋，花小，干缩。有的带有三角形的蒴果。气微，味微酸、涩。

【功效主治】 通乳，利尿，清热解毒。主治妇人乳汁不通，水肿、泄泻、痢疾、皮炎、湿疹、烧烫伤。

【用法用量】 内服：煎汤，15~30g；或捣汁。外用：适量，鲜品捣敷。

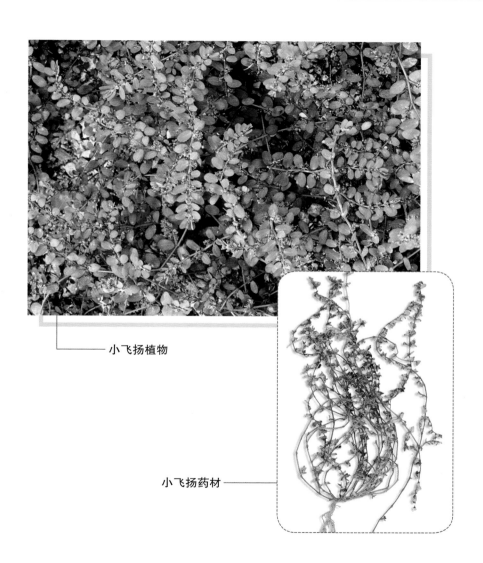

小飞扬植物

小飞扬药材

小风艾

【别　　名】 香艾。

【来　　源】 为菊科植物长叶阔苞菊 *Pluchea eupatorioides* Kurz 的茎叶。

【植物形态】 草本。嫩茎密被粉状短柔毛。单叶互生，中部叶近无柄或具长约 4mm 的短柄，叶片阔线形或线形，长 7~10cm，宽 1.2~2cm，顶端渐尖，基部楔形，边缘有远离的疏齿，两面均被粉状短柔毛，下面较密，侧脉 5~7 对，网脉稍明显。头状花序多数，排成顶生伞房花序；花序梗长密被粉状短柔毛；总苞钟状；总苞片 5~6 层，外层卵形；背面被梳毛，并有缘毛，内层线形，无毛；花托平，无托毛；外层雌花多层，花冠丝状，结实，中央两性花数朵，花冠管状，不结实。瘦果圆柱形，具 5 棱，被毛；冠毛白色。

【分　　布】 广西主要分布于龙州、大新、崇左、南宁。

【采集加工】 秋季采收，去除杂质，切段晒干。

【药材性状】 茎呈圆柱形，上部分枝，长短不一，直径 3~12mm，表面棕褐色，具纵棱线，嫩茎密被粉状短柔毛，质略硬，易折断，断面中央具髓。单叶互生，褐绿色或黄棕色，皱缩卷曲，易碎，完整者展平后呈阔线形或线形，长 5~10cm，宽 1~2cm，顶端渐尖，基部楔形，边缘具远离的疏齿，两面均被粉状短柔毛，下面被毛较密，侧脉 5~7 对；叶柄长约 4mm 或近无柄。气微香，味微辛、凉。

【功效主治】 祛风止痛，活血调经。主治风湿性关节炎，跌打肿痛，月经不调，痛经。

【用法用量】 内服：煎汤，10~15g。外用：适量。

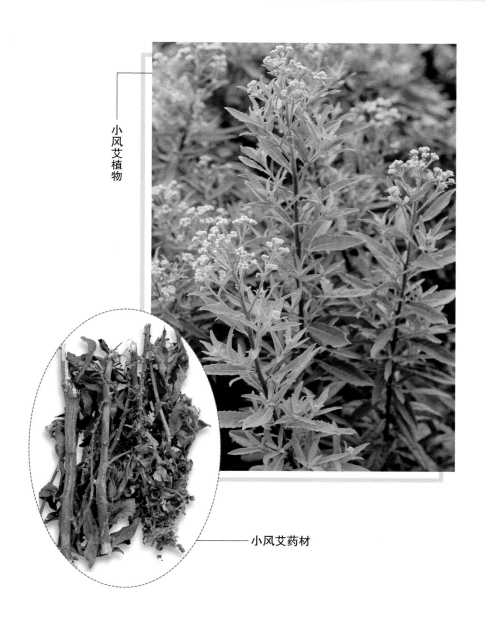

小风艾植物

小风艾药材

小叶桉

【别　　名】　羊草果树。

【来　　源】　为桃金娘科植物细叶桉 *Eucalyptus tereticornis* Smith. 的叶。

【植物形态】　大乔木。树皮平滑，灰白色，长片状脱落；嫩枝圆形，纤细，下垂。幼嫩叶片卵形至阔披针形；过渡叶阔披针形；成熟叶互生；叶片狭披针形，长 10~25cm，宽 1.5~2cm，稍弯曲，两面有油腺点。伞形花序腋生，有花 5~8 数，总梗圆形，粗壮；花蕾长卵形；花瓣与萼片合生成一帽状体，渐尖；雄蕊多数，花药长倒卵形，纵裂，腺体位于药隔的上半部，花丝着生于腺体近基部；子房与萼筒合生。蒴果近球形，果缘突出萼管，果瓣 4。

【分　　布】　栽培。

【采集加工】　全年均可采，阴干或鲜用。

【药材性状】　叶稍卷曲，易破碎，表面灰绿色。成熟叶具约 1cm 的柄，叶片狭披针形，长 10~20cm，宽 1~2cm，两面有油腺点，主脉明显。幼嫩叶强度皱缩，表面褐黄色。气浓，味微苦。

【功效主治】　宣肺发表，理气活血，解毒杀虫。主治感冒发热，咳喘痰嗽，脘腹胀痛，泻痢，跌打损伤，乳痈，丹毒，疮疡，疥癣，钩端螺旋体病。

【用法用量】　内服：煎汤，6~15g。外用：适量，捣敷；或煎汤洗。

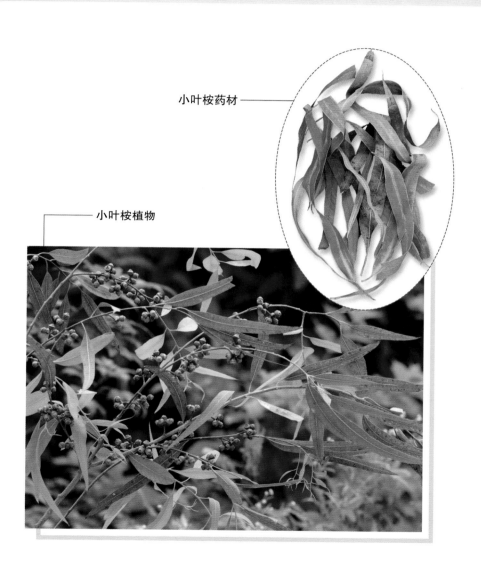

小叶桉药材

小叶桉植物

小叶紫珠

【别　　名】 止血草、珍珠枫、漆大伯、大叶鸦鹊饭。

【来　　源】 为马鞭草科植物白棠子树 *Callicarpa dichotoma*（Lour.）K. Koch 的枝叶。

【植物形态】 小灌木。小枝纤细，幼嫩部分有星状毛。叶倒卵形或披针形，长 2~6cm，宽 1~3cm，顶端急尖或尾状尖，基部楔形，边缘仅上半部具数个粗锯齿，表面稍粗糙，背面无毛，密生细小黄色腺点。聚伞花序在叶腋的上方着生，细弱；苞片线形；花萼杯状，无毛，顶端有不明显的 4 齿或近截头状；花冠紫色；花丝长约为花冠的 2 倍，花药卵形，细小，药室纵裂；子房无毛，具黄色腺点。果实球形，紫色。

【分　　布】 广西主要分布于邕宁、百色、田阳、平果、那坡、凌云、田林、隆林、河池、龙州、大新。

【采集加工】 夏、秋季采收，洗净，切片，晒干。

【药材性状】 枝条圆柱形，表面灰褐色，被毛。节明显，节间长，叶对生，皱缩，上表面灰绿色，下表面灰白色，均被毛。质脆。气微，味淡。

【功效主治】 收敛止血，清热解毒。主治咯血，呕血，衄血，牙龈出血，尿血，便血，崩漏，皮肤紫癜，外伤出血，疮痈肿毒，毒蛇咬伤，烧伤。

【用法用量】 内服：煎汤，10~15g，鲜品 30 ~60g；或研末，1.5~3g，每日 1~3 次。外用：适量，鲜品捣敷；或研末敷。

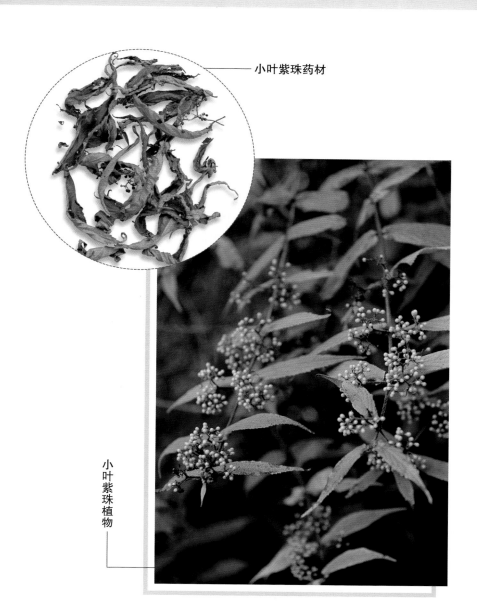

小叶紫珠药材

小叶紫珠植物

小叶榕

【别　　名】　细叶榕、成树、榕树、落地金钱。

【来　　源】　为桑科植物榕树 *Ficus microcarpa* Linn. 的叶或气生根。

【植物形态】　常绿大乔木。全株有乳汁。老枝上有气生根，下垂，深褐色。单叶互生；托叶披针形；叶片革质而稍带肉质，椭圆形、卵状椭圆形或倒卵形，长 3.5~8cm，宽 3~4cm，先端钝尖，基部楔形，上面深绿色，光亮，下面浅绿色，全缘或浅波状；基出脉 3 条。隐头花序单生或成对腋生，扁球形，黄色或微红色，基部苞片阔卵形，宿存；雄花、瘿花和雌花生于同一花序托内，雄花散生内壁，花被片 3，近匙形，雄蕊 1，花药与花丝等长；瘿花无梗或具短梗，花被片 3，广匙形，花柱侧生；雌花花被片与瘿花相似，但较小，花柱侧生，短于子房。瘦果小，卵形。

【分　　布】　广西分布于全区各地。

【采集加工】　全年可采，拣净杂质，晒干。

【药材性状】　叶茶褐色，多呈不规则卷曲状，展开后呈倒卵状长圆形，先端短尖，基部稍狭，边全缘，革质。气生根呈木质细条状，直径 4~8mm。表面红褐色，外皮多纵裂，有时剥落，皮孔灰白色，呈圆点状或椭圆状。质韧，皮部不易折断，断面木部棕色。气微，味苦、涩。

【功效主治】　清热，解表。主治月经不调，风湿关节痛，跌打损伤。

【用法用量】　内服：煎汤，叶 6~15g，气生根 25~35g。外用：适量，鲜品捣敷；或煎水熏洗。

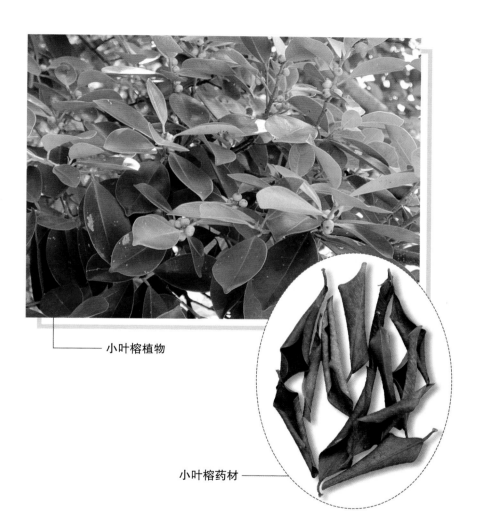

小叶榕植物

小叶榕药材

小发散

【别　　名】 小散骨风、旋花清风藤。

【来　　源】 为清风藤科植物簇花清风藤 *Sabia fasciculata* Lecomte ex L. Chen 的藤茎。

【植物形态】 攀援木质藤本。嫩枝褐色或黑褐色，有白蜡层；芽鳞阔三角形或阔卵形。叶革质，长圆形、椭圆形、倒卵状长圆形或狭椭圆形，长 5~12cm，宽 1.5~3.5cm，先端尖或长渐尖，基部楔形或圆，叶面深绿色、叶背淡绿色。聚伞花序有花 3~4 朵，再排成伞房花序式；总花梗很短，花梗初发时紧密，似团伞花序，有花 10~20 朵；萼片 5，卵形或长圆状卵形，先端尖或钝，具红色细微腺点，边缘白色，花瓣 5 片，淡绿色，长圆状卵形或卵形，具 7 条脉纹，中部有红色斑纹；雄蕊 5 枚，花药外向开裂；花盘杯状，具 5 钝齿。分果爿红色，倒卵形或阔倒卵形；核中肋明显凸起，呈狭翅状，中肋两边各有 1~2 行蜂窝状凹穴，两侧面平凹，腹部凸出呈三角形。

【分　　布】 广西主要分布于融水、平南、凌云、乐业、象州、金秀。

【采集加工】 全年采收，洗净，切段，晒干。

【药材性状】 藤茎圆柱形，直径 0.5~4cm，表面灰黄色或灰褐色，粗糙，具纵棱纹及点状皮孔；皮部易脱落，脱落处木部显纵棱纹，质硬不易折断，断面呈灰黄色，皮部薄，易与木部分离，木部棕黄色，具放射状纹理和密集小孔，髓部棕褐色。气微，味淡、微辛。

【功效主治】 祛风除湿，散瘀消肿。主治风湿骨痛，肾炎水肿，甲状腺肿，跌打损伤。

【用法用量】 内服：煎汤，10~30g。外用：适量。

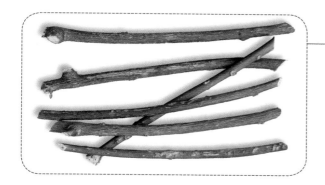

小发散药材

小发散植物

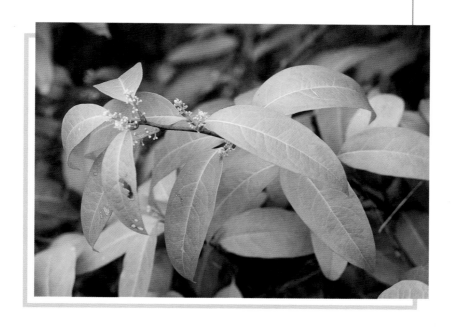

小花琉璃草

【别　　名】　破布草、破布粘、大号疟草、半边龙、山芬芦、粘娘娘、牙痛草。

【来　　源】　为紫草科植物小花琉璃草 *Cynoglossum lanceolatum* Forsk. 的全草。

【植物形态】　草本。中下部有分枝，分枝开展，全株密被具基盘的硬粗毛。基生叶及茎下部的叶具柄；叶片长圆状披针形，长8~14cm，宽约3cm，先端尖，基部渐狭而下延、全缘，两面均被粗毛或伏毛；茎生叶无柄或具短柄，披针形，长4~7cm，宽约1cm，茎上部叶极小。聚伞花序叉状分枝呈总状；花萼5深裂，裂片卵形，外面密生短伏毛；花冠钟状，淡蓝色或白色，钟状，先端裂片椭圆形，喉部有5枚半月形的附属物；雄蕊5，内藏于附属物之下；子房4深裂，花柱短，肥厚，四棱形。小坚果4，卵圆形，背面突起，密生长短不等的锚状刺。

【分　　布】　广西主要分布于灵川、桂平、天等。

【采集加工】　5~8月采收，晒干或鲜用。

【药材性状】　茎圆柱形，黄绿色，表面有毛茸。叶互生，皱缩，展平后呈阔披针形，先端短尖，基部渐窄而下延，下面具有粗而明显的叶脉，两面均被粗毛，全缘。花皱缩成团，淡黄色果实卵圆形。气微，味微苦。

【功效主治】　清热解毒，利尿消肿，活血。主治急性肾炎，月经不调，外用治痈肿疮毒及毒蛇咬伤。

【用法用量】　内服：煎汤，25~35g。外用：适量，鲜品捣敷；或煎水洗。

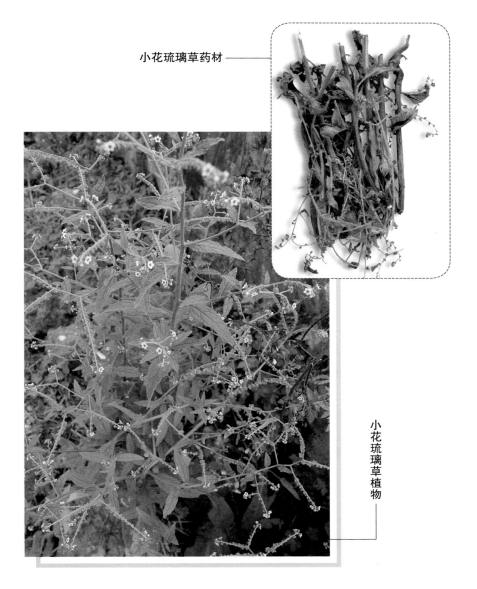

小花琉璃草药材

小花琉璃草植物

小驳骨

【别　　名】 接骨草、小还魂、小接骨草、驳骨消、驳骨草、骨碎草、细骨风。

【来　　源】 为爵床科植物小驳骨 Gendarussa vulgaris Nee. 的茎叶。

【植物形态】 亚灌木。直立，无毛。茎圆柱形，节膨大，分枝多，嫩枝常深紫色。叶对生；纸质；叶片狭披针形至披针状线形，长5~10cm，宽5~15mm，先端渐尖，基部渐狭，全缘；侧脉每边6~8条，呈深紫色。穗状花序顶生，上部密生，下部间断；苞片对生，每苞片中有花2至数朵，萼近相等的5裂，裂片三角状披针形；花冠白色或粉红色，花冠管圆筒状，喉部稍扩大，冠檐二唇形，上唇长圆状卵形，下唇浅3裂；雄蕊2，一个基部有尾状附属物；花柱线形。蒴果棒状，无毛。

【分　　布】 广西主要分布于藤县、贵港、来宾、西林、那坡、宁明。

【采集加工】 夏、秋季采收，洗净，切段，晒干或鲜用。

【药材性状】 茎圆柱形，多分枝，小枝有四棱线，节处膨大，嫩枝绿色。叶多皱缩，完整叶片狭披针形或披针状线形，长4~14cm，宽4~12cm，先端渐尖，基部楔形，全缘，上面青绿色。下面黄绿色，光亮；中脉粗大，与侧脉均呈深紫色，或有时侧脉半透明。气微，味淡。

【功效主治】 祛风湿，散瘀血，续筋骨。主治风湿痹痛，月经不调，产后腹痛，跌打肿痛，骨折。

【用法用量】 内服：煎汤，15~30g；或研末；或泡酒。外用：适量，鲜品捣敷；或煎汤熏洗。

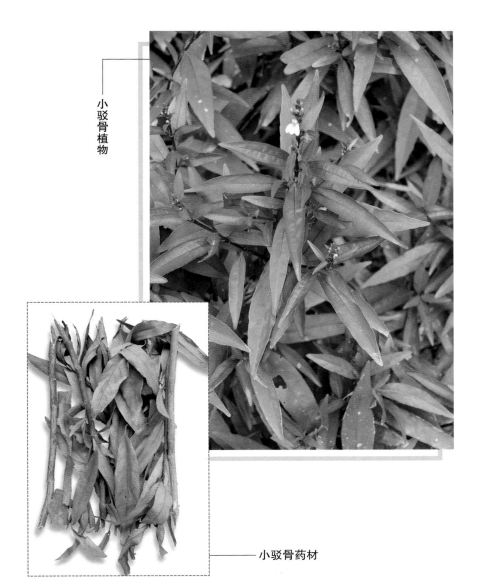

小驳骨植物

小驳骨药材

小果微花藤

【别　　名】　构芭、双飞蝴蝶、牛奶藤。

【来　　源】　为茶茱萸科植物小果微花藤 *Iodes vitiginea*（Hance）Hemsl. 的藤茎。

【植物形态】　木质藤本。小枝压扁，被淡黄色硬伏毛，卷须腋生或生于叶柄的一侧。叶近对生；被淡黄色硬伏毛；叶片薄纸质，长卵形至卵形，长 6~17cm，宽 3~11cm，先端长渐尖，基部圆形或微心形，上面沿脉被硬伏毛，密具细颗粒状突起，下面密被白色或淡黄色粗硬伏毛。花雌雄异株，伞房圆锥花序腋生，密被锈色绒毛；雄花序中雄花萼片 5，披针形，近基部连合，外被锈色柔毛；花瓣 5，中部以下连合，先端有小尖突，外被黄褐色柔毛；雄蕊 5，被刺状长柔毛；雌花序较短，雌花萼片 5，外被锈色柔毛；花瓣 5~6，外被黄褐色柔毛；无退化雄蕊；子房卵状圆球形，密被黄色刺状柔毛，柱头近圆盘形，3 浅裂。核果卵形或阔卵形，熟时红色，有多角形陷穴，密被黄色绒毛，具宿存增大的花瓣、花萼。

【分　　布】　广西主要分布于邕宁、百色、田阳、平果、那坡、凌云、田林、隆林、河池、龙州、大新。

【采集加工】　夏、秋季采收，洗净，切片，晒干。

【药材性状】　藤茎圆柱形，表面灰褐色，具纵皱纹，被毛。节明显，节间长。质脆易折断，断面黄白色。气微，味淡。

【功效主治】　祛风散寒，除湿通络。主治风寒湿痹，肾炎，劳损劳伤。

【用法用量】　内服：煎汤，9~15g。

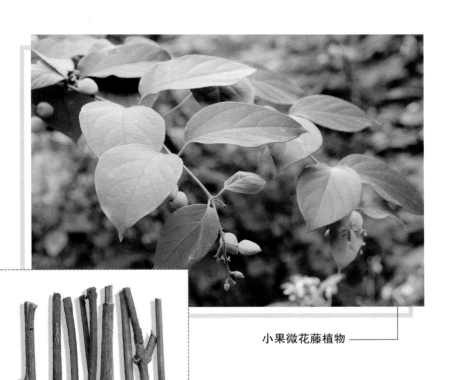

小果微花藤植物

小果微花藤药材

小果蔷薇

【别　　名】 山木香根、红刺根、小和尚头、小金樱根、细叶红根、小红根。

【来　　源】 为蔷薇科植物小果蔷薇 *Rosa cymosa* Tratt. 的根。

【植物形态】 攀援灌木。小枝有钩状皮刺。叶互生，小叶 3~5，稀 7；托叶线形早落；小叶片卵状披针形或椭圆形，长 2.5~6cm，宽 0.8~2.5cm，先端渐尖，基部近圆形，边缘有细锯齿，两面均无毛；小叶柄和叶轴有稀疏皮刺和腺毛。花两性；复伞房花序；萼片 5，卵形；先端渐尖，常有羽状裂片，内面被稀疏白色绒毛，沿边缘较密，花瓣 5，白色，倒卵形，先端凹，基部楔形；花柱离生，密被白色绒毛。果实球形，直径 4~7mm，红色至黑褐色。萼片脱落。

【分　　布】 广西各地均有分布。

【采集加工】 全年均可采挖，洗净，切片，晒干。

【药材性状】 根多呈圆柱形，直径 0.6~1.2cm，外皮棕褐色，有纵纹，除尽外皮可见明显的土黄与浅黄相间的纵纹，断面皮部较薄，黄褐色，木部浅黄，皮部与木部易分离。质坚硬。气微，味微苦。

【功效主治】 散瘀消肿，止血，解毒。主治风湿疼痛，跌打损伤，外伤出血，月经不调，泄泻，痢疾，子宫脱垂，痔疮。

【用法用量】 内服：煎汤，10~30g；或兑入红白糖或甜酒。外用：适量，捣敷。

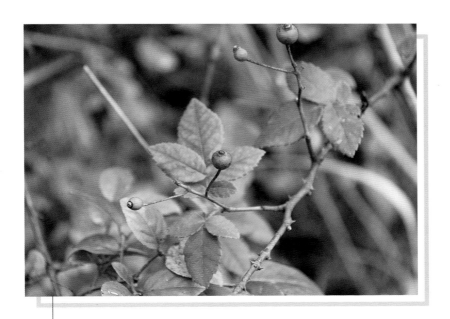

小果蔷薇植物

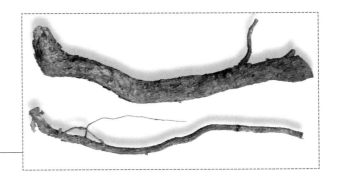

小果蔷薇药材

小茴香

【别　　名】 野茴香、谷茴香、土茴香。

【来　　源】 为伞形科植物茴香 *Foeniculum vulgare* Mill. 的果实。

【植物形态】 草本。具强烈香气。茎直立，光滑无毛，灰绿色或苍白色，上部分枝开展，表面有细纵沟纹。茎生叶互生；茎生叶叶柄长 5~15cm，中部或上部叶的叶柄部或全部成鞘状，叶鞘边缘膜质；叶片阔三角形，长约 30cm，宽约 40cm，四至五回羽状全裂；末回裂片丝状。复伞形花序；无总苞和小总苞；伞辐 6~30，小伞形花序有花 14~30 朵，花柄纤细，不等长；花小，无萼齿；花瓣黄色，倒卵形或近倒卵形，淡黄色。中部以上向内卷曲，先端微凹。双悬果长圆形，主棱 5 条，尖锐；每棱槽内有油管 1，合生面有油管 2，胚乳腹面近平直或微凹。

【分　　布】 广西各地有栽培。

【采集加工】 8~10 月果实呈黄绿色并有淡黑色纵线时，割取地上部分，脱粒，扬净；亦可采摘成熟果实，晒干。

【药材性状】 双悬果细圆柱形两端略尖，有时略弯曲。长 4~8mm，直径 1.5~2.5mm；表面黄绿色，光滑无毛，顶端有圆锥形黄棕色的花柱基，有时基部有小果柄，分果长椭圆形，背面隆起。有 5 条纵直棱线，接合面平坦，中央色较深，有纵沟纹。横切面近五角形，背面的四边约等长。气特异而芳香，味微甜而辛。

【功效主治】 温肾暖肝，行气止痛，和胃。主治肾虚腰痛，寒疝腹痛，睾丸偏坠，胁痛，痛经，脘腹冷痛，食少吐泻。

【用法用量】 内服：煎汤，3~6g；或入丸、散。外用：适量，研末调敷；或炒热温熨。

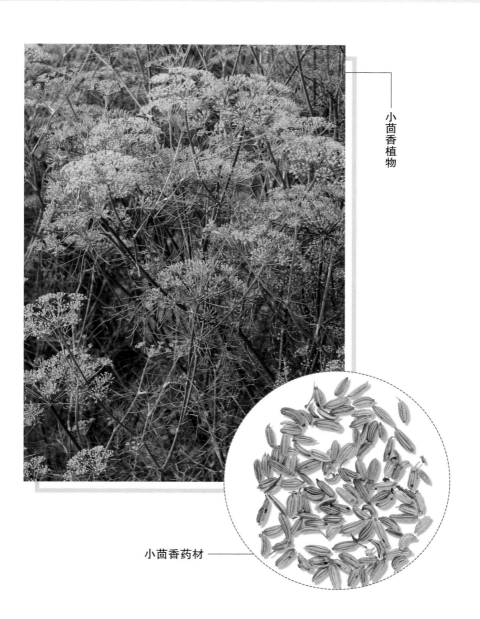

小茴香植物

小茴香药材

小窃衣

【别　　名】　鹤虱、破子草、假芹菜、大叶山萝卜。

【来　　源】　为伞形科植物小窃衣 *Torilis japonica*（Houtt.）DC. 的全草。

【植物形态】　草本。主根细长，圆锥形，棕黄色，支根多数。茎有纵条纹及刺毛。叶柄下部有窄膜质的叶鞘；叶片长卵形，一至二回羽状分裂，两面疏生紧贴的粗毛，第一回羽片卵状披针形，末回裂片披针形以至长圆形。复伞形花序顶生或腋生，花序梗有倒生的刺毛；总苞片 3~6，通常线形；伞辐 4~12，开展，有向上的刺毛；小总苞片 5~8，线形或钻形；小伞形花序有花 4~12；萼齿细小，三角形或三角状披针形；花瓣白色、紫红或蓝紫色，倒圆卵形。果实圆卵形，通常有内弯或呈钩状的皮刺。

【分　　布】　广西主要分布于乐业、隆林、西林、那坡、武鸣、武宣、昭平、灌阳、桂林、龙胜、金秀、邕宁、龙州、田林。

【采集加工】　夏末秋初采收，晒干或鲜用。

【药材性状】　主根圆锥形，淡黄色，支根多数。茎圆柱形，黄绿色，有纵条纹及刺毛。叶柄下部有窄膜质的叶鞘；叶片黄绿色，皱缩，展开完整叶片长卵形、三角状卵形，二至三回羽状全裂。有时可见圆卵形的果实，表面具内弯或呈钩状的皮刺。体轻。搓碎时有特异香气。味微辛、苦。

【功效主治】　杀虫止泻，收湿止痒。主治虫积腹痛，泻痢，疮疡溃烂，阴痒带下，风疹湿疹。

【用法用量】　内服：煎汤，6~9g。外用：适量，捣汁涂；或水煎冲洗。

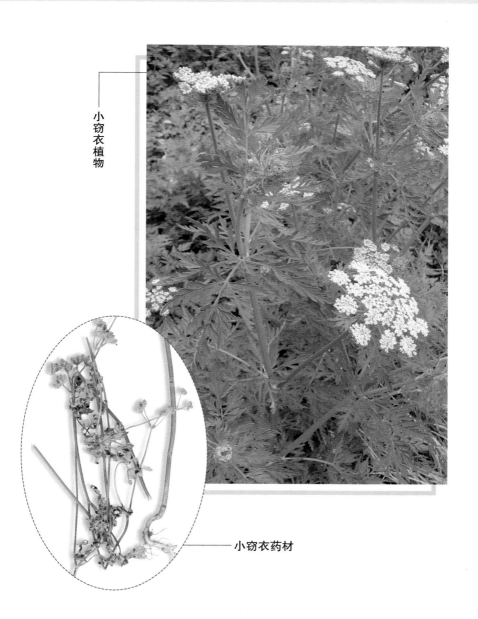

小窃衣植物

小窃衣药材

小 蓟

【别　　名】　刺儿菜、刺杆菜、刺刺芽、刺杀草、刺萝卜、小蓟姆、刺儿草、小刺盖。

【来　　源】　为菊科植物刺儿菜 Cirsium setosum（Willd.）Kitam. 的全草。

【植物形态】　草本。根状茎长。茎直立，无毛或被蛛丝状毛。基生叶花期枯萎；下部叶和中部叶椭圆形或椭圆状披针形，长 7~15cm，宽 1.5~14cm，先端钝或圆形，基部楔形，通常无叶柄，上部茎叶渐小，叶缘有细密的针刺或刺齿，全部茎叶两面同色，无毛。头状花序单生于茎端，雌雄异株；总苞片 6 层，外层甚短，长椭圆状披针形。内层披针形，先端长尖，具刺。瘦果椭圆形或长卵形，略扁平；冠毛羽状。

【分　　布】　广西分布于全区各地。

【采集加工】　5~6 月盛花期，割取地上部分晒干或鲜用。

【药材性状】　茎圆柱形，直径 2~4mm，表面绿色，有纵棱和柔毛；质脆，易折断，断面纤维性，中空。叶多皱缩或破碎，完整者展平后呈长椭圆形或长圆状披针形。有细密的针刺，上表面绿褐色，下表面灰绿色，两面均有白色蛛丝状毛。头状花序顶生，总苞钟状，苞片黄绿色，线形或披针形，花冠多脱落，冠毛羽状常外露。气弱，味微苦。

【功效主治】　凉血止血，散瘀解毒消肿。主治咯血，吐血，衄血，便血，血痢，尿血，血淋，崩漏，外伤出血，热毒疮痈。

【用法用量】　内服：煎汤，5~10g；鲜品 30~60g；或捣汁。外用：适量，捣敷。

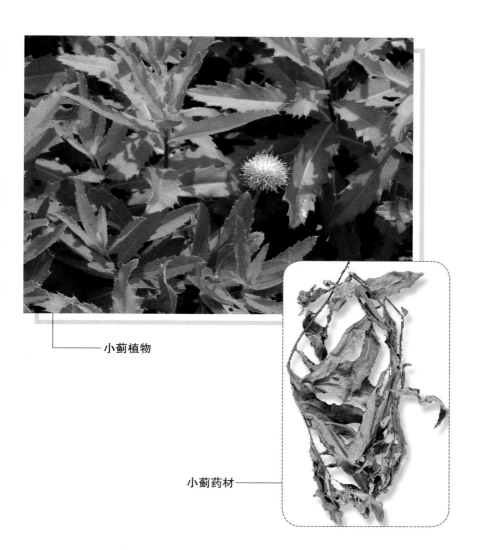

小蓟植物

小蓟药材

小槐花

【别　　名】 山蚂蟥、饿蚂蟥、拿身草、羊带归、粘衣草、巴人草、枯衣刺。

【来　　源】 为豆科植物小槐花 *Desmodium caudatum*（Thunb.）DC. 的全株。

【植物形态】 灌木。无毛。叶柄扁；托叶狭披针形，三出复叶，顶生小叶披针形或阔披针形，长 4~9cm，宽 1.5~4cm，上面无毛，下面有短柔毛，侧生小叶较小；总状花序腋生；花萼钟状，萼齿二唇形，上面 2 齿几连合，下面 3 齿披针形；花冠绿白色，龙骨瓣有爪；雄蕊二体；子房密生绢毛。荚果条形，稍弯，具钩状短毛。荚节 4~6，长圆形，不开裂。种子长圆形，深褐色。

【分　　布】 广西主要分布于南丹、天峨、平果、马山、南宁、宁明、北流、容县、平南、藤县、苍梧、贺州、富川、钟山、蒙山。

【采集加工】 9~10 月采收，切段，晒干。

【药材性状】 根圆柱形，大小不一，有支根，表面灰褐色或棕褐色，具细纵皱纹，可见长圆形皮孔。质坚韧，不易折断，断面黄白色，纤维性。茎圆柱形，表面灰褐色，具类圆形突起的皮孔。质硬而脆，折断面黄白色，纤维性。小叶片多皱缩脱落、展平后呈阔披针形，先端渐尖或锐尖，基部楔形，全缘，上表面深褐色，下表面色稍淡。气微，味淡。

【功效主治】 清热利湿，消积散瘀，消肿止痛。主治劳伤咳嗽，吐血，水肿，小儿疳积，跌打损伤，痈疮溃疡。

【用法用量】 内服：煎汤，9~15g；鲜品 15~30g。外用：适量，煎水洗；或捣敷；或研末敷。

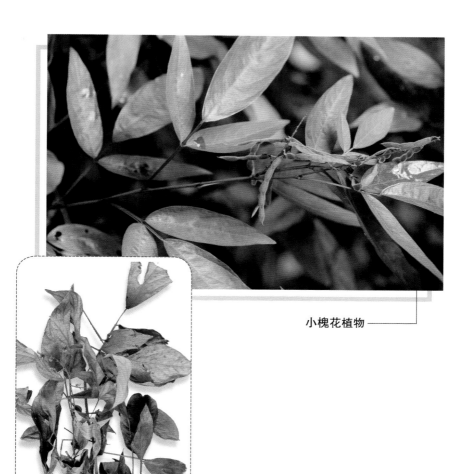

小槐花植物

小槐花药材

小蜡树

【别　　名】 水冬青、鱼蜡、鱼蜡树、水白蜡、冬青、山指甲、水黄杨。

【来　　源】 为木犀科植物小蜡 *Ligustrum sinense* Lour. 的叶。

【植物形态】 落叶灌木或小乔木。小枝圆柱形，幼时被淡黄色短柔毛或柔毛。单叶，对生；叶柄被短柔毛；叶片纸质或薄革质，卵形或近圆形，长 2~7cm，宽 1~3cm，先端锐尖、短尖至渐尖，或钝而微凹，基部宽楔形或近圆形，上面深绿色，沿叶中脉被短柔毛。圆锥花序顶生或腋生，塔形，花序轴被淡黄色短柔毛或柔毛；花梗被短柔毛或无毛；花萼先端呈截形或呈浅波状齿；花冠管裂片长圆状椭圆形或卵状椭圆形；花丝与裂片近等长或长于裂片，花药长圆形。果近球形。

【分　　布】 广西各地均有分布。

【采集加工】 春、夏季采收，洗净，切段，晒干。

【药材性状】 叶互生，被短柔毛，叶片纸质或薄革质，皱缩，展开呈卵形至披针形，或近圆形，长 2~5cm，宽 1~3cm，先端锐尖，短尖至渐尖，或钝而微凹，基部宽楔形至近圆形，上表面深绿色，沿中脉被短柔毛。气微，味涩。

【功效主治】 清热利湿，解毒消肿。主治感冒发热，肺热咳嗽，咽喉肿痛，口舌生疮，湿热黄疸，痢疾，痈肿疮毒，跌打损伤，湿疹，烫伤。

【用法用量】 内服：煎汤，10~15g；鲜者加倍。外用：适量，煎水含漱；或熬膏涂；捣烂或绞汁涂敷。

小蜡树药材

小蜡树植物

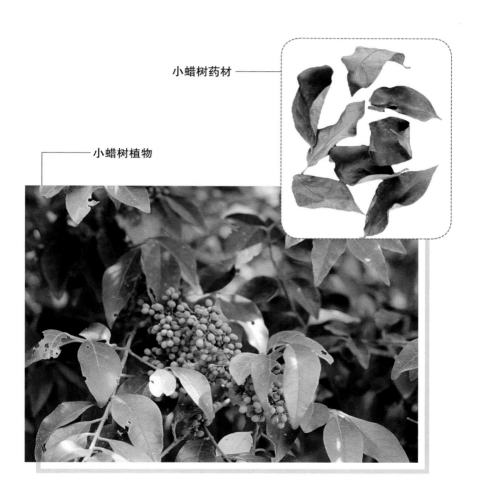

山小橘

【别　　名】 野沙柑、饭汤木、酒饼木、山油柑、山橘、山小桔。

【来　　源】 为芸香科植物小花山小橘 *Glycosmis parviflora*（Sims）Little. 的根和叶。

【植物形态】 灌木。嫩枝常被褐锈色绒毛。叶互生，有单叶和羽状复叶两种；单叶生于短柄上；奇数羽状复叶具小叶 3~5；小叶片纸质，长圆形，长 6~18cm，宽 2.5~5cm，先端渐尖或急尖而钝头，基部狭楔形，缘或为不规则的微波状，两面无毛，上面绿色，下面较淡，具透明腺点。圆锥花序腋生，稀顶生，花序轴初时被褐色短柔毛；萼 5 裂，广卵形，外被毛；花瓣 5，白色或淡黄色，椭圆形，光滑。浆果近球形，淡红色或朱红色，熟时半透明。

【分　　布】 广西主要分布于乐业、靖西、马山、南宁、龙州、宁明、防城、北海、贵港、平南、北流、昭平、邕宁、岑溪。

【采集加工】 根全年均可采挖，洗净，切片晒干；叶鲜用。

【药材性状】 根长圆锥状，少数具支根，表面具不规则纵纹，黄褐色至褐色。质坚硬，不易折断，断面不平整，皮薄，木质部黄白色，可见同心环及辐射状纹理。叶片多皱缩，完整者展平后呈长椭圆形，先端钝或急尖，基部楔形，全缘，上面灰绿色，微有光泽，下面浅黄绿色，两面有透明腺点。气微香，味苦、辛。

【功效主治】 祛风解表，化痰止咳，理气消积，散瘀消肿。主治感冒咳嗽，食滞纳呆，食积腹痛，疝气痛，跌打肿痛。

【用法用量】 内服：煎汤，9~15g。外用：适量，煎水洗；或鲜叶捣敷。

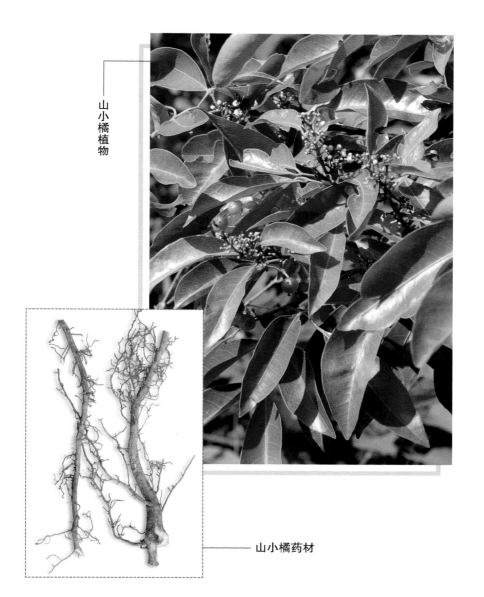

山小橘植物

山小橘药材

山乌龟

【别　　名】　地乌龟、金线吊乌龟、金不换、地不容。

【来　　源】　为防己科植物广西地不容 *Stephania kwangsiensis* H. S. L. 的块根。

【植物形态】　草质藤本。块根扁球形或不规则球形，通常露于地面，外皮灰褐色，粗糙，散生皮孔状小突点。茎枝圆，有直条纹。叶互生；叶盾状着生；叶片纸质，三角状圆形或近圆形，长、宽均为5~12cm，两面无毛，上面淡绿色，下面苍白色，密生小乳突。花小，单性，雌雄异株，均为复伞形聚伞花序，腋生；雄花萼片6，排成2轮，外面均密生透明小乳突；花瓣3，肉质，外面密生透明小乳突，内面有2个垫状大腺体；雌花萼片1，近卵形；花瓣2，阔卵形；核果红色，内果皮阔倒卵形，背部有4行钩刺状雕纹。

【分　　布】　广西主要分布于龙州、德保、靖西、那坡、田东、凌云。

【采集加工】　秋、冬季采收，洗净，切片，晒干。

【药材性状】　块根类球形或扁球形，或为不规则块状，直径10~40cm，表面褐色、灰褐色至黑褐色，有不规则的龟裂纹，散生众多小凸点。新鲜切面淡黄色至黄色，或放置后呈深黄棕色者。断面常可见筋脉纹，环状排列呈同心环状，干后略呈点状突起。气微，味苦。

【功效主治】　清热解毒，散瘀止痛。主治咽痛，胃痛，跌打损伤，疮疖痈肿，毒蛇咬伤。

【用法用量】　内服：煎汤，6~15g。外用：适量，鲜品捣敷患处。

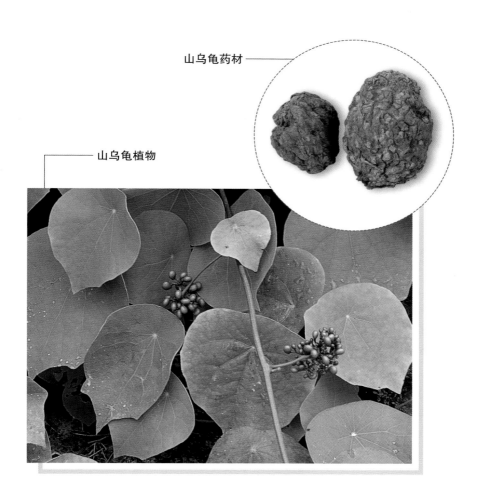

山乌龟药材

山乌龟植物

山石榴

【别　　名】　猪肚木、跌掌随、老虎刺。

【来　　源】　为茜草科植物山石榴 *Catunaregam spinosa*（Thunb.）Tirveng. 的叶及根。

【植物形态】　多年生具刺灌木。小枝圆柱形，被土黄色柔毛；刺对生，长 3~30mm，茎直而锐尖。叶对生；叶片纸质，卵形、卵状长圆形或椭圆形，长 2~5cm，两面无毛或在下面沿中脉被疏长毛。花具短梗，腋生，单朵或数朵簇生于叶腋，有杯状小苞片承托；萼筒倒圆锥形，先端具不明显的波状小齿；花冠白色或带黄毛，裂片 5，锐尖；雄蕊 5，生于冠筒喉部；花柱伸出。核果单个或双生，扁球形。

【分　　布】　广西主要分布于东兰、平果、隆安、邕宁、上林、武鸣、龙州、防城、灵山、桂平、昭平、岑溪。

【采集加工】　夏季采摘叶；四季均可挖根切片，鲜用或晒干。

【药材性状】　根圆柱形，分枝多，直径 3~8cm，皮部黄褐色，木部浅黄色，质硬，难折断。叶对生或簇生于短侧枝上，绿黄色，皱缩，托叶卵形，基部合生，先端芒尖，叶片展开呈宽倒卵形至匙形，长 2.5~8cm，宽 1.5~3.5cm，钝头，仅在下面中脉和叶缘有毛。气微，味淡。

【功效主治】　祛瘀散肿，解毒，止血。主治跌打瘀肿，外伤出血，疥疮。

【用法用量】　外用：鲜根、叶适量，捣敷；果研粉撒；或煎水外洗。

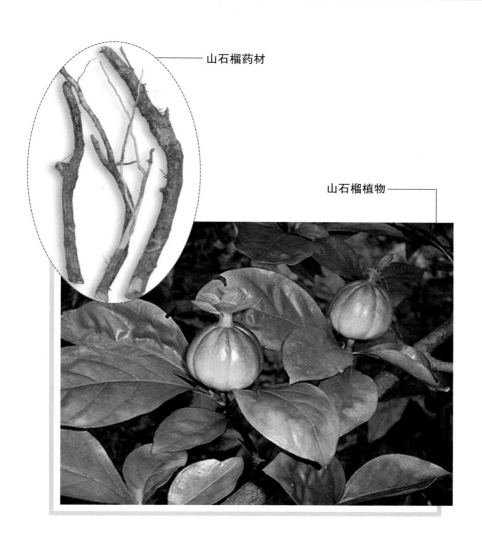

山石榴药材

山石榴植物

山芝麻

【别　　名】 野芝麻、假芝麻、山油麻、白头公、苦麻。

【来　　源】 为梧桐科植物山芝麻 *Helicteres angustifolia* L. 的根。

【植物形态】 小灌木。小枝被灰绿色短柔毛。叶互生；叶柄被星状短柔毛；叶片狭长圆形或条状披针形，长 3.5~5cm，宽 1.5~2.5cm，先端钝或急尖，基部圆形，下面被灰白色或淡黄色星状茸毛，间或混生刚毛，全缘。聚伞花序腋生，有花 2 至数朵；花梗通常有锥尖状的小苞片 4 枚；花萼管状，被星状短柔毛，5 裂，裂片三角形；花瓣 5，不等大，淡红色或紫红色，比萼略长，基部有两个耳状附属体。蒴果卵状长圆形，密被星状毛及混生长绒毛。种子小，褐色，有椭圆形小斑点。

【分　　布】 广西各地均有分布。

【采集加工】 全年均可采收，洗净，切段，晒干。

【药材性状】 根呈圆柱形，略扭曲，头部常带有结节状的茎枝残基；表面灰黄色至灰褐色，间有坚韧的侧根或侧根痕，栓皮粗糙，有纵斜裂纹，老根栓皮易片状剥落。质坚硬，断面皮部较厚，暗棕色或灰黄色，强纤维性，易与木部剥离并撕裂。木部黄白色，具微密放射状纹理。气微香，味苦、微涩。

【功效主治】 清热解毒，消肿止痒。主治感冒发热，咽喉肿痛，痄腮，肺热咳嗽，肠炎，痢疾，瘰疬，痈肿，痔疮。

【用法用量】 内服：煎汤，9~15g；鲜品 30~60g。外用：适量，鲜品捣敷。

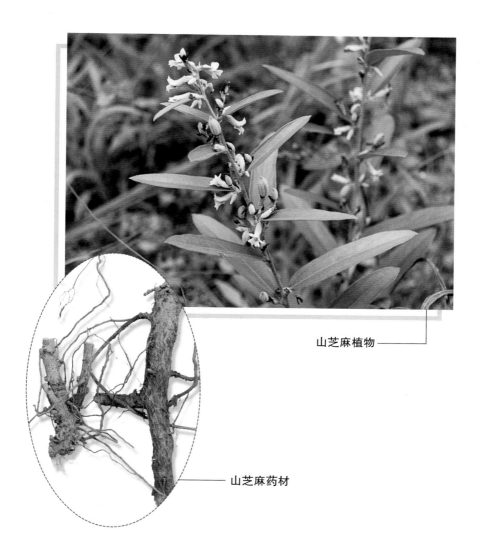

山芝麻植物

山芝麻药材

山麦冬

【别　　名】　土麦冬、麦门冬、大叶麦门冬。

【来　　源】　为百合科植物山麦冬 *Liriope spicata*（Thunb.）Lour. 的块根。

【植物形态】　草本。根状茎粗短，生有许多长而细的须根，其中部膨大成连珠状或纺锤形的肉质小块根。叶丛生；叶柄有膜质鞘；叶片革质，条形，长 15~30cm，宽 4~7cm。花茎直立，总状花序顶生，有花多数，常 1~4 朵聚生于苞腋，苞片小，披针形，关节位于花梗中部以上或近顶端；花被片矩圆形、矩圆状披针形，花被淡紫色或浅蓝色。长圆形或披针形；子房上位，近球形，花柱稍弯，柱头不明显。浆果球形，熟时蓝黑色。

【分　　布】　广西主要分布于南丹、东兰、三江、融安、忻城、金秀等地。

【采集加工】　夏季采挖，洗净，反复曝晒，堆置至七八成干，去须根，干燥。

【药材性状】　块根呈纺锤形，略弯曲，两端狭尖，中部略粗，长 1.5~3.5cm，直径 3~5mm。表面淡黄色，有的黄棕色，不饱满，具粗糙的纵皱纹。纤维性强，断面黄白色，蜡质样。味较淡。

【功效主治】　养阴生津。主治阴虚肺燥，咳嗽痰黏，胃阴不足，口燥咽干，肠燥便秘。

【用法用量】　内服：煎汤，10~15g。

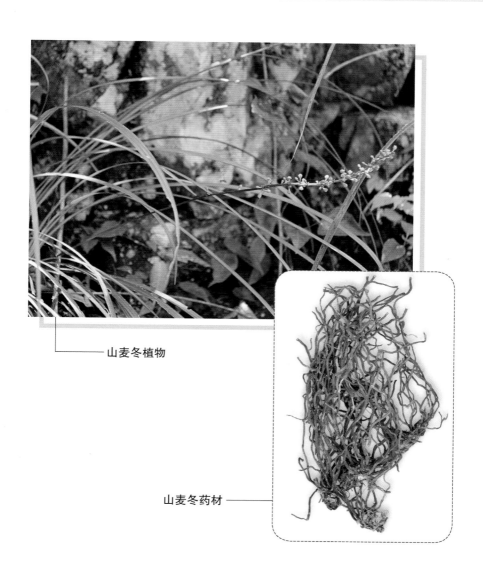

山麦冬植物

山麦冬药材

山牡荆

【别　　名】 小狮子、小凉伞、入骨风、小郎伞、石狮子、杉纽根、产后草。

【来　　源】 为马鞭草科植物山牡荆 *Vitex quinata*（Lour.）Wall. 的叶。

【植物形态】 乔木。树皮灰褐色。小枝四棱形，有微柔毛和腺点。掌状复叶，小叶 3~5，倒卵形至倒卵状椭圆形，顶端渐尖至短尾状，基部楔形至阔楔形，通常全缘，中脉被微柔毛，表面通常有灰白色小窝点，背面有金黄色腺点；中间小叶片长 5~9cm，宽 2~4cm，两侧的小叶较小。聚伞花序排成顶生圆锥花序式，密被棕黄色微柔毛，苞片线形，早落；花萼钟状，顶端有 5 钝齿，外面密生棕黄色细柔毛和腺点，花冠淡黄色，顶端 5 裂，二唇形，外面有柔毛和腺点；雄蕊 4，子房顶端有腺点。核果球形或倒卵形，黑色，宿萼呈圆盘状，顶端近截形。

【分　　布】 广西主要分布于永福、罗城、凌云、天等、防城、龙州、武鸣、博白、平南、灵山。

【采集加工】 夏、秋季采收，洗净，晒干。

【药材性状】 小叶片 3~5，皱缩，展平呈倒卵形至倒卵状椭圆形，顶端渐尖至短尾状，基部楔形至阔楔形，通常全缘，表面通常有灰白色小窝点，中间小叶片较两侧的小叶大。质脆，易碎。气香，味微苦。

【功效主治】 止咳平喘，镇静退热。主治急、慢性气管炎，支气管炎，喘咳气促，小儿发热，烦躁不安。

【用法用量】 内服：煎汤，10~15g。

山牡荆药材

山牡荆植物

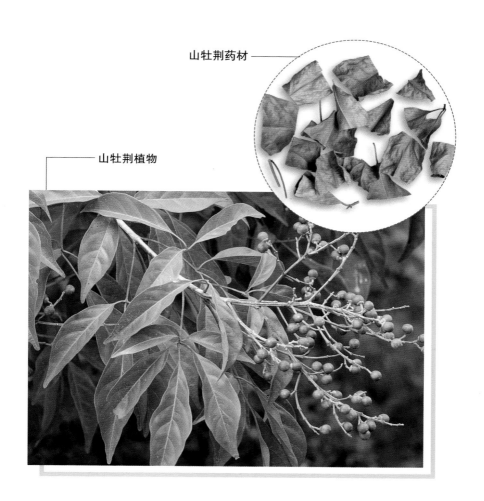

山 矾

【别　　名】 钉地黄、羊子屎、土常山、木地牛、白柴头、小药木。

【来　　源】 为山矾科植物华山矾 *Symplocos chinensis*（Lour.）Druce 的叶。

【植物形态】 灌木。枝、叶柄、叶背均被灰黄色皱曲柔毛。叶互生；叶片纸质，椭圆形或倒卵形，长 4~7cm，宽 2~5cm，先端急尖或短尖，有时圆，基部楔形或圆形，边缘有细尖锯齿，叶面有短柔毛；中脉在叶面凹下，侧脉每边 4~7 条。圆锥花序顶生或腋生，花序轴、苞片、萼外面均密被灰黄色皱曲柔毛；苞片早落；花萼裂片长圆形，长于萼筒；花冠白色，芳香，5 深裂几达基部；雄蕊 50~60，花丝基部合生成 5 体雄蕊；花盘具 5 凸起的腺点，无毛；子房 2 室。核果卵状圆球形，歪斜，被紧贴的柔毛，熟时蓝色，先端宿萼裂片向内伏。

【分　　布】 广西各地有分布。

【采集加工】 春、夏季采叶，晒干。

【药材性状】 叶片纸质，多皱缩破碎，绿色或黄绿色，完整者展平后呈椭圆形或倒卵形，先端急尖或短尖，基部楔形或圆形，边缘有细小锯齿，上面有短柔毛。中脉在上面凹下，侧脉每边 4~7 条。嫩枝、叶柄、叶背均被有黄色皱曲柔毛。气微，味苦，有小毒。

【功效主治】 行水平喘，清热解毒。主治水湿胀满，咳嗽喘逆，火眼，疮癣。

【用法用量】 内服：煎汤，9~15g。

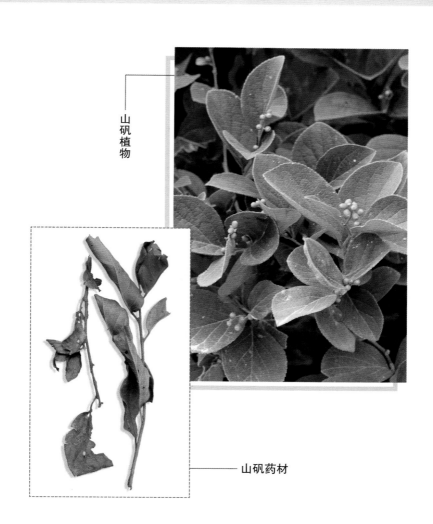

山矾植物

山矾药材

山油柑

【别　　名】 沙塘木、沙糖木、沙柑木、甜饼木、山柑、长柄山油柑。

【来　　源】 为芸香科植物山油柑 *Acronychia pedunculata*（L.）Miq. 的果实。

【植物形态】 常绿乔木。树皮灰白色至灰黄色，幼枝及花序被毛茸。单叶对生，叶片长圆形至长椭圆形，长 6~15cm，宽 2.5~6cm，两端狭尖，有时先端略圆或微凹，基部阔楔形，密生腺点。聚伞花序具长柄，顶生或腋生；花两性，黄白色；萼片 4，花瓣 4，青白色，狭披针形或线形，两侧边缘内卷，内面密被毛茸；雄蕊 8，花丝中部以下两侧边缘被毛；子房上位，密被毛，4 室，花柱细长。核果黄色，平滑，半透明，近圆球形而略有棱角。种子倒卵形，黑色，有肉质胚乳。

【分　　布】 广西主要分布于岑溪、博白、灵山、北海、合浦、防城、龙州、邕宁。

【采集加工】 秋、冬采收果实，用开水烫透，晒干。

【药材性状】 果淡黄色，半透明，近圆球形而略有棱角，直径 1~1.5cm，顶部平坦，中央微凹陷，有 4 条浅沟纹。种子黑色，有肉质胚乳。气微香，味微苦。

【功效主治】 健脾，消食，止汗。主治食欲不振，消化不良，多汗。

【用法用量】 内服：煎汤，9~15g。

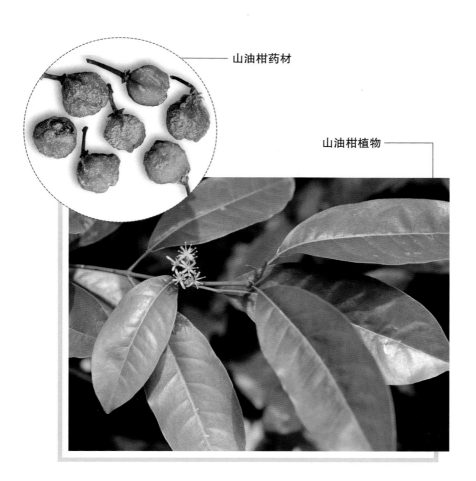

山油柑药材

山油柑植物

山胡椒

【别　　名】假死风、牛筋树、雷公子、假死柴、野胡椒、香叶子。

【来　　源】为樟科植物山胡椒 *Lindera glauca*（Sieb. et Zucc.）Bl. 的全株。

【植物形态】落叶灌木。树皮平滑，灰色。冬芽长角锥形，芽鳞裸露部分红色，幼枝白黄色。叶互生，宽椭圆形、倒卵形到狭倒卵形，长 4~9cm，宽 2~6cm，被白色柔毛，纸质；叶枯后不落，翌年新叶发出时落下。伞形花序腋生；雄花花被片黄色，椭圆形，外面在背脊部被柔毛；雄蕊 9，第三轮的基部着生 2 具角突宽肾形腺体，有时第 2 轮雄蕊花丝也着生一较小腺体；退化雌蕊细小，椭圆形，上有一小凸尖。雌花花被片黄色，椭圆或倒卵形，内、外轮几相等，外面在背脊部被稀疏柔毛或仅基部有少数柔毛；退化雄蕊条形，第三轮的基部着生两个不规则肾形腺体，腺体柄与退化雄蕊中部以下合生；子房椭圆形。果熟时黑褐色。

【分　　布】广西主要分布于融水、临桂、全州、兴安、龙胜、资源、南丹、罗城。

【采集加工】秋季采收，晒干。

【药材性状】根呈长圆柱形，表面棕褐色，栓皮粗糙，易脱落；质坚硬，难折断；断面皮部褐色，木部黄白色。茎表面灰色；质硬，不易折断，断面白色。叶纸质，宽椭圆形、倒卵形到狭倒卵形，长 4~8cm，宽 2~6cm。果有时可见，熟时黑褐色。气微芳香，味辛凉。

【功效主治】解毒消疮，祛风止痛，止痒，止血。主治疮疡肿毒，风湿痹痛，跌打损伤，外伤出血，皮肤瘙痒，蛇虫咬伤。

【用法用量】内服：煎汤，10~20g。外用：适量。

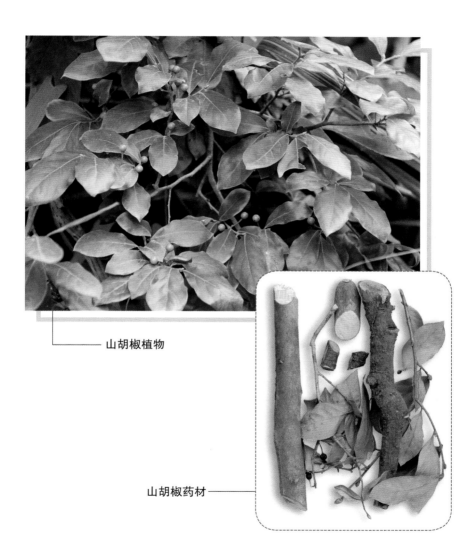

山胡椒植物

山胡椒药材

山柑算盘子

【别　　名】　小甘淫、细甘淫、栗叶算盘子。

【来　　源】　为大戟科植物山柑算盘子 *Glochidion fagifolium* Miq. 的叶。

【植物形态】　常绿灌木或小乔木。树皮灰白色；小枝绿色，有细棱，干后变黑，光滑无毛。叶互生；托叶近三角形，锐尖；叶片纸质或近革质，卵状披针形、长圆状披针形或披针形，长 5~12cm，宽 1.5~3cm，先端渐尖，基部楔形，两侧通常略不等，全缘，下面浅绿色，干后灰褐色，两面无毛。花簇生，浅绿色。雌雄同株；雄花萼片 5~6，倒卵圆形，淡黄色，雄蕊 3 枚，花药隔短；雌花花萼片 6，卵状三角形或卵圆形，外面 3 片较大而厚，子房陀螺状，4~6 室，花时上部为花柱所包，花柱合生呈扁球状，约为子房宽的 2 倍。蒴果扁球形，先端凹陷，光滑，具深纵沟，宿存花柱扁球状。

【分　　布】　广西各地有分布。

【采集加工】　全年均可采收，鲜用或晒干备用。

【药材性状】　具短柄，叶片长圆形、长圆状卵形或披针形，长 3~8cm，宽 1~2.5cm，先端尖或钝，基部宽镮形，全缘，上面仅脉上披疏短柔毛或几无毛；下面粉绿色，密被短柔毛，叶片较厚，纸质或革质。气微，味苦涩。

【功效主治】　清热解毒。主治感冒发热，暑热口渴，口疮，湿疹，疮疡溃烂。

【用法用量】　内服：煎汤，15~30g。外用：适量，煎水含漱；或外洗。

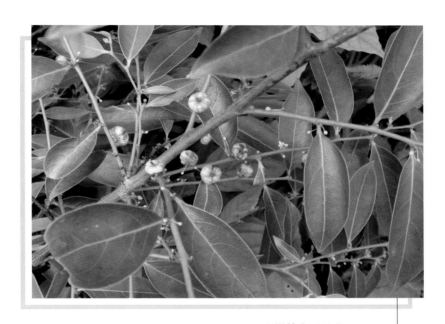

山柑算盘子植物

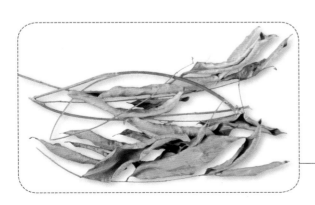

山柑算盘子药材

山 香

【别　　名】 毛老虎、逼死蛇、山薄荷。

【来　　源】 为唇形科植物山香 *Hyptis suaveolens*（L.）Poit. 的全草。

【植物形态】 草本。茎直立，四棱形，多分枝，全株被毛，揉之有香气。单叶对生，卵形，长 4~8cm，宽 3~6cm，顶端钝，基部浅心形，边缘波状或有疏齿，两面被疏柔毛。聚伞花序 2~4 花，在枝上排成假总状或圆锥花序；萼 5 齿，三角形，有钻状尖头，被长柔毛；花冠蓝色，二唇形，上唇 2 圆裂，裂片外反，下唇 3 裂，侧裂片圆形，中裂片囊状；雄蕊 4，下倾，插生于花冠喉部，花丝扁平，花药汇合成 1 室；花柱先端 2 浅裂；花盘阔环状；子房裂片长圆形。小坚果常 2 枚成熟，扁平，暗褐色，具细点。

【分　　布】 广西主要分布于平南、桂平、贵港、玉林、陆川、北流、岑溪。

【采集加工】 夏、秋季采全草，切段，阴干或鲜用。

【药材性状】 全草黄绿色，长短不一，直径 0.4~1.6m。茎钝四棱形被平展刚毛，叶片皱缩，展开呈卵形或宽卵形，长 1.4~11cm，宽 1.2~9cm，先端锐尖，基部圆形或浅心形，两面均被疏柔毛。聚伞花序。质脆，断面中空或白色至淡黄色。揉之有香气。味辛、苦，性平。

【功效主治】 疏风解表，行气散瘀，利湿，解毒止痛。主治感冒头痛，胃肠胀气，风湿骨痛。外用治跌打肿痛，创伤出血，痈肿疮毒，虫蛇咬伤，湿疹，皮炎。

【用法用量】 内服：煎汤，10~15g。外用：适量，鲜草捣烂敷或煎水洗。

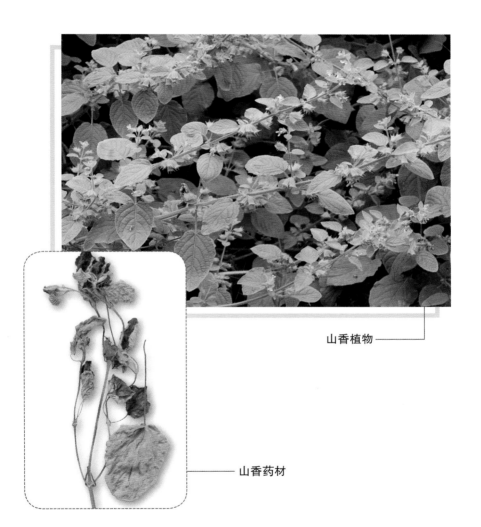

山香植物

山香药材

山 姜

【别　　名】 和山姜、九姜连、姜叶淫羊藿、九龙盘、姜七、高良姜、鸡爪莲。

【来　　源】 为姜科植物山姜 *Alpinia japonica*（Tunb.）Miq. 的根茎。

【植物形态】 草本。根茎横生，分枝。叶片通常 2~5 片；叶舌 2 裂，被短柔毛；叶片披针形或狭长椭圆形，长 25~40cm，宽 4~7cm，两端渐尖，先端具小尖头，两面、特别是叶下面被短柔毛。总状花序顶生，花序轴密生绒毛；总苞片披针形，开花时脱落；小苞片极小，早落；花通常 2 朵聚生，在 2 朵花之间常有退化的小花残迹可见；花萼棒状，被短柔毛，先端 3 齿裂；花冠管被疏柔毛，花冠裂片长圆形，外被绒毛，后方的 1 枚兜状；侧生退化雄蕊线形；唇瓣卵形，白色而具红色脉纹，先端 2 裂，边缘具不整齐缺刻；雄蕊长 1.2~1.4cm；子房密被绒毛。果球形或椭圆形，被短柔毛，熟时橘红色，先端具宿存的萼筒；种子多角形，有樟脑味。

【分　　布】 广西主要分布于三江、灵川、容县、德保那坡、乐业、隆林、富川、南丹、天峨、金秀。

【采集加工】 3~4 月采挖，洗净，晒干。

【药材性状】 根茎圆柱形，多弯曲，有分枝。表面棕红色或暗褐色，节明显，节间长 0.5~1cm。质坚韧，不易折断，断面纤维性，红棕色或灰棕色。气香，味辛。

【功效主治】 温中散寒，祛风活血。主治脘腹冷痛，肺寒咳嗽，风湿痹痛，跌打损伤，月经不调，劳伤吐血。

【用法用量】 内服：煎汤，3~6g；或浸酒。外用：适量，捣敷；或捣烂酒搽；或煎水洗。

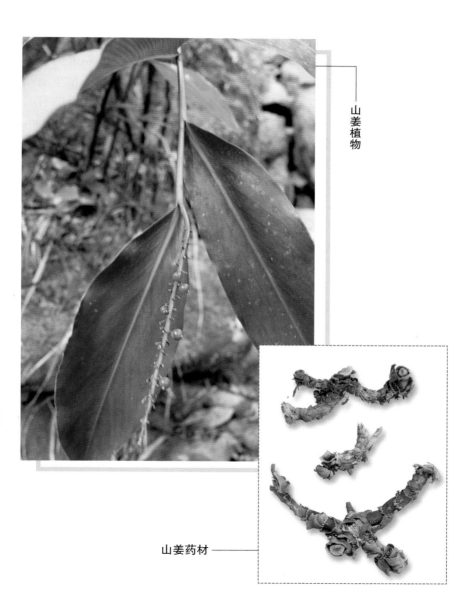

山姜植物

山姜药材

山黄皮

【别　　名】　过山香、鸡母黄、大棵、臭皮树、野黄皮。

【来　　源】　为芸香科植物假黄皮 *Clausena excavata* Burm. f. 的根。

【植物形态】　灌木。小枝及叶轴密被向上弯的短柔毛且散生微凸起的油点。小叶 21~27 枚，幼龄植株的多达 41 枚，花序邻近的有时仅 15 枚，小叶甚不对称，斜卵形或斜披针形，长 2~9cm，宽 1~3cm，边缘波浪状，两面被毛或仅叶脉有毛，老叶几无毛；花序顶生；花蕾圆球形；苞片对生；花瓣白或淡黄白色，卵形或倒卵形，雄蕊 8 枚，长短相间，花蕾时贴附于花瓣内侧，盛花时伸出于花瓣外，花丝中部以上线形，中部曲膝状，下部宽，花药在药隔上方有 1 油点；子房上角四周各有 1 油点，密被灰白色长柔毛，花柱短而粗。果椭圆形，初时被毛，成熟时由暗黄色转为淡红色，毛尽脱落，种子 1~2 颗。

【分　　布】　广西主要分布于横县、北海、合浦、防城、上思、桂平、博白、那坡、田林、隆林、扶绥、龙州。

【采集加工】　全年可采，根切片晒干。

【药材性状】　根圆柱形，表面土灰色，具不规则纵纹。质硬，不易折断，切断皮薄，木部黄白色。气香，味微辛。

【功效主治】　疏风解表，除湿消肿，行气散瘀。主治感冒，麻疹，哮喘，水肿，胃痛，风湿痹痛，湿疹，扭挫伤折。

【用法用量】　内服：煎汤，6~12g。外用：适量，煎汤洗；或叶捣烂敷。

山黄皮植物

山黄皮药材

山黄麻

【别　　名】 山麻木、九层麻、麻桐树、山角麻、山王麻、麻木、下格木。

【来　　源】 为榆科植物山黄麻 *Trema orientalis*（L.）Bl. 的叶。

【植物形态】 小乔木。当年生枝条密被白色伸展的曲柔毛。叶互生；叶柄密被白色柔毛；叶片纸质，卵状披针形或披针形，长 6~18cm，宽 3~8cm，先端长而渐尖，基部心形或近截平，常稍斜，上面有短硬毛而粗糙，下面密被银灰色丝质柔毛或曲柔毛，边缘有细锯齿；基出 3 脉，侧脉 5~6 对，网脉明显。花单性，雌雄异株，聚伞花序稠密，稍长于叶柄；花萼 5 深裂，背面被毛；雄蕊 5，与萼片对生；子房 1 室，柱头 2，被毛。核果卵球形，果柄被毛。

【分　　布】 广西主要分布于天峨、靖西、武鸣、南宁、宁明、博白、桂平、金秀、岑溪、藤县、平南。

【采集加工】 夏、秋季采收，晒干。

【药材性状】 叶多皱缩，展平后完整者呈卵形，卵状披针形或披针形，长 6~18cm，先端长渐尖，基部心形或近截形，常稍斜，基部 3 出脉明显，边缘有小锯齿，上面有短硬毛而粗糙，下面密被淡黄色柔毛，质脆。气微，味涩。

【功效主治】 散瘀消肿止痛，收敛止血。主治外伤出血，跌打损伤，瘀肿疼痛。

【用法用量】 外用：适量，鲜品，捣敷；或研末敷。

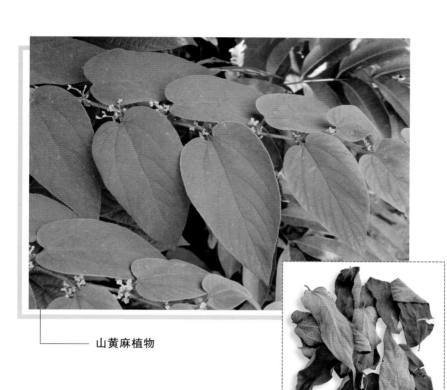

山黄麻植物

山黄麻药材

山菅兰

【别　　名】　山猫儿、桔梗兰、假射干、蛇王修。

【来　　源】　为百合科植物山菅 *Dianella ensifolia*（L.）DC. 的根及根茎。

【植物形态】　草本。具根茎。叶 2 列状排列，条状披针形，长 30cm 以上，宽 1.2~3cm 以上，基部鞘状套折，先端长渐尖，边缘和沿叶青中脉具细锐齿。总状花序组成顶生圆锥花序，分枝疏散；花淡黄色、绿白色至淡紫色；具长短不一的花梗；花被片 6，长圆状披针形，开展；雄蕊 6，花丝极厚，花药线形，暗棕色；子房近圆形，花柱线状，柱头部明显的 3 裂。浆果卵圆形，蓝紫色，光滑；种子 5~6 颗，黑色。

【分　　布】　广西主要分布于南宁、武鸣、邕宁、上思、龙州、宾阳、隆安、靖西、隆林、凌云、乐业、东兰、来宾、平南、博白。

【采集加工】　全年均可采收，洗净，晒干或鲜用。

【药材性状】　根状茎极短，直径约 1cm，节间亦短，长约 5mm，节上有鳞叶残留和多数长短不一须根，均为浅灰黑色。须根直径约 1.5mm，具细纵棱及环状裂痕，或皮层脱落露出浅棕色木质部，较易折断，断面肉眼可见髓部中空。气微，味辛。

【功效主治】　拔毒消肿，散瘀止痛，杀虫。主治跌打损伤，瘰疬，痈疽疮癣。

【用法用量】　外用：适量，捣敷或研粉醋调敷。

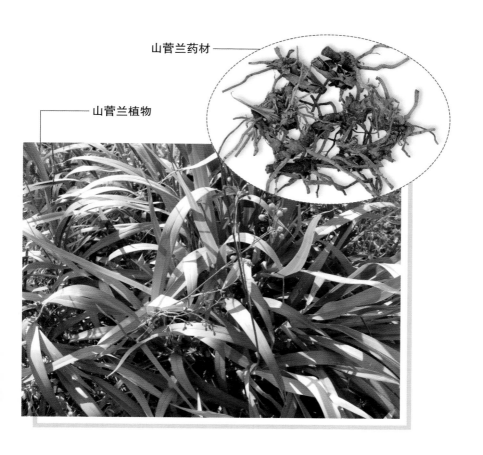

山菅兰药材

山菅兰植物

山银花

【别　　名】 金银花、双花、山花、南银花、山金银花、土忍冬、土银花。

【来　　源】 为忍冬科植物红腺忍冬 *Lonicera hypoglauca* Miq. 的花蕾或带初开的花。

【植物形态】 攀援灌木。幼枝被微毛。叶卵形至卵状矩圆形，长3~10cm，顶端短渐尖，基部近圆形，下面密生微毛并杂有橘红色腺毛。总花梗单生或多个集生，短于叶柄；萼筒无毛，萼齿长三角形，具睫毛；花冠3.5~4.5cm，外疏生微毛和腺毛，先白色后变黄色，唇形，上唇具4裂片，下唇反转，约与花冠筒等长；雄蕊5，与花柱均稍伸出花冠。浆果近球形，黑色，直径约7mm。

【分　　布】 广西主要分布于桂林、梧州、玉林、柳州、河池、南宁、百色。

【采集加工】 春末夏初花开放前采收，鲜用或晒干。

【药材性状】 花蕾呈棒状，上粗下细，略弯曲，长2~3cm，上部直径约3mm，下部直径约1.5mm，表面黄白色或绿白色，密被短柔毛。偶见叶状苞片。花萼绿色，先端5裂，裂片有毛；开放者花冠筒状，先端二唇形黄色。气清香，味微甘苦。

【功效主治】 清热解毒，疏散风热。主治温病发热，热毒血痢，痈肿疔疮，喉痹及多种感染性疾病。

【用法用量】 内服：煎汤10~20g；或入丸、散。外用：适量，捣敷。疏散风热多用鲜品。

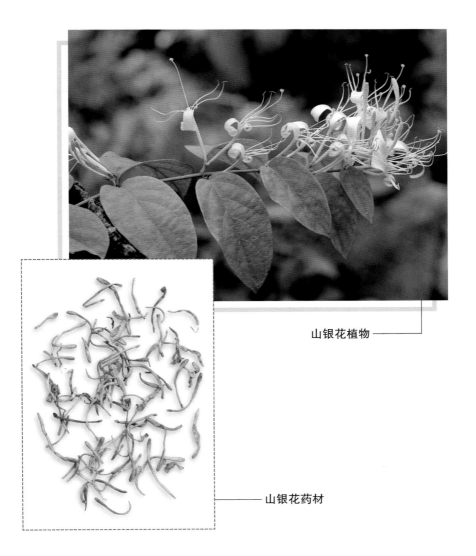

山银花植物

山银花药材

山 蒟

【别　　名】 酒饼藤、爬岩香、二十四症、山蒌、石蒟、山蒌绿藤、水蒌。

【来　　源】 为胡椒科植物山蒟 *Piper hancei* Maxim. 的茎叶。

【植物形态】 攀援藤本。除花序轴和苞片柄外均光滑无毛。茎、枝具细纵纹，节上生不定根。叶互生，纸质或近革质，卵状披针形或椭圆形，少披针形，长 6~12cm，宽 2.5~4.5cm，先端短尖或渐尖，基部渐狭或楔形，有时明显不对称，叶脉 5~7 条，最上 1 对互生，离基 1~3cm，从中脉发出；叶鞘长约为叶柄之半。花单性，雌雄异株，聚集成与叶对生的穗状花序；雄花序轴被毛；苞片近圆形，近无柄或具短柄，盾状，向轴面和柄上被柔毛；雄蕊 2 枚，花丝短。雌花序果期延长；苞片与雄花序的相同，但柄略长；子房近球形，离生，柱头 4 或 3，浆果球形，黄色。

【分　　布】 广西主要分布于临桂、容县、博白、昭平。

【采集加工】 秋季采收，切段，晒干。

【药材性状】 茎圆柱形，细长，直径 1~3mm。表面灰褐色，有纵纹，节膨大，有不定根，节间长 2~10cm。质脆易断，断面皮部灰褐色，较薄，木部灰白色，有许多小孔。叶多皱缩，有的破碎，完整叶片展平后狭椭圆形或卵状披针形，长 4~12cm，宽 2~5cm；先端渐尖，基部近楔形，常偏斜。质脆。气清香，味辛辣。

【功效主治】 祛风除湿，活血消肿，行气止痛，化痰止咳。主治风寒湿痹，胃痛，痛经，跌打损伤，风寒咳喘，疝气痛。

【用法用量】 内服：煎汤，9~15g，鲜品加倍；或浸酒。外用：适量，煎水洗；或鲜品捣敷。

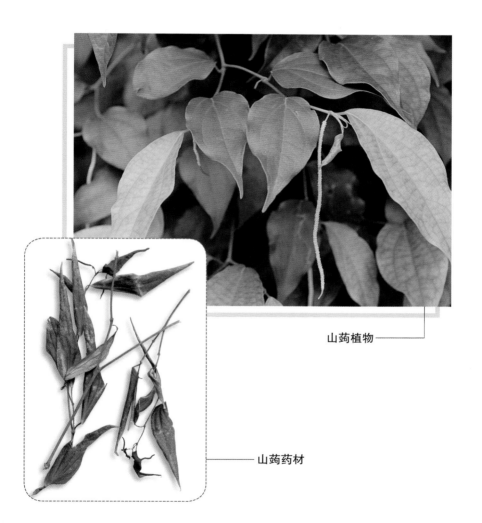

山蒟植物

山蒟药材

山　橙

【别　　名】马骝藤、马骝橙藤、猴子果、铜锣锤。

【来　　源】为夹竹桃科植物山橙 *Melodinus suaveolens* Champ. ex Benth. 的果实。

【植物形态】攀援木质藤本。具乳汁，除花序被稀疏的柔毛外，其余无毛；小枝褐色。叶近革质，椭圆形或卵圆形，长 5~9.5cm，宽 1.8~4.5cm，顶端短渐尖，基部渐尖或圆形，叶面深绿色而有光泽。聚伞花序顶生和腋生；花蕾顶端圆形或钝；花白色；花萼被微毛，裂片卵圆形，顶端圆形或钝，边缘膜质；花冠筒外披微毛，裂片约为花冠筒的 1/2，或与之等长，基部稍狭，上部向一边扩大而成镰刀状或成斧形，具双齿；副花冠钟状或筒状，顶端成 5 裂片，伸出花冠喉外；雄蕊着生在花冠筒中部。浆果球形，顶端具钝头，成熟时橙黄色或橙红色；种子多数，犬齿状或两侧扁平，干时棕褐色。

【分　　布】广西主要分布于合浦、防城、上思、陆川、博白、宁明。

【采集加工】秋季果实成熟时采收，晒干备用。

【药材性状】果实圆球形，直径 3.5~6cm，外表橙红色，可见深棕色的斑纹，有光泽，常有花萼宿存。果皮坚韧，果肉干缩呈海绵状，白色与棕色相杂，2 室，有多数种子镶嵌于果肉内。种子扁圆形，长约 5mm，棕褐色至黑褐色，表面密布斜细孔；种仁黄色，富油质。气淡，味微苦。

【功效主治】行气，止痛，除湿，杀虫。主治胃气痛，膈症，疝气，瘰疬，湿癣疥癞。

【用法用量】内服：煎汤，6~10g。外用：适量，煎水洗；或研末调敷。

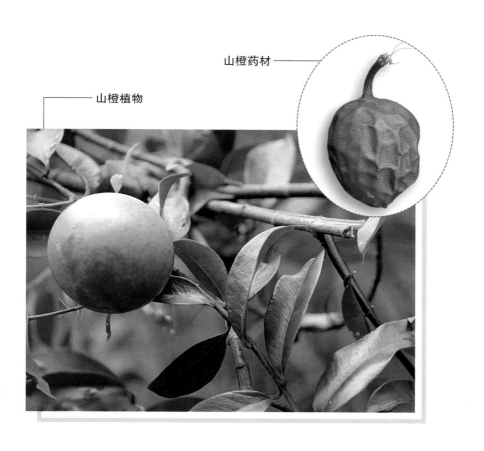

山橙药材

山橙植物

千日红

【别　　名】　百日红、千年红。

【来　　源】　为苋科植物千日红 *Gomphrena globosa* L. 的花序。

【植物形态】　草本。全株密被白色长毛。茎直立，有分枝，近四棱形，具沟纹，节部膨大，带紫红色。单叶对生；叶柄有灰色长柔毛；叶片长圆形至椭圆形。长 5~10cm，宽 2~4cm，先端钝而尖，基部楔形，两面有小斑点，边缘波状。头状花序球形或长圆形，通常单生于枝顶，有时 2~3 花序并生，常紫红色，有时淡紫色或白色；总苞 2 枚，叶状，每花基部有干膜质卵形苞片 1 枚，三角状披针形小苞片 2 枚，紫红色，背棱有明显细锯齿，花被片披针形，外面密被白色绵毛；花丝合生成管状，先端 5 裂；柱头 2，叉状分枝。胞果近球形。种子肾形，棕色，光亮。

【分　　布】　广西有栽培。

【采集加工】　夏、秋季采集，晒干或晾干。

【药材性状】　花序球状或长圆形，长 1.5~3cm，直径 1.5~2cm，紫红色或淡红色，花多数，密生，花被片披针形，顶端 5 浅裂，花期后不变硬。叶状总苞片 2 枚，苞片背面及总花梗密生白色长绵毛。质轻柔，不易碎。气微清香，味淡。

【功效主治】　止咳平喘，清热解毒，清肝明目。主治咳喘咯血，百日咳，小儿夜啼，目赤肿痛，眩晕头痛，小便不利。

【用法用量】　内服：煎汤，3~9g。外用：适量，捣敷或煎水洗。

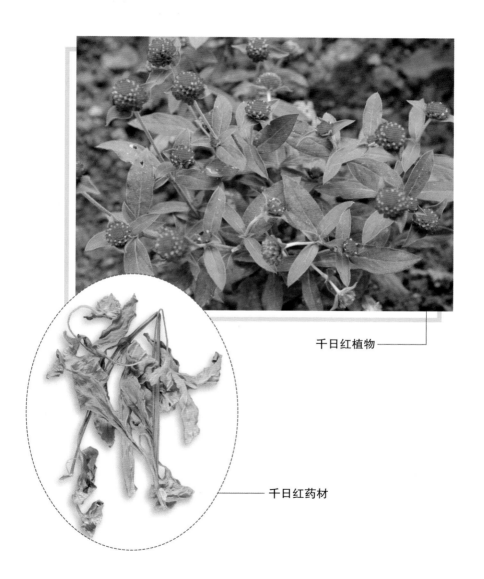

千日红植物

千日红药材

千斤拔

【别　　名】 老鼠尾、牛大力、千里马、一条根、吊马桩、金牛尾。

【来　　源】 为豆科植物千斤拔 *Flemingia philippinensis* Merr. et Rolfe 的根。

【植物形态】 半灌木。幼枝三棱柱状，密被灰褐色短柔毛。小叶3，托叶线状披针形，有纵纹，被毛，先端细尖，宿存；顶生小叶卵状披针形，长4~8cm，宽2~3cm，先端钝，基部圆形，上面具短疏毛，下面密生柔毛，侧生小叶较小，基出脉3条，偏斜；叶柄有毛。总状花序腋生，花密，萼齿5，披针形，最下面1齿较长，密生白色长硬毛；花冠紫红色，稍长于萼，旗瓣椭圆形，基部变狭，无明显爪两侧具不明显的耳，翼瓣镰状，基部具瓣柄及一侧具微耳，龙骨瓣椭圆状，略弯，基部具瓣柄，一侧具1尖耳；雄蕊10，二体；子房有丝状毛。荚果矩圆形，有黄色短柔毛。种子2颗，近圆球形，黑色。

【分　　布】 广西全区均有分布。

【采集加工】 全年均可采收，切段，晒干。

【药材性状】 根长圆柱形，上粗下渐细，极少分枝，上部直径1~2cm。表面棕黄色、灰黄色至棕褐色，有稍突起的横长皮孔及细皱纹，近顶部常成圆肩膀状，下半部间见须根痕；栓皮薄，鲜时易刮离，刮去栓皮可见棕红色或棕褐色皮部。质坚韧，不易折断。横切面皮部棕红色，木部宽广，淡黄白色，有细微的放射状纹理。气微，味微甘、涩。

【功效主治】 补益脾肾，祛风湿，强筋骨。主治腰肌劳损，风湿骨痛，四肢痿软，偏瘫，阳痿，月经不调，带下，气虚足肿。

【用法用量】 内服：煎汤，10~30g；或浸酒。外用：适量，研末撒；或捣烂外敷。

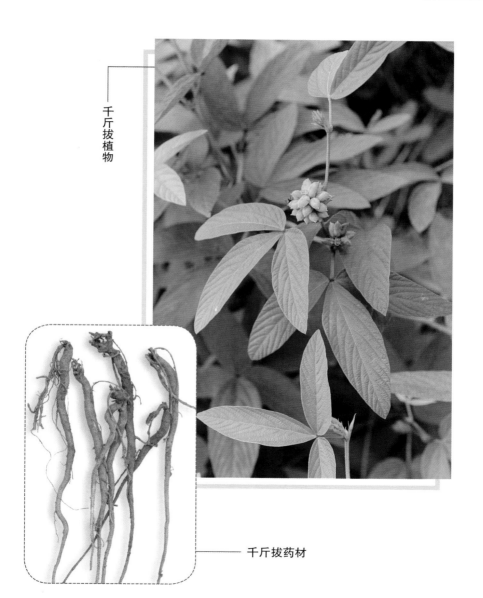

千斤拔植物

千斤拔药材

千年桐

【别　　名】　木油桐、皱桐、桐油木。

【来　　源】　为大戟科植物木油桐 *Vernicia montana* Lour. 的根、叶。

【植物形态】　落叶乔木。幼枝无毛，有明显的皮孔。叶宽卵形至心形，长 8~20cm，宽 6~18cm，顶端短尖至渐尖，基部心形或截形，3~5 中裂，全缘，在裂片间弯缺的底部常有杯状腺体，幼时两面被黄褐色柔毛，后无毛，基出脉 5；叶柄长 7~17cm，顶端的二腺体有柄。雌雄异株或有时同株异序；萼 2~3 裂；花瓣白色或基部带红色，基部紫红色且有紫红色脉纹，倒卵形，基部爪状；雄花有雄蕊 8~10 枚；雌花子房密被棕褐色柔毛，子房 3 室。核果卵形，具 3 条纵棱，棱间有粗疏网状皱纹，有种子 3 颗，种子扁球状，种皮厚，有疣突。

【分　　布】　广西分布于全区各地。

【采集加工】　根全年可采，洗净，切片晒干。叶夏、秋二季可采，晒干。

【药材性状】　根圆柱形，多扭曲，直径 0.1~2cm。表面黑褐色，具纵向皱缩的棱，可见多数侧根痕。质硬，不易折断，断面多白色或黄白色。气微，味淡。叶具长柄，初被毛，后渐脱落，叶片常掌状 5 裂，长 8~12cm，宽 6~10cm，常皱缩，叶面灰绿色，叶背灰白色，叶基有两枚腺体，叶片分裂处各有一枚腺体。气微，味苦。

【功效主治】　活血通经，止血。主治闭经，金疮出血。

【用法用量】　内服：煎汤，15~30g。外用：适量，鲜品捣敷；或干品研粉敷。

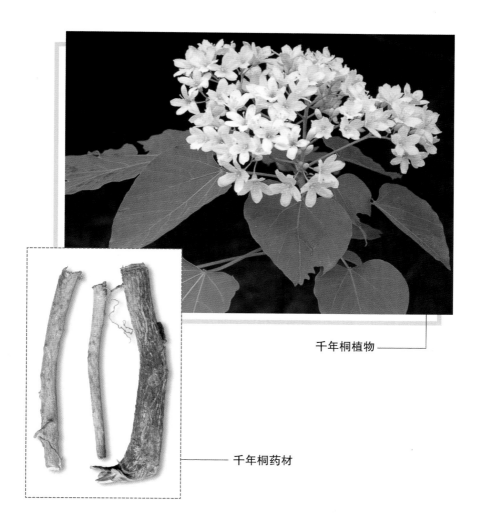

千年桐植物

千年桐药材

千年健

【别　　名】　一包针、千颗针、丝棱线。

【来　　源】　为天南星科植物千年健 *Homalomena occulta*（Lour.）Schott. 的根茎。

【植物形态】　草本。根茎匍匐，细长。根肉质，密被淡褐色短绒毛，须根纤维状。常具直立的地上茎。鳞叶线状披针形，向上渐狭，锐尖；叶柄下部具鞘；叶片膜质至纸质，箭状心形至心形，先端骤狭渐尖；侧脉平行向上斜升。花序生鳞叶叶腋，花序柄短于叶柄；佛焰苞绿白色，长圆形至椭圆形，盛花时上部略展开成短舟状；雌花序长1~1.5cm，粗 4~5mm；雄花序长 2~3cm；子房长圆形，基部一侧具假雄蕊 1，子房 3 室。浆果，种子褐色，长圆形。

【分　　布】　广西主要分布于百色、龙州。

【采集加工】　挖出带根全草，除去地上部分，洗净泥土，晒干或刮去外皮后晒干。

【药材性状】　根茎圆柱形或略扁稍弯曲，直径 0.8~2cm。表面红棕色或黄棕色，粗糙，有多数扭曲的纵沟纹及黄白色的纤维束。质脆，易折断，折断面红棕色，树脂样，有很多纤维束外露及圆形具光泽的油点。气芳香，味辛、微苦。

【功效主治】　祛风湿，舒筋络，止痛，消肿。主治风湿痹痛，肢节酸痛，筋骨痿软，胃痛，跌打损伤，痈疽疮肿。

【用法用量】　内服：煎汤，9~15g；或浸酒。外用：适量，研末，调敷。

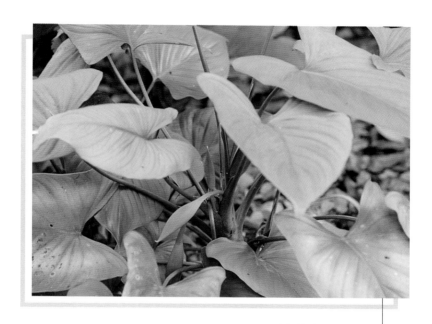

千年健植物

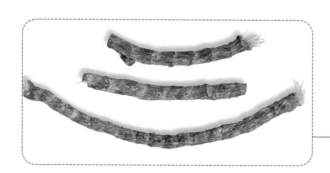

千年健药材

千里光

【别　　名】　千里及、千里急、百花草、九龙光、九里明。

【来　　源】　为菊科植物千里光 *Senecio scandens Buch. Ham.* 的全草。

【植物形态】　攀缘草本。根状茎木质。茎曲折，多分枝，初常被密柔毛，后脱毛，变木质，皮淡褐色。叶互生，具短柄；叶片卵状披针形至长三角形，长 6~12cm，宽 2~4.5cm，先端渐尖，基部宽楔形、截形、戟形或稀心形，边缘有浅或深齿，或叶的下部有 2~4 对深裂片，稀近全缘，两面无毛或下面被短柔毛。头状花序，多数，排列成复总状伞房花序，总花梗常反折或开展，被密微毛，有细条形苞叶；总苞筒状，基部有数个条形小苞片；总苞片 1 层，条状披针形；舌状花黄色，8~9 个；筒状花多数。瘦果圆柱形，有纵沟；冠毛白色约与筒状花等长。

【分　　布】　广西分布于全区各地。

【采集加工】　夏、秋季采收，鲜用或切段晒干。

【药材性状】　茎细长，直径 2~7mm，表面深棕色或黄棕色，具细纵棱；质脆，易折断，断面髓部白色。叶多卷缩破碎，完整者展平后呈椭圆状三角形或卵状披针形，边缘具不规则锯齿，暗绿色或灰棕色；质脆。有时枝梢带有枯黄色头状花序及瘦果，冠毛白色。气微，味苦。

【功效主治】　清热解毒，凉血明目，去腐生新。主治感冒，咽痛，目赤肿痛，腮腺炎，急性痢疾、肠炎、阑尾炎、胆囊炎、湿疹、烫伤，疮痈疔肿。

【用法用量】　内服：煎汤，15~30g；鲜品加倍。外用：适量，煎水洗；或熬膏搽；或鲜草捣敷；或捣取汁点眼。

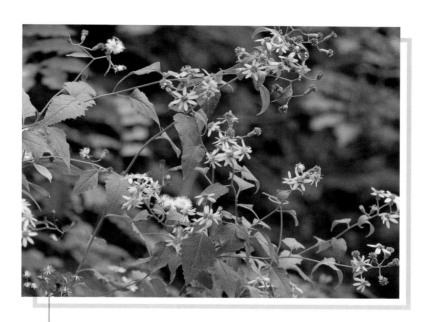

千里光植物

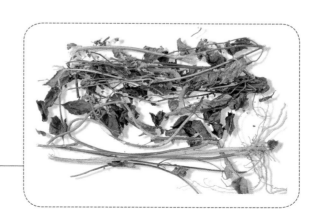

千里光药材

千里香

【别　名】　满山香、五里香、过山香、千只眼、水万年青、千枝叶、臭千只眼。

【来　源】　为芸香科植物九里香 *Murraya paniculata*（L.）Jack. 的枝叶。

【植物形态】　灌木或小乔木。树皮苍灰色，分枝甚多，光滑无毛。奇数羽状复叶互生；小叶 3~9 枚，卵形、倒卵形至近菱形，长 2~8cm，宽 1~3cm，先端钝或钝渐尖，有时微凹，基部宽楔形或近圆形，全缘，上面深绿色光亮，下面青绿色，密生腺点，中脉凸出，均无毛，纸质或厚纸质。3 至数花的聚伞花序，顶生或腋生，花轴近于无毛；花大，极芳香；萼片 5，三角形，宿存；花瓣 5，白色，倒披针形或狭长圆形，有透明腺点；雄蕊 8~10，长短相间；子房上位，2 室，柱头极增广。浆果米红色，球形或卵形，先端尖锐；有种子 1~2 颗，种皮具棉质毛。

【分　布】　广西分布于全区各地。

【采集加工】　生长旺盛期采叶，成年植株每年采收枝叶 1~2 次，晒干。

【药材性状】　嫩枝呈圆柱形，直径 1~4mm，表面深绿色。质韧，不易折断，断面不平坦。羽状复叶，小叶片多卷缩，完整者卵形或近菱形，长 2~7cm，宽 1~3.5cm，最宽处在中部以下，黄绿色，上表面有透明腺点。质脆。有的带有顶生或腋生的聚伞花序。气香，味苦、辛，有麻舌感。

【功效主治】　行气止痛，活血散瘀，解毒消肿，麻醉镇痛。主治胃脘疼痛，脘腹气痛，牙痛，跌扑肿痛，疮痈肿毒，蛇虫咬伤。

【用法用量】　内服：煎汤，6~12g；或入散剂；或浸酒。外用：适量，捣敷或煎水洗。

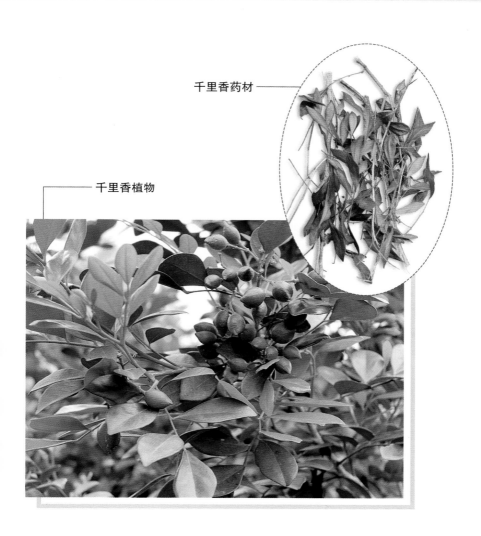

千里香药材

千里香植物

千层纸

【别　　名】　玉蝴蝶、千张纸、白故子、破布子。

【来　　源】　为紫葳科植物木蝴蝶 Oroxylum indicum（L.）Vent. 的种子。

【植物形态】　落叶乔木。叶对生，二至三回羽状复叶，小叶椭圆形至卵形，长 5.5~13cm，宽 3~6.5cm，先端短尖或渐尖，基部圆形或稍不对称，全缘，有小叶柄。总状花序顶生，花大；花萼肉质，钟状，萼齿平截；花冠肉质，钟形而一侧膨胀，紫色或白色并带紫色条斑，先端 5 裂，裂片近相等，边缘波状，皱缩，具锯齿；雄蕊 5，花丝基部被毛，有 1 枚雄蕊较短；花盘大，肉质；柱头 2 片裂。蒴果扁平，带状，稍内弯，果瓣木质。种子多数，薄盘状，除基部外三边有膜质阔翅。

【分　　布】　广西主要分布于柳州、玉林、钦州、南宁、百色、宜州等。

【采集加工】　秋、冬二季采收成熟果实，晒干或烘干至果实裂开，取出种子晒干。

【药材性状】　种子类椭圆形，扁平而薄，长 6~8cm，宽 3.5~5cm，外缘种皮除基部外，三边延长成宽大且薄的翅，形如蝴蝶，翅类白色，半透明，具绢样光泽，有淡棕色放射状纹理，边缘易破裂；中部略厚，淡棕白色，椭圆形，质较韧；中央略呈蝶形隆起，基部有一棕色细脊纹。气微，味微苦。

【功效主治】　利咽，润肺止咳，疏肝和胃止痛，敛疮生肌。主治咽痛喉痹，声音嘶哑，肺痨燥咳、百日咳，肝胃气痛，疮疡久溃不敛。

【用法用量】　内服：煎汤，6~9g；研末，1.5~3g。外用：适量，敷贴；或研末撒患处。

附：木蝴蝶树皮

清热凉血，利湿退黄，利咽消肿。主治黄疸，咽喉肿痛。内服：煎汤，30~120g。

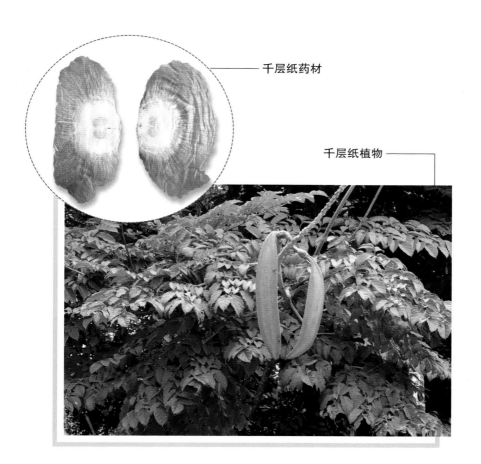

千层纸药材

千层纸植物

千层塔

【别　　名】 蛇足草、矮杉树、万年杉、矮罗汉、狗牙菜、打不死、直立石松。

【来　　源】 为石杉科植物蛇足石杉 *Lycopodium serratum* Thunb. 的全草。

【植物形态】 草本。根须状。茎直立或下部平卧，高 15~40cm，一至数回两叉分枝。顶端常具生殖芽，落地成新苗。叶纸质，略呈四行疏生，具短柄；叶片披针形，长 1~3cm，宽 2~4mm，先端锐尖，基部渐狭，楔形，边缘有不规则尖锯齿，中脉明显。孢子叶和营养叶同形，绿色。孢子囊横生于叶腋，肾形，淡黄色，光滑，横裂。孢子同形。

【分　　布】 广西分布于全区各地。

【采集加工】 夏末、秋初采收，去泥土，晒干。

【药材性状】 全草多卷曲成团。根须状，褐色。茎略呈圆柱形，顶端常具生殖芽。叶卷缩，在茎上略成四行疏生，具短柄；展平呈披针形，先端锐尖，基部渐狭，楔形，边缘有不规则尖锯齿，中脉明显。气微，味淡。

【功效主治】 活血化瘀，止血，止带，消肿止痛，利水除湿，清热解毒。主治跌打损伤，劳伤吐血，尿血，痔疮下血，水湿臌胀，白带过多，疮痈肿毒，溃疡久不收口，烫火伤。

【用法用量】 内服：煎汤，5~15g；或捣汁。外用：适量，煎水洗，捣敷，研末撒或调敷。

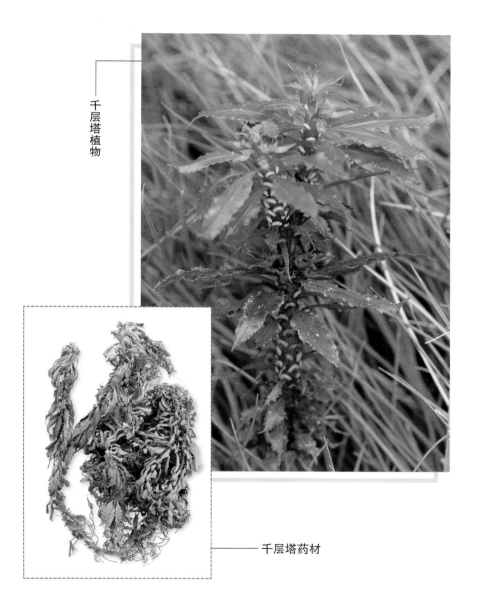

千层塔植物

千层塔药材

千金子

【别　　名】　千两金、菩萨豆、拒冬实、拒冬子、滩板救、看园老、百药解。

【来　　源】　为大戟科植物续随子 *Euphorbia lathyris* L. 的种子。

【植物形态】　草本。全株含乳汁。茎粗壮，分枝多。单叶交互对生，无柄；茎下部叶较密，由下而上叶渐增长，线状披针形至阔披针形，长 5~12cm，宽 0.8~2.5cm，先端锐尖，基部多少抱茎，全缘。杯状聚伞花序顶生，伞梗 2~4，基部轮生叶状苞片 2~4，每伞梗再叉状分枝；苞叶 2，三角状卵形；花单性，无花被；雄花多数和雌花 1 枚同生于萼状总苞内，总苞顶端 4~5 裂，腺体新月形，两端具短而钝的角；雄花仅具雄蕊 1；雌花生于花序中央，雌蕊 1，子房三室，花柱 3。蒴果近球形。种子长圆状球形，表面有黑褐色斑点。

【分　　布】　广西主要分布于那坡、凌云、乐业、南丹、融水、临桂。

【采集加工】　种子成熟后采集，去外壳，晒干。

【药材性状】　种子椭圆形或倒卵形，长约 5mm，直径约 4mm，表面灰棕色或灰褐色，具不规则网状皱纹，网孔凹陷处灰黑色，形成细斑点。一侧有纵沟状种脊，顶端为突起的合点，下端为线形种脐，基部有类白色突起的种阜或脱落后的痕迹。种皮薄脆。气微，味辛。

【功效主治】　逐水退肿，破血消癥，解毒杀虫。主治水肿，小便不利，癥瘕，经闭，疥癣，赘疣。

【用法用量】　内服：制霜入丸、散，1~2g。外用：适量，捣敷或研末醋调涂。

千金子药材 ————

千金子植物 ————

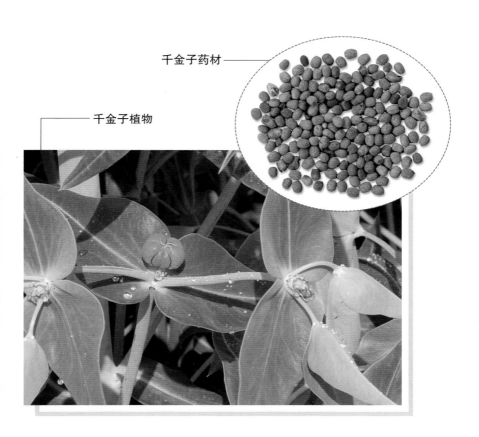

广山药

【别　　名】　广西怀山，怀山药，小薯，薯仔，山板薯，山药。

【来　　源】　为薯蓣科植物褐苞薯蓣 *Dioscorea persimilis* Prain et Burk. 的块茎。

【植物形态】　缠绕藤本。块茎圆柱形或扭曲呈不规则块状，长可达 60cm，直径 2.4~4cm，表面红棕色，断面新鲜时白色。茎右旋，无毛，较细而硬，干时带红褐色。叶片纸质，卵形、三角状戟形或三角状卵形，长 4~15cm，宽 2~13cm，先端渐尖、尾尖或凸尖，基部宽心形、深心形、箭形或戟形，全缘，基出脉 7~9，常带红褐色，两面网脉明显。叶腋内有珠芽。雌性异株。雄花序圆锥状排列，花序轴明显呈"之"字状曲折；苞片有紫褐色斑纹；雄蕊 6。雌花序为穗状花序着生于叶腋，结果时明显伸长；雌花的外轮花被片为卵形，较内轮大；退化雄蕊小。蒴果三棱状扁圆形。种子着生于每室中轴中部，四周有膜质翅。

【分　　布】　广西主要分布于陆川、玉林、桂平、平南、灵山。

【采集加工】　秋、冬季挖取块茎，除去泥土，须根，切去芦头，洗净，刮去外皮，晒干，即为毛山药；选择肥大顺直的毛山药，置清水中，浸至无干心，闷透，用木板搓成圆柱形，切片晒干，打光，即为光山药。

【药材性状】　光山药圆柱形，表面平滑，仅留有少量未除尽的栓皮，栓皮层较薄，深褐色或灰褐色，栓皮下方的木质斑块浅黄色或浅褐色，紧附在中柱外侧。质硬、粉性强，断面白色。气微，味淡而甜。

【功效主治】　补脾养肺，固肾益精。主治脾虚泄泻，食少水肿，肺虚咳喘，消渴，遗精，带下，肾虚尿频；外用治痈肿，瘰疬。

【用法用量】　内服：煎汤，15~30g，大剂量 60~250g；或入丸、散。外用：适量，捣敷；或煎水洗。

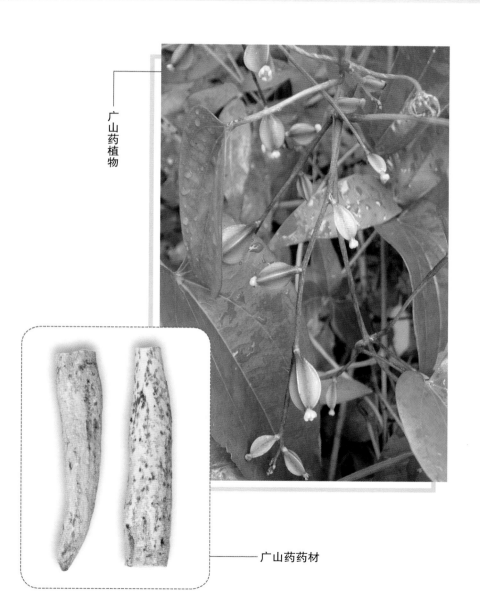

广山药植物

广山药药材

广山楂

【别　　名】　山楂、山楂果、大果山楂、台湾苹果、山仙楂。

【来　　源】　为蔷薇科植物台湾林檎 *Malus doumeri*（Bois）Chev. 的果实。

【植物形态】　乔木。嫩枝被长柔毛，老枝暗灰褐色或紫褐色，无毛。单叶互生；托叶膜质，线状披针形，早落；叶片长椭圆形至卵状披针形，长 9~15cm，宽 4~6.5cm，边缘有不整齐尖锐锯齿，嫩时两面有白色绒毛，成熟时脱落。花序近似伞形；花两性；萼筒倒钟形，外面有绒毛；萼片卵状披针形，全缘，内面密被白色绒毛；花瓣 5，黄白色，卵形，基部具短爪；雄蕊约 30；花柱 4~5，较雄蕊长。梨果球形，黄红色，宿萼有短筒，萼片反折，先端隆起，果心分离，外面有红点。

【分　　布】　广西主要分布于靖西、玉林、藤县、昭平。

【采集加工】　秋季果实成熟时采收，切片，晒干。

【药材性状】　果实类圆形，直径 1.5~4.2cm。外皮棕红色至紫棕色，有细皱纹，边缘略收缩。果肉淡棕红色，中部横切可见 5 个子房室，每室具种子 2 粒。种子多脱落而中空。顶部可见管状突起的宿存萼筒。气微，味酸、微涩。

【功效主治】　消食导滞，理气健脾。主治食积停滞，脘腹胀痛，泄泻。

【用法用量】　内服：煎汤，果 9~15g，果炭 6~15g。

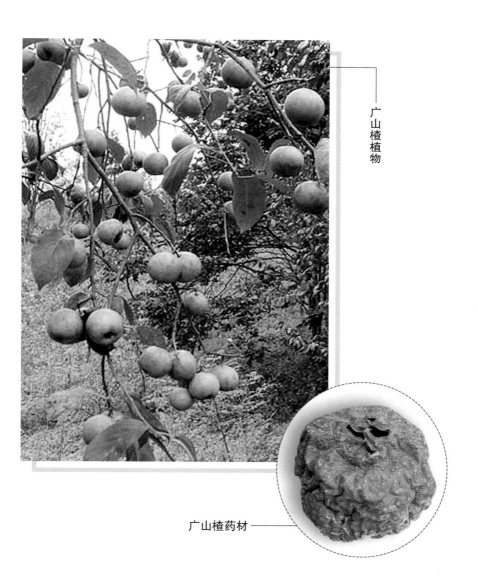

广山楂植物

广山楂药材

广西马兜铃

【别　　名】　金银袋、大总管、萝卜防己、大青木香。

【来　　源】　为马兜铃科植物广西马兜铃 *Aristolochia kwangsiensis* Chun et How 的块根。

【植物形态】　木质大藤本。块根椭圆形。嫩枝有棱，密被污黄色长硬毛。叶柄密被长硬毛；叶片厚纸质，卵状心形或圆形，长11~25cm，宽9~22cm，先端钝，基部宽心形，边全缘，嫩叶上面疏被长硬毛，成长叶两面均密被污黄色长硬毛，基出脉5条，网脉下面明显隆起。总状花序腋生；花梗常向下弯垂，密被污黄色长硬毛；小苞片钻形，密被长硬毛；花被管中部急剧弯曲，弯曲处至檐部与下部近等长而较狭，外面淡绿色，具褐色纵脉纹和纵棱，密被淡棕色长硬毛；檐部盘状，上面蓝紫色而有暗红色棘状凸起，具网脉，外面密被棕色长硬毛，边缘浅3裂，裂片阔三角形；花药成对贴生于合蕊柱近基部；子房圆柱形，6棱；合蕊柱裂片边缘向下延伸而翻卷，具乳头状突起。蒴果暗黄色，长圆柱形，有6棱，成熟时自先端向下6瓣开裂。种子卵形。

【分　　布】　广西主要分布于桂西南。

【采集加工】　夏、秋季采挖，洗净，鲜用或切片晒干。

【药材性状】　块根肥大，椭圆形，长30~60cm。表面棕褐色，有时有须根或须根痕。质坚而硬，断面类白色。气微，味微苦。

【功效主治】　行气止痛，清解热毒，止血。主治痉挛性胃痛、腹痛，急性胃肠炎，胃及十二指肠溃疡，痢疾，跌打损伤，疮痈肿毒，蛇咬伤，骨结核，外伤出血。

【用法用量】　内服：煎汤，6~9g；研末，1.5~3g。外用：适量，干品研末撒患处；或鲜品捣敷。

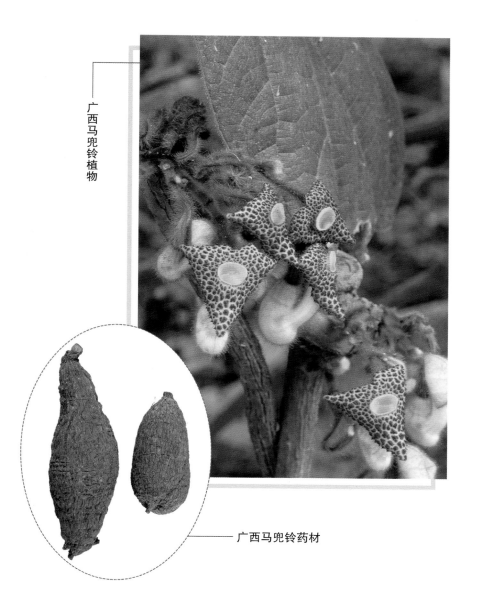

广西马兜铃植物

广西马兜铃药材

广西血竭

【别　　名】 龙血竭、山竹蔗。

【来　　源】 为百合科植物剑叶龙血树 *Dracaena cochinensis*（Lour.）S. C. Chen 的含脂木材经提取得到的树脂。

【植物形态】 乔木状灌木。树皮灰白色，光滑，老时灰褐色，片状剥落；幼枝有环状叶痕。叶聚生茎或枝顶端，互相套叠，剑形，薄革质，长 50~100cm，宽 2~3cm，向基部略变窄而后扩大，包茎，无柄，基部和茎、枝顶端带红色。圆锥花序长，花序轴密生乳突状短柔毛；花两性，乳白色；花被片基部合生；花丝扁平，近线形，上部有红棕色瘤点；子房 3 室，花柱细、长丝状，柱头头状，3 裂。浆果近球形，橘黄色，种子 1~3 颗。

【分　　布】 广西主要分布于靖西、龙州、凭祥、大新、宁明。

【采集加工】 取老树含脂木材打碎，经乙醇提取而得树脂。

【药材性状】 表面暗红色或黑红色，断面平滑有玻璃样光泽。质坚脆易碎，断面光亮有细孔。粉末朱红色，溶于乙醇中呈棕红或血红色。气无，味淡。

【功效主治】 散瘀定痛，止血，生肌敛疮。主治跌打损伤，内伤瘀痛，痛经，产后瘀阻腹痛，外伤出血，瘰疬，臁疮溃久不合及痔疮。

【用法用量】 内服：研末，1~1.5g；或入丸剂。外用：适量，研末调敷；或入膏药内敷贴。

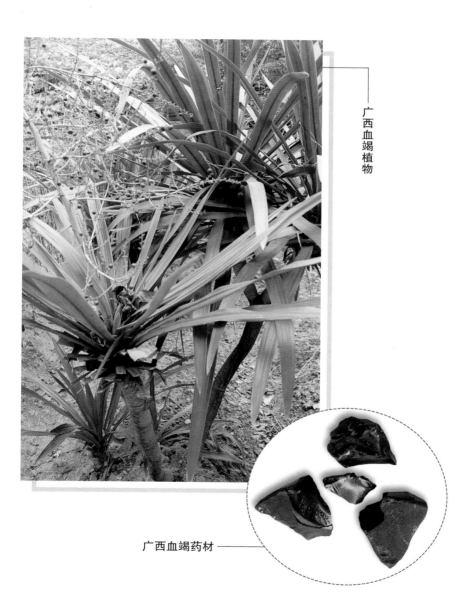

广西血竭植物

广西血竭药材

广西美登木

【别　　名】 变叶裸实、刺仔木、咬眼刺。

【来　　源】 为卫矛科植物广西美登木 *Maytenus guangxiensis* C. Y. Cheng et W. L. Sha 的茎叶。

【植物形态】 灌木。小枝紫红色。叶互生；叶柄紫红色；叶片厚纸质，卵形或长椭圆形，长 7~20cm，宽 3.5~10cm，先端急尖或钝，基部常宽圆或近圆形，侧脉 8~9 条，边缘上下波曲。聚伞花序二至四回分枝，有花 7~25 朵；花小，两性，萼裂片 5，卵形，长约 1.5mm，宽约 1mm；花瓣 5，长圆形，长 3~4mm，宽 2~2.5mm；雄蕊 5。蒴果长 1.2~1.7cm，通常 3 室。种子 3~6 颗，椭圆形或卵球形，长 6~8mm，具假种皮。

【分　　布】 广西主要分布于扶绥、隆安、田阳。

【采集加工】 春、夏季采叶，鲜用或晒干。夏、秋季采茎，鲜用或切段晒干。秋后采收，鲜用或切片晒干。

【药材性状】 茎枝圆柱形，直径 0.2~0.6cm，小枝淡紫红色。叶稍卷，厚纸质，皱卷，展开后呈卵形或长椭圆形，长 7~20cm，宽 3.5~10cm，先端急尖或钝，基部常宽圆或近圆形，侧脉 8~9 条，边缘上下波曲；叶柄淡紫红色。气微，味甘。

【功效主治】 祛风止痛，解毒抗癌。主治风湿痹痛，癌肿，疮疖。

【用法用量】 内服：煎汤，15~30g；或入丸、散。外用：适量，鲜品捣烂敷。

广西美登木药材 ——

广西美登木植物 ——

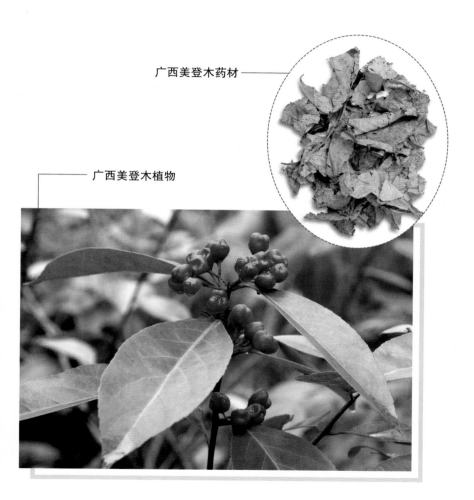

广西海风藤

【别　　名】 异型南五味子、吹风散、大饭团、大叶过山龙藤、大钻、大钻骨风。

【来　　源】 为木兰科植物异形南五味子 *Kadsura heteroclita* (Roxb.) Craib 的藤茎。

【植物形态】 常绿木质大藤本。小枝褐色，有明显深入的纵条纹，具椭圆形点状皮孔，老茎木栓层厚，块状纵裂。叶卵状椭圆形至阔椭圆形，长 6~15cm，宽 3~7cm，先端渐尖或急尖，基部阔楔形或近圆钝，全缘或上半部边缘有疏离的小锯齿。花单生于叶腋，雌雄异株，花被片白色或浅黄色，11~15 片，外轮和内轮的较小，中轮的 1 片最大，椭圆形至倒卵形；雄花：花托椭圆体形，顶端伸长圆柱状，圆锥状凸出于雄蕊群外，雄蕊群椭圆体形，具雄蕊 50~65 枚，具数枚小苞片；雌花：雌蕊群近球形，具雌蕊 30~55 枚，子房长圆状倒卵圆形，花柱顶端具盾状的柱头冠。聚合果近球形；成熟心皮倒卵圆形；干时革质而不显出种子；种子长圆状肾形。

【分　　布】 广西分布于全区各地。

【采集加工】 全年可采收，除去枝叶，切片，干燥。

【药材性状】 藤茎类圆形，直径 1~5cm。表面残留棕褐色柔软似海绵状的栓皮，其上有纵裂隙，易剥落，可见隆起的根痕。质坚硬，不易折断，断面皮部窄，约占半径的 1/4，呈棕色、灰褐色或褐色，具白色的纤维丝。木质部浅棕色，密布针孔状导管，中央有棕褐色圆形的髓，多呈空洞。气微香，味淡、微涩。

【功效主治】 祛风散寒，行气止痛，舒筋活络。主治风湿痹痛，腰肌劳损，感冒，产后风瘫。

【用法用量】 内服：煎汤，9~15g。外用：适量。

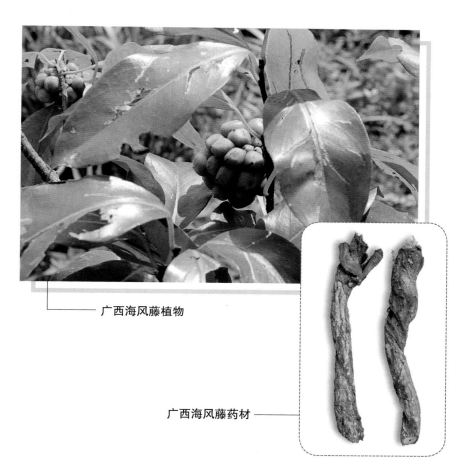

广西海风藤植物

广西海风藤药材

广西黄皮

【别　　名】　山柠檬、千里香、满山香、五里香、过山香、千只眼、千枝叶。

【来　　源】　为芸香科植物广西九里香 *Murraya kwangsiensis*（Huang）Huang 的枝叶。

【植物形态】　常绿灌木。嫩枝、叶轴、小叶柄及小叶背面密被短柔毛。奇数羽状复叶，小叶 3~11，互生，叶轴上部的叶较大，卵状长圆形或斜四边形，长 7~10cm，宽 3~7cm，先端钝，有时甚短尖，有时凹头，生于叶轴下部的较小，基部阔楔形，革质，透光可见甚多油点，干后变黑褐色，叶缘有细钝裂齿，齿缝处有较大的油点。萼片 5，阔卵形，边缘被短毛；花瓣 5，具有点；雄蕊 10，长短相间，花丝宽而扁，顶端钻尖。果近圆形，透熟时由红色转为暗紫黑色。

【分　　布】　广西主要分布于百色、田阳、大新、武鸣、邕宁。

【采集加工】　全年均可采收，除去老枝，阴干。

【药材性状】　茎褐绿色，可见白色皮孔，老枝无毛，幼枝密被短柔毛；质坚，不易折断。断面淡黄色。叶上面褐绿色，有油质光泽，无毛；背面黄绿色，密被短柔毛；叶面油点褐黑色；质坚，稍脆。气香，味辛、微凉。

【功效主治】　疏风解表，活血消肿。主治感冒，麻疹，角膜炎，跌打损伤，骨折。

【用法用量】　内服：煎汤，9~15g。外用：适量，捣敷。

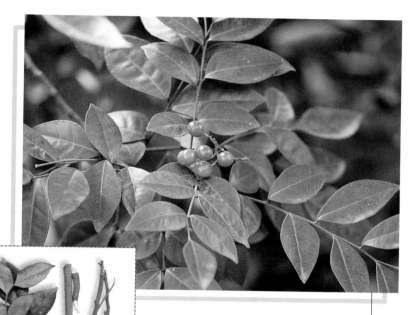

广西黄皮植物

广西黄皮药材

广豆根

【别　　名】　柔枝槐、山豆根、苦豆根。

【来　　源】　为豆科植物越南槐 *Sophora tonkinensis* Gagnep. 的根。

【植物形态】　小灌木。直立或平卧。根圆柱状，少分枝，根皮黄褐色。茎分枝少，密被短柔毛。奇数羽状复叶，互生；小叶片 11~19，椭圆形或长圆状卵形，长 1~2.5cm，宽 0.5~1.5cm，顶端小叶较大，先端急尖或短尖，基部圆形，上面疏被短柔毛，背面密被灰棕色短柔毛。总状花序顶生，密被短毛；花萼阔钟状，先端 5 裂；花冠黄白色，旗瓣卵圆形，先端凹，基部具短爪，翼瓣长于旗瓣，基部具三角形耳；雄蕊 10，离生；子房圆柱形，密被长柔毛。荚果密被长柔毛，种子间成念珠状。

【分　　布】　广西主要分布于武鸣、龙州、德保、靖西、那坡、田阳、田林、乐业、凤山、南丹、河池、都安、罗城。

【采集加工】　秋、冬季采挖，洗净泥沙，切片，晒干。

【药材性状】　根长圆柱形，有时分枝，略弯曲，长短不一，直径 0.5~1.2mm。表面棕色至黑棕色，有不规则的纵皱纹及突起的横长皮孔。质坚硬，难折断，断面略平坦，皮部淡黄棕色，木部淡黄色。微有豆腥气，味极苦。

【功效主治】　清热解毒，清利咽喉。主治急性咽喉炎，扁桃体炎，气管炎，齿龈炎，痢疾，痔疮，黄疸等。

【用法用量】　内服：煎汤，3~9g。

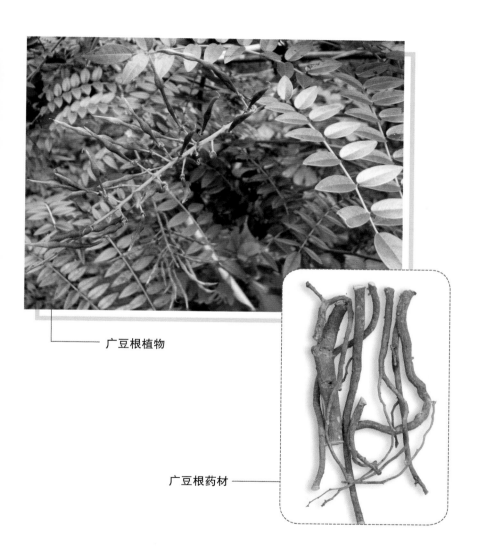

广豆根植物

广豆根药材

广金钱草

【别　　名】　广东金钱草、落地金钱、铜钱草、马蹄香、假花生、马蹄草。

【来　　源】　为豆科植物广金钱草 *Desmodium styracifolium*（Osbeck）Merr. 的枝叶。

【植物形态】　半灌木状草本。枝条密被黄色长柔毛。小叶 1 或 3，叶片近圆形，长 2.5~4.5cm，宽 2~4cm，先端微缺，基部心形，上面无毛，下面密被平贴金黄色绢质绒毛；总状花序腋生或顶生；苞片卵状三角形，每个苞内有两朵花；花小；花萼钟状，萼齿披针形；花冠紫色。荚果有 3~6 荚节，具短柔毛和钩状毛。

【分　　布】　广西主要分布于南宁、宾阳、玉林、岑溪。

【采集加工】　夏、秋两季采割，除去杂质，晒干备用。

【药材性状】　茎枝呈圆柱形，表面淡棕黄色，密被黄色柔毛。质稍脆，断面中有髓。叶互生，小叶 1~3 片，圆形或长圆形，先端微凹，基部心形，全缘，上面黄绿色或灰绿色。微见花果。气微香，味微甘。

【功效主治】　清热除湿，利尿通淋。主治热淋，砂淋，石淋，小便涩痛，水肿尿少，黄疸尿赤，尿路结石。

【用法用量】　内服：煎汤，15~30g。

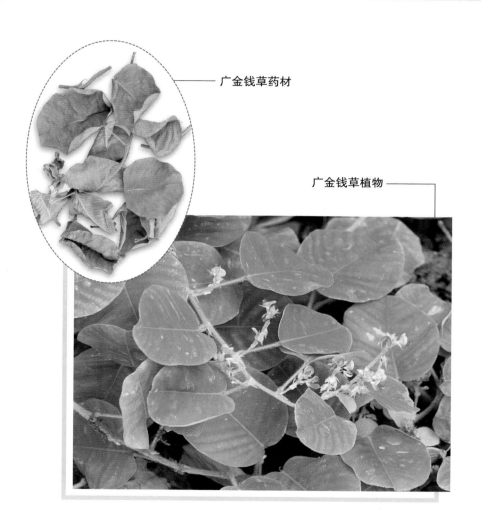

广金钱草药材

广金钱草植物

广钩藤

【别　　名】 攀枝钩藤、倒钩风、鹰爪风、槐面柱、攀基钩藤。

【来　　源】 为茜草科植物攀茎钩藤 *Uncaria Scandens*（Smith.）Hutchins. 的带钩茎枝。

【植物形态】 大藤木。嫩枝较纤细，钝四棱柱形，初时与钩同被柔毛或粗毛，以后毛脱落。叶对生，近膜质，椭圆状披针形，长8~13cm，宽 3~5cm，基部圆形，顶端渐尖，上面粗糙或被疏短柔毛，下面被疏长柔毛；托叶 2 深裂，裂片披针形。头状花序，单个腋生或顶生；总花梗中部具 6 枚苞片；花 5 数；萼筒状；花冠白色，裂片近倒卵形。蒴果倒圆锥形，红褐色。种子橙黄色，两端有白色膜质翅，下方的翅 2 深裂。

【分　　布】 广西主要分布于龙州、凭祥、邕宁、东兰、金秀。

【采集加工】 秋、冬两季采收有钩的嫩枝，剪成短段，晒干或蒸后晒干。

【药材性状】 茎枝呈圆柱形或类方柱形，直径 0.2~0.5cm。表面红棕色至紫红色者具细纵纹；黄绿色至灰褐色者有的可见白色点状皮孔，被黄褐色柔毛。多数枝节上有单钩或双钩，钩略扁或稍圆；钩基部的枝上可见叶柄脱落后的窝点状痕迹和环状的托叶痕。质坚韧，断面黄棕色，皮部纤维性，髓部黄白色或中空。气微，味淡。

【功效主治】 清热平肝，息风定惊。主治小儿惊痫，妇人子痫，高血压，头晕目眩。

【用法用量】 内服：煎汤，6~30g，不宜久煎；或入散剂。

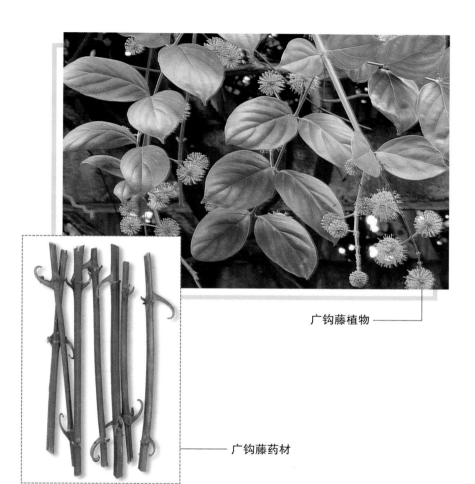

广钩藤植物

广钩藤药材

广藤根

【别　　名】　大散骨风、白背清风藤、防己叶清风藤、叶上果。

【来　　源】　为清风藤科植物灰背清风藤 *Sabia discolor* Dunn. 的藤茎。

【植物形态】　常绿攀援木质藤本。嫩枝具纵条纹，老枝深褐色，具白蜡层。芽鳞阔卵形。叶纸质，卵形，椭圆状卵形或椭圆形，长4~7cm，宽2~4cm，先端尖或钝，基部圆或阔楔形，叶面绿色，叶背苍白色；侧脉每边3~5条。聚伞花序呈伞状，有花4~5朵；萼片5，三角状卵形，具缘毛；花瓣5片，卵形或椭圆状卵形，有脉纹；雄蕊5枚，花药外向开裂；花盘杯状；子房无毛。分果片红色，倒卵状圆形或倒卵形，核中肋显著凸起，呈翅状，两侧面有不规则的块状凹穴，腹部凸出。

【分　　布】　广西主要分布于融水、临桂、全州、兴安、灌阳、龙胜、平南、桂平、贺州、昭平、金秀。

【采集加工】　全年均可采收，洗净，切段，晒干。

【药材性状】　藤茎圆柱形，表面灰绿色或灰褐色，略粗糙，具纵皱纹，直径0.5~3cm。质坚硬，不易折断，断面纤维性，皮部棕褐色，木部棕黄色或黄白色，粗者可见多数直达皮部的放射状车轮纹，髓部明显。气微，味淡。

【功效主治】　祛风除湿，活血止痛，散毒消肿。主治风湿骨痛，甲状腺肿，跌打损伤，肝炎。

【用法用量】　内服：煎汤，15~30g。外用：适量。

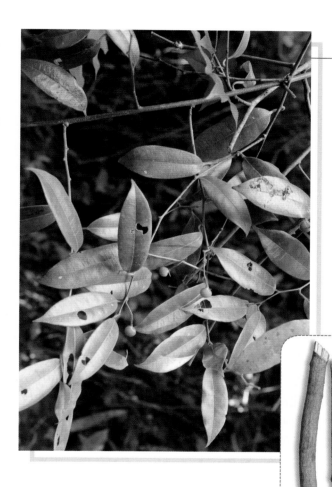

广藤根植物

广藤根药材

广藿香

【别　　名】　藿香、海藿香、枝香。

【来　　源】　为唇形科植物广藿香 *Pogostemon cablin*（Blanco）Benth. 的全草。

【植物形态】　草本。直立，分枝，被毛，老茎外表木栓化。叶对生；揉之有清淡的特异香气；叶片卵圆形或长椭圆形，长 5~10cm，宽 4~7.5cm，先端短尖或钝圆，基部阔而钝或楔形而稍不对称，叶缘具不整齐的粗钝齿，两面皆被毛茸，下面较密，叶脉于下面凸起，下面稍凹下，有的呈紫红色；没有叶脉通走的叶肉部分则于上面稍隆起，故叶面不平坦。轮伞花序密集，基部有时间断，组成顶生和腋生的穗状花序，具总花梗；花萼筒状；花冠筒伸出萼外，冠檐近二唇形，上唇 3 裂，下唇全缘；雄蕊 4，外伸，花丝被染色。

【分　　布】　广西各地均有栽培。

【采集加工】　夏、秋、冬季采收，洗净，切段，晒干。

【药材性状】　老茎类圆柱形，直径 5~8mm，具褐色栓皮，嫩茎方柱形，外表皮灰褐色或灰黄色。质脆，易折断，断面中心有髓。叶对生，皱缩成团，展平后叶片呈卵形或椭圆形，两面均被灰白色茸毛；先端短尖，基部楔形，边缘具大小不规则的钝齿；叶柄长 2~4cm，被柔毛。气香特异，味微苦。

【功效主治】　芳香化湿，和胃止呕，祛暑解表。主治湿阻中焦之脘腹痞闷，食欲不振，呕吐，泄泻，外感暑湿之寒热头痛，湿温初起的发热身困，胸闷恶心，鼻渊，手足癣。

【用法用量】　内服：煎汤，5~10g，鲜者加倍，不宜久煎；或入丸、散。外用：适量，煎水含漱；或浸泡患部；或研末调散。

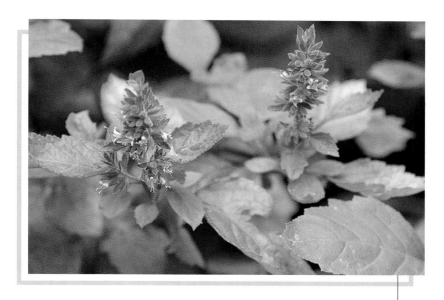

广藿香植物

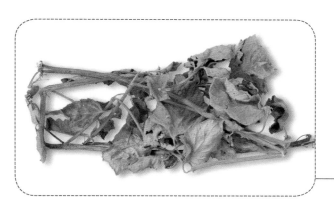

广藿香药材

卫 矛

【别　　名】 鬼箭羽。

【来　　源】 为卫矛科植物卫矛 *Euonymus alatus*（Thunb.）Sieb.带栓翅的枝条、叶。

【植物形态】 灌木。小枝常具 2~4 列宽阔木栓翅；冬芽圆形，芽鳞边缘具不整齐细坚齿。叶卵状椭圆形、窄长椭圆形，偶为倒卵形，长 2~8cm，宽 1~3cm，边缘具细锯齿，两面光滑无毛。聚伞花序；花白绿色，4 数；萼片半圆形；花瓣近圆形；雄蕊着生花盘边缘处，花丝极短，开花后稍增长，花药宽阔长方形，2 室顶裂。蒴果 1~4 深裂，裂瓣椭圆状；种子椭圆状或阔椭圆状，种皮褐色或浅棕色，假种皮橙红色，全包种子。

【分　　布】 广西分布于灌阳。

【采集加工】 春、夏季均可采收，晾干备用。

【药材性状】 枝条圆柱形，顶端多分枝，表面灰绿色，小枝常具 2~4 列宽阔木栓翅，翅极易剥落，常见断痕。坚硬而韧，难折断，断面淡黄白色，粗纤维性。叶稍皱缩，展平呈卵状椭圆形、窄长椭圆形，边缘具细锯齿，两面光滑无毛。气微，味微苦。

【功效主治】 破血通经，解毒消肿，杀虫。主治癥瘕结块，心腹疼痛，闭经，痛经，崩中漏下，产后瘀滞腹痛，恶露不行，疝气，关节痹痛，疮肿，跌打伤痛，虫积腹痛，烫伤，毒蛇咬伤。

【用法用量】 内服：煎汤，4~9g；或浸酒；或入丸、散。外用：适量，捣敷或煎汤洗；或研末调敷。

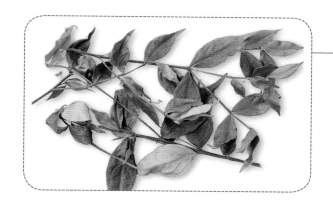

卫矛药材

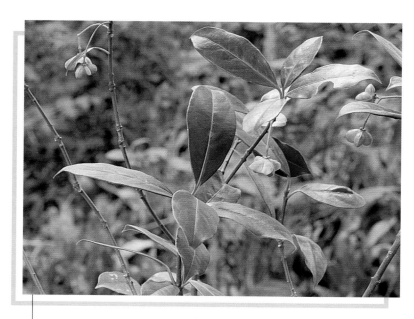

卫矛植物

习见蓼

【别　　名】 假萹蓄、小萹蓄、铁马齿苋。

【来　　源】 为蓼科植物习见蓼 *Polygonum plebeium* R. Br. 的全草。

【植物形态】 草本。茎平卧，自基部分枝，具纵棱，沿棱具小凸起，通常小枝的节间比叶片短。叶狭椭圆形或倒披针形，长0.5~1.5cm，宽 2~4mm，顶端钝或急尖，基部狭楔形，两面无毛，侧脉不明显；叶柄极短或近无柄；托叶鞘膜质，白色，透明，顶端撕裂，花3~6 朵，簇生于叶腋，遍布于全植株；苞片膜质；花梗中部具关节，比苞片短；花被 5 深裂；花被片长椭圆形，绿色，背部稍隆起，边缘白色或淡红色；雄蕊 5，花丝基部稍扩展，比花被短；花柱 3，稀 2，极短，柱头头状。瘦果宽卵形，具 3 锐棱或双凸镜状，黑褐色，平滑，有光泽，包于宿存花被内。

【分　　布】 广西各地有分布。

【采集加工】 开花时采收。洗净，切段，晒干。

【药材性状】 茎黄褐色，常分枝，长 10~40cm，具纵棱。叶片皱缩，展平后呈狭椭圆形或倒披针形，长 0.5~1.5cm，宽 2~4mm，先端钝或急尖。瘦果卵形，具 3 锐棱或双凸镜状，黑褐色，平滑，有光泽，包于宿存花被内。气微，味淡。

【功效主治】 利水通淋，化浊杀虫。主治恶疮疥癣，淋浊，蛔虫病。

【用法用量】 内服：煎汤，9~15g。

习见蓼药材 —

习见蓼植物 —

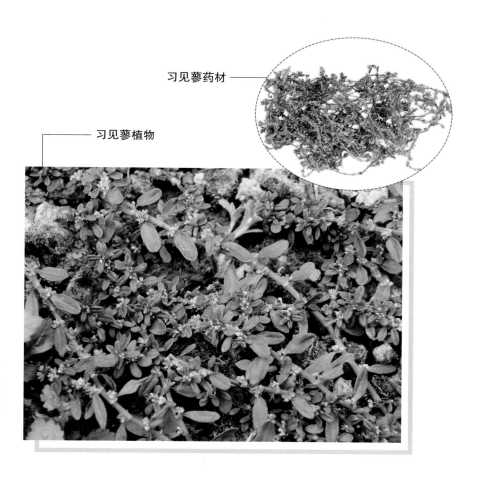

女贞子

【别　　名】　女贞实、冬青子、爆格蚤、白蜡树子、鼠梓子。

【来　　源】　为木犀科植物女贞 *Ligustrum lucidum* Ait. 的果实。

【植物形态】　常绿灌木或乔木。树皮灰褐色。枝黄褐色、灰色或紫红色，圆柱形，疏生圆形或长圆形皮孔。单叶对生；叶柄上面具沟；叶片革质，卵形、长卵形或椭圆形至宽椭圆形，长 6~17cm，宽 3~8cm，先端锐尖至渐尖或钝，基部圆形，有时宽楔形或渐狭。圆锥花序顶生；花序基部苞片常与叶同型，小苞片披针形或线，凋落；花无梗或近无梗；花萼无毛，齿不明显或近截形；花冠裂片反折；花药长圆形；花柱柱头棒状。果肾形或近肾形，深蓝黑色，成熟时呈红黑色，被白粉。

【分　　布】　广西主要分布于百色、河池、桂林等地。

【采集加工】　11~12 月采收成熟果实，晒干。

【药材性状】　果实卵形或肾形，长 6~8.5mm，直径 3.5~5.5mm。表面黑紫色或棕黑色，皱缩不平，基部有果梗痕或具宿萼及短梗。外果皮薄，中果皮稍厚而松软，内果皮木质，黄棕色，有数条纵棱。气微，味微酸、涩。

【功效主治】　补益肝肾，明目，清虚热。主治头昏目眩，目暗不明，耳鸣，须发早白，腰膝酸软，遗精，内热消渴，骨蒸潮热。

【用法用量】　内服：煎汤，6~15g；或入丸剂。外用：适量，敷膏或点眼。清虚热宜生用，补肝肾宜熟用。

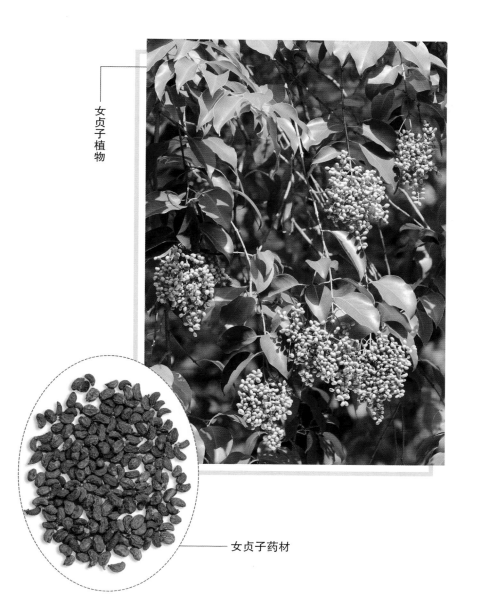

女贞子植物

女贞子药材

飞龙掌血

【别　　名】　血莲肠、见血飞、血见愁、飞龙斩血、小金藤、散血丹。

【来　　源】　为芸香科植物飞龙掌血 *Toddalia asiatica*（L.）Lam. 的根。

【植物形态】　木质蔓生藤本。枝干均密被倒钩刺，老枝褐色，幼枝淡绿色或黄绿色，具白色皮孔。叶互生，具柄，三出复叶；小叶片椭圆形，倒卵形，长圆形至倒披针形，长 3~6cm，宽 1.5~2.5cm，先端急尖或微尖，基部楔形，边缘具细圆锯齿或皱纹，革质，有隐约的腺点。花单性，白色，青色或黄色；苞片极细小；萼片 4~5，边缘被短茸毛；花瓣 4~5；雄花雄蕊 4~5，较花瓣长；雌花不育雄蕊 4~5，子房被毛。果橙黄色至朱红色，有深色腺点，果皮肉质，表面有 3~5 条微凸起的肋纹。种子肾形，黑色。

【分　　布】　广西各地均有分布。

【采集加工】　秋、冬季采收，洗净，切段，晒干。

【药材性状】　根棒状，直径 2~3cm。表面灰棕色，有细纵纹及多数疣状突起；突起处栓皮多脱落，露出鲜黄色或红黄色皮层，质粗糙；剥去皮层，可见木质中柱，纹理平直细密。质硬，不易折断，断面平坦。气微，味淡。

【功效主治】　祛风止痛，散瘀止血，解毒消肿。主治风湿痹痛，腰痛，胃痛，痛经，经闭，跌打损伤，劳伤吐血，衄血，瘀滞崩漏，疮痈肿毒。

【用法用量】　内服：煎汤，9~15g；或浸酒；或入散剂。外用：适量，鲜品捣敷；干品研末撒或调敷。

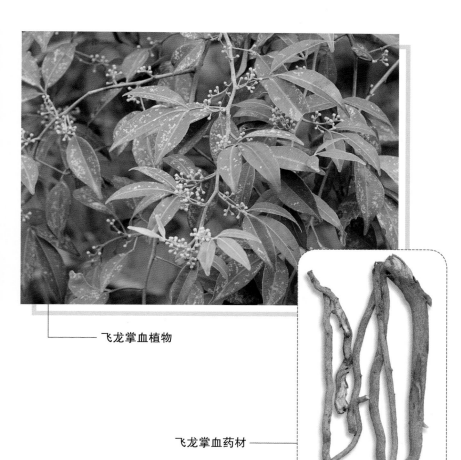

飞龙掌血植物

飞龙掌血药材

飞机草

【别　　名】 香泽兰、民国草。

【来　　源】 为菊科植物飞机草 *Eupatorium odoratum* L. 的全草。

【植物形态】 粗壮草本。茎直立，有细纵纹，被灰白色柔毛，中上部的毛较密，分枝与主茎呈直角射出。单叶对生；叶片三角形或三角状卵形，长 4~10cm，宽 1.5~5.5cm，先端渐尖，基部楔形，边缘有粗大钝锯齿，两面粗糙，均被绒毛，下面的毛较密而呈灰白色，基出 3 脉。头状花序生于分枝顶端和茎顶端，排成伞房花序，花粉红色，全为管状花；总苞圆柱状，紧抱小花；总苞片有褐色纵条纹；冠毛较花冠稍长。瘦果无毛，无腺点。

【分　　布】 广西主要分布于防城、那坡、大新、百色、南宁、邕宁、武鸣、上思。

【采集加工】 夏、秋季采收，洗净，鲜用或晒干备用。

【药材性状】 全草被灰白色柔毛。主根明显，圆柱形，须根多，黄白色。茎表面绿黄色，木部黄白色，中央具较大髓部。单叶对生，绿黄色，皱缩，展开叶片三角形或三角状卵形，长 3~9cm，宽 1.2~5cm，先端渐尖，基部楔形，边缘有粗大钝锯齿。有时可见白色头状花序。气微，味淡。

【功效主治】 散瘀消肿，解毒，止血。主治跌打肿痛，疮疡肿毒，稻田性皮炎，外伤出血，旱蚂蟥咬后流血不止。

【用法用量】 外用：适量，鲜品捣敷或揉碎涂擦。

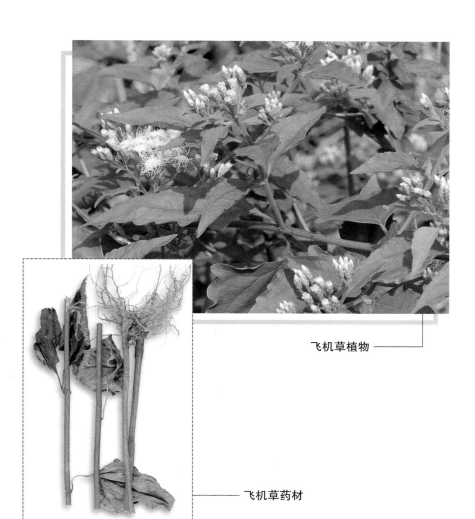

飞机草植物

飞机草药材

马甲子

【别　　名】　铁篱笆、雄虎刺、石刺木、鸟刺仔、马甲枣、铁理风、铁菱角。

【来　　源】　为鼠李科植物马甲子 *Paliurus ramosissimus*（Lour.）Poir. 的根。

【植物形态】　灌木。小枝褐色，被短柔毛。叶互生；叶柄被毛，基部有 2 个紫红色针刺；叶片纸质，宽卵形、卵状椭圆形或圆形，长 3~7cm，宽 2~5cm，先端钝或圆，基部宽楔形或近圆形，稍偏斜，边缘具细锯齿，上面深绿色，下面淡绿色，无光泽，两面沿脉被棕褐色短柔毛或无毛，基出脉 3 条。花两性，聚伞花序腋中，被黄色绒毛，花小，黄绿色；萼片 5，三角形；花瓣 5，匙形，短于萼片。核果杯状，被黄褐色或棕褐色绒毛，周围具木栓质 3 浅裂的窄翅。种子紫红色或红褐色，扁圆形。

【分　　布】　广西主要分布于临桂、金秀、梧州、北海、龙州、上林、东兰、邕宁、南宁、武鸣。

【采集加工】　全年均可采挖，洗净，切片，晒干。

【药材性状】　根上部较粗壮，下部有分歧，外表黄棕色，有细纵皱，并残留少数须根。质坚硬，不易折断，断面皮部薄，木部淡黄色。气微，味淡。

【功效主治】　祛风散瘀，解毒消肿。主治风湿痹痛，跌打损伤，咽喉肿痛，痈疽。

【用法用量】　内服：煎汤，15~30g。外用：适量，捣敷。

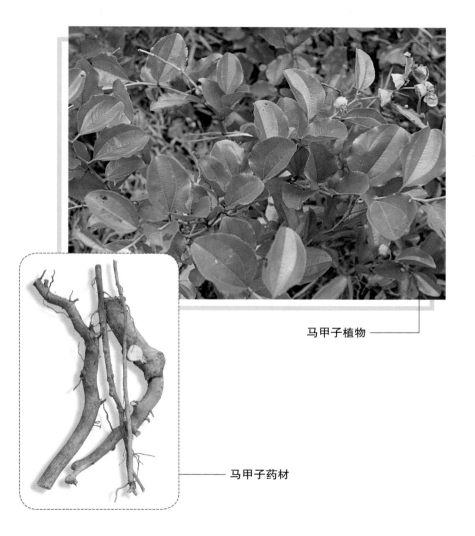

马甲子植物

马甲子药材

马交儿

【别　　名】 老鼠拉冬瓜、老鼠瓜、山冬瓜、马梢瓜。

【来　　源】 为葫芦科马交儿 *Zehneria indica*（Lour.）Keraudren 的块根或全草。

【植物形态】 攀援或平卧草本。叶片膜质，多型，三角状卵形、卵状心形或戟形、不分裂或3~5浅裂。雌雄同株。雄花：单生或稀2~3朵生于短的总状花序上；花序梗纤细；花萼宽钟形，基部急尖或稍钝；花冠淡黄色，有极短的柔毛，裂片长圆形或卵状长圆形；雄蕊3，生于花萼筒基部，花丝短，花药有毛。雌花：在与雄花同一叶腋内单生或稀双生；花梗丝状，花冠阔钟形，裂片披针形，先端稍钝；子房狭卵形，有疣状凸起，花柱短，柱头3裂，退化雄蕊腺体状。果实长圆形或狭卵形，成熟后橘红色或红色。种子灰白色，卵形。

【分　　布】 广西主要分布于上思、钦州、灵山、贵港、岑溪、藤县、钟山、昭平、蒙山、来宾、宜山、南丹、天峨。

【采集加工】 夏、秋季采收，挖块根，除去泥及细根，洗净，切厚片。茎叶切碎，鲜用或晒干。

【药材性状】 块根呈薯状，表面土黄色至棕黄色，切面粉白色至黄白色，粉性；质坚脆，易折断。茎纤细扭曲，暗绿色或灰白色，有细纵棱。卷须细丝状。单叶互生，皱缩，卷曲，多破碎；完整叶呈三角状卵形或心形，上表面绿色，密布灰白色小凸点，下表面灰绿色，叶脉明显。气微，味微涩。

【功效主治】 清热解毒，消肿散结。主治咽喉肿痛，结膜炎，疮疡肿毒，瘰疬，睾丸炎，湿疹。

【用法用量】 内服：煎汤，9~15g。外用：适量，鲜根、叶捣烂敷患处。

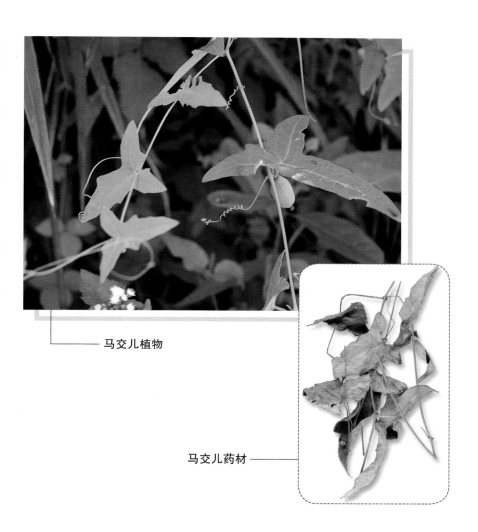

马交儿植物

马交儿药材

马齿苋

【别　　名】 马齿草、马苋、马踏菜、豆板菜、酸味菜、长寿菜。

【来　　源】 为马齿苋科植物马齿苋 *Portulaca oleracea* L. 的全草。

【植物形态】 草本。肥厚多汁，无毛。茎圆柱形，下部平卧，上部斜生或直立，多分枝，向阳面常带淡褐红色。叶互生或近对生；倒卵形，长圆形或匙形，长 1~3cm，宽 5~15mm，先端圆钝，有时微缺，基部狭窄成短柄，上面绿色，下面暗红色。花常 3~5 朵簇生于枝端；总苞片 4~5 枚，三角状卵形；萼片 2，对生，卵形；花瓣 5，淡黄色，倒卵形，基部与萼片同生于子房上。蒴果短圆锥形，棕色，盖裂。种子黑色，表面具细点。

【分　　布】 广西主要分布于靖西、南宁、邕宁、博白、北流、平南等地。

【采集加工】 春、夏季采收，洗净，鲜用或晒干。

【药材性状】 全草多皱缩卷曲成团。茎圆柱形，直径 1~3mm，表面黄棕色至棕褐色，有明显扭曲的纵沟纹。叶易破碎或脱落，完整叶片倒卵形，绿褐色，先端钝平或微缺，全缘。花少见，黄色，生于枝端。蒴果圆锥形，帽状盖裂，内含多数黑色细小种子。气微，味微酸而带黏性。

【功效主治】 清热解毒，凉血止痢，除湿通淋。主治热毒泻痢，赤白带下，崩漏，痔血，热淋，尿闭，疮痈，丹毒。

【用法用量】 内服：煎汤，15~30g，鲜品用量加倍；或绞汁。外用：适量，捣敷；或烧灰研末调敷；或煎水洗。

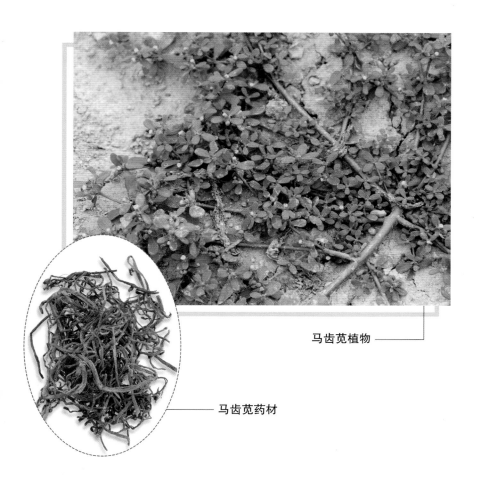

马齿苋植物

马齿苋药材

马 勃

【别　　名】 脱被毛球马勃、马屁勃。

【来　　源】 为灰包科真菌脱皮马勃 *Lasiosphaera fenzlii* Reichb. 的子实体。

【植物形态】 子实体近球形，无不孕基部；包被两层，薄而易于消失，外包被成熟后易与内包被分离。外包被初乳白色，后转灰褐色、污灰色；内包被纸质，浅烟色，成熟后与外包被逐渐剥落，仅余一团孢体，孢体灰褐色至烟褐色。孢子呈球形，壁具小刺突，褐色。孢丝长，分枝，相互交织，菌丝浅褐色。

【分　　布】 广西各地均有分布。

【采集加工】 春、夏季采收，晒干。

【药材性状】 子实体呈扁球形或类球形，直径 15~18cm 或更大，无不孕基部。包被灰棕色或褐黄色，纸质，薄，大部分已脱落，留下少部分包皮；孢体黄棕色或棕褐色。体轻泡，柔软，有弹性，呈棉絮状，轻轻捻动即有孢子飞扬，手捻有细腻感。气微，味淡。

【功效主治】 清肺利咽，解毒止血。主治咽喉肿痛，咳嗽失音，吐血衄血，疮疡不敛。

【用法用量】 内服：1.5~6g，包煎；或入丸、散。外用：研末撒；或调敷；或作吹药。

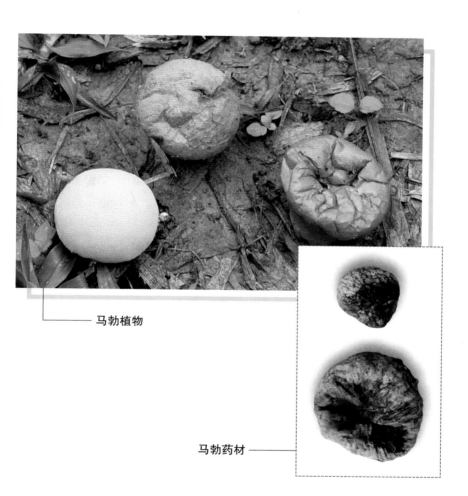

马勃植物

马勃药材

马钱子

【别　　名】　番木鳖、苦实把豆儿、火失刻把都、苦实、马前、马前子、牛银。

【来　　源】　为马钱科植物马钱子 *Strychnos nux-vomica* Linn. 的种子。

【植物形态】　乔木。树皮灰色，具皮孔，枝光滑。单叶对生，叶片革质，广卵形或近圆形，长 6~15cm，宽 3~9cm，先端急尖或微凹，基部广楔形或圆形，全缘，主脉 3~5 条；叶腋有短卷须。圆锥状聚伞花序腋生，被短柔毛；总苞片及小苞片均小，三角形，先端尖，被短柔毛；花白色，几无梗；花萼绿色，先端 5 裂，密被短柔毛；花冠筒状，先端 5 裂，裂片卵形，内面密生短毛；雄蕊 5，着生于花冠管喉部，花丝极短，花药椭圆形；雌蕊子房卵形。浆果球形，熟时橙色，表面光滑。种子 1~4 颗，圆盘形，密被银色绒毛。

【分　　布】　广西有栽培。

【采集加工】　秋、冬季果实成熟时摘下，取出种子，洗净附着的果肉，晒干。

【药材性状】　种子扁圆形，纽扣状，直径 1~3cm，厚 3~6mm，边缘微隆起，常一面凹下，另一面稍突出。表面灰棕色或灰绿色，密生匍匐的银灰色毛，有丝状光泽，由中央向四周射出。边缘有一条隆起脊线，有凸起的珠孔，底面中心有一稍突出的圆点状种脐，珠孔与种脐间隐约可见一条隆起线。质坚硬，难破碎。气微，味极苦，剧毒。

【功效主治】　通络止痛，消肿散结。主治风湿痹痛，肢体瘫痪，跌打损伤，骨折肿痛，痈疽疮毒，喉痹，牙痛，疠风，顽癣，恶性肿瘤。

【用法用量】　内服：炮制后入丸、散，每次 0.2~0.6g，大剂量 0.9g。外用：适量，研末撒、浸水、醋磨、煎油涂敷或熬膏摊贴。

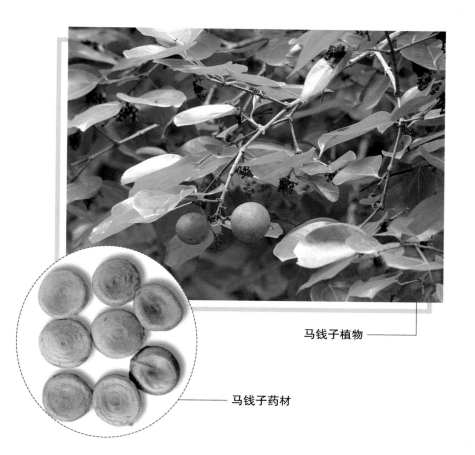

马钱子植物

马钱子药材

马铃薯

【别　　名】 山药蛋、洋番薯、土豆、地蛋、洋山芋、荷兰薯、薯仔。

【来　　源】 为茄科植物马铃薯 *Solanum tuberosum* L. 的块茎。

【植物形态】 草本。地下块茎椭圆形、扁圆形或长圆形，外皮黄白色，内白色，具芽眼，着生于匍匐茎上，成密集状。奇数不相等的羽状复叶；小叶 6~8 对，常大小相间，卵形或矩圆形，最大者长约6cm，最小者长宽均不及 1cm，先端钝尖，基部稍不等，全缘，两面均被白色疏柔毛，叶脉在下面突起，侧脉每边 6~7 条，先端略弯。伞房花序顶生，后侧生；花萼钟形，外被疏柔毛，5 裂，裂片披针形，先端长渐尖；花冠辐射状，白色或蓝紫色，花冠筒隐于萼内，先端 5 裂，裂片略呈三角形。浆果圆球形，光滑，熟时红色。种子扁圆形。

【分　　布】 广西各地均有栽培。

【采集加工】 秋、冬二季均可采挖，切片晒干。

【药材性状】 块茎扁球形或长圆形，皱缩，直径 3~6cm。表面褐色或黄褐色，节间短而不明显，侧芽着生于凹陷的"芽眼"内，一端有短茎基或茎痕。质硬，富含淀粉。气微，味淡。

【功效主治】 和胃健中，解毒消肿。主治胃痛，疟腮，痈肿，湿疹，烫伤。

【用法用量】 内服：煮食或煎汤，25~35g。外用：磨汁涂患处或切薄片贴敷。

马铃薯药材

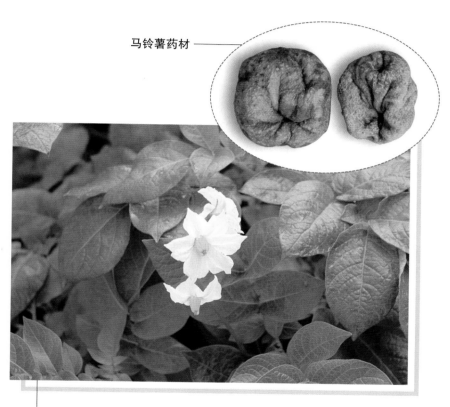

马铃薯植物

马兜铃

【别　　名】　兜铃、马兜零、马兜苓、水马香果、葫芦罐、臭铃铛、蛇参果。

【来　　源】　为马兜铃科植物马兜铃 *Aristolochia debilis* Sieb. et Zucc. 的果实。

【植物形态】　草质藤本。根圆柱形。叶互生；叶柄柔弱；叶片卵状三角形、长圆状卵形或戟形，长 3~6cm，基部宽 1.5~3.5cm，先端钝圆，基部心形，两侧裂片圆形，下垂或稍扩展；基出脉 5~7 条。花聚生于叶腋；小苞片三角形，易脱落；花被基部膨大呈球形，向上收狭成一长管，管口扩大成漏斗状，黄绿色，口部有紫斑，内面有腺体状毛；檐部一侧极短，另一侧渐延伸成舌片；舌片卵状披针形，顶端钝；花药贴生于合蕊柱近基部；子房圆柱形，6 棱；合蕊柱先端 6 裂，稍具乳头状凸起，裂片先端钝，向下延伸形成波状圆环。蒴果近球形，具 6 棱，成熟时由基部向上沿室间 6 瓣开裂；果梗常撕裂成 6 条。种子扁平，钝三角形，边缘具白色膜质宽翅。

【分　　布】　广西主要分布于天峨、三江、全州、兴安、灵川、临桂。

【采集加工】　秋季果实由绿变黄时连柄摘下，晒干。

【药材性状】　果实卵圆形或长卵圆形，长 3~7cm，直径 2~4cm。表面黄绿色、灰绿色或棕绿色，常沿腹缝线自端而基开裂为 6 瓣，果柄也分裂为 6 条线状。种子多数，层层平叠于每个果室内。种子扁平而薄，钝三角形或扇形，边缘有翅，淡棕色。气特异，味微苦。

【功效主治】　清肺止咳，降气平喘，清大肠热。主治肺热咳嗽，痰多气促，肠热痔血，痔疮肿痛，水肿。

【用法用量】　内服：煎汤，3~9g；或入丸、散。止咳清热多炙用，外用：熏洗，宜生用。

注意：本品含马兜铃酸，可引起肾脏损害等。

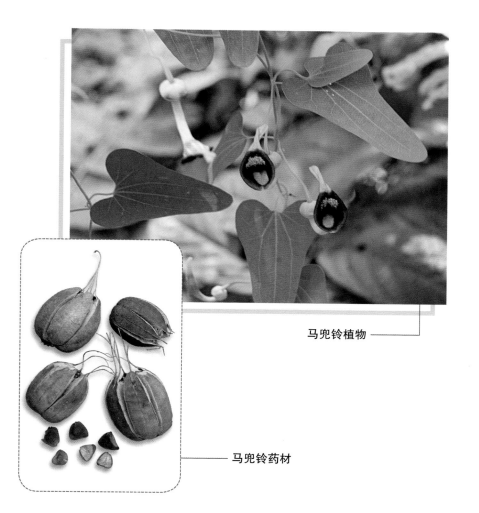

马兜铃植物

马兜铃药材

马缨丹

【别　　名】　五色梅、龙般花、臭冷风、五色花、五雷箭、穿墙风。

【来　　源】　为马鞭草科植物马缨丹 *Lantana camara* L. 的枝叶。

【植物形态】　直立或蔓性灌木，有时呈藤状。植株有臭味，茎、枝均呈四方形，有糙毛，常有下弯的钩刺或无刺。单叶对生；叶片卵形至卵状长圆形，长 3~9cm，宽 1.5~2.5cm，基部楔形或心形，边缘有钝齿，先端渐尖或急尖，表面有粗糙的皱纹或短柔毛，背面具小刚毛。头状花序腋生，苞片披针形，有短柔毛；花萼筒状，先端有极短的齿；花冠黄色、橙黄色、粉红色至深红色，两面均有细短毛；雄蕊 4，内藏。果实圆球形，成熟时紫黑色。

【分　　布】　广西主要分布于环江、百色、田阳、田东、平果、武鸣、南宁、宁明、龙州、贵港、平南、苍梧、昭平。

【采集加工】　春、夏季采收，鲜用或晒干。

【药材性状】　茎枝四方形，黄绿色，被糙毛，疏生下弯的钩刺。叶黄绿色，多皱缩，易碎，完整叶片平展后卵状长圆形，长 2~7cm，宽 1.5~2.5cm；基部楔形，边缘有钝齿，先端渐尖，上、下表面有粗糙的短毛，背面具小刚毛。气特异，味淡。

【功效主治】　清热解毒，消肿止痛。主治感冒发热，腮腺炎，风湿痹痛，跌打损伤。

【用法用量】　内服：煎汤，15~30g。外用：适量，捣敷或煎水外洗。

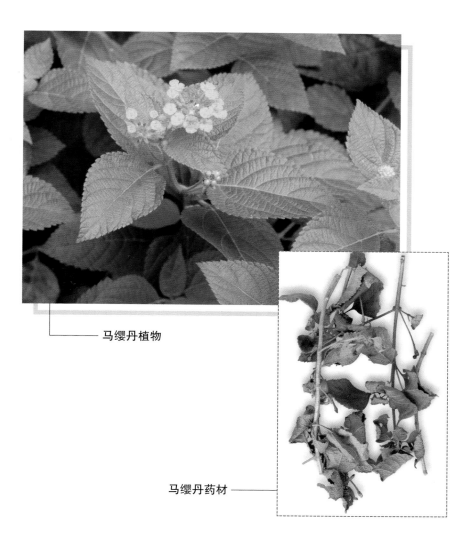

马缨丹植物

马缨丹药材

马蹄金

【别　　名】 黄胆草，小金钱草，螺丕草，小马蹄草，荷包草，九连环，小碗碗草。

【来　　源】 为旋花科植物马蹄金 *Dichondra repens* Forst. 的全草。

【植物形态】 匍匐小草本。茎细长，被灰色短柔毛，节上生根。单叶互生；叶片肾形至圆形，直径 0.4~2.5cm，先端宽圆形或微缺，基部阔心形，叶面微被毛，背面被贴生短柔毛，全缘。花单生于叶腋，花柄短于叶柄，丝状；萼片 5，倒卵状长圆形至匙形，背面及边缘被毛；花冠钟状，黄色，深 5 裂，裂片长圆状披针形，无毛；雄蕊 5，着生于花冠裂片间弯缺处，花丝等长；子房被疏柔毛，2 室，花柱 2，柱头头状。蒴果近球形，小，膜质。种子 1~2 颗，黄色至褐色，无毛。

【分　　布】 广西主要分布于梧州、金秀、全州、罗城、靖西、龙州等地。

【采集加工】 全年随时可采，鲜用或洗净晒干。

【药材性状】 全草缠绕成团。茎被灰色短柔毛，质脆，易折断，断面中有小孔。叶多皱缩，完整者展平后圆形或肾形，直径 0.5~2cm，基部心形，上面微被毛，下面具短柔毛，全缘；质脆易碎。偶见灰棕色近圆球形果实。气微，味辛。

【功效主治】 清热，利湿，解毒。主治黄疸，疟疾，砂淋，白浊，水肿，疔疮肿毒，跌打损伤，毒蛇咬伤。

【用法用量】 内服：煎汤，6~15g，鲜品 30~60g。外用：适量，捣敷。

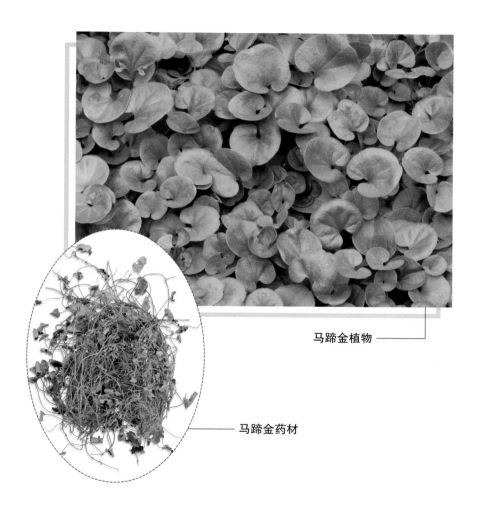

马蹄金植物

马蹄金药材

马蹄蕨

【别　　名】　马蹄香、马蹄莲、马蹄风、马蹄附子、观音莲。

【来　　源】　为莲座蕨科植物福建观音座莲 Angiopteris fokiensis Hieron 的根茎。

【植物形态】　大型陆生蕨类。根状茎直立，块状，叶柄粗壮，肉质而多汁，基部有肉质马蹄状附属物。叶簇生，草质，宽卵形，长宽各约 60cm 以上，二回羽状；羽片互生，狭长圆形，宽 14~18cm；小羽片平展，上部的稍斜向上，中部小羽片长 7~10cm，宽 1~1.8cm，披针形，先端渐尖头，基部近截形或近全缘，具短柄，下部的渐短缩；叶缘均有浅三角形锯齿。孢子囊群棕色，长圆形，通常由 8~10 个孢子囊组成。

【分　　布】　广西主要分布于马山、武鸣、陆川、阳朔。

【采集加工】　全年均可采收，洗净，去须根，切片，晒干或鲜用。

【药材性状】　根状茎呈块状，多数顶端有凹陷的叶基痕的残留叶柄，内面呈弓形，背面隆起，两侧具纸质的翅状物，表面灰褐色或棕褐色，有纵纹或不规则的纹理。质坚硬，难折断，断面黄白色。气芳香，味甜、微涩。

【功效主治】　清热凉血，祛瘀止血，止痹痛，安神。主治跌打损伤，外伤出血，崩漏，乳痈，疟腮，痈肿疔疮，风湿痹痛，产后腹痛，心烦失眠，毒蛇咬伤。

【用法用量】　内服：煎汤，10~30g；鲜品 30~60g，研末，每次 3g，每日 9g。外用：适量，鲜品捣烂敷；或干品磨汁涂；或研末撒敷。

马蹄蕨药材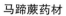

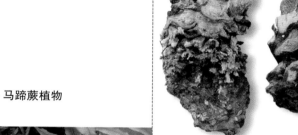

马蹄蕨植物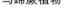

马鞭草

【别　　名】　马鞭、龙芽草、凤颈草、紫顶龙芽、铁马鞭、白马鞭、铁扫帚。

【来　　源】　为马鞭草科植物马鞭草 *Verbena officinalis* L. 的全草。

【植物形态】　草本。茎四方形，节及枝上有硬毛。叶对生；叶片卵圆形，倒卵形至长圆状披针形，长 2~8cm，宽 1~5cm，基生叶的边缘通常有粗锯齿及缺刻；茎生叶多为 3 深裂，裂片边缘有不整齐锯齿，两面均被硬毛。穗状花序顶生及腋生，细弱；花小，初密集，结果时疏离；每花具 1 苞片，有粗毛；花萼管状，膜质，有 5 棱。具 5 齿；花冠淡紫色至蓝色，花冠管直或弯，先端 5 裂，裂片长圆形；雄蕊 4，着生于花冠管的中部，花丝短。果长圆形，包于宿萼内，成熟后 4 瓣裂。

【分　　布】　广西各地均有分布。

【采集加工】　春、夏季采收，洗净，鲜用或晒干。

【药材性状】　茎方柱形，直径 0.2~0.4cm；表面灰绿色至黄绿色，粗糙，有纵沟；质硬，易折断，断面纤维状，中央有白色的髓或已成空洞。叶灰绿色或棕黄色；多皱缩破碎，具毛；完整叶片卵形至长圆形，羽状分裂或 3 深裂。穗状花序细长，小花排列紧密，有的可见黄棕色花瓣，有的已成果穗。果实包于灰绿色宿萼内，小坚果灰黄色。气微，味微苦。

【功效主治】　清热解毒，活血通经，利水消肿。主治感冒发热，咽喉肿痛，牙龈肿痛，黄疸，痢疾，血瘀经闭，痛经，癥瘕，水肿，小便不利，痈疮肿毒，跌打损伤。

【用法用量】　内服：煎汤，15~30g，鲜品 30~60g；或入丸、散。外用：适量，捣敷；或煎水洗。

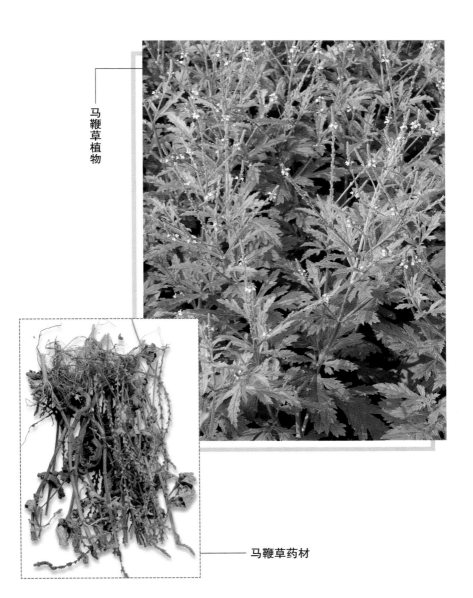

马鞭草植物

马鞭草药材

开口箭

【别　　名】　过节风，老蛇莲、万年青。

【来　　源】　为百合科植物开口箭 *Tupistra chinensis* Baker. 的根茎。

【植物形态】　草本。根状茎长圆柱形，直径 1~1.5cm，多节，绿色至黄色。叶基生，4~12 枚，近革质或纸质，倒披针形、条状披针形、条形或矩圆状披针形，长 15~65cm，宽 1.5~9.5cm，先端渐尖，基部渐狭；鞘叶 2 枚，披针形或矩圆形。穗状花序直立，密生多花；总花梗短；苞片绿色，卵状披针形至披针形，除每花有一枚苞片外，另有几枚无花的苞片在花序顶端聚生成丛；花短钟状；花被裂片卵形，先端渐尖，肉质，黄色或黄绿色；花丝基部扩大，其扩大部分有的贴生于花被片上，有的加厚，肉质，边缘不贴生于花被片上，有的彼此连合，花丝上部分离，内弯，花药卵形；子房近球形，花柱不明显，柱头钝三棱形，顶端 3 裂。浆果球形，熟时紫红色。

【分　　布】　广西主要分布于那坡、百色、隆林、金秀、融水、资源、全州、灌阳。

【采集加工】　夏、秋季采挖，除去须根，洗净，晒干。

【药材性状】　根茎扁圆柱形，略扭曲，直径约 1cm。外表面黄棕色至黄褐色，有皱纹。节明显，略膨大，节处有膜质鳞片状叶及圆点状凹下的须根痕，节间短。切面黄白色，细颗粒状。气特异，味苦涩。

【功效主治】　清热解毒，祛风除湿，散瘀止痛。主治白喉，咽喉肿痛，风湿痹痛，跌打损伤，胃痛，痈肿疮毒，毒蛇、狂犬咬伤。

【用法用量】　内服：煎汤，1.5~3g；研末，0.6~0.9g。外用：适量。

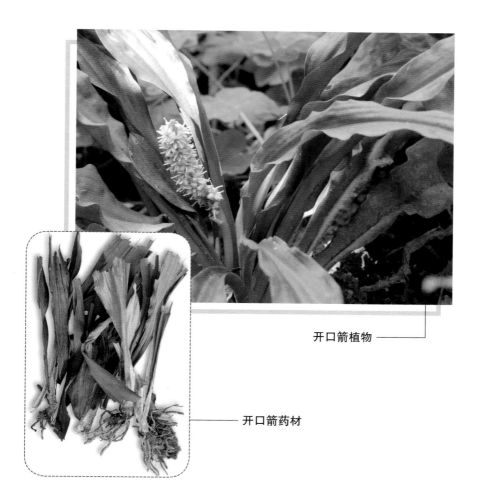

开口箭植物

开口箭药材

天门冬

【别　　名】　费冬、大当门根、天冬。

【来　　源】　为百合科植物天门冬 *Asparagus cochinchinensis*（Lour.）Merr. 的块根。

【植物形态】　攀援草本。全株无毛。块根肉质，簇生，长椭圆形或纺锤形，灰黄色。茎细，分枝具棱或狭翅；叶状枝通常每 3 枚成簇，扁平，长 1~3cm，宽 1~2mm，先端锐尖。叶退化成鳞片，先端长尖，基部有木质倒生刺，刺在茎上长 2.5~3mm，在分枝上较短或不明显。花 1~3 朵簇生叶腋，单性，雌雄异株，淡绿色；雄花花被片 6，雄蕊稍短于花被，花丝不贴于花被片上，花药卵形；雌花与雄花大小相似，具 6 个退化雄蕊。浆果球形，成熟时红色。具种子 1 枚。

【分　　布】　广西分布于全区各地，也有栽培。

【采集加工】　挖出块根，去掉泥土，用水煮或蒸至皮裂，捞出入清水中，趁热剥去外皮。

【药材性状】　块根呈长纺锤状，略弯曲，长 5~18cm，直径 0.5~2cm。表面黄白色至淡黄棕色，半透明，光滑或具深浅不等的纵皱纹，偶有残存的灰棕色外皮。质硬或柔润，有黏性，断面角质样，中柱黄白色。气微，味甜、微苦。

【功效主治】　滋阴润燥，清肺降火。主治燥热咳嗽，阴虚劳咳，热病伤阴，内热消渴，肠燥便秘。

【用法用量】　内服：煎汤，6~15g；熬膏；或入丸、散剂。

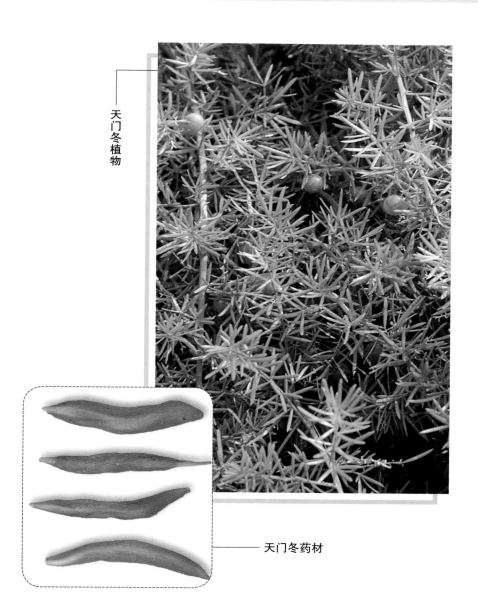

天门冬植物

天门冬药材

天花粉

【别　　名】栝楼根、白药、瑞雪、天瓜粉、花粉、屎瓜根、栝蒌粉、蒌粉。

【来　　源】为葫芦科植物栝楼 *Trichosanthes kirilowii* Maxim. 的根。

【植物形态】攀援藤本。块根圆柱状，肥厚，灰黄色。茎多分枝，有棱槽；卷须 2~5 分枝。叶近圆形，长、宽 8~15cm，常掌状 3~7 中裂或浅裂，裂片长圆形，先端锐尖，基部心形，边缘有较大的疏齿或缺刻状，表面散生微硬毛；叶柄长 3~7cm。花单性，雌雄异株；雄花 3~8 朵，顶生总梗端，有时具单花，总梗长 10~20cm；雌花单生；苞片倒卵形或宽卵形，边缘有齿；花萼 5 裂，裂片披针形，全缘；花冠白色，5 深裂，裂片倒卵形，顶端和边缘分裂成流苏状；雄蕊 5，花丝短，有毛，花药靠合，药室 "S" 形折曲；雌花子房下位，卵形，花柱 3 裂。果实卵圆形至近球形，黄褐色，光滑；种子多数，扁平，长椭圆形。

【分　　布】广西主要分布于钦州、防城、上思、德保、那坡、环江、罗城等地。

【采集加工】秋、冬二季采挖，洗净，除去外皮，切段或纵剖成瓣，干燥。

【药材性状】根呈不规则圆柱形或纺锤形，长 8~16cm，直径 1.5~5.5cm。表面黄白色或淡棕黄色，有纵皱纹、细根痕及略凹陷的横长皮孔，有的有黄棕色外皮残留。质坚实，断面白色或淡黄色，富粉性，木部黄色，略呈放射状排列。无臭，味微苦。

【功效主治】清热生津，润肺化痰，消肿排脓。主治热病口渴，消渴多饮，肺热燥咳，疮疡肿毒。

【用法用量】内服：煎汤 9~15g；或入丸、散。外用：适量，研末撒布或调敷。

天花粉药材

天花粉植物

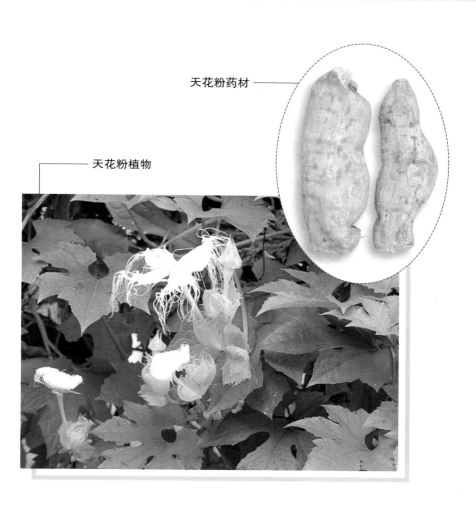

天竺葵

【别　　名】 月月红、洋绣球、石蜡红。

【来　　源】 为牻牛儿苗科植物天竺葵 *Pelargonium hortorum* Bailey 的花。

【植物形态】 直立草本。茎肉质，基部木质化，多分枝，被密生细毛和腺毛，具强烈腥味。叶互生；叶片圆肾形，直径 5~10cm，基部心形，有不规则圆齿，两面均被短毛，表面有暗红色马蹄形环纹；掌状脉 5~7。有总苞的伞形花序顶生；花多数，中等大，未开前花蕾柄下垂，花瓣红色、粉红色、白色，下面 3 片较大，长 1.2~2.5cm。蒴果成熟时 5 瓣开裂，果瓣向上卷曲。

【分　　布】 广西有栽培。

【采集加工】 春季花开时采摘，晒干备用。

【药材性状】 伞形花序，花多数具总苞，总苞和花梗被短毛，花萼被长柔毛。总苞、花梗和花萼均为褐黄色。花瓣红色或红黑色，皱缩，宿存或脱落。气浓，味苦。

【功效主治】 清热解毒。主治中耳炎。

【用法用量】 外用：适量，榨汁滴耳。

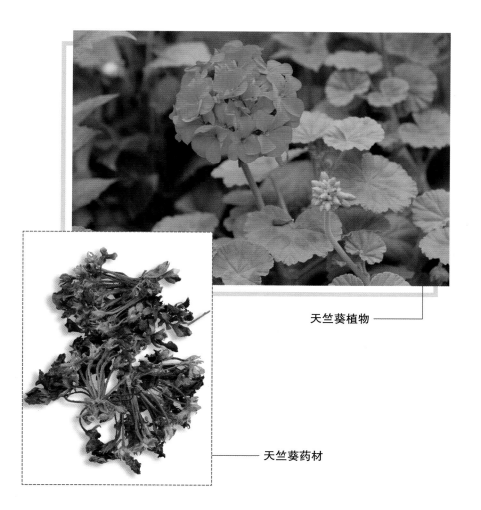

天竺葵植物

天竺葵药材

天南星

【别　　名】　半夏精、鬼南星、蛇芋、野芋头、蛇木芋、山苞米、蛇包谷。

【来　　源】　为天南星科植物天南星 *Arisaema heterophyllum* Bl. 的块茎。

【植物形态】　草本。块茎近圆球形。叶常单一；叶柄上部鞘状，下部具膜质鳞叶 2~3；叶片鸟足状分裂，裂片 11~19，线状长圆形或倒被针形，中裂片比两侧短小。花序柄从叶柄中部分出；佛焰苞管部绿白色，喉部截形，外线反卷，檐部卵状披针形，有时下弯呈盔状，淡绿色或淡黄色；穗花序袖与佛焰苞分离；肉穗花序两性或雄花序单性；两性花序下部雌花序长 1~2.2cm，花密，上部雄花序花疏；雄花序单性；附属器伸出佛焰苞喉部后呈"之"字形上升。果序近圆锥形，浆果熟时红色，佛焰苞枯萎而果序裸露。种子黄红色。

【分　　布】　广西主要分布于乐业、全州。

【采集加工】　10 月挖出块茎，去掉泥土及茎叶、须根，撞搓去表皮，倒出用水清洗，对未撞净的表皮再用竹刀刮净，晒干。本品有毒，加工操作时应戴手套、口罩或手上擦菜油，可预防皮肤发痒红肿。

【药材性状】　块茎呈稍扁的圆球形，直径 1.5~4cm。表面类白色或淡棕色，较光滑，顶端有凹陷的茎痕，周围有 1 圈 1~3 列显著的根痕，周边偶有少数微突起的小侧芽，有时已磨平。气淡，味苦、辛。

【功效主治】　祛风止痉，化痰散结。主治中风痰壅，口眼歪斜，半身不遂，手足麻痹，风痰眩晕，癫痫，惊风，破伤风，咳嗽多痰，痈肿，瘰疬，跌扑损伤，毒蛇咬伤。

【用法用量】　内服：煎汤，3~9g，一般制后用；或入丸、散。外用：生品适量，研末以醋或酒调敷。

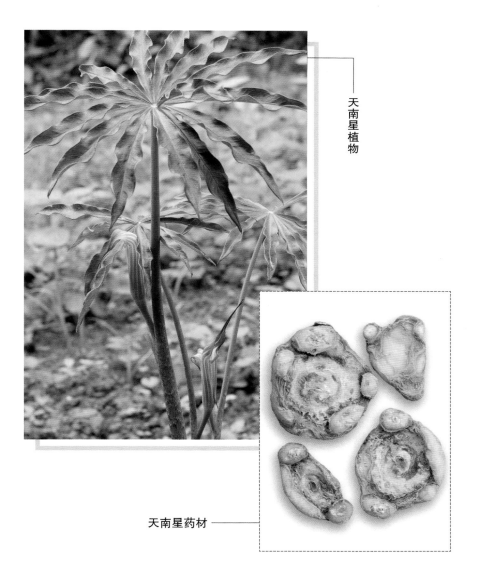

天南星植物

天南星药材

天 麻

【别　　名】　赤箭、木浦、明天麻、定风草根。

【来　　源】　为兰科植物天麻 *Gastrodia elata* Bl. 的根状茎。

【植物形态】　根状茎肥厚，块茎状，椭圆形至近哑铃形，肉质，具较密的节，节上被许多三角状宽卵形的鞘。茎直立，橙黄色、黄色、灰棕色或蓝绿色，无绿叶，下部被数枚膜质鞘。总状花序通常具30~50朵花；花苞片长圆状披针形，膜质；花梗和子房略短于花苞片；花扭转，橙黄、淡黄、蓝绿或黄白色；萼片和花瓣合生，近斜卵状圆筒形，顶端具5枚裂片，但前方亦即两枚侧萼片合生处的裂口深达5mm，筒的基部向前方凸出；外轮裂片卵状三角形，先端钝；内轮裂片近长圆形，较小；唇瓣长圆状卵圆形，3裂，基部贴生于蕊柱足末端与花被筒内壁上并有一对肉质胼胝体，上部离生，上面具乳突，边缘有不规则短流苏；蕊柱有短的蕊柱足。蒴果倒卵状椭圆形。

【分　　布】　广西主要分布于融水、灵川、全州、兴安、龙胜、资源、乐业、隆林、罗城、环江、金秀。

【采集加工】　秋、冬季采挖，除去杂质，晒干备用。

【药材性状】　块茎长椭圆形，略扁，皱缩而弯曲，大小不一，长5~15cm，宽2~7cm，厚0.3~2cm。表面有黄白色或淡棕色，半透明，上端有茎痕，或红黄色的芽，习称"鹦哥嘴"或"红小辫"，下端有圆盘状的凹脐。有纵皱纹及由潜伏芽排列而成的横环纹多轮。质坚硬，不易折断，断面平坦，角质状，淡黄白色或淡棕色。未蒸透者中间略有白碴，有时显裂隙。气微，味甘、微辛。

【功效主治】　平肝息风，祛风定惊。主治头晕目眩，肢体麻木，小儿惊风，高血压病，癫痫。

【用法用量】　内服：煎汤，6~15g；或入丸、散。

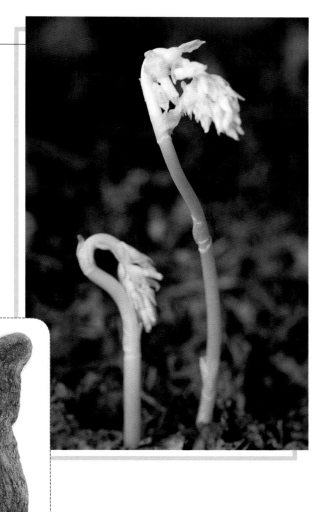

天麻植物

天麻药材

天鹅抱蛋

【别　　名】　凤凰蛋、落地珍珠、篦子草、金鸡孵蛋、凤凰蕨。

【来　　源】　为肾蕨科植物肾蕨 *Nephrolepis auriculata*（L.）Trimen 的块茎。

【植物形态】　陆生蕨类。根茎近直立，有直立的主轴及从主轴向四面生长的长匍匐茎，并从匍匐茎的短枝上生出圆形肉质块茎，主轴与根茎上密被钻状披针形鳞片，匍匐茎、叶柄和叶轴疏生钻形鳞片。叶簇生；叶片革质，光滑无毛，披针形，长 30~70cm，宽 3~5cm，基部渐变狭，一回羽状；羽片无柄，互生，以关节着生于叶轴，似镰状而钝，基部下侧呈心形，上侧呈耳形，常覆盖于叶轴上，边缘有浅齿；叶脉羽状分叉。孢子囊群生于每组侧脉的上侧小脉先端；囊群盖肾形。

【分　　布】　广西主要分布于龙州、武鸣、上林、平南、金秀、阳朔、钟山、贺州。

【采集加工】　全年均可挖取块茎，刮去鳞片，洗净，鲜用或晒干。

【药材性状】　块状茎球形或扁圆形，直径约 2cm。表面密生黄棕色绒毛状鳞片，可见自根茎脱落后的圆形瘢痕，除去鳞片后表面显亮黄色，有明显的不规则皱纹。质坚硬。气微，味淡。

【功效主治】　清热利湿，通淋止咳，消肿解毒。主治感冒发热，肺热咳嗽，黄疸，淋浊，泄泻，痢疾，带下，疝气，乳痈，瘰疬，烫伤，刀伤，体癣，睾丸炎，淋巴结炎。

【用法用量】　内服：煎汤，6~15g，鲜品 30~60g。外用：适量，鲜块茎捣敷。

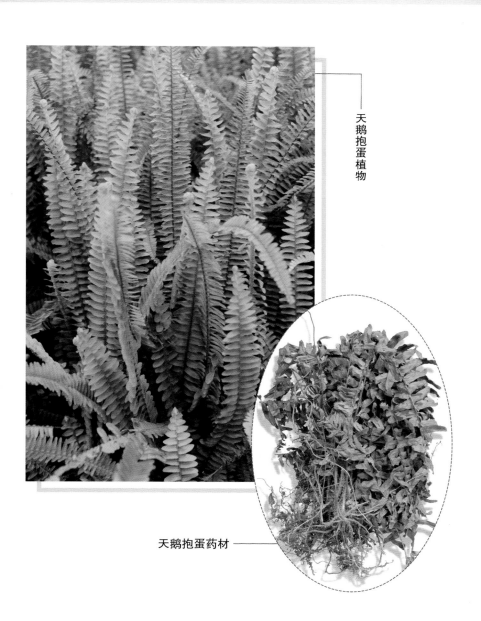

天鹅抱蛋植物

天鹅抱蛋药材

元宝草

【别　　名】　大叶对口莲、对口莲、对叶草、对月莲、穿心草、红无宝、黄叶连翘。

【来　　源】　为藤黄科植物元宝草 *Hypericum sampsonii* Hance 的全草。

【植物形态】　草本。全体平滑无毛。茎单立，圆柱形，基部木质化，上部具分枝。单叶对生；叶片长椭圆状披针形，基部木质化，上部具分枝。单叶对生；叶片长椭圆状披针形，长 3~6.5cm，宽 1.5~2.5cm，先端钝，基部完全合生为一体，茎贯穿其中心，两端略向上斜呈元宝状，两面均散生黑色斑点及透明油点。两歧聚伞花序顶生或腋生；花小；萼片 5，其上散生油点及黑色斑点；花瓣 5，黄色；雄蕊多数，基部合生成 3 束；花药上具黑色腺点；子房广卵形，有透明腺点，花柱 3 裂。蒴果卵圆形，3 室，表面具赤褐色腺体。种子多数，细小，淡褐色。

【分　　布】　广西主要分布于百色、南宁、柳州、桂林等地。

【采集加工】　夏、秋季采收，洗净，晒干或鲜用。

【药材性状】　根细圆柱形，稍弯曲，支根细小；表面淡棕色。茎圆柱形，直径 2~5mm，表面光滑，棕红色或黄棕色；质坚硬，断面中空。叶对生，两叶基部合生为一体，茎贯穿于中间；叶多皱缩，展平后叶片长椭圆形，上表面灰绿色或灰棕色，下表面灰白色，有众多黑色腺点。聚伞花序顶生，花小，黄色。蒴果卵圆形，红棕色。种子细小，多数。气微，味淡。

【功效主治】　凉血止血，清热解毒，活血调经，祛风通络。主治吐血，咯血，衄血，血淋，创伤出血，肠炎，痢疾，乳痈，痈肿疔毒，烫伤，蛇咬伤，月经不调，痛经，白带过多，跌打损伤，风湿痹痛，腰腿痛。外用治头癣，口疮，目翳。

【用法用量】　内服：煎汤，9~15g，鲜品 30~60g。外用：适量，鲜品洗净捣敷；或干品研末外敷。

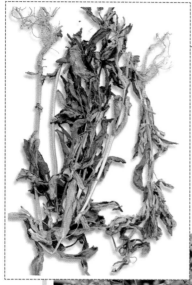

元宝草药材

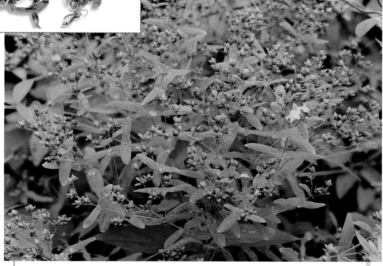

元宝草植物

无花果

【别　　名】　阿驵、阿驿、底珍、映日果、优昙钵、蜜果、文仙果、奶浆果。

【来　　源】　为桑科植物无花果 *Ficus carica* L. 的花序托。

【植物形态】　落叶灌木或小乔木。全株具乳汁。小枝粗壮，表面褐色，被稀短毛。叶互生；叶柄粗壮；托叶卵状披针形，红色；叶片厚膜质，宽卵形，长 10~24cm，宽 8~22cm，3~5 裂，裂片卵形，边缘有不规则钝齿，上面深绿色，粗糙，下面密生细小钟乳体及黄褐色短柔毛，基部浅心形，基生脉 3~5 条，侧脉 5~7 对。雌雄异株，隐头花序，花序托单生于叶腋；雄花和瘿花生于同一花序托内；雄花生于内壁口部，雄蕊 2，花被片 3~4；瘿花花柱侧生、短；雌花生于另一花序托内，花被片 3~4，花柱侧生，柱头 2 裂。花序托梨形，成熟时呈紫红色或黄绿色，肉质，顶部下陷，基部有 3 苞片。

【分　　布】　广西有栽培。

【采集加工】　7~10 月果实呈绿色时，分批采摘；或拾取落地的未成熟果实，鲜果用开水烫后，晒干或烘干。

【药材性状】　花序托呈倒圆锥形或类球形，长约 2cm，直径 1.5~2.5cm。表面淡黄棕色，有波状弯曲的纵棱线。顶端稍平截，中央有圆形凸起，基部渐狭，带有果柄及残存的苞片。质坚硬，横切面黄白色，内壁着生众多细小瘦果，有时壁的上部尚见枯萎的雄花。瘦果卵形或三棱状卵形，长 1~2mm，淡黄色，外有宿萼包被。气微，味甜、略酸。

【功效主治】　清热生津，健脾开胃，解毒消肿。主治咽喉肿痛，燥咳声嘶，乳汁稀少，肠热便秘，泄泻、痢疾，痈肿，癣疾。

【用法用量】　内服：煎汤，9~15g；或生食鲜果 1~2 枚。外用：适量，煎水洗；研末调敷或吹喉。

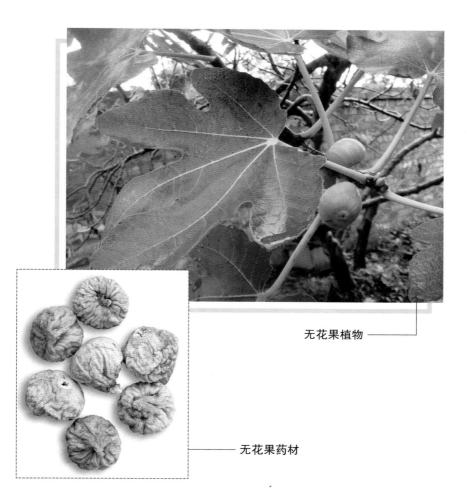

无花果植物

无花果药材

无根藤

【别　　名】　无娘米、大菟丝子、无娘藤、金灯笼、金丝藤、罗网藤、雾水藤。

【来　　源】　为樟科植物无根藤 Cassytha filiformis L. 的全草。

【植物形态】　寄生缠绕草本，借盘状吸根攀附于寄主植物上。茎线形，绿色或绿褐色，稍木质，幼嫩部分被锈色短柔毛，老时毛被稀疏或变无毛。叶退化为微小的鳞片。穗状花序长 2~5cm，密被锈色短柔毛；苞片和小苞片微小，宽卵圆形，长约 1mm，褐色，被缘毛。花小，白色，长不及 2mm，无梗。花被裂片 6，排成 2 轮，外轮 3 枚小，圆形，有缘毛，内轮 3 枚较大，卵形，外面有短柔毛，内面几无毛。能育雄蕊 9，第一轮雄蕊花丝近花瓣状，其余的为线状，第一、二轮雄蕊花丝无腺体，花药 2 室，室内向，第三轮雄蕊花丝基部有一对无柄腺体，花药 2 室，室外向。退化雄蕊 3，位于最内轮，三角形，具柄。子房卵珠形，几无毛，花柱短，略具棱，柱头小，头状。果小，卵球形，包藏于花后增大的肉质果托内，但彼此分离，顶端有宿存的花被片。

【分　　布】　广西各地均有分布。

【采集加工】　全年可采。除去杂质，洗净，切段，晒干或阴干。

【药材性状】　本品呈细长圆柱形，略扭曲，直径 1~2.5mm。表面黄绿色或黄褐色，具细纵纹和黄棕色茸毛，分枝处可见小鳞片，扭曲处常有盘状吸根。花小，排成穗状花序，长 2~5cm。果卵球形，包藏于肉质果托内，顶端开口，直径约 4mm，无柄。质脆，断面皮部纤维性，木质部黄白色。气微，味淡。

【功效主治】　化湿消肿，通淋利尿。主治肾炎水肿，尿路结石，尿路感染，跌打疮肿及湿疹。

【用法用量】　内服：煎汤，9~10g。外用：适量，鲜品捣烂外敷，或煎水洗。

无根藤药材

无根藤植物

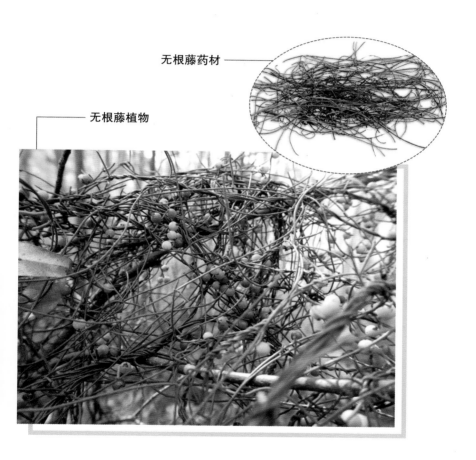

云 实

【别　　名】　牛王茨根、阎王刺根。

【来　　源】　为豆科植物云实 *Caesalpinia sepiaria* Roxb. 的根或根皮。

【植物形态】　攀援灌木。树皮暗红色，密生倒钩刺。托叶阔，半边箭头状，早落；二回羽状复叶，羽片 3~10 对，对生，有柄，基部有刺 1 对，每羽片有小叶 7~15 对，膜质，长圆形，长 10~25mm，宽 6~10mm，先端圆，微缺，基部钝，两边均被短柔毛，有时毛脱落。总状花序顶生；总花梗多刺；花左右对称，花梗劲直，萼下具关节，花易脱落；萼片 5，长圆形，被短柔毛；花瓣 5，黄色，盛开时反卷；雄蕊 10，分离，花丝中部以下密生茸毛；子房上位，无毛。荚果近木质，短舌状，偏斜，稍膨胀，先端具尖喙，沿腹缝线膨大成狭翅，栗褐色，有光泽。种子长圆形，褐色。

【分　　布】　广西主要分布于宁明、南宁、武鸣、那坡、凌云、隆林、乐业。

【采集加工】　全年均可采收，挖取根部，洗净，切片或剥取根皮。

【药材性状】　根圆柱形，弯曲，有分枝，长短不等，直径 2~6cm，根头膨大，外皮灰褐色，粗糙，具横向皮孔，纵皱纹明显。质坚，不易折断，断面皮部棕黄色，木部白色，占绝大部分。气微，味辛、涩、微苦。根皮呈卷筒状、槽状或不规则碎片状，长短厚薄不一，外表面灰褐色，粗糙，具疣状突起及灰黄色横向皮孔，常有内陷环纹；内表面浅褐色，略平坦，具细纵纹。质硬而脆，易折断，断面颗粒性。气微，味微涩，嚼之有砂粒感。

【功效主治】　祛风除湿，解毒消肿。主治感冒发热，咳嗽，咽喉肿痛，牙痛，风湿痹痛，肝炎，痢疾，淋证，痈疽肿毒，皮肤瘙痒，毒蛇咬伤。

【用法用量】　内服，煎汤 10~15g。鲜品加倍；或捣汁。外用：适量，捣敷。

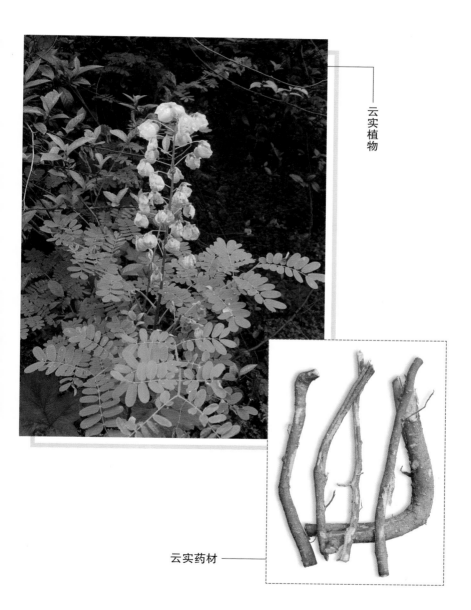

云实植物

云实药材

云南苏铁

【别　　名】　苏铁、象尾菜、孔雀抱蛋、暹罗苏铁、凤尾蕉、节节萝卜。

【来　　源】　为苏铁科植物云南苏铁 *Cycas siamensis* Miq. 的种子。

【植物形态】　常绿木本。树干矮小，基部膨大成盘根茎。羽状叶集生于树干上部，长 1.2~2.5m，幼嫩时被柔毛，叶柄两侧具刺，刺略向下斜展；羽状裂片 40~120 对，或更多，在叶轴上较稀疏地排列成 2 列，披针状条形，直或微弯曲，薄革质，边缘稍厚，微向下反曲，上部渐窄，先端渐尖，基部圆，两面中脉隆起，平滑而有光泽，上面深绿色，下面色较浅。雄球花卵状圆柱形或长圆形；小孢子叶楔形，密生黄色绒毛；大孢子叶密被红褐色绒毛，成熟后脱落，上部卵状菱形，边缘篦齿状深裂。种子卵圆形或宽倒卵形，先端有尖头，熟时黄褐色或浅褐色，种皮硬质，平滑，有光泽。

【分　　布】　广西有栽培。

【采集加工】　秋季种子成熟时采摘，晒干。

【药材性状】　种子卵圆形或阔倒卵形，长 2~3cm，直径 1.8~2.5cm，外种皮质硬，黄褐色或淡褐色，光滑，具光泽。气微，味苦、酸。

【功效主治】　理气化湿，清热解毒。主治慢性肝炎，急性黄疸性肝炎，难产，疮痈肿毒。

【用法用量】　内服：煎汤，9~15g。外用：适量，研末敷。

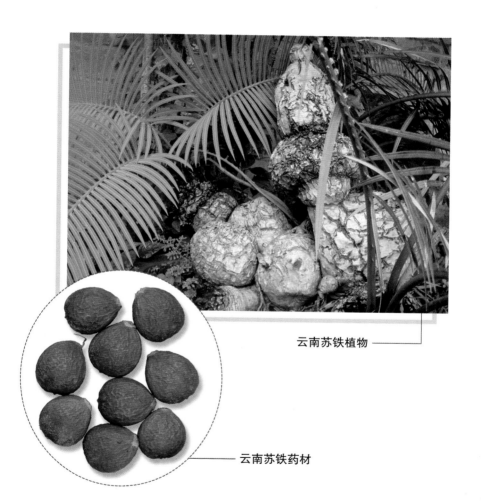

云南苏铁植物

云南苏铁药材

木 瓜

【别　　名】　木李、蛮楂、木梨、木叶、海棠、土木瓜。

【来　　源】　为蔷薇科植物光皮木瓜 *Chaenomeles sinenss*（Thouin）Koehne 的果实。

【植物形态】　灌木或小乔木。树皮成片状脱落。小枝圆柱形，幼时被柔毛。单叶互生；叶柄微被柔毛，有腺齿；托叶膜质，卵状披针形；边缘具腺齿；叶片椭圆卵形，长 5~8cm，宽 3.5~5.5cm，先端急尖，基部宽楔形，边缘有刺芒状尖锐锯齿，齿尖有腺，幼时下面密被黄白色绒毛。花单生于叶腋；花梗短粗，无毛；花直径 25~3cm；萼筒钟状；萼片三角披针形，长 6~10cm，先端渐尖，边缘有腺齿，内面密被浅褐色绒毛；花瓣倒卵形，淡粉红色；雄蕊多数，长不及花瓣之半。梨果长椭圆形，暗黄色，木质，果梗短。

【分　　布】　广西主要分布于桂林。

【采集加工】　10~11 月将成熟的果实摘下，纵剖成 2 或 4 瓣，置沸水中烫后晒干或烘干。

【药材性状】　果实长椭圆形或卵圆形。外表面红棕色或棕褐色，光滑无皱纹，或稍带粗糙。剖面果肉粗糙，显颗粒性，种子多数，密集，通常多数脱落。种子扁平三角形，气微，味酸涩，嚼之有沙粒感。

【功效主治】　舒筋活络，和胃化湿。主治风湿痹痛，肢体酸重，筋脉拘挛，吐泻转筋，脚气水肿。

【用法用量】　内服：煎汤，5~10g；或入丸、散。外用：适量，煎水熏洗。

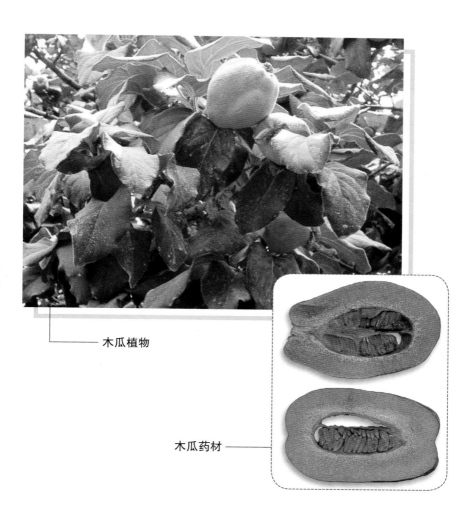

木瓜植物

木瓜药材

木 耳

【别　　名】 树鸡、黑木耳、木菌、木蛾、云耳、耳子、光木耳、木茸。

【来　　源】 为木耳科真菌木耳 *Auricularia auricular*（L. ex Hook.）Underw. 的子实体。

【植物形态】 子实体丛生，常覆瓦状叠生。耳状、叶状或近杯状，边缘波状，薄，宽2~6cm，最大者可达12cm，厚2mm左右，以侧生的短柄或狭细的基部固着于基质上。初期为柔软的胶质，黏而富弹性，以后稍带软骨质，干后强烈收缩，变为黑色硬而脆的角质至近革质。背面外面呈弧形，紫褐色至暗青灰色，疏生短绒毛。绒毛基部褐色，向上渐尖，尖端几无色。里面凹入，平滑或稍有脉状皱纹，黑褐色至褐色。菌肉由有锁状联合的菌丝组成。子实层生于里面。由担子、担孢子及侧丝组成。

【分　　布】 广西主要为栽培。

【采集加工】 夏、秋季采收，采摘后去除杂质，放到烘房中烘干。

【药材性状】 子实体呈不规则块片，多皱缩，大小不等，不孕面黑褐色或紫褐色，疏生极短绒毛，子实层面色较淡。用水浸泡后则膨胀，形似耳状，厚约2mm，棕褐色，柔润。微透明，有滑润的枯液。气微香，味淡。

【功效主治】 补气养血，润肺止咳，止血，平肝止痛。主治气虚血亏，肺虚久咳，咯血，衄血，痔血，血痢，崩漏，高血压，跌打伤痛。

【用法用量】 内服：煎汤，3~10g；或炖汤；或烧炭存性研末。

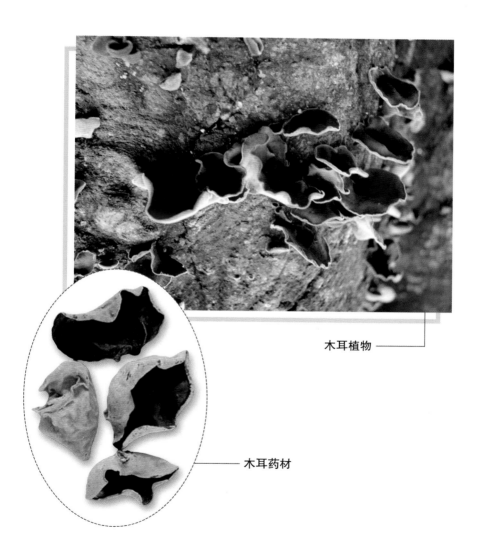

木耳植物

木耳药材

木防己

【别　　名】　土木香、牛木香、金锁匙、紫背金锁匙、百解薯、青藤根、青檀香。

【来　　源】　为防己科植物木防己 *Cocculus orbiculatus*（L.）DC. 的根。

【植物形态】　木质藤本。嫩枝密被柔毛，老枝近于无毛，表面具直线纹。单叶互生；叶柄被白色柔毛；叶片纸质，形状变异极大，线状披针形至阔卵状近圆形、狭椭圆形至近圆形，长 3~8cm，宽 1.5~5cm，先端渐尖，急尖或钝而有小凸尖，有时微缺或 2 裂，基部楔形、圆或心形，边全缘或 3 裂，有时掌状 5 裂，两面被密柔毛至疏柔毛。聚伞花序单生或作圆锥花序式排列，腋生或顶生，被柔毛；花单性，雌雄异株；雄花淡黄色；萼片 6，外轮卵形或椭圆状卵形，内轮阔椭圆形；花瓣 6，倒披针状长圆形，先端 2 裂，基部两侧有耳，并内折；雌花：萼片和花瓣与雄花相似。核果近球形，成熟时紫红色或蓝黑色。

【分　　布】　广西主要分布于横县、武鸣、宁明、龙州、乐业、隆林、天峨、贺州、邕宁。

【采集加工】　挖出根后，洗去泥土及杂质或刮去栓皮，晒干。

【药材性状】　根圆柱形或扭曲，稍呈连珠状凸起，长 10~20cm，直径 1~2.5cm。表面黑褐色，有弯曲的纵沟和少数支根痕。质硬，断面黄白色，有放射状纹理和小孔。气微，味微苦。

【功效主治】　祛风除湿，通经活络，解毒消肿。主治咽喉肿痛，风湿痹痛，水肿，小便淋痛，跌打损伤，疮疡肿毒，湿疹，毒蛇咬伤。

【用法用量】　内服：煎汤，5~10g。外用：适量，煎水熏洗；捣敷；或磨浓汁涂敷。

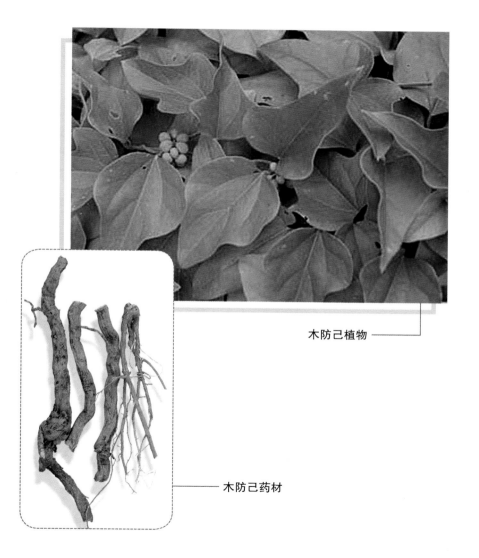

木防己植物

木防己药材

木芙蓉

【别　　名】　七星花、旱芙蓉、三变花。

【来　　源】　为锦葵科植物木芙蓉 *Hibiscus mutabilis* L. 的花。

【植物形态】　落叶灌木或小乔木。小枝、叶柄、花梗和花萼均密被星状毛与细绵毛。叶互生；托叶披针形，常早落；叶宽卵形至卵圆形或心形，直径 10~15cm，常 5~7 裂，裂片三角形，先端渐尖，具钝圆锯齿，上面疏被星状细毛和点，下面密被星状细绒毛。花梗近端具节；小苞片 8，线形；萼钟形，裂片 5，卵形；花初开时白色或粉红色，后变深红色，花瓣近圆形，外面被毛，基部具髯毛；雄蕊柱无毛，花柱 5；疏被毛。蒴果扁球形，被淡黄色刚毛和绵毛。种子肾形，背面被长柔毛。

【分　　布】　广西主要分布于南宁、河池、柳州、玉林、梧州等地。

【采集加工】　选择晴天早晨，花开半时采摘，摊开置烈日下暴晒，经常翻动，晒 3 天即可。

【药材性状】　花呈不规则圆柱形，具副萼，10 裂，裂片条形。花冠直径约 9cm，花瓣 5 或为重瓣，为淡棕色至棕红色；花瓣呈倒卵圆形，边缘微弯曲，基部与雄蕊柱合生；花药多数，生于柱顶，雌蕊 1 枚，柱头 5 裂。气微香，味微辛。

【功效主治】　清热解毒，凉血止血，消肿排脓。主治目赤肿痛，肺热咳嗽，吐血，崩漏，带下，水火烫伤，跌打损伤，痈疮疖肿。

【用法用量】　内服：煎汤，9~15g；鲜品 30~60g。外用：适量，研末调敷或捣敷。

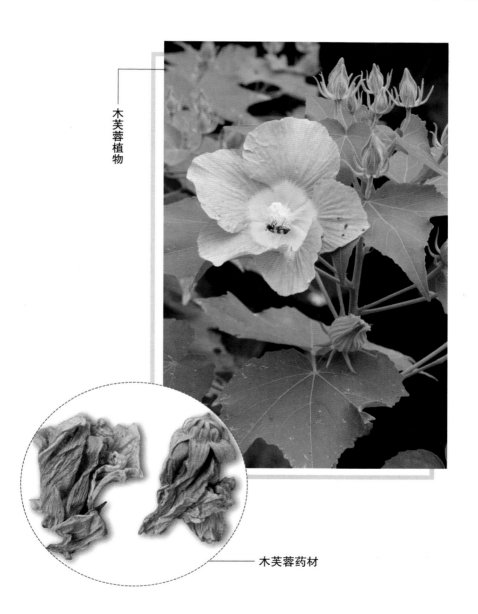

木芙蓉植物

木芙蓉药材

木 豆

【别　　名】 观音豆、大木豆、树豆、三叶豆、花螺树豆、扭豆、野黄豆。

【来　　源】 为豆科植物木豆 Cajanus cajan（L.）Millisp. 的种子。

【植物形态】 直立矮灌木，全体灰绿色。茎多分枝，小枝条弱，有纵沟纹，被灰色柔毛。三出复叶，互生；托叶小；向上渐短；叶片卵状披针形，长 5~10cm，宽 1~3.5cm，先端锐尖，全缘，两面均被毛，下面具有不明显腺点。总状花序腋生，具梗；花蝶形；萼钟形，萼齿 5，内外生短柔毛并有腺点；花冠红黄色，旗瓣背面有紫褐色条纹，基部有丝状短爪，爪顶有一对弯钩状附属体；雄蕊 10，二体；心皮 1，花柱细长，线形，基部有短柔毛，柱头渐尖，密被黄色短柔毛。荚果条形，两侧扁压，有长喙，果瓣于种子间具凹入的斜槽纹。种子近圆形，种皮暗红色，有时有褐色斑点，种脐侧生。

【分　　布】 广西主要分布于凌云、德保、南宁、上林、桂平、岑溪、梧州、柳州、都安、河池。

【采集加工】 春、秋季果实成熟时采收，剥取种子，晒干。

【药材性状】 种子呈扁球形，直径 4~6cm，表面暗红色，种脐长圆形，白色，显著凸起。质坚硬，内有两片肥厚子叶。气微，味淡，嚼之有豆腥气。

【功效主治】 利湿，消肿，散瘀，止血。主治风湿痹痛，水肿，黄疸性肝炎，跌打肿痛，疮疖肿毒，产后恶露不尽，衄血，便血。

【用法用量】 内服：煎汤，10~15g；或研末。外用：适量，研末调敷或煎水洗。

附：木豆根

清热解毒，利湿，止血。主治咽喉肿痛，痈疽肿痛，痔疮出血，血淋，水肿，小便不利。内服：煎汤，9~15g；或研末。外用：适量，煎水洗或捣敷。

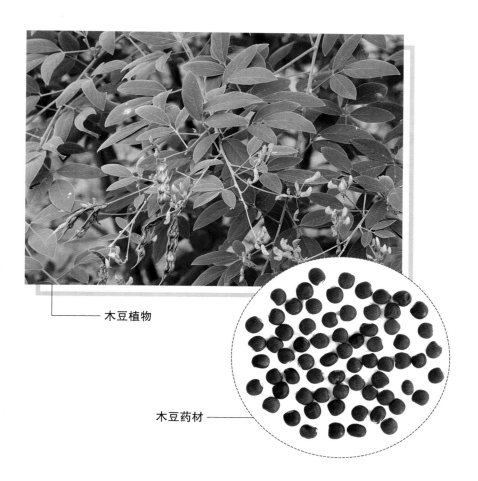

木豆植物

木豆药材

木姜子

【别　　名】 山胡椒、大木姜、香佳子、猴香子、生姜材。

【来　　源】 为樟科植物木姜子 *Litsea pungens* Hemsl. 的果实。

【植物形态】 落叶小乔木。幼枝黄绿色，被灰色柔毛，老枝黑褐色，无毛；顶芽圆锥形，鳞片无毛。叶互生，常聚生于枝顶；叶柄有毛，后变无毛；叶片披针形或倒卵状披针形，长 5~15cm，宽 2.5~5.5cm，先端短尖，基部楔形，上面深绿色，无毛，下面淡绿色，幼时被绢状柔毛，后脱落渐变无毛或沿中脉有稀疏毛。伞形花序腋生；花单性，雌雄异株，每花序有花 8~12 朵，先叶开放；花被裂片 6，倒卵形，外面有稀疏柔毛，黄色；能育雄蕊 9，退化雌蕊细小，无毛。果球形，成熟时蓝黑色；有疏毛，先端略增粗。

【分　　布】 广西主要分布于平南、藤县、桂平、邕宁、武鸣、南宁、隆林、凌云等地。

【采集加工】 秋季果实成熟时采收，除去杂质，晒干。

【药材性状】 果实类团球形，直径 4~5mm。外表面黑褐色或棕褐色，有网状皱纹，先端钝圆，基部可见果柄脱落的圆形瘢痕，少数残留宿萼及折断的果柄。气芳香，味辛辣、微苦而麻。

【功效主治】 温中行气止痛，燥湿健脾消食，解毒消肿。主治胃寒腹痛，暑湿吐泻，食滞饱胀，疥癣，疮疡肿痛。

【用法用量】 内服：煎汤，3~10g；研粉每次 1~1.5g。外用：适量，捣敷或研粉调敷。

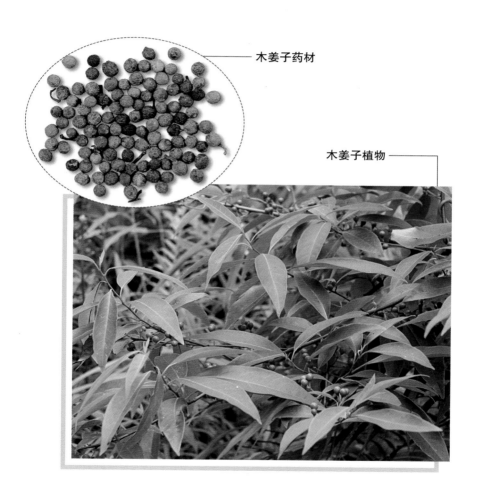

木姜子药材

木姜子植物

木 莲

【别　　名】 木莲果、黄心树。

【来　　源】 为木兰科植物木莲 *Manglietia fordiana* Oliv. 的叶。

【植物形态】 乔木。嫩枝及芽有红褐色短毛。叶互生；托叶痕半椭圆形，长 3~4cm；叶片革质，狭椭圆状倒卵形或倒披针形，长 8~17cm，宽 2.5~5.5cm，先端急尖，通常钝头，基部楔形，边缘稍反卷，叶背疏生红褐色毛，侧脉 8~12 对。花梗被红褐色短柔毛，苞片脱落，留下脱落痕环。花被 9 片，白色，外轮 3 片，长圆状椭圆形，内两轮倒卵形；雄蕊多数，药隔伸出成短钝三角形；雌蕊心皮多数，雌蕊群长约 1.5cm。聚合果倒卵形，深红色，成熟时带木质，呈紫红色。种子椭圆形，红色。

【分　　布】 广西主要分布于金秀、钟山。

【采集加工】 叶全年可采，晒干，备用。

【药材性状】 叶片革质，皱缩，完整叶片展平后呈狭倒卵形、狭椭圆状倒卵形或倒披针形，长 8~17cm，宽 2.5~5.5cm。先端短急尖，通常尖头钝，基部楔形，沿叶柄稍下延，边缘稍内卷。叶柄基部稍膨大。气微，味淡。

【功效主治】 祛痰，止咳。主治老年干咳。

【用法用量】 内服：煎汤，6~12g。

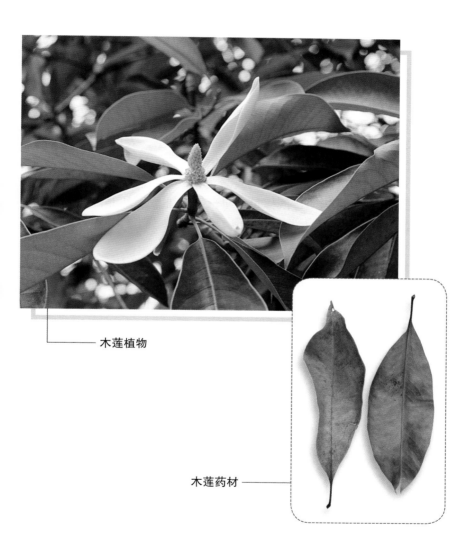

木莲植物

木莲药材

木 贼

【别　　名】 节节草、驳骨草、豆根草、接骨蕨、马人参、笔头草。

【来　　源】 为木贼科植物笔管草 *Hippochaete debilis*（Roxb.）Ching 的地上部分。

【植物形态】 草本。根茎横走，黑褐色。茎一型，不分枝或不规则分枝，通常高可达 1m，直径 2~15mm，中空，表面有脊和沟，脊 6~30 条，近平滑，沟中有两组分离的气孔；小枝 1 条或 2~3 条一组，有的小枝再分枝。叶鞘常为管状或漏斗状，紧贴，顶部常为棕色，鞘齿狭三角形，上部膜质，淡棕色，早落，留下截形基部，因而使鞘之顶端近全缘，叶鞘的脊部扁平。孢子囊穗顶生，长 1~2.5cm，先端短尖或小凸尖。

【分　　布】 广西主要分布于邕宁、武鸣、隆林、凤山、南丹、桂平、北流、昭平、全州。

【采集加工】 秋季选择身老体大者采收，鲜用或晒干。

【药材性状】 茎淡绿色至黄绿色，直径 2~12mm，有细长分枝，表面粗糙，有纵沟，节间长 5~8cm，中空。叶鞘呈短筒状，紧贴茎，鞘肋背面平坦，鞘齿膜质，先端钝头，基部平截，有一黑色细圈。气微，味淡。

【功效主治】 疏风散热，明目退翳，止血。主治风热目赤，目生云翳，迎风流泪，肠风下血，痔血，血痢，妇人月水不断，脱肛。

【用法用量】 内服：煎服，3~10g；或入丸、散。外用：适量、研末撒敷。

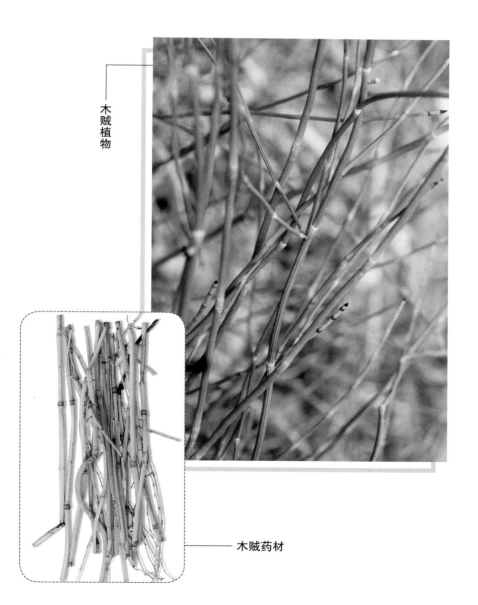

木
贼
植
物

木贼药材

木麻黄

【别　　名】 木贼叶、木贼麻黄。

【来　　源】 为木麻黄科植物木麻黄 *Casuarina equisetifolia* Forst. 的嫩枝。

【植物形态】 常绿乔木。幼树的树皮为赭红色，较薄，皮孔密集；老树的树皮粗糙，深褐色，不规则纵裂，内皮深红色。枝红褐色，有密集的节，下垂。叶鳞片状，淡褐色，常 7 枚紧贴轮生。花单性，雌雄同株或异株；雄花序穗状，几无总花梗；雄花花被片 2，早落；有 1 枚雄蕊和 4 个小苞片；雌花序为球形或头状，顶生于短的侧枝上，较雄花序短而宽；雌花 1 枚苞片和 2 枚小苞片腋生，无花被；雌蕊由 2 枚心皮组成。球果，有短梗，木质的宿存小苞片背面有微柔毛，内有一薄翅小坚果。种子单生，种皮膜质。

【分　　布】 广西有栽培。

【采集加工】 全年可采摘嫩枝或剥取树皮，鲜用或晒干。

【药材性状】 主枝圆柱形，灰绿色或褐红色，小枝轮生，灰绿色，约有纵棱 7 枝，纤细，直径 0.4~0.6mm。节密生，节间长 3~6mm，鳞叶 7 枚轮生，下部灰白色，先端红棕色。顶端有时有穗状雄花序和头状雌花序。节易脱落，枝条易折断，断面黄绿色。气微，味淡。

【功效主治】 宣肺止咳，行气止痛，温中止泻，利湿。主治感冒发热，咳嗽，疝气，腹痛，泄泻，痢疾，小便不利。

【用法用量】 内服：煎汤 3~9g。外用：适量，煎汤熏洗；或捣烂敷。

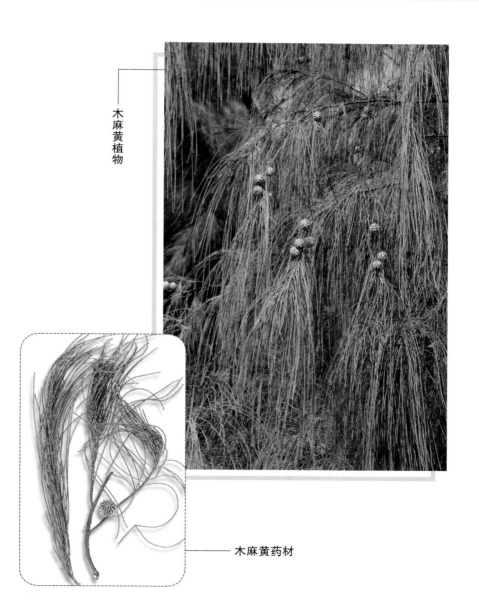

木麻黄植物

木麻黄药材

木　棉

【别　　名】　木棉花、斑枝花、琼枝、攀枝花。

【来　　源】　为木棉科植物木棉 *Gossampinus malabarica*（DC.）Merr. 的花。

【植物形态】　落叶大乔木。树皮深灰色，树干常有圆锥状的粗刺，分枝平展。掌状复叶；小叶 5~7 枚，长圆形至长圆状披针形，长 10~16cm，宽 3.5~5.5cm。花生于近枝顶叶腋，先叶开放，红色或橙红色；萼杯状，厚，3~5 浅裂；花瓣肉质，倒卵状长圆形，两面被星状柔毛；雄蕊多数，下部合生成短管，排成 3 轮，内轮部分花丝上部分 2 叉，中间 10 枚雄蕊较短，不分叉，最外轮集生成 5 束，盾状着生；花柱长于雄蕊；子房 5 室。蒴果长圆形，木质，被灰白色长柔毛和星状毛，室背 5 瓣开裂，内有丝状绵毛。种子多数，倒卵形，黑色，藏于绵毛内。

【分　　布】　广西有栽培。

【采集加工】　春季开花时采收，阴干。

【药材性状】　花呈不规则团块状，长 5~8cm。子房及花柄多脱离。花萼杯状，3 或 5 浅裂，裂片钝圆、反卷，厚革质而脆，外表棕褐色或棕黑色，有不规则细皱纹。内表面灰黄色，密被有光泽的绢毛。花瓣 5 片，皱缩或破碎，完整者倒卵状椭圆形或披针状椭圆形，外表棕黄色或深棕色，密被星状毛，内表面紫棕色或红棕色，疏被星状毛。雄蕊多数，卷曲。残留花柱稍粗。气微，味淡、微甘涩。

【功效主治】　止血，利湿，清热解毒。主治咯血，吐血，血崩，金疮出血，泄泻，痢疾，疮毒，湿疹。

【用法用量】　内服：煎汤，9~15g；或研末服。

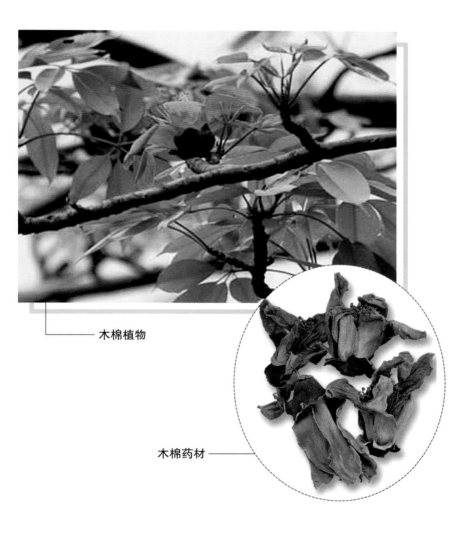

木棉植物

木棉药材

木槿花

【别　　名】　里梅花、朝开暮落花、篱障花、喇叭花、白槿花、白玉花、藩篱花。

【来　　源】　为锦葵科植物木槿 *Hibiscus syriacus* L. 的花。

【植物形态】　落叶灌木。小枝密被黄色星状绒毛。叶互生；叶柄被星状柔毛；托叶线形，疏被柔毛；叶片菱形至三角状卵形，长3~10cm，宽2~4cm，具深浅不同的3裂或不裂，先端钝，基部楔形，边缘具不整齐齿缺，下面沿叶脉微被毛或近无毛。花单生于枝端叶腋间，花梗被星状短绒毛；小苞片6~8，线形，密被星状疏绒毛；花萼钟形，密被星状短绒毛，裂片5，三角形；花钟形，淡紫色，花瓣倒卵形，外面疏被纤毛和星状长柔毛。蒴果卵圆形，密被黄色星状绒毛。种子肾形，背部被黄色长柔毛。

【分　　布】　广西各地均有栽培。

【采集加工】　选择晴天早晨，花半开时采摘，置烈日下暴晒，经常翻动，约晒3天即可。不宜用火烘干，否则色会变黄，影响质量。

【药材性状】　花多皱缩成团或不规则形，长2~4cm，宽1~2cm，全体被毛。花萼钟形，黄绿色或黄色，先端5裂，裂片三角形，萼筒外方有苞片6~7，条形，萼筒下常带花梗，花萼、苞片、花梗表面均密被细毛及星状毛；花瓣5片或重瓣，黄白色至黄棕色。质轻脆。气微香，味淡。

【功效主治】　清热凉血，利湿解毒。主治肺热咳嗽，咯血，肠风下血，赤白下痢，痔疮出血，白带，疮疖痈肿，烫伤。

【用法用量】　内服：煎汤，3~9g，鲜者30~60g。外用：适量，研末或鲜品捣烂调敷。

附：木槿根

清热解毒，消痈肿。主治肺痈，肺结核，痢疾，肠痈，痔疮肿痛，赤白带下，疥癣。内服：煎汤，15~25g，鲜品50~100g。外用：适量，煎水熏洗。

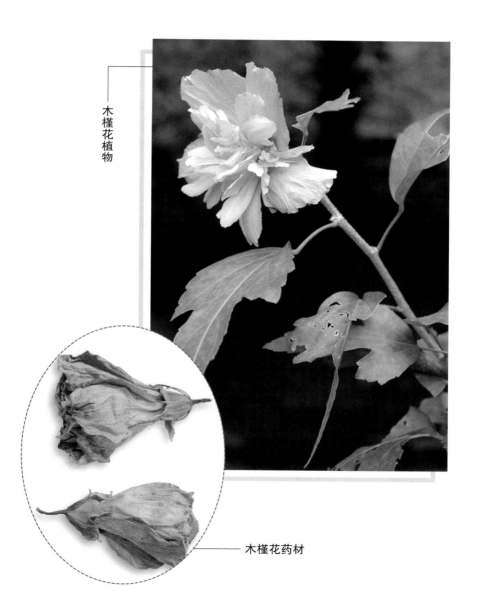

木槿花植物

木槿花药材

木鳖子

【别　　名】　土木鳖、壳木鳖、漏苓子、地桐子、木鳖瓜。

【来　　源】　为葫芦科植物木鳖 *Momordica cochinchinensis*（Lour.）Spreng. 的种子。

【植物形态】　大藤木。卷须不分枝。叶柄基部和中部有 2~4 个腺体；叶片卵状心形或宽卵状圆形，长、宽均为 10~20cm，3~5 中裂至不分裂，叶脉掌状。雌雄异株；雄花单生时，花梗顶端有大苞片，兜状，圆肾形，两面被短柔毛，花萼筒漏斗状，基部有齿状黄色腺体，基部有黑斑，雄蕊 3；雌花单生于叶腋，近中部生一苞片，苞片兜状，花冠花萼同雄花，子房卵状长圆形，密生刺状毛。果实卵球形，先端有一短喙，成熟时红色，肉质，密生刺状凸起。种子卵形或方形，干后黑褐色，边缘有齿，两面具雕纹。

【分　　布】　广西主要分布于龙州、上林、柳州、金秀、荔浦、临桂、恭城、苍梧、岑溪、容县、博白、贵港。

【采集加工】　冬季采收成熟的果实，剖开，晒至半干，除去果肉，取出种子，晒干。

【药材性状】　种子呈扁平圆板状或略三角状，两侧多少不对称，中间稍隆起或微凹下，长 2~4cm，宽 1.5~3.5cm，厚约 5mm。表面灰棕色至棕黑色，粗糙，有凹陷的网状花纹或仅有细皱纹，周边有十数个排列不规则的粗齿，有时波形，外壳质硬而脆。有特殊的油腻气，味苦。

【功效主治】　祛风止痛，消肿散结，解毒。主治关节疼痛，牙龈肿痛，痈肿，瘰疬。

【用法用量】　内服：煎汤，0.6~1.2g；多入丸、散。外用：适量，研末调醋敷、磨汁涂或煎水熏洗患处。

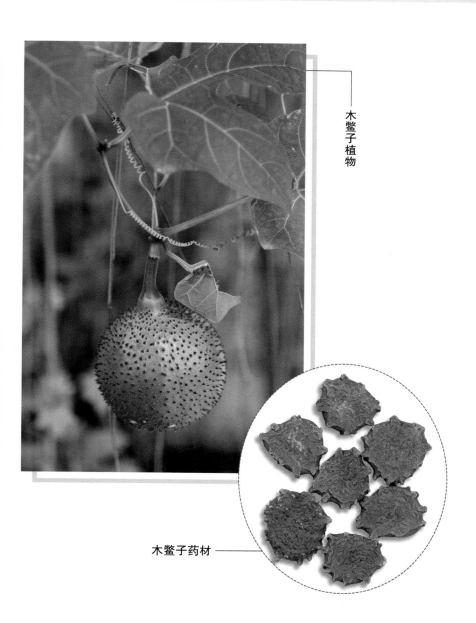

木鳖子植物

木鳖子药材

五节芒

【别　　名】　芒草、管芒、管草、寒芒。

【来　　源】　为禾本科植物五节芒 *Miscanthus floridulus*（Lab.）Warb. ex Schum. et Laut. 的根状茎。

【植物形态】　草本。秆为白色质软的髓所填满。叶鞘无毛，或边缘具稀疏纤毛；叶舌长 1~3mm；叶片条状披针形，长 50~90cm，宽 15~30mm。圆锥花序顶生，由多数总状花序组成，主轴显著延伸，几达花序的顶端；小穗柄先端膨大；小穗有一两性花，孪生于穗轴之上；有不等长的柄，基盘具稍长的丝状毛；颖稍不等长，厚膜质或纸质，第 1 颖两侧内折呈 2 脊，先端钝或具有 2 微齿，背部无毛，第 2 颖先端渐尖，有 3 脉，边缘有小纤毛；第 1 外稃长圆状披针形，透明膜质，边缘有小纤毛，先端钝圆，无芒，第 2 外稃有疏松扭转而膝曲的芒，其内稃微小而不存在；雄蕊 3。

【分　　布】　广西各地有分布。

【采集加工】　全年均可采挖，洗净，切片，晒干。

【药材性状】　根状茎不规则结节状，周围具众多须根痕，顶端残留隆起的茎基或茎痕，直径 1.2~2cm。表面棕色至棕褐色。体轻，质坚硬，不易折断，断面不平坦，黄白色。气清香，味淡。

【功效主治】　清热通淋，祛风利湿。主治热淋、石淋、白浊、带下，风湿痹痛。

【用法用量】　内服：煎汤，15~30g。

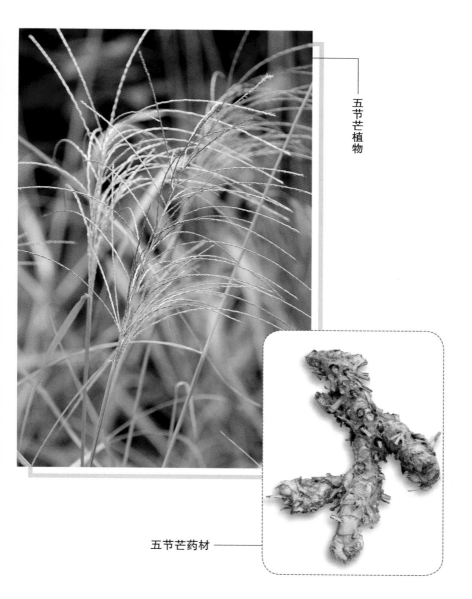

五节芒植物

五节芒药材

五 加

【别　　名】 南五加皮、五谷皮、红五加皮、豺漆、豺节、五花、木骨、追风使等。

【来　　源】 为五加科植物细柱五加 *Acanthopanax gracilistylus* W. W. Smith 的根皮。

【植物形态】 灌木，有时蔓生状。枝灰棕色，无刺或在叶柄基部单生扁平的刺。叶为掌状复叶，在长枝上互生，在短枝上簇生；叶柄常有细刺；小叶5，稀为3或4，倒卵形至倒披针形，先端尖或短渐尖，基部楔形，两面无毛，或沿脉上疏生刚毛，下面脉腋间有淡棕色簇毛，边缘有细锯齿。伞形花序腋生或单生于短枝顶端；花梗无毛；萼5齿裂；花黄绿色，花瓣5，长圆状卵形，先端尖；雄蕊5，花丝细长；子房2室，花柱2，分离或基部合生，柱头圆头状。核果浆果状，扁球形，成熟时黑色，宿存花柱反曲。种子2粒，细小，淡褐色。

【分　　布】 广西主要分布于全州、兴安、桂林、临桂、平乐、融水、柳江、靖西。

【采集加工】 于夏、秋两季采收，采挖根部，除掉须根，洗净，剥取根皮，晒干。

【药材性状】 根皮呈不规则双卷或单卷筒状，有的呈块片状，直径0.5~1.5cm，厚1~4mm。外表面灰棕色或灰褐色，有不规则裂纹或纵皱纹及横长皮孔；内表面黄白色或灰黄色。体轻，质脆，断面灰白色或灰黄色。气微香，味微辣而苦。

【功效主治】 祛风湿，补肝肾，强筋骨，活血脉。主治风寒湿痹，腰膝疼痛，筋骨痿软，小儿行迟，体虚羸弱，骨折，水肿，脚气，下阴湿痒。

【用法用量】 内服：煎汤，6~9g，鲜品加倍；浸酒或入丸、散。外用：适量，煎水熏洗或为末敷。

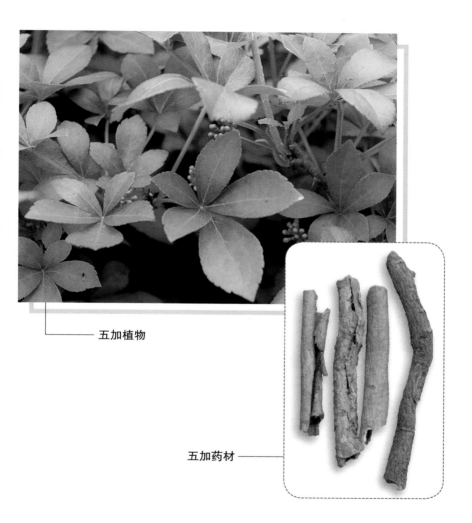

五加植物

五加药材

五加通

【别　　名】 阿婆伞、大蛇药、凉伞木、广伞枫。

【来　　源】 为五加科植物幌伞枫 *Heteropanax fragranas*（Roxb.）Seem. 的根。

【植物形态】 小乔木。树皮灰色，有细密纵裂纹，嫩枝密生锈色绒毛。叶互生；叶柄粗壮，有锈色绒毛，后渐脱落；叶大，四至五回羽状复叶，长 90cm，宽 60cm，小叶片纸质，椭圆形或卵状椭圆形，长 2~8.5cm，宽 0.8~3.5cm，先端渐尖，基部阔楔形，上面深绿色，下面灰绿色，边缘稍反卷，全缘；侧脉 5~8 对。圆锥花序顶生，主轴和分枝密生锈色星状厚绒毛；伞形花序头状，有花多数；花萼外面均密生星状绒毛，边缘有 5 个三角形小齿；花瓣 5，三角状卵形，淡黄白色，外面疏生星状绒毛。果扁球形，黑色。

【分　　布】 广西主要分布于百色、桂林。

【采集加工】 秋、冬季采挖根部或剥取树皮，洗净，切片，鲜用或晒干。

【药材性状】 根圆柱形或扁圆形，直径 2~5cm。表面土黄色或黄棕色，多有弯曲的细根，并可见纵皱纹及凸起的支根痕及皮孔，皮孔较大，中央常有一条裂缝，外皮易剥落，质硬易折断，断面较整齐，木部淡黄色，呈放射状排列。气清香，味淡。

【功效主治】 清热解毒，消肿止痛。主治感冒发热，中暑头痛，痈疖肿毒，瘰疬，风湿痹痛，跌打损伤，毒蛇咬伤。

【用法用量】 内服：煎汤，15~30g。外用：适量，捣敷；或煎汤洗。

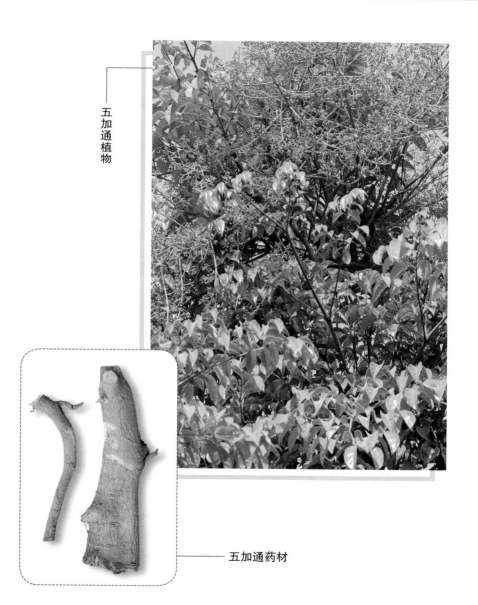

五加通植物

五加通药材

五指毛桃

【别　　名】　掌叶榕、五指牛奶、土黄芪、土五加皮、五爪龙、母猪奶。

【来　　源】　为桑科植物粗叶榕 *Ficus hirta* Vahl 的根。

【植物形态】　灌木或落叶小乔木。全株被黄褐色贴伏短硬毛，有乳汁。叶互生；叶片纸质，多型，长椭圆状披针形或狭广卵形，长 8~25cm，宽 4~10cm，先端急尖或渐尖，基部圆形或心形，常具 3~5 深裂片，微波状锯齿或全缘，两面粗糙。隐头花序球形，顶部有苞片形成的脐状突起，基部苞片卵状披针形，被紧贴的柔毛；总花梗短或无；雄花、瘿花生于同一花序托内；雄花生于近顶部，花被片 4，线状披针形，雄蕊 1~2；瘿花花被片与雄花相似，花柱侧生；雌花生于另一花序托内，花被片 4。瘦果椭圆形。

【分　　布】　广西主要分布于南宁、邕宁、武鸣、平南、藤县、龙州、桂平。

【采集加工】　全年均可采收。鲜用或切段、切片晒干。

【药材性状】　根略呈圆柱形，直径 1~1.5cm，有分枝，长短不一，表面灰棕色或褐色，有纵皱纹，可见明显的横向皮孔及须根痕。部分栓皮脱落后露出黄色皮部。质坚硬，难折断，断面呈纤维性。皮部薄，木部呈黄白色，有众多同心环，可见放射状纹理，皮部与木部易分离。气微香，味甘。

【功效主治】　祛风利湿，活血祛瘀。主治风湿骨痛，闭经，产后瘀血腹痛，白带过多，睾丸炎，跌打损伤。

【用法用量】　内服：煎汤，3~6g；或兑酒服。

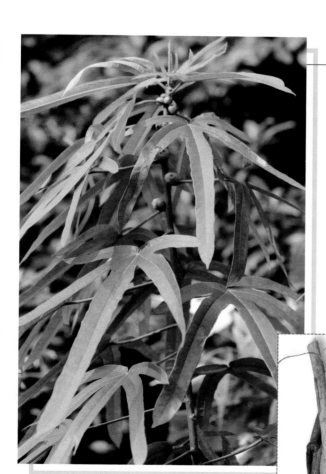

五指毛桃植物

五指毛桃药材

五指那藤

【别　　名】 那藤，七叶莲，牛藤。

【来　　源】 为木通科植物尾叶那藤 *Stauntonia obovatifoliola* Hayata subsp. urophylla（Hand.-Mazz.）H. N. Qin 的藤茎。

【植物形态】 木质藤本。枝与小枝圆柱形，有线纹。掌状复叶有小叶 5~7 片；小叶近革质，匙形，两侧近基部的小叶常为长圆形，长 6~10cm，宽 2~3cm，先端猝然收窄为一尾尖，基部楔形，有时狭圆形，上面深绿色，下面淡绿色。总状花序 3~5 个簇生，与叶同自芽鳞片中抽出，雌花序常单生于叶腋；总花梗纤细；花雌雄同株，白带淡黄色。雄花：外轮萼片卵状披针形，内轮的线状披针形；花瓣缺；雄蕊花丝合生，花药顶端具附属体，退化心皮丝状，极小。雌花：花梗比雄花的略粗；萼片较厚，外轮的线状披针形，内轮的近线形；心皮卵状柱形，柱头唇状，退化雄蕊锥尖。果长圆形，常孪生，熟时黄色。

【分　　布】 广西主要分布于隆安、上林、融水、桂林、全州、兴安、永福、龙胜、上思、博白、贺州、昭平、罗城、象州、金秀。

【采集加工】 夏、秋二季采收，除去杂质，洗净，切片，干燥。

【药材性状】 藤茎呈圆柱形，直径 0.5~3cm。表面灰黄色至灰褐色，粗糙，具不规则纵沟纹。皮部易剥离，剥离处呈黄棕色，具密集纵纹理。质硬，不易折断。切面皮部棕褐色；木部灰黄色，有放射状纹理及密集小孔；髓部黄白色或淡棕色。气微，味微苦。

【功效主治】 祛风止痛，舒筋活络，消肿散毒，清热利尿。主治风湿痹痛，腰腿痛，胃脘痛，跌打损伤，疔疮肿毒，乳痈，水肿，尿血。

【用法用量】 内服：煎汤，20~50g。外用：适量。

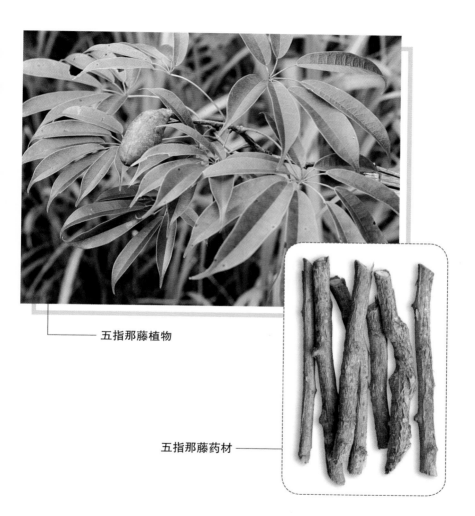

五指那藤植物

五指那藤药材

五指茄

【别　　名】　五角丁茄、五子登科、五指丁茄。

【来　　源】　为茄科植物乳茄 *Solanum mammosum* L. 的果实。

【植物形态】　直立草本。茎、小枝被柔毛及扁刺，刺蜡黄色，光亮。叶互生；叶柄上面具槽，被具节的长柔毛、腺毛及皮刺；叶片卵形，常 5 裂，裂片浅波状。蝎尾状花序腋外生；萼近浅杯状，外被极长具节的长柔毛及腺毛，5 深裂，裂片卵状披针形；花冠紫堇色，筒部隐于萼内，5 深裂；雄蕊 5，几相等，花药长圆状锥形；子房无毛，卵状渐尖，柱头绿色，浅 2 裂。浆果倒梨形，外面土黄色，内面白色，基部常具 5 个乳头状凸起，果皮蜡质。种子黑褐色，近圆形压扁。

【分　　布】　广西有栽培。

【采集加工】　秋季采收果实，晒干。

【药材性状】　浆果倒梨形，长 5~5.5cm，基部常具 5 个乳头状凸起，外面土黄色，内面白色，果皮蜡质。种子梨形，多数，扁平，黑褐色。气微，味苦。

【功效主治】　清热解毒，活血消肿。主治痈肿，丹毒，瘰疬。

【用法用量】　外用：鲜果切为两半，火烤热敷。

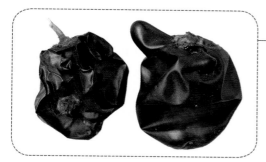

五指茄药材

五指茄植物

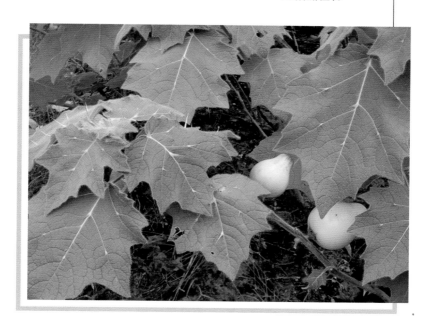

车前草

【别　　名】　车轮菜、猪肚菜、灰盆草、车轱辘菜。

【来　　源】　为车前科植物车前 *Plantago asiatica* L. 的全草。

【植物形态】　草本。具须根；具长柄，几与叶片等长或长于叶片，基部扩大；叶片卵形或椭圆形，长 4~12cm，宽 2~7cm，先端尖或钝，基部狭窄成长柄，全缘或呈不规则的波状浅齿，通常有 5~7 条弧形脉。花茎数个，具棱角，有疏毛，穗状花序；花淡绿色，每花有宿存苞片 1 枚，三角形；花萼 4，基部稍全生，椭圆形或卵圆形，宿存；花冠小，膜质，花冠管卵形，先端 4 裂片三角形，向外反卷；雄蕊 4，着生于花冠管近基部，与花冠裂片互生；雌蕊 1；子房上位，卵圆形。蒴果卵状圆锥形，成熟后周裂，下方 2/5 宿存。种子 4~8 颗，近椭圆形，黑褐色。

【分　　布】　广西各地均有分布。

【采集加工】　全草全年均可采收，洗净，切段，晒干。

【药材性状】　全草具短而肥的根状茎，并有须根。叶在基部密生，具长柄；叶片皱缩，展平后为卵形或宽卵形，长 6~10cm，宽 3~6cm，先端圆钝，基部圆或宽楔形，基出脉 5~7 条。表面灰绿色或污绿色。穗状花序排列紧密。蒴果椭圆形，周裂，萼宿存。气微香，味微苦。

【功效主治】　清热利尿，凉血，解毒。主治热结膀胱，小便不利，淋浊带下，暑湿泻痢，衄血，尿血，肝热目赤，咽喉肿痛，痈肿疮毒。

【用法用量】　内服：煎汤，15~30g，鲜品 30~60g；或捣汁服。外用：适量，煎水洗、捣烂敷或绞汁涂。

附：车前子

清热利尿通淋，渗湿止泻，明目，祛痰。主治热淋涩痛，水肿胀满，暑湿泄泻，目赤肿痛，痰热咳嗽。煎服，9~15g，包煎。

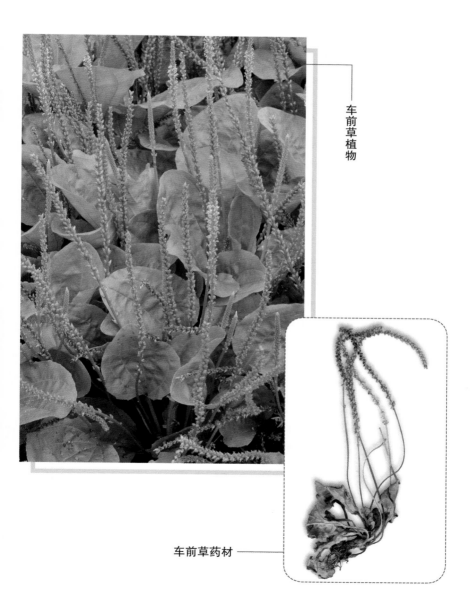

车前草植物

车前草药材

车桑子

【别　　名】　坡柳、车桑、山相思、车闩子、车桑仔、车栓仔、铁扫巴。

【来　　源】　为无患子科植物车桑子 *Dodonaea viscosa*（L.）Jacq. 的枝叶。

【植物形态】　灌木或小乔木。小枝扁，有狭翅或棱角，覆有胶状黏液。单叶互生；叶柄短或近无柄；叶片纸质，形状和大小变异很大，线形、线状匙形、线状披针形或长圆形，长 5~12cm，宽 0.5~4cm，先端短尖、钝或圆，全缘或浅波状，两面有黏液，无毛。花单性，雌雄异株；花序顶生或在小枝上部腋生，比叶短，密花，主轴和分枝均有棱角；花梗纤细；萼片 4，披针形或长椭圆形，先端钝，雄蕊 7 或 8，花药内屈，有腺点；子房椭圆形，外面有胶状黏液，2 或 3 室花柱，先端 2 或 3 深裂。蒴果倒心形或扁球形，具 2 或 3 翅宽，种皮膜质或纸质，有脉纹。种子每室 1 或 2 颗，透镜状，黑色。

【分　　布】　广西主要分布于上思。

【采集加工】　全年均可采，鲜用或晒干备用。

【药材性状】　枝条圆柱形，表面黄褐色或灰黄色，有细纵纹。单叶互生，绿色或灰绿色，多皱缩，展开多呈线状披针形。质脆。气微，味微苦。

【功效主治】　泻火解毒，清热利湿，解毒消肿。主治牙痛，风毒流注，淋证，癃闭，皮肤瘙痒，痈肿疮疖，烫火伤。

【用法用量】　内服：煎汤，9~30g，鲜品 30~60g。外用：适量。

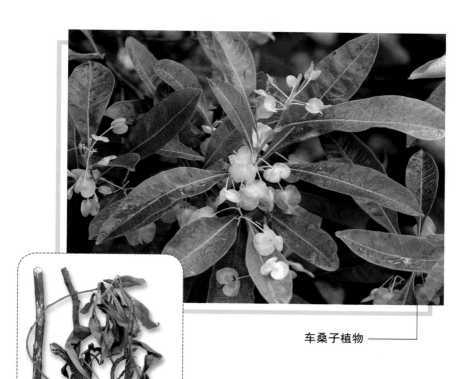

车桑子植物

车桑子药材

瓦 韦

【别　　名】 剑丹、七星草、骨牌草、小叶骨牌草、七星剑、大金刀。

【来　　源】 为水龙骨科植物瓦韦 *Lepisorus thunbergianus*（Kaulf.）Ching 的全草。

【植物形态】 陆生蕨类。根茎粗而横生，密被黑色鳞片，下部卵形，向顶部长钻形，边缘有齿。叶远生，有短柄或几无柄；叶片革质，条状披针形，长 15~25cm，宽 6~13mm，短渐尖或锐尖头，基部渐变狭，楔形，通常无毛或下面偶有 1~2 鳞片；叶脉不明显，孢子囊群圆形或椭圆形，彼此相距较近，成熟后扩展几密接，幼时被圆形褐棕色的隔丝覆盖。

【分　　布】 广西主要分布于龙胜、临桂、融水、金秀、横县、武鸣、宁明、上思。

【采集加工】 夏、秋季采收带根茎全草，洗净，晒干。

【药材性状】 常多株卷集成团。根茎横生，柱状，外被须根及鳞片。叶线状披针形，土黄色至绿色，皱缩卷曲，沿两边向背面反卷。孢子囊群 10~20 余个，排列于叶背成 2 行。气淡弱，根茎味苦。

【功效主治】 清热解毒，利尿通淋，止血。主治小儿高热，惊风，咽喉肿痛，痈肿疮疡，毒蛇咬伤，小便淋沥涩痛，尿血，咳嗽，咯血。

【用法用量】 内服：煎汤，9~15g。外用：适量，捣敷；或煅存性研末撒。

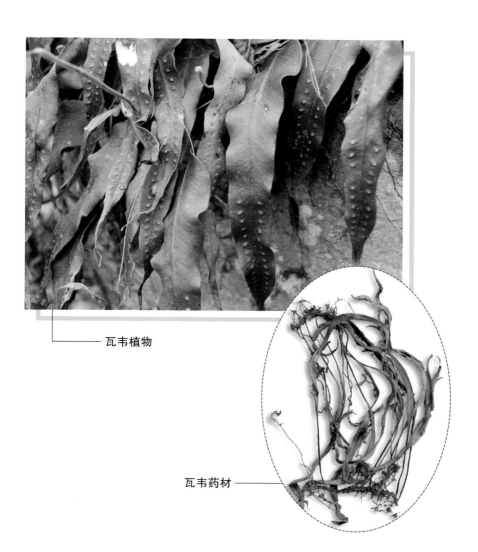

瓦韦植物

瓦韦药材

少年红

【别　　名】　细罗伞、念珠藤。

【来　　源】　为紫牛科植物少年红 *Ardisia alyxiaefolia* Tsiang et C. Chen 的全株。

【植物形态】　灌木。具匍匐茎；茎纤细，具细纵纹，幼时密被锈色微柔毛。叶互生，叶柄具沟；叶片厚坚纸质，卵形至长圆状披针形，先端渐尖，基部钝至圆形，长 3.5~6cm，宽 1.5~2.3cm，边缘具浅圆齿，齿间具边缘腺点，两面被疏微柔毛或小鳞片，尤以背面中脉为多。伞房花序，密被微柔毛；总梗常具 1~2 片退化叶；花梗通常带红色；花萼仅基部连合，萼片三角状卵形，具腺点；花瓣白色，稀粉红色，卵状披针形，里面中部以下多少具乳头状突起，具疏腺点；雄蕊较花瓣略短，花药披针形，背部疏腺点；雌蕊与花瓣等长。果球形，红色，略肉质。

【分　　布】　广西主要分布于贺州、恭城、灵川、龙胜。

【采集加工】　夏、秋季采收，洗净，切碎，晒干。

【药材性状】　茎圆柱形，栓皮常片状脱离，直径 0.5~1cm，小枝有棱，质坚硬，难折断。叶多皱缩，完整叶片展平呈狭披针形或披针状线形，先端渐尖，基部楔形，全缘，上面黄绿色，下面色稍浅。气微，味淡。

【功效主治】　止咳平喘，活血化瘀。主治痰多咳喘，跌打损伤。

【用法用量】　内服：煎汤，9~15g。

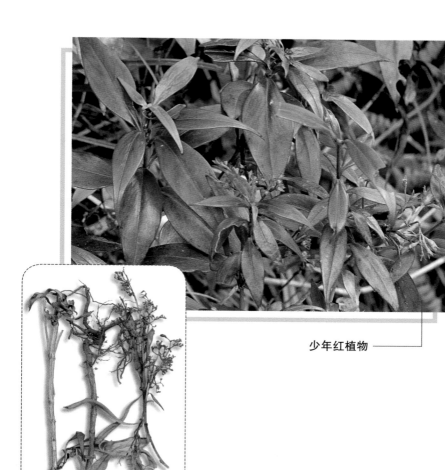

少年红植物

少年红药材

中华双扇蕨

【别　　名】　双扇蕨。

【来　　源】　为双扇蕨科植物中华双扇蕨 *Dipteris chinensis* Christ 的根茎。

【植物形态】　陆生蕨类。株高 60~90cm。根状茎长而横走，木质，被钻状黑色披针形鳞片。叶远生；叶柄灰棕色或棕禾秆色；叶片纸质，长 20~30cm，宽 30~60cm，2 裂成相等的扇形，每扇又 4~5 深裂，下面沿中脉疏被灰棕色、有节的硬毛；裂片顶端再作浅裂；末回裂片短尖头，有疏锯齿；裂面上的中脉分叉，细脉网状，网眼有单一或分叉的内藏小脉。孢子囊群小，近圆形，散生于网脉交叉点，有浅杯状隔丝；无囊群盖。

【分　　布】　广西主要分布于百色、德保、上林、南宁、金秀。

【采集加工】　夏、秋季采挖，洗净，鲜用或晒干。

【药材性状】　根状茎木质，表面灰棕色，被钻状黑色披针形鳞片，有不规则沟纹和叶痕，直径 0.5~1cm。质硬，不易折断，断面灰黄色。气微，味微苦。

【功效主治】　利水渗湿，补肾疗虚。主治水肿，小便不利，肾虚，腰腿痛。

【用法用量】　内服：煎汤，3~9g。

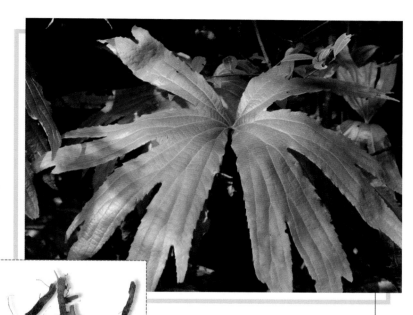

中华双扇蕨植物

中华双扇蕨药材

中华猕猴桃

【别　　名】　洋桃根。

【来　　源】　为猕猴桃科植物猕猴桃 *Actinidia chinensis* Pianch. 的根。

【植物形态】　藤本。幼枝赤色，叶柄密生灰棕色柔毛，老枝无毛；髓大，白色，片状。单叶互生；叶片纸质，圆形、卵圆形或倒卵形，长 5~17cm，先端突尖、微凹或平截，基部阔步楔形至心脏形，边缘有刺毛状齿，上面暗绿色，仅叶脉有毛，下面灰白色，密生灰棕色星状绒毛。花单生或数朵聚生于叶腋；单性花，雌雄异株或单性花与两性花共存；萼片 5，稀 4，基部稍连合，与花梗被淡棕色绒毛；花瓣 5，稀 4，或多至 6~7 片，刚开放时呈乳白色，后变黄色；雄蕊多数；子房上位，多室，花柱丝状，多数。浆果卵圆形或长圆形，密生棕色长毛，有香气。种子细小，黑色。

【分　　布】　广西主要分布于三江、龙胜、资源、全州、兴安。

【采集加工】　全年均可采，洗净，切段，晒干或鲜用。宜在栽种10 年后轮流适当采挖。

【药材性状】　根粗长，有少数分枝，直径 3~5cm。外皮棕褐色或灰棕色，粗糙，具不规则纵沟纹。切面皮部暗红色，略呈颗粒性，易折碎成小块状，布有白色胶丝样物；木部淡棕色，质坚硬，密布小孔；髓较大，髓心呈膜质片层状，淡棕白色。气微，味淡、微涩。

【功效主治】　清热解毒，活血消肿，祛风利湿。主治肝炎、痢疾，消化不良，疮疖，瘰疬结核，癌症，跌打损伤，淋浊，带下，水肿，痹证。

【用法用量】　内服：煎汤，30~60g。外用：适量，捣敷。

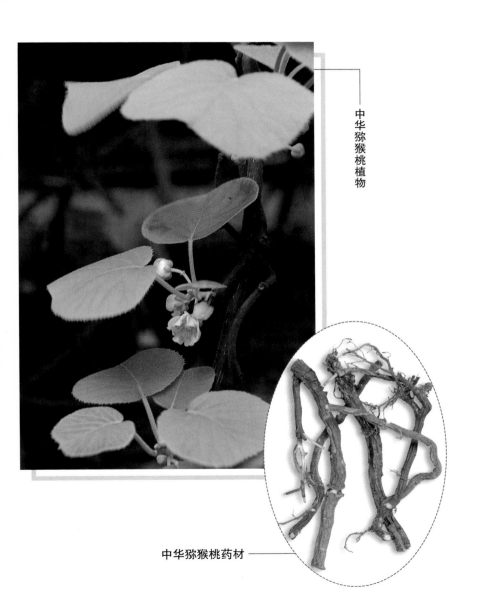

中华猕猴桃植物

中华猕猴桃药材

水八角

【别　　名】　田根草、水薄荷、水荆芥、水波香、皱叶石龙尾。

【来　　源】　为玄参科植物大叶石龙尾 *Limnophila rugosa*（Roth）Merr. 的全草。

【植物形态】　草本。全株无毛或疏被毛，具芳香。根茎横走，多须根。茎直立，分枝，略呈四方形。叶对生；叶片卵形、菱状卵形或椭圆形，长 3~9cm，宽 1~5cm，先端钝至急尖，基部楔形，边缘有浅锯齿；背面有腺点；叶柄具狭翅。花无梗，无小苞片，通常聚集成头状；苞片近于匙状长圆形，近无柄，比叶小；萼齿 5，狭披针形，后方一枚最大；花冠紫红色或蓝色，上唇先端凹缺，下唇 3 裂；药室略分离，花柱纤细，先端圆柱状而被柔毛。蒴果椭圆形，略扁，浅褐色。种子扁平，不规则卷迭，具网纹。

【分　　布】　广西主要分布于平果、南宁、防城、博白、北流等地。

【采集加工】　全年均可采收，洗净，切段，晒干。

【药材性状】　须根少而细。茎黄棕色，略呈四方形，节膨大，质脆，易折断，断面中央有髓。叶多脱落或皱缩卷曲，灰棕色，对光视之有多数透明腺点，揉之具八角茴香气。气香，味微甘。

【功效主治】　健脾利湿，理气化痰。主治胸腹胀满，胃痛，咳嗽气喘，水肿，小儿乳积，疮疖。

【用法用量】　内服：煎汤，10~15g。外用：适量，捣敷；或煎水洗。

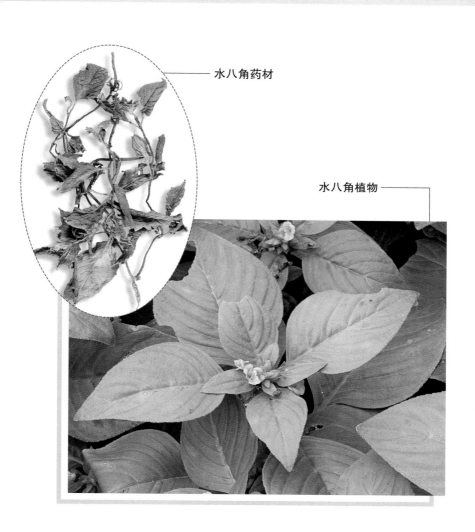

水八角药材

水八角植物

水东哥

【别　　名】　白饭木、野枇杷、水浓根、山枇杷、水枇杷、水冬瓜。

【来　　源】　为猕猴桃科植物水东哥 *Saurauia tristyla* DC. 的叶或根。

【植物形态】　灌木或小乔木。小枝淡红色，粗壮，被钻状刺毛或爪甲状鳞片，单叶互生；叶柄具钻状刺毛，稀有绒毛；叶片倒卵状椭圆形，稀阔椭圆形，长 10~28cm，宽 4~11cm，先端嫩渐尖，偶有尖头，基部阔楔形，稀钝，边缘具刺状锯齿，侧脉 10~26 对，两面中、侧脉具钻状刺毛或爪甲状鳞片，腹面侧脉间具 1 行钻状刺毛。聚伞花序通常具 3 花，单生或簇生于叶腋或老枝的叶痕腋部，被绒毛和钻状刺毛，分枝处有苞片 2~3 枚；苞片卵形，被绒毛；萼片 5，卵形；花瓣 5，粉红色或白色，基部合生，顶部向外反折。浆果球形，白色或淡黄色。

【分　　布】　广西主要分布于岑溪、平南、桂平、灵山、上林、武鸣、邕宁等地。

【采集加工】　秋季采收，阴干。

【药材性状】　叶多皱缩，完整叶倒卵状椭圆形、稀阔椭圆形，先端短渐尖，基部阔楔形，叶缘具刺状锯齿；侧脉 10~26 对，下面 1 侧脉间具 1~3 行钻状刺毛。根圆柱形，略弯曲，下部具少量须根。表面灰褐色，具粗纵皱纹、稀疏的横纹及横向皮孔，直径 1~3cm。体轻，质松。断面浅黄白色，髓心色深，黄褐色。气微，味苦。

【功效主治】　疏风清热，止咳，止痛。主治风热咳嗽，麻疹发热，尿路感染，疮疖痈肿，烫伤，白浊，白带。

【用法用量】　内服：根，煎汤，10~15g。外用：叶，适量，研末，香油调或制成药膏搽。

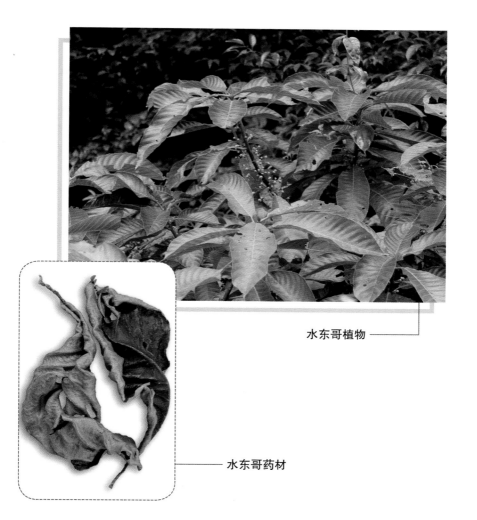

水东哥植物

水东哥药材

水田七

【别　　名】　水三七、土三七、屈头鸡、水鸡头、水鸡仔、田螺七、水狗仔、水槟榔。

【来　　源】　为蒟蒻薯科植物裂果薯 *Schizocapsa plantaginea* Hance 的块茎。

【植物形态】　草本。茎肥大，常弯曲，具多数须根。叶基生；叶片椭圆状披针形，长 10~22cm，宽 3~7cm，先端渐尖，基部下延，全缘；叶脉在上面下凹，于背面突起。花茎自叶丛中抽出；伞形花序顶生，有花 8~15 朵；总苞 4 枚，卵形或三角状卵形，外面 2 枚较大，苞片线形；花被钟状，外面淡绿色，内面淡紫色，裂片 6，2 轮，外轮 3，长三角形，内轮 3，宽卵形；雄蕊 6，与裂片对生；子房下位，1 室，柱头 3 裂，每裂又 2 浅裂，花瓣状。蒴果 3 瓣裂。种子多数，椭圆形，稍弯曲，表面有十余条纵棱。

【分　　布】　广西各地均有分布。

【采集加工】　全年均可采收，洗净，除去须根，切片，晒干。

【药材性状】　块茎球形或长圆形，有时略带链珠状，长 2~4cm，直径约 1.5cm。先端下陷，叶着生处常倒曲，有残存的膜质叶基，表面浅灰棕色，有粗皱纹，须根痕多数。质稍硬，折断面较平，颗粒性，横切面暗褐黄色，微有蜡样光泽，散布有点状及环状纹理。气微，味微苦、涩。

【功效主治】　清热解毒，止咳祛痰，理气止痛，散瘀止血。主治感冒发热，痰热咳嗽，百日咳，脘腹胀痛，泻痢腹痛，消化不良，小儿疳积，肝炎，咽喉肿痛，牙痛，痄腮，瘰疬，疮肿，烧烫伤，带状疱疹，跌打损伤，外伤出血。

【用法用量】　内服：煎汤，9~15g；或研末，每次 1~2g。外用：适量，捣敷；或研粉调敷。

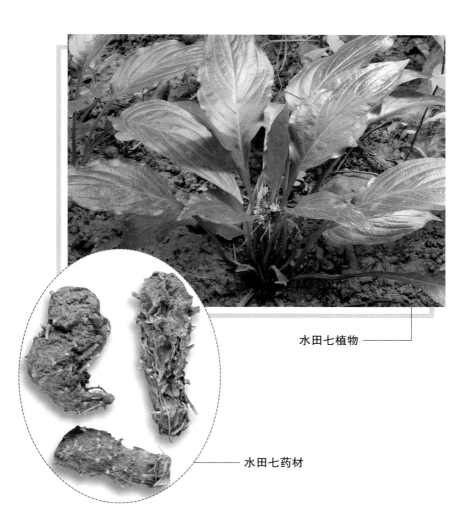

水田七植物

水田七药材

水　仙

【别　　名】　水仙球根、水仙头。

【来　　源】　为石蒜科植物水仙 *Narcissus tazetta* L. var. *chinensis* Roem. 的鳞茎。

【植物形态】　草本。鳞茎卵球形。叶基生，直立而扁平，宽线形，长 20~40cm，宽 8~15mm，先端钝，全缘，粉绿色。花茎中空，扁平，几与叶等长；伞房花序有花 4~8 朵，花轴平伸或下垂；总苞片佛焰苞状，膜质；花芳香；花梗突出包外；花被管细，近三棱形，灰绿色；花被裂片 6，卵圆形至阔椭圆形，先端具短尖头，扩展而外反，白色，副花冠浅杯状，淡黄色，不皱缩，短于花被；雄蕊 6，着生于花被管内，花药基着；子房 3 室，每室有胚珠多数，花柱细长，柱头 3 列。蒴果室背开裂。

【分　　布】　广西有栽培。

【采集加工】　春、秋季采挖鳞茎，洗去泥沙，用开水烫后切片晒干或鲜用。

【药材性状】　鳞茎类球形，单一或数个伴生。表面被 1~2 层棕褐色外皮，除去后为白色肥厚的鳞叶，层层包合，遇水有黏液渗出。鳞片内有数个叶芽和花芽。气微，味微苦。

【功效主治】　祛风清热，活血调经，解毒辟秽。主治神疲头昏，月经不调，痢疾，疮肿。

【用法用量】　内服：煎汤，9~15g；或研末。外用：适量，捣敷或研末调涂。

水仙植物

水仙药材

水半夏

【别　　名】 山慈菇、土田七、戟叶半夏。

【来　　源】 为天南星科植物鞭檐犁头尖 *Typhonium flagelliforme*（Lood.）Bl. 的块茎。

【植物形态】 草本。块茎近圆形，上部周围密生肉质根。叶 3~4，叶柄中部以下具宽鞘；叶片戟状长圆形，基部心形或下延，前裂片长 5~14cm，宽 2~4cm，长圆形，侧裂片向外水平伸展，长三角形，长 4~5cm，宽 3~5cm；侧脉 4~5 对，其中 1 对基出。花序柄细；佛焰苞管部绿色，卵圆形，檐部绿色至绿白色，披针形，常伸长卷曲为长鞭状，下部展平；肉穗花序；附属器淡黄绿色，具柄，下部为长圆锥形，向上为细长的线形；雌花子房倒卵形或近球形，柱头小，中性花中部以下为棒状，上弯，黄色，先端紫色；上部锥形，淡黄色，下倾并有时内弯；雄花的雄蕊 2。浆果卵圆形。

【分　　布】 广西主要分布于天等、贵港、平南。

【采集加工】 夏季采收，除去须根和叶，洗净，晒干备用。

【药材性状】 块茎略呈椭圆形、圆锥形或半圆形，直径 0.5~1.5cm，高 0.8~3cm。表面类白色或淡黄色，不平滑，有多数隐约可见的点状根痕。上端类圆形，常有呈偏斜面凸起的叶痕或黄棕色芽痕，有的下端略尖。质坚实，断面白色，粉性。气微，味辛辣，麻舌而刺喉。

【功效主治】 燥湿化痰，解毒消肿，止血。主治咳嗽痰多，痈疮疖肿，无名肿毒，毒虫蜇伤，外伤出血。

【用法用量】 内服：煎汤，3~9g；或入丸、散。外用：适量，捣敷；或研末调敷。

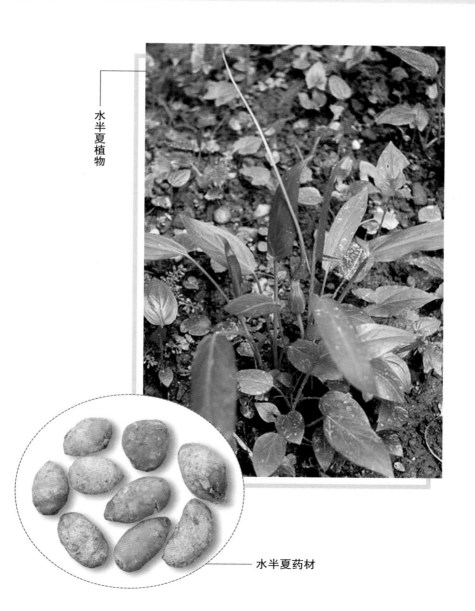

水半夏植物

水半夏药材

水灯盏

【别　　名】　入地麝香、冷饭团、黑老虎、十八症、厚叶南五味子。

【来　　源】　为木兰科植物冷饭藤 *Kadsura oblongifolia* Merr. 的根和茎。

【植物形态】　藤本。叶纸质，长圆状披针形、狭长圆形或狭椭圆形，长 5~10cm，宽 1.5~4cm，先端圆或钝，基部宽楔形，边有不明显疏齿，侧脉每边 4~8 条。花单生于叶腋，雌雄异株；雄花：花被片黄色，12~13 片，中轮最大的一片椭圆形或倒卵状长圆形，花托椭圆体形，顶端不伸长，雄蕊群球形，具雄蕊约 25 枚，几无花丝；雌花：花被片与雄花相似，雌蕊 35~60 枚；花梗纤细。聚合果近球形或椭圆体形；小浆果椭圆体形或倒卵圆形，顶端外果皮薄革质，不增厚。干时显出种子；种子 2~3，肾形或肾状椭圆形，种脐稍凹入。

【分　　布】　广西主要分布于柳州、桂林、梧州、玉林。

【采集加工】　全年均可采挖，鲜用或晒干。

【药材性状】　根呈圆柱形，弯曲，直径 0.5~1.2cm。表面灰黄色或黄白色，具纵沟纹和横裂纹，除去栓皮呈棕色，皮部易剥离。质硬韧，不易折断。断面木栓层黄白色，粉性，皮部棕红色，纤维性，木部淡黄色或黄棕色，具放射状纹理。茎圆柱形，直径 0.3~1cm，表面黄棕色或紫褐色，具纵纹，有互生的叶柄痕。质轻，易折断，纤维性，木部黄白色或棕黄色。中部髓大，多中空。气香，味辛、涩。

【功效主治】　祛风除湿，壮骨强筋，补肾健脾，散寒，行气止痛。主治感冒、风湿痹痛、跌打损伤、心胃气痛及痛经等。

【用法用量】　内服：煎汤，15~20g。外用：适量。

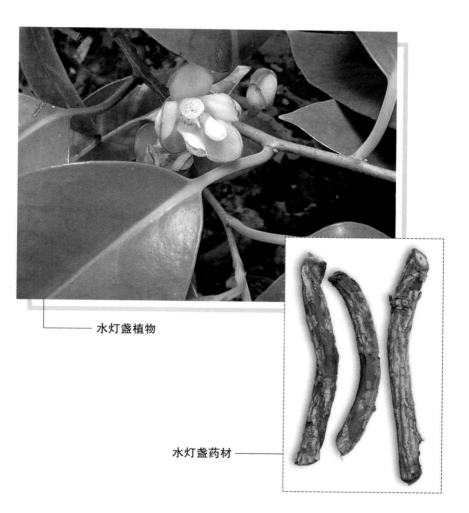

水灯盏植物

水灯盏药材

水红花子

【别　　名】 水荭子、荭草实、河蓼子、川蓼子、东方蓼。

【来　　源】 为蓼科植物红蓼 *Polygonum orientale* L. 的果实。

【植物形态】 草本。茎直立，中空，多分枝，密生长毛。叶互生；托叶鞘筒状，下部膜质，褐色，上部草质，被长毛，上部常展开呈环状翅；叶片卵形或宽卵形，长 10~20cm，宽 6~12cm，先端渐尖，基部近圆形，全缘，两面疏生软毛。总状花序由多数小花穗组成，顶生或腋生；苞片宽卵形；花淡红色或白色；花被 5 深裂，裂片椭圆形；雄蕊通常 7，长于花被；子房上位，花柱 2。瘦果近圆形，扁平，黑色，有光泽。

【分　　布】 广西主要分布于南宁、武鸣、上林、隆林、南丹、河池、都安、金秀、藤县、阳朔、全州。

【采集加工】 秋季果实成熟时，采收果穗，晒干，打下果实，除杂质。

【药材性状】 瘦果扁圆形，直径 3~4mm，厚约 1mm。表面棕黑色、棕色或红棕色，平滑，有光泽，两面微凹陷，中部略有纵向隆起，先端有突起的柱基，基部有黄色点状果柄痕，有的残留灰白色膜质花被。质坚硬。除去果皮，可见一粒扁圆形种子，外面包被浅棕色膜质种皮，先端有浅棕色凸起的珠孔，基部有一圆形种脐，胚乳白色，粉质，胚细小，弯曲，位于胚乳的周围。气微，味微辛。

【功效主治】 祛风，燥湿，清热解毒，活血，截疟。主治风湿痹痛，痢疾，腹泻，吐泻转筋，水肿，脚气，痈疮疔疖，蛇虫咬伤，小儿疳积，跌打损伤，疟疾。

【用法用量】 内服：煎汤，15~30g；浸酒或研末。外用：适量，研末捣敷；或煎汁洗。

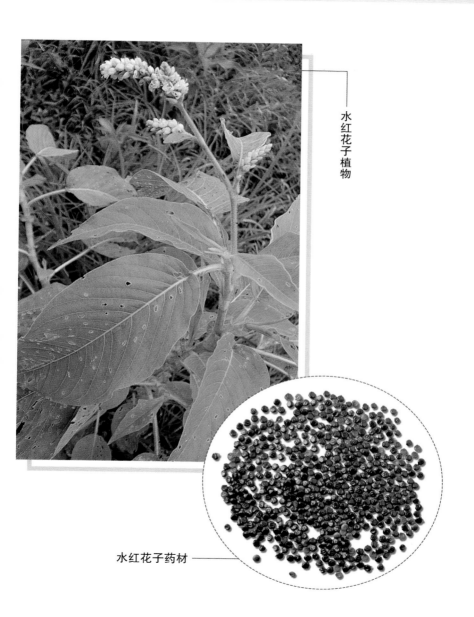

水红花子植物

水红花子药材

水 芹

【别　　名】 水芹菜、野芹菜。

【来　　源】 为伞形科植物水芹 *Oenanthe javanica*（Bl.）DC. 的全草。

【植物形态】 草本。全株无毛。茎直立或基部匍匐，节上生根。基生叶叶柄基部有叶鞘；叶片轮廓三角形或三角状卵形，一至二回羽状分裂，末回裂片卵形或菱状披针形，边缘有不整齐的尖齿或圆齿；茎上部叶无柄，叶较小。复伞形花序顶生；花序梗长；无总苞；伞辐6~16；小总苞片2~8，线形；小伞形花序有花10~25；萼齿线状披针形；花瓣白色，倒卵形；花柱基圆锥形，花柱直立或叉开，每棱槽内有油管1，合生面油管2。

【分　　布】 广西分布于全区各地。

【采集加工】 9~10月采割地上部分，洗净，鲜用或晒干。

【药材性状】 全草多皱缩成团，茎细而弯曲。匍匐茎节处有须状根。叶皱缩，展平后，基生叶三角形或三角状卵形，一至二回羽状分裂，最终裂片卵形至菱状披针形，长2~5cm，宽1~2cm，边缘有不整齐尖齿或圆锯齿，叶柄长7~15cm，质脆易碎。气微香，味微辛、苦。

【功效主治】 清热解毒，利尿通淋，凉血止血。主治感冒咳嗽，暑热烦渴，吐泻，水肿，小便淋沥涩痛，尿血便血，吐血衄血，崩漏，目赤咽痛，喉肿口疮，牙疳，乳痈，瘰疬，疟腮，带状疱疹，痔疮，跌打伤肿。

【用法用量】 内服：煎汤，30~60g，或捣汁。外用：适量，捣蛋清或捣汁涂。

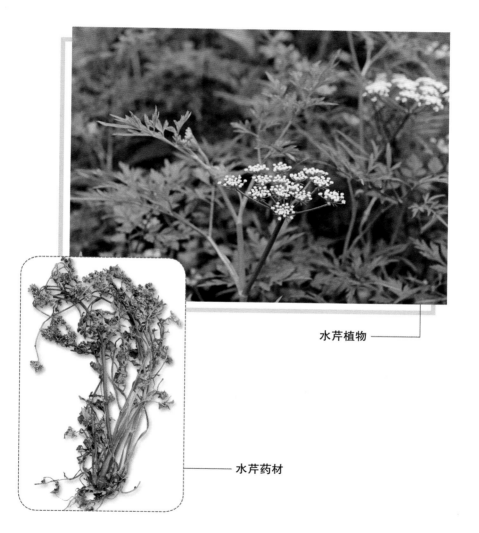

水芹植物

水芹药材

水杨梅

【别　　名】 水黄凿、青龙珠、穿鱼柳、假杨梅、溪棉条、满山香、球花水杨梅。

【来　　源】 为茜草科植物水团花 *Adina pilulifera*（Lam.）Franch. ex Drake. 的根。

【植物形态】 常绿灌木。树皮灰黄白色；有不整齐的近椭圆形皮孔，红棕色。叶对生；托叶2裂，早落；叶纸质，叶片长椭圆形至长圆状披针形或倒披针形，长3~12cm，宽1~3cm，先端长尖而钝，基部楔形，全缘，上面深绿色，两面中脉均凸起，侧脉8~10对。头状花序球形，单生于叶腋；总花梗中下部着生轮生的5枚苞片；花萼5裂，裂片线状长圆形；花冠白色，长漏斗状，5裂，裂片卵状长圆形，被柔毛；雄蕊5；花盘杯状；子房下位，花柱丝状，伸出花冠管外。蒴果楔形。种子多数，长圆形，两端有狭翅。

【分　　布】 广西分布于全区各地。

【采集加工】 根或根皮全年均可采挖；鲜用或晒干。

【药材性状】 根圆柱形，粗细不一，稍弯曲，灰黄色，质硬，断面灰白色。茎圆柱形，灰褐色成灰青色，有近椭圆形皮孔，质硬，不易折断。叶对生，浅绿色，托叶痕明显，叶易碎，完整叶片长椭圆形至长圆状披针形，长3~12cm，宽1~3cm，先端长尖而钝，基部楔形，两面中脉均凸起。气清香，味苦、涩。

【功效主治】 清热利湿，解毒消肿。主治感冒发热，肺热咳嗽，腮腺炎，肝炎，风湿关节痛。

【用法用量】 内服：煎汤，15~30g，鲜品30~60g。外用：适量捣敷。

附：水杨梅果、枝叶

清热祛湿，散瘀止痛，止血敛疮。主治水肿，痢疾，肠炎，痈肿疮毒，溃疡不敛，创伤出血，湿疹。内服：煎汤，花、果10~15g，枝叶15~30g。外用：适量，枝、叶煎水洗；或捣敷。

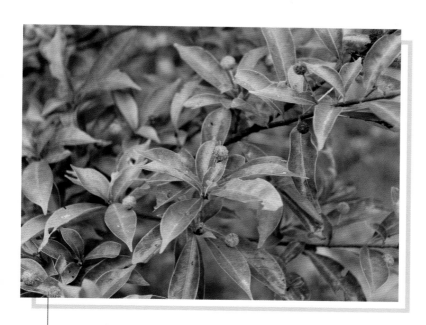

水杨梅植物

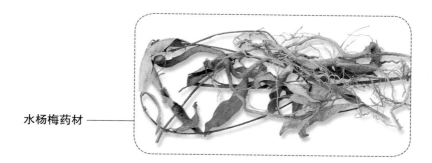

水杨梅药材

水　茄

【别　　名】　天茄子、金钮扣、刺茄、茄木、小登茄、金衫扣。

【来　　源】　为茄科植物水茄 *Solanum torvum* Swartz. 的根。

【植物形态】　灌木。小枝、叶下面、叶柄及花序柄均被尘土色星状柔毛。茎直立，分枝，粗壮，枝和叶柄散生短刺。叶单生或双生；叶片卵形至椭圆形，长 6~12cm，宽 4~9cm，先端尖，基部心脏形或楔形，两边不相等，全缘或浅裂。伞房花序腋外生；总花梗具 1 细直刺或无；萼杯状，外面被星状毛及腺毛，先端 5 裂，裂片卵状长圆形；花冠辐形，白色，5 裂，裂片卵状披针形；雄蕊 5，着生于花冠喉部；子房 2 室，柱头截形。浆果圆球形，黄色，光滑无毛。种子盘状。

【分　　布】　广西主要分布于岑溪、玉林、南宁、龙州、田东、那坡等地。

【采集加工】　全年均可采收，洗净，切段，晒干。

【药材性状】　根呈不规则圆柱形，多扭曲，有分枝，直径 0.7~5cm。表面灰黄色或棕黄色，粗糙，可见突起细根痕及斑点，皮薄，有的剥落，剥落处显淡黄色。质硬，断面淡黄色或黄白色，纤维性。气微香，味辛、苦。

【功效主治】　活血消肿止痛。主治胃痛，痧症，闭经，腰肌劳损，跌打瘀痛，痈肿，疔疮。

【用法用量】　内服：煎汤，9~15g。外用：适量，捣敷。

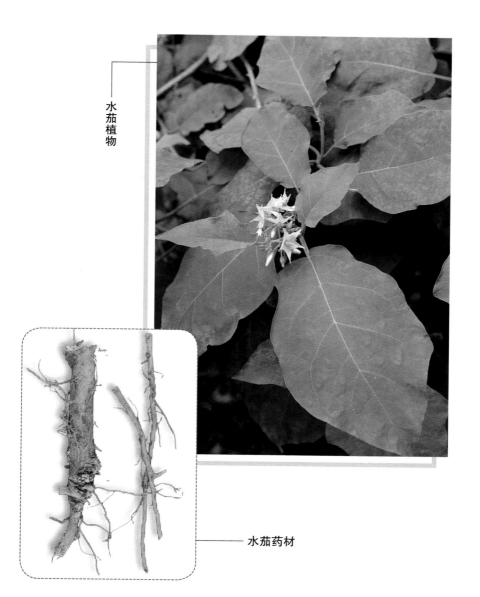

水
茄
植
物

水茄药材

水　松

【别　　名】 水石松、水松柏。

【来　　源】 为杉科植物水松 *Glyptostrobus pensilis*（Staunt.）Koch 的枝叶。

【植物形态】 乔木。树干有扭纹，树皮褐色，纵裂成不规则的长条片。叶多型，鳞形叶较厚，螺旋状着生于或当年生的主枝上，长约2mm，有白色气孔点，冬季宿存；条形叶两侧扁平，薄，常成2列，长 1~3cm，宽 1.5~4mm，背面中脉两侧有气带；条状钻形两侧扁，长4~11mm。雌雄同株，球花单生枝顶；雌球花卵状椭圆形；苞鳞与种鳞合生，仅先端分离。球果倒卵圆形；种鳞木质，背部上缘有 6~9 微向外翻的三角状尖齿，近中部有一反曲的尖头。种子基部有向下的长翅。

【分　　布】 广西主要分布于桂林、梧州、合浦、防城、浦北、陆川、富川、天等。

【采集加工】 枝叶全年可采，鲜用或切片晒干备用。

【药材性状】 茎枝表皮褐色，纵裂成不规则的条片。叶多型，鳞形叶较厚或背腹隆起，螺旋状着生于或当年生的主枝上，长约2mm，有白色气孔点，冬季不脱落；条形叶两侧扁平，薄，常列成二列，先端尖，基部渐窄，易脱落。质轻。气微，味涩。

【功效主治】 杀虫止痒，清热解毒。主治水泡疮，水火烫伤。

【用法用量】 外用：适量，煎水洗；或煅炭研末调敷。

附：水松果

理气止痛。主治胃痛，疝气痛。内服：煎汤，15~30g。

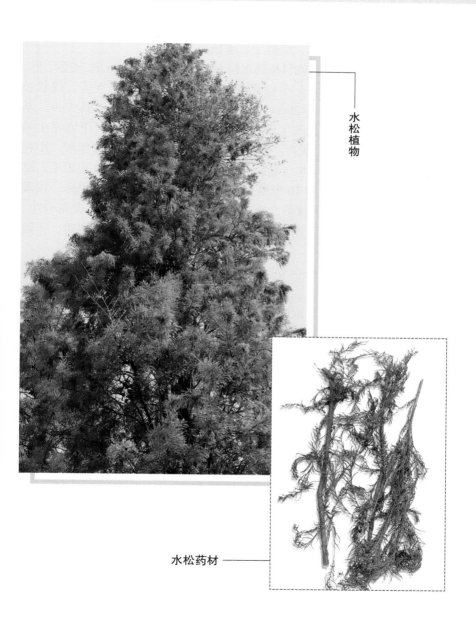

水松植物

水松药材

水柳仔

【别　　名】 水麻、水柳子、水杨梅。

【来　　源】 为大戟科植物水柳 *Homonoia riparia* Lour. Fl. 的茎、叶。

【植物形态】 灌木。小枝具棱，被柔毛。叶纸质，互生，线状长圆形或狭披针形，长 6~20cm，宽 1.2~2.5cm，顶端渐尖，具尖头，基部急狭或钝，全缘或具疏生腺齿，上面疏生柔毛或无毛，下面密生鳞片和柔毛；托叶钻状，脱落。雌雄异株，花序腋生；苞片近卵形，小苞片 2 枚，三角形，花单生于苞腋；雄花：花萼裂片 3 枚，被短柔毛，雄蕊众多，花丝合生成约 10 个雄蕊束；雌花：萼片 5 枚，长圆形，顶端渐尖，被短柔毛；子房球形，密被紧贴的柔毛，花柱 3 枚，基部合生，柱头密生羽毛状凸起。蒴果近球形。种子近卵状，外种皮肉质，干后淡黄色，具皱纹。

【分　　布】 广西主要分布于桂平、武鸣、龙州、田林、天峨、东兰、那坡。

【采集加工】 全年均可采收，洗净，切段，晒干。

【药材性状】 茎圆柱形，有细微纵皱缩纹，表面灰褐色，布满白色点状皮孔。叶皱缩，展平呈狭披针形或线状长圆形，顶端渐尖，具尖头，基部急狭或钝，全缘，被毛，长 5~18cm，直径 1.2~2.5cm。气微，味淡。

【功效主治】 清热解毒，利胆排石。主治肝炎，胆囊炎，胆结石，膀胱结石，淋病，梅毒，痔疮，跌打损伤，烧烫伤。

【用法用量】 内服：煎汤，9~15g。

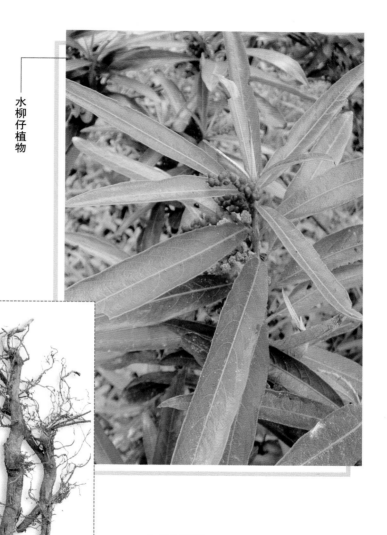

水柳仔植物

水柳仔药材

水 翁

【别　　名】 水榕、水香、酒翁、水翁蒲桃。

【来　　源】 为桃金娘科植物水翁 *Cleistocalyx operculatus*（Roxb.）
Merr. et Perry. 的树皮。

【植物形态】 乔木。树皮灰褐色，皮厚，嫩枝压扁，有沟。叶对
生；叶片薄革质，长圆形至椭圆形，长 11~17cm，宽 4.5~7cm，先端急
尖或渐尖，基部阔楔形或略圆，两面多透明腺点；羽状脉，网脉明显。
圆锥花序生于无叶的老枝上，花无梗，2~3 朵簇生；花蕾卵形；萼管半
球形，萼片连成帽状体，先端有短喙；花瓣 4，常附于帽状萼上，花开
时一半脱落；雄蕊多数，分离，花药卵形；子房下位，2 室。浆果阔卵
圆形，成熟时紫黑色。

【分　　布】 广西主要分布于桂南、桂西。

【采集加工】 夏、秋季剥取树皮，晒干。

【药材性状】 树皮厚约 1cm，外被栓皮，除去栓皮，表面黄白色，
皮部棕红色，纤维性，其间密布白色粉尘状物。易纵向撕裂成条，弹
之即有粉尘飞出。气微，味苦。

【功效主治】 清热解毒，燥湿，杀虫。主治黄疸性肝炎，脚气湿
烂，湿疹，疥癣，痔疮，烧烫伤。

【用法用量】 内服：煎汤，9~15g。外用：适量，捣敷；煎汤熏洗；
或煎汁涂。

　　附：水翁叶

清热消滞，解毒杀虫，燥湿止痒。主治食积腹胀，湿热泻痢，乳
痈，湿疮，脚气，疥癞，皮肤瘙痒，刀、枪伤。内服：煎汤，6~15g。
外用：适量，捣敷或煎汤洗。

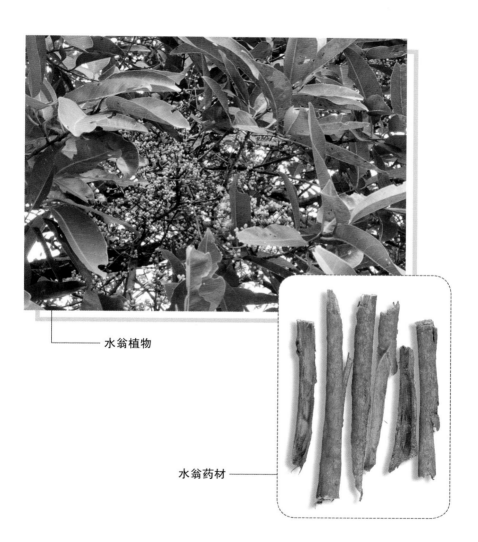

水翁植物

水翁药材

水葫芦

【别　　名】 大水萍、水浮莲、洋水仙、凤眼蓝、浮水莲、水莲花、水鸭婆。

【来　　源】 为雨久花科植物凤眼蓝 *Eichhornia crassipes*（Mart.）Solms. 的全草。

【植物形态】 浮水或生于泥沼中的草本。须根发达。叶丛生于缩短茎的基部，叶柄中下部有膨大如葫芦状的气囊，基部有鞘状苞片；叶片卵形或圆形，大小不等，宽 2.5~12cm。花茎单生，中上部有鞘状苞片；穗状花序有花 6~12 朵；花被 6 裂，青紫色，管弯曲，外面靠近基部处有腺毛；上面一枚较大，蓝色，中央有黄色斑点；另外 5 枚近相等；雄蕊 3 长 2 短；长的伸出花外；子房无柄，花柱线形。蒴果包藏于凋萎的花被管内。种子多数，卵形，有纵棱。

【分　　布】 广西分布于全区各地。

【采集加工】 春、夏季采收，洗净，晒干或鲜用。

【药材性状】 须根发达，细如发。叶丛生，叶柄长，基部有鞘状苞片，中下部膨大，表面皱缩，灰黄色或灰绿色。叶皱缩，灰绿色，展平后呈卵形或圆形，大小不等。气微腥，味淡。

【功效主治】 疏散风热，利水通淋，清热解毒。主治风热感冒，水肿，热淋，尿路结石，风疹，湿疮，疖肿。

【用法用量】 内服：煎汤，15~30g。外用：适量，捣敷。

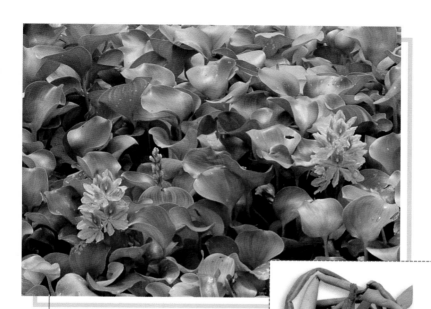

水葫芦植物

水葫芦药材

水蓑衣

【别　　名】 大青草、青泽兰、化痰清、方箭草、水骨节、水箭草、锁药、窜心蛇。

【来　　源】 为爵床科植物水蓑衣 *Hygrophila salicifolia*（Vahl.）Nees. 的全草。

【植物形态】 草本。根状茎圆柱形，暗棕色，无毛或被短柔毛。叶对生；具短柄或几无柄；叶片常为披针形，长3~14cm，宽8~20mm，先端渐尖，基部楔形，全缘或微波状，两面有线条状钟乳体。花3~7朵簇生叶腋；苞片卵形或椭圆形；小苞片披针形或条形，长约为花萼的一半；萼被短糙毛，5裂达中部，裂片三角状披针形，有毛；花冠淡红紫色，外有微毛，冠檐二唇形，上唇2浅裂，下唇3裂，裂片圆形；雄蕊4，二强；子房无毛，具长花柱，柱头钩曲。蒴果条形。种子细小，四方状圆形而扁，淡褐色。

【分　　布】 广西主要分布于柳州、阳朔、平乐、富川、钟山、昭平、平南、岑溪、贵港、北流、玉林、陆川、北海、防城、横县、宁明。

【采集加工】 夏、秋季采收，鲜用或晒干。

【药材性状】 茎略呈方柱形，具棱，节处被疏柔毛。叶对生，多皱缩，完整叶片披针形、矩圆状披针形或线状披针形，下部叶为椭圆形，长3~14cm，宽2~15mm，先端渐尖，基部下延，全缘。气微，味淡。

【功效主治】 清热解毒，散瘀消肿。主治咽喉肿痛，乳痈，丹毒，吐衄，跌打伤痛，毒蛇咬伤。

【用法用量】 内服：煎汤，6~30g；或泡酒；或绞汁饮。外用：适量，捣敷。

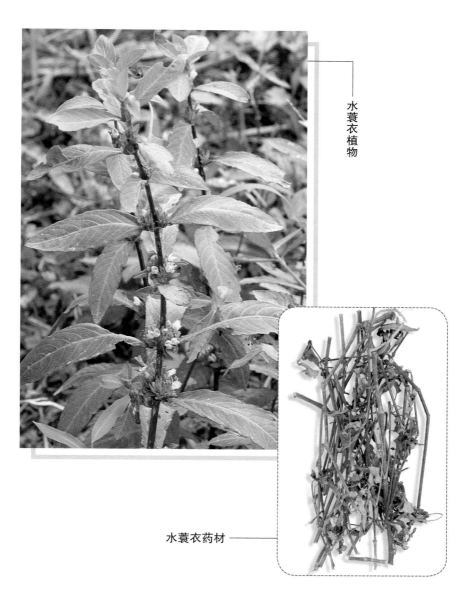

水蓑衣植物

水蓑衣药材

水蒲桃

【别　　名】　水桃树、水石榴、水葡桃、香果、风鼓、南蕉、檐木。

【来　　源】　为桃金娘科植物蒲桃 *Syzygium jambos*（L.）Alston 的果皮。

【植物形态】　乔木。主干多分枝。叶对生；叶片革质，披针形或长圆形，长 12~25cm，宽 3~4.5cm，先端长渐尖，基部阔楔形。叶面多透明细小腺点；羽状脉，侧脉 12~16 对。聚伞花序顶生；花白色；萼管倒圆锥形，萼齿 4，半圆形；花瓣 4，分离，阔卵形；雄蕊多数，花药丁字着生，纵裂；子房下位，花柱与雄蕊等长。果实球形，果皮肉质，成熟时黄色，有油腺点，种子 1~2 颗，多胚。

【分　　布】　广西主要分布于上思、横县、南宁、隆安、大新、那坡、天峨、金秀、桂平。

【采集加工】　夏季果实成熟时采摘，除去种子，晒干。

【药材性状】　果皮为不规则卷缩块状，长 2~3.5cm，宽 1~2cm，厚约 1mm。表面棕红色或棕褐色，有细微皱纹，内表面浅黄棕色，中心有干枯花柱，干时质脆，潮时质韧。气微，味甘、微涩。

【功效主治】　暖胃健脾，补肺止嗽。主治胃寒呃逆，脾虚泻痢，肺虚寒嗽。

【用法用量】　内服：煎汤，6~15g；或浸酒。

水蒲桃药材

水蒲桃植物

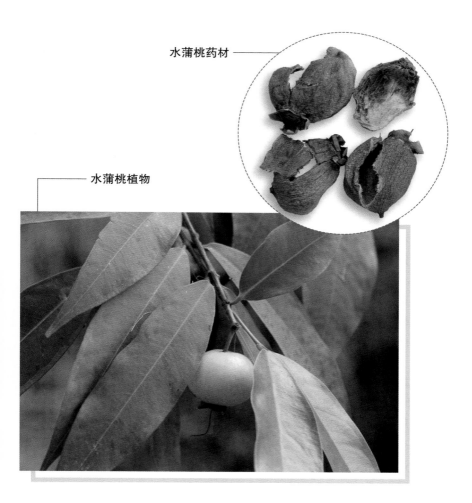

水锦树

【别　　名】 猪血木、饭汤木、红水柴、牛伴木、双耳蛇、大虫耳、沙牛木。

【来　　源】 为茜草科植物水锦树 *Wendlandia uvariifolia* Hance 的根。

【植物形态】 灌木至乔木。小枝被锈色硬毛。叶对生；叶柄粗壮，密被锈色毛；托叶大，基部宽，中部收缩，上部扩大成肾形，宽而反折；叶片纸质，宽卵形至宽椭圆形，长 12~18cm，宽 5~8cm，先端短渐尖，基部楔形，上面散生短硬毛，下面被柔毛，脉上毛很密。圆锥花序式排列的聚伞花序顶生，被绒毛；花无梗；小苞片线状披针形，被毛；花小，白色；花萼被绒毛，深 5 裂；花冠筒状漏斗形，喉部有白色硬毛；花药稍凸出；柱头 2 裂。蒴果球形，被短柔毛。

【分　　布】 广西主要分布于都安、天峨、隆林、那坡、龙州、宁明、天等、隆安、上林、武鸣、南宁、邕宁、灵山、平南、苍梧。

【采集加工】 全年均可采收，洗净，晒干备用。

【药材性状】 根圆柱形，长短不一，具分枝。直径 1.5~5cm，表面灰白色或棕褐色，皮常皱，外层多脱落，质硬，不易折断。断面皮部薄，木部宽大，多呈淡红色。气微，味微苦。

【功效主治】 散瘀消肿，祛风除湿，止血生肌。主治跌打损伤，风湿骨痛，外伤出血，疮疡溃烂久不收口。

【用法用量】 内服：煎汤，10~15g。外用：适量，鲜叶捣敷；或煎水洗。

水锦树植物

水锦树药材

牛大力

【别　　名】 猪脚笠、金钟根、倒吊金钟、大力薯、山莲藕。

【来　　源】 为豆科植物美丽崖豆藤 *Millettia speciosa* Champ. 的根。

【植物形态】 藤本。根系横伸颇长，中部或尾端有膨大、肥厚的块根，外皮土黄色。树皮褐色，嫩枝密被白色茸毛，最后脱落。单数羽状复叶，长 15~20cm，有 11~13 小叶；小叶长圆状披针形，长 5~7cm，宽 2~3cm，先端钝或短渐尖；基部近圆形，上面无毛，背面密被毛，尤以脉上为密；小叶柄、总叶柄均密被白色茸毛，基部均有针状托叶 1 对。总状花序，通常腋生，有时成具叶的顶生圆锥花序，白色，杂有黄色；旗瓣基部有 2 胼胝状附属物；雄蕊 10，二体。荚果硬革质，先端有喙，表面密被茸毛。种子 4~5 枚，近卵圆形，压扁，表面深褐色或红褐色。

【分　　布】 广西主要分布于梧州、玉林、南宁、钦州、百色、河池等地区。

【采集加工】 全年可采，以秋季挖根为佳。洗净，切片晒干或先蒸熟再晒。

【药材性状】 块根圆柱状或几个纺锤状体连成一串，表面浅黄色或土黄色，稍粗糙，有环纹。横切面皮部近白色，其内侧为一层不很明显的棕色环纹，中间部分近白色，粉质，略疏松。老根近木质，坚韧，嫩根质脆，易折断。气微，味微甜。

【功效主治】 补肺滋肾，舒筋活络。主治肺虚咳嗽，咯血，肾虚腰膝酸痛，遗精，白带过多，风湿痹痛，跌打损伤。

【用法用量】 内服：煎汤，9~30g；或浸酒。

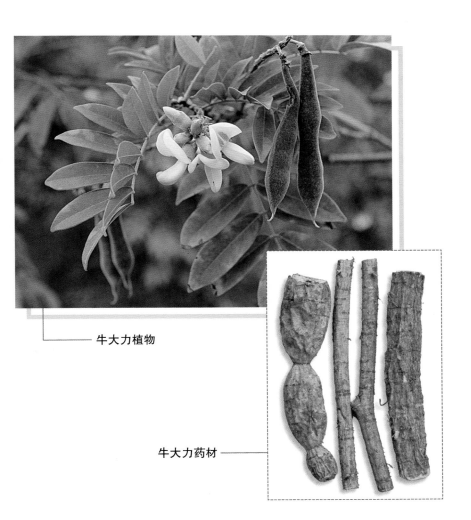

牛大力植物

牛大力药材

牛白藤

【别　　名】　毛鸡屎藤、脓见消、癍痧藤、凉茶藤、白藤草。

【来　　源】　为茜草科植物牛白藤 *Hedyotis hedyotidea* DC. 的茎叶。

【植物形态】　粗壮藤状灌木，触之粗糙。幼枝四棱形，密被粉末状柔毛。叶对生；托叶有 4~6 条刺毛；叶片卵形或卵状披针形，长 4~10cm，宽 2.5~4cm，先端渐尖，基部阔楔形，上面粗糙，下面被柔毛，全缘，膜质。花序球形，腋生或顶生；花细小，白色，具短梗；萼筒陀螺状，裂片 4，线状披针形；花冠裂片披针形，外反；雄蕊二型。蒴果近球形，先端极隆起，有宿存萼裂片，开裂。

【分　　布】　广西分布于全区各地。

【采集加工】　全年均可采收，鲜用或切段晒干。

【药材性状】　藤茎外皮淡黄色或灰褐色，粗糙，有稍扭曲的浅沟槽及细纵纹。皮孔点状突起，常纵向排列呈棱线；质坚硬，不易折断，断面皮部暗灰色，较窄，木部宽广，黄白色，有不规则菊花纹，中心有髓。叶多皱缩，完整叶片展平后呈卵形或卵状矩圆形，全缘，上面粗糙，下面叶脉有粉末状柔毛；托叶截头状，先端有刺毛 4~6 条。气微，味微甘。

【功效主治】　清热解毒。主治风热感冒，肺热咳嗽，中暑高热，肠炎，皮肤湿疹，带状疱疹，痈疮肿毒。

【用法用量】　内服：煎汤，10~30g。外用：适量，捣烂外敷。

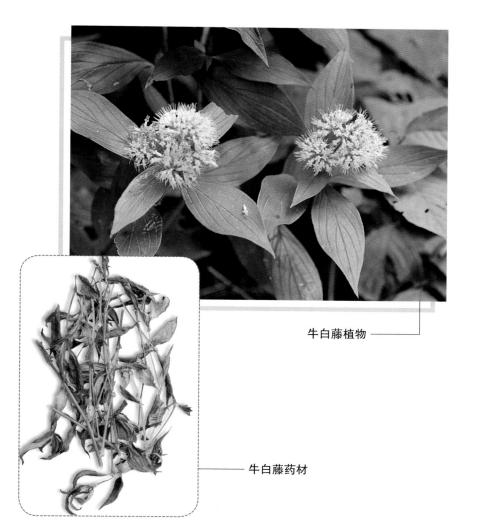

牛白藤植物

牛白藤药材

牛耳朵

【别　　名】　爬面虎、山金兜菜、岩青菜。

【来　　源】　为苦苣苔科植物牛耳朵 *Chirita eburnea* Hance 的根茎或全草。

【植物形态】　草本。具粗根状茎。叶均基生，肉质；叶片卵形或狭卵形，长 3.5~17cm，宽 2~9.5cm，顶端微尖或钝，基部渐狭或宽楔形，边缘全缘，两面均被贴伏的短柔毛；叶柄扁，密被短柔毛。聚伞花序，不分枝或一回分枝；花序梗被短柔毛；苞片 2，对生，卵形、宽卵形或圆卵形，密被短柔毛；花梗密被短柔毛及短腺毛。花萼 5 裂达基部，裂片狭披针形，外面被短柔毛及腺毛，内面被疏柔毛。花冠紫色或淡紫色，有时白色，喉部黄色，与上唇 2 裂片相对有 2 纵条毛；上唇 2 浅裂，下唇 3 裂。雄蕊的花丝着生于距花冠基部下部宽，被疏柔毛，向上变狭，并膝状弯曲；退化雄蕊 2，有疏柔毛。花盘斜，边缘有波状齿。雌蕊子房及花柱下部密被短柔毛，柱头 2 裂。蒴果被短柔毛。

【分　　布】　广西主要分布于全州、兴安、桂林、南丹、柳州、贵港、柳江。

【采集加工】　秋、冬季均可采收，除去气根，切段，晒干。

【药材性状】　根茎圆柱形，弯曲，着生多数须根。表面黄褐色，有不规则的纵皱。质脆，易断。叶皱缩，基生，展平后呈卵形，全缘，两面均有毛茸，有时可见花枝或果枝。

【功效主治】　清肺止咳，凉血止血，解毒消痈。主治肺热咳嗽、咯血，崩漏带下，痈肿疮毒，外伤出血。

【用法用量】　内服：煎汤，根茎 3~9g；全草 15~30g。外用：鲜品适量，捣敷。

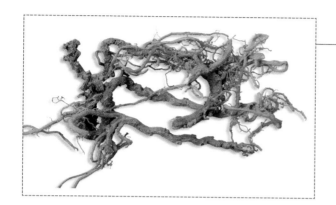

牛耳朵药材

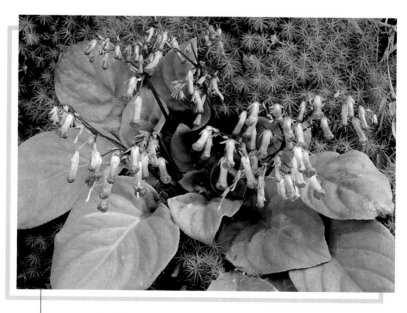

牛耳朵植物

牛耳枫

【别　　名】　假鸦胆子、南岭虎皮楠、牛耳铃、牛耳树、山羊屎、猪肚果、猪肚木。

【来　　源】　为交让木科植物牛耳枫 *Daphniphyllum calycinum* Benth. 的全株。

【植物形态】　灌木。小枝灰褐色，具稀疏皮孔。叶纸质，阔椭圆形或倒卵形，长 12~16cm，宽 4~9cm，先端钝或圆形，具短尖头，基部阔楔形，全缘，略反卷，叶面具光泽，叶背多少被白粉，具细小乳突体，侧脉 8~11 对，在叶面清晰，叶背突起；叶柄上面平或略具槽。总状花序腋生，雄花花萼盘状，3~4 浅裂，裂片阔三角形；雄蕊花药长圆形，侧向压扁，药隔发达伸长，先端内弯，花丝极短；雌花苞片卵形；萼片 3~4，阔三角形；子房椭圆形，花柱短，先端外弯。果序密集排列；果卵圆形，被白粉，具小疣状凸起，先端具宿存柱头，基部具宿萼。

【分　　布】　广西主要分布于桂东南、桂南、桂东北。

【采集加工】　全年可采收，除去杂质，晒干。

【药材性状】　根类圆柱形，直径 5~50mm。表面棕褐色，具细点状皮孔，在弯曲处常见横皱纹。质坚硬，不易折断，断面灰黄色或浅紫色，木质细密。茎表面灰黄色或黑褐色，有细小的点状突起，可见叶痕，髓部疏松易成空隙。叶片略皱缩，宽椭圆形或倒卵形，长 10~15cm，宽 3~9cm，先端钝或近圆形，基部宽楔形或近圆形，边全缘。革质。气微，味苦涩。

【功效主治】　清热解毒，活血舒筋。主治感冒发热，泄泻，扁桃体炎，风湿关节病。跌打肿痛，骨折，毒蛇咬伤，疮疡肿毒，乳腺炎，皮炎，无名肿毒。

【用法用量】　内服：煎汤，10~15g。外用：适量。

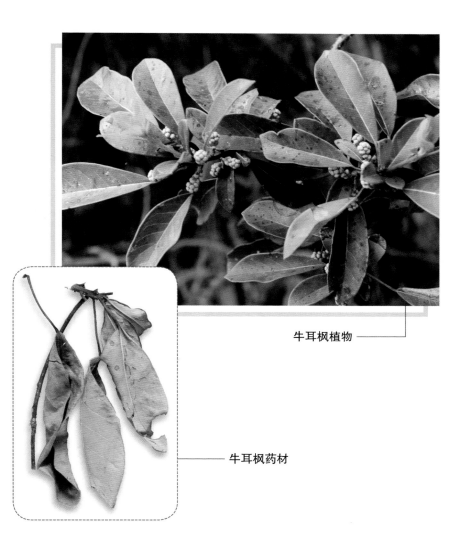

牛耳枫植物

牛耳枫药材

牛角瓜

【别　　名】 生角瓜叶、大麻风药、羊浸树、断肠草、五狗卧花、哮喘树、牛耳树。

【来　　源】 为萝藦科植物牛角瓜 *Calotropis gigantea*（L.）Dry. ex Ait. 的叶。

【植物形态】 灌木。幼嫩部分具灰白色浓毛，全株具乳汁。叶对生；叶柄极短；片倒卵状长圆形，先端急尖，基部心形，长 8~20cm，宽 3.5~9.5cm，两面有毛，后渐脱落，侧脉每边 4~6 条聚伞花序伞状，腋生或顶生；花序梗和花梗被灰白色绒毛，花梗长 2~2.5cm；花萼 5 裂，内面中部有腺体；花冠紫蓝色，宽钟状，直径 3cm，花冠裂片 5，镊合状排列；副花冠 5 裂，肉质，生于雄蕊的背面，先端内向，基部有外卷的距；花粉块每室 1 个，长圆形，下垂。蓇葖果单生，膨胀，端部外弯，被短柔毛。种子宽卵形，先端具白绢质种毛。

【分　　布】 广西有栽培。

【采集加工】 夏、秋季采摘，晒干。

【药材性状】 叶多皱缩，少数破碎，完整者展平为倒卵状长圆形，先端急尖，基部心形，长 8~20cm，宽 3.9~9.5cm，叶面黄绿色，主脉与两边 4~6 条侧脉在叶面呈凹槽，叶脊有白色绒毛，呈灰白色。气微，味微苦。

【功效主治】 祛痰定喘咳。主治咳喘痰多，百日咳。

【用法用量】 内服：煎汤，1~3g；或入散剂。

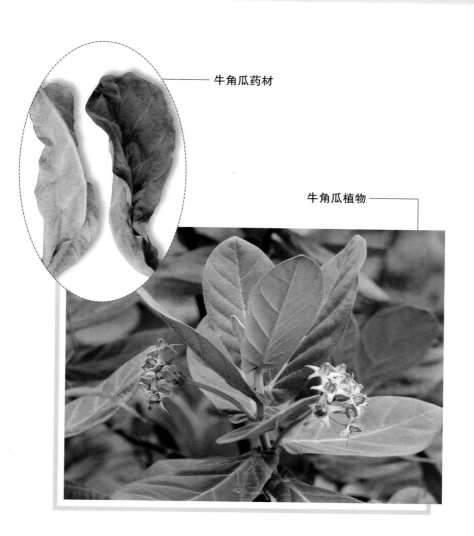

牛角瓜药材

牛角瓜植物

牛尾菜

【别　　名】 马尾伸根、老龙须、大伸筋草、草菝葜、金刚豆藤、软叶菝葜。

【来　　源】 为百合科植物牛尾菜 *Smilax riparia* DC. 的根及根茎。

【植物形态】 草质藤本。具根茎。茎中空，有少量髓。干后凹瘪并具槽，无刺。叶互生；叶柄脱落点位于上部，中部以下有卷须；叶片较厚，卵形，椭圆形至长圆状披针形，长 7~15cm，宽 2.5~11cm，下面绿色，无毛。伞形花序腋生，总花梗软纤细，小苞片花期一般不落；花单性，雌雄异株；花被片 6，离生，淡绿色；雄花具雄蕊 6。花药条形，多少弯曲；雌花比雄花略小，不具或具钻形退化雄蕊，子房 3室，柱头 3 裂。浆果球形，熟时黑色。

【分　　布】 广西各地均有分布。

【采集加工】 秋、冬季采收，除去泥沙、须根，切片，晒干。

【药材性状】 根茎呈不规则结节状，横走，有分枝，表面黄棕色至棕褐色，每节具凹陷的茎痕或短而坚硬的残基。根着生于根茎一侧，圆柱状，细长而扭曲，直径约 2mm，少数有细小支根。表面灰黄色至浅褐色，具细纵纹和横裂纹。皮部常横裂露出木部。质韧，断面中央有黄色木心。气微，味微苦、涩。

【功效主治】 祛风湿，通经络，祛痰止咳。主治风湿痹证，劳伤腰痛，跌打损伤，咳嗽气喘。

【用法用量】 内服：煎汤，9~15g，大量可用至 30~60g；浸酒或炖肉。外用：适量，捣敷。

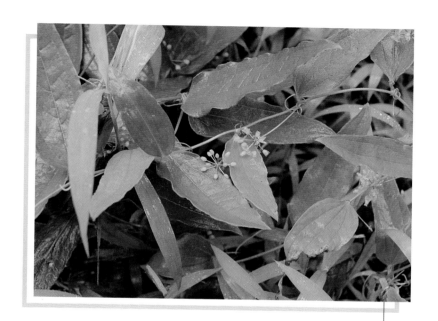

牛尾菜植物

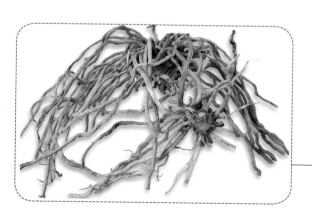

牛尾菜药材

牛栓藤

【别　　名】 牛鼻栓、霸王藤、牛见愁、荔枝藤、红叶藤。

【来　　源】 为牛栓藤科植物牛栓藤 *Connarus paniculatus* Roxb. 的茎、叶。

【植物形态】 藤本。羽状复叶；小叶 5~7，狭矩圆形或近倒披针形，长 6~20cm，无毛，下面有不明显的疣状腺点，薄革质，侧脉 5~9 对，细脉明显，平行。圆锥花序顶生；初有锈色毡毛；萼片 5，外面密生锈色短毛，有腺点；花瓣 5，外面有毡毛，内有疏柔毛或腺毛；雄蕊 10，长短不等，花丝基部合生，并有腺毛；雌蕊心皮 1，密生柔毛。蓇葖果斜倒卵形，有短柄，果皮厚，外面有斜横条纹，里面有毡毛。种子 1 颗，基部有假种皮。

【分　　布】 广西主要分布于靖西、大新、龙州。

【采集加工】 全年均可采。茎切段或片，晒干；叶鲜用或晒干。

【药材性状】 茎圆柱形，深褐色，有纵纹，质硬，不易折断，断面皮部红褐色、木部黄白色。叶为奇数羽状复叶，互生；小叶 5~7 片，卵状披针形，长 6~20cm，先端渐尖，基部偏斜，全缘，两面无毛，叶面棕黄色。气微，味辛。

【功效主治】 清热解毒，消肿止痛，止血。主治疮疖，跌打肿痛，外伤出血。

【用法用量】 外用：适量，煎水洗；或鲜叶捣敷。

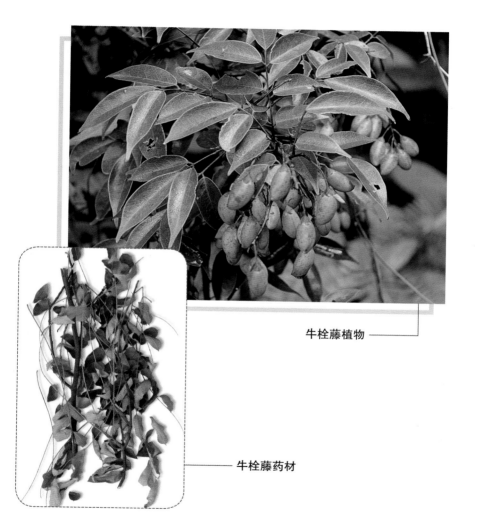

牛栓藤植物

牛栓藤药材

牛筋草

【别　　名】　千金草、千千踏、千人拔、穇子草、牛顿草、鸭脚草、野鸡爪。

【来　　源】　为禾本科植物牛筋草 *Eleusine indica*（L.）Gaertn. 的全草。

【植物形态】　草本。根系极发达。秆丛生，基部倾斜。叶鞘压扁，有脊，无毛或疏生疣毛，鞘口具柔毛；叶片平展，线形，长 10~15cm，宽 3~5mm，无毛或上面常具有疣基的柔毛。穗状花序 2~7 个，指状着生于秆顶；小穗有 3~6 小花；颖披针形，具脊，脊上粗糙；第 1 颖长 1.5~2mm，第 2 颖长 2~3mm；第 1 外稃长 3~4mm，卵形，膜质具脊，脊上有狭翼；内稃短于外稃，具 2 脊，脊上具狭翼。囊果卵形，基部下凹，具明显的波状皱纹，鳞皮 2，折叠，具 5 脉。

【分　　布】　广西主要分布于恭城、金秀、平南、藤县、北流、南宁、武鸣、凤山。

【采集加工】　8~9 月采挖，洗净，鲜用或晒干。

【药材性状】　根呈须状，黄棕色，直径 0.5~1mm。茎呈扁圆柱形，淡灰绿色，有纵棱，节明显，节间长 4~8mm，直径 1~4mm。叶线形，长达 15cm，叶脉平行条状。穗状花序数个呈指状排列于茎顶端，常为 3 个。气微，味淡。

【功效主治】　清热利湿，凉血解毒。主治伤暑发热，小儿惊风，流行性乙型脑炎，流行性脑脊髓膜炎，黄疸，痢疾，便血，淋证，疮疡肿痛，跌打损伤。

【用法用量】　内服：煎汤，9~15g；鲜品 30~50g。

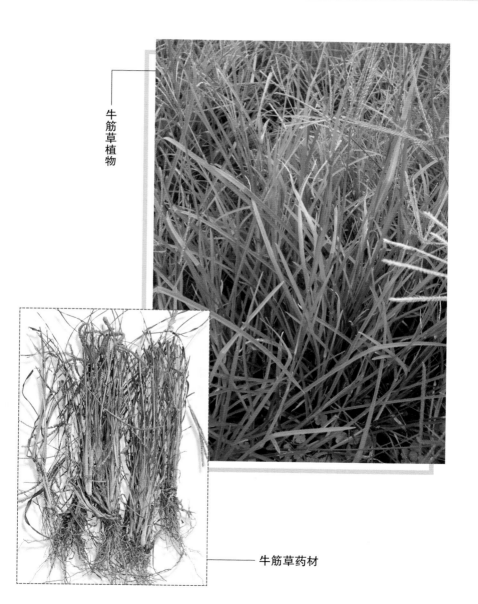

牛筋草植物

牛筋草药材

牛　膝

【别　　名】　百倍、牛茎、脚斯蹬、铁牛膝、杜牛膝、怀牛膝、怀夕、真夕。

【来　　源】　为苋科植物牛膝 Achyranthes bidentata Bl. 的根。

【植物形态】　草本。根圆柱形，土黄色。茎有棱角或四方形，绿色或带紫色，有白色贴生或开展柔毛，或近无毛，分枝对生，节膨大。单叶对生；叶片膜质，椭圆形或椭圆状披针形，长 5~12cm，宽 2~6cm，先端渐尖，基部宽楔形，全缘，两面被柔毛。穗状花序花期后反折；总花梗有白色柔毛；花多数，密生；苞片宽卵形，先端长渐尖；小苞片刺状，先端弯曲，基部两侧各有一卵形膜质小裂片；花被片披针形，光亮，先端急尖，有一中脉。胞果长圆形，黄褐色，光滑。种子长圆形，黄褐色。

【分　　布】　广西主要分布于防城、宁明、恭城、全州。

【采集加工】　冬季采挖，先割去地上茎叶，将根挖出，剪除芦头，去净泥土和杂质，晒至六七成干后，集中室内加盖草席堆闷 2~3 天，再按粗细不同分级，扎把，晒干。

【药材性状】　根呈细长圆柱形，有的稍弯曲，上端稍粗，下端较细，直径 0.4~1cm。表面灰黄色，具细微纵皱纹，有细小横长皮孔及稀疏的细根痕。质硬而脆，易折断，断面平坦，皮部黄棕色，微呈角质样，木部较大，黄白色，外围散有多数点状维管束，排列成 2~4 轮。气微，味微甜、涩。

【功效主治】　补肝肾，强筋骨，活血通经，引血（火）下行，利尿通淋。主治腰膝酸痛，下肢痿软，产后瘀血腹痛，血滞经闭，痛经，癥瘕，包衣不下，咽喉肿痛，热淋，血淋，跌打损伤。

【用法用量】　内服：煎汤，5~15g；或浸酒；或入丸、散剂。外用：适量，捣敷；捣汁滴鼻；或研末撒入牙缝。

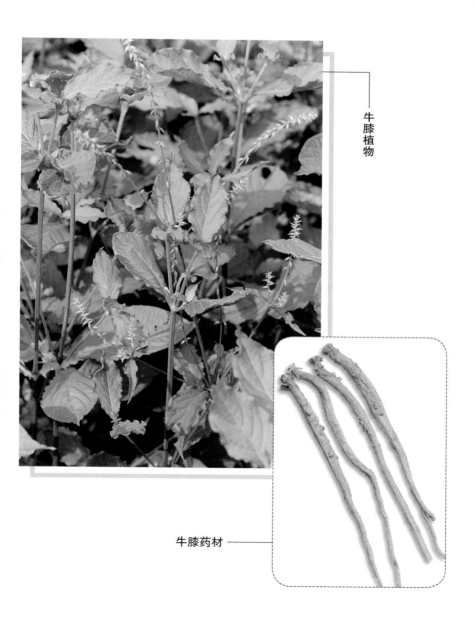

牛膝植物

牛膝药材

牛繁缕

【别　　名】　鹅儿肠、鹅肠草、石灰菜、大鹅儿肠。

【来　　源】　为石竹科植物鹅肠菜 *Myosoton aquaticum*（L.）Moench 的全草。

【植物形态】　草本。具须根。茎紫色，多分枝上部被腺毛。叶对生，膜质，卵形或宽卵形，长 2~5cm，宽 1~3cm，顶端锐尖，基部心形。顶生两歧聚伞花序；苞片叶状，边缘具腺毛；花梗细，花后伸长并向下弯，密被腺毛；萼片 5，基部稍合生，卵状披针形或长卵形，顶端较钝，边缘狭膜质，外面被腺柔毛，脉纹不明显；花瓣 5，白色，2 深裂至基部，裂片线形或披针状线形；雄蕊 10，稍短于花瓣；子房长圆形，花柱 5，子房矩圆形。蒴果卵圆形，稍长于宿存萼。种子近肾形，稍扁，褐色，具小疣。

【分　　布】　广西主要分布于罗城、天峨、田林、邕宁。

【采集加工】　春季生长旺盛时采收，鲜用或晒干。

【药材性状】　茎枝呈圆柱形，褐黑色，多分枝，直径 1~2mm。表面被短柔毛，褐绿色，两面疏被短柔毛，展开后完整叶呈椭圆形或宽卵形，长 2~3cm，宽约 1cm，先端锐尖，基部心形。质脆，易碎。气微香，味甘、酸。

【功效主治】　清热解毒，活血调经，散瘀消肿。主治肺热喘咳，痢疾、痔疮、牙痛、小儿疳积、月经不调、痈疽、高血压病。

【用法用量】　内服：煎汤，15~30g；或鲜品 60g 捣汁。外用：适量，鲜品捣汁涂；或煎汤熏洗。

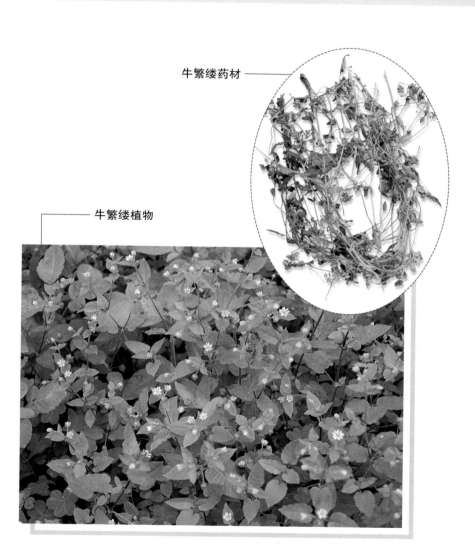

牛繁缕药材

牛繁缕植物

毛七公

【别　　名】　毛漆、毛七哥、大毛七、漆大姑。

【来　　源】　为大戟科植物毛果算盘子 *Glochidion eriocarpum* Champ. ex Benth. 的枝叶。

【植物形态】　常绿灌木。枝密被淡黄色扩展的长柔毛。叶互生；被密毛；托叶钻形，被毛；叶卵形或狭卵形，长 3~9cm，宽 1.5~4cm，先端渐尖，基部钝或截平或圆形，全缘，上面榄绿色，下面稍带灰白色，两面均被长柔毛，下面尤密，侧脉 4~6 对。花淡黄绿色，单性同株；雄花通常 2~4 朵簇生于叶腋，花梗被毛；萼片 6，长圆形，先端锐尖，外被疏柔毛，雄蕊3；雌花几无梗，通常单生于小枝上部叶腋内，萼片 6，长圆形，其中 3 片较狭，两面均被长柔毛，子房扁球形，密被柔毛。蒴果扁球形，顶部凹入，具 5 条纵沟，密被长柔毛，先端具圆柱状稍伸长的宿存花柱。种子橘红色。

【分　　布】　广西主要分布于防城、上林、马山、靖西、那坡、乐业、罗城、柳江。

【采集加工】　夏、秋季采收，鲜用或晒干。

【药材性状】　小枝圆柱形，灰黄色，直径 0.5~1cm，具黄褐色毛绒。叶片长 3~8cm，宽 1.5~3.5cm，卵形或窄卵形，先端渐尖，基部钝或圆形，全缘，两面均被长柔毛，下面的毛较密；托叶锥尖形，纸质。气特异，味苦、涩。

【功效主治】　清热解毒，祛湿止痒。主治急性胃肠炎，痢疾，生漆过敏，稻田皮炎，皮肤瘙痒，荨麻疹，湿疹，烧伤，乳腺炎。

【用法用量】　内服：煎汤，5~15g。外用：适量，煎水洗；或捣敷；或研末敷。

附：毛果算盘子根

清热解毒，祛湿止痒。主治肠炎，痢疾，牙痛，咽喉炎，乳腺炎，皮肤湿疹，烧伤，白带过多。内服：煎汤，15~60g。外用：适量，煎水洗；或研末撒。

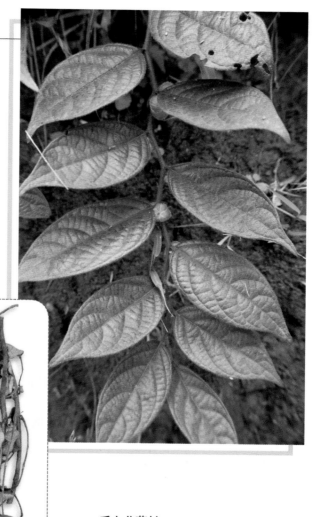

毛七公植物

毛七公药材

毛乌蔹莓

　　【别　　名】　毛叶乌蔹莓、五爪龙、五龙草、五叶藤、妙母妹。

　　【来　　源】　为葡萄科植物毛乌蔹莓 *Cayratia japonica*（Thunb.）Gagnep. var. *mollis*（Wall.）Momiyama 的全草。

　　【植物形态】　草质藤本。茎有纵条纹；卷须纤细，分枝；幼嫩部分小枝均被灰色或浅灰色短柔毛。鸟足状复叶，有 5 小叶；具长柄，叶柄被灰色或浅灰色短柔毛；叶片膜质，披针形至倒卵状长圆形，长 2.5~7cm，先端急尖或钝，边缘有锐锯齿，叶下面满被或仅脉上密被疏柔毛。小叶柄中间的最长，侧生的较短。花两性，聚伞花序腋生或假腋生，具长的总花梗；花小，黄绿色，具短柄；花萼杯状；花冠不开展，花瓣 4；雄蕊 4，与花瓣对生，花药近圆形。浆果球形，绿色，熟时黑色，有光泽。种子 2~4 颗，卵状三角形，背面有深沟 2 条。

　　【分　　布】　广西主要分布于乐业、那坡、德保、平果、隆安、马山、武鸣、凭祥、桂平。

　　【采集加工】　夏、秋季割取藤茎或挖出根部，除去杂质，洗净，切段，晒干或鲜用。

　　【药材性状】　茎圆柱形，扭曲，有纵棱，多分枝，全株被灰色或浅灰色短柔毛；卷须纤细，分枝，与叶对生。叶皱缩；展平后鸟足状复叶，小叶 5，具长柄，叶片披针形至倒卵状长圆形，长 2.5~7cm，先端急尖或钝，边缘有锐锯齿，小叶柄中间的最长，侧生的较短。气微，味苦。

　　【功效主治】　清肝明目，凉血消痈，散瘀止痛。主治目赤肿痛，肺痈，溲血，跌打损伤，水火烫伤。

　　【用法用量】　内服：煎汤，15~30g，鲜品倍量。外用：适量，捣烂或研末调敷。

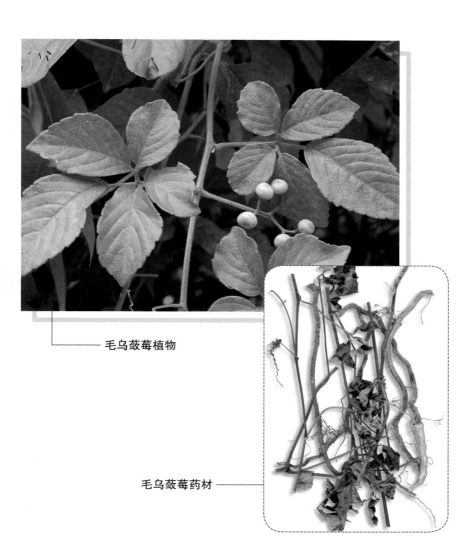

毛乌蔹莓植物

毛乌蔹莓药材

毛冬青

【别　　名】　细叶冬青、细叶青、山冬青、茶叶冬青、喉毒药、山熊胆。

【来　　源】　为冬青科植物毛冬青 *Ilex pubescens* Hook. et Arn. 的根。

【植物形态】　常绿灌木或小乔木。小枝灰褐色，有棱，密被粗毛。叶互生；叶柄密被短毛；叶片卵形或椭圆形，长 2~6.5cm，宽 1~2.7cm，先端短渐尖或急尖，基部宽楔形或圆钝，边缘有稀疏的小尖齿或近全缘，中脉上面凹下，侧脉 4~5 对，两面有疏粗毛，沿脉有稠密短粗毛。花序簇生叶腋；雄花序每枝有 1 花，稀 3 花，花 4 或 5 数，花萼裂片卵状三角形，被柔毛，花瓣倒卵状长圆形，雄蕊比花冠短；雌花序每枝具 1~3 花，花 6~8 数，花萼裂片宽卵形，有硬毛，花瓣长椭圆形，子房卵形，无毛，柱头头状。果实球形，熟时红色，宿存花柱明显，椭圆形，背部有单沟，两侧面平滑，内果皮近木质。

【分　　布】　广西各地有分布。

【采集加工】　夏、秋采收，洗净，切片，晒干。

【药材性状】　根圆柱形，有的分枝，长短不一，直径 1~4cm。表面灰褐色至棕褐色，根头部具茎枝及茎残基。外皮稍粗糙，有纵向细皱纹及横向皮孔。质坚实，不易折断，断面皮部菲薄，木部发达，土黄色至灰白色，有致密的放射状纹理及环纹。气微，味苦、涩而后甜。

【功效主治】　清热解毒，活血通络。主治风热感冒，肺热喘咳，咽痛，乳蛾，齿痛，胸痹心痛，中风偏瘫，血栓闭塞性脉管炎，丹毒，烧烫伤，痈疽，目翳。

【用法用量】　内服：煎汤，10~30g。外用：适量，煎汁涂或浸泡。

附：毛冬青叶

清热凉血，解毒消肿。主治烫伤，外伤出血，痈肿疔疮，走马牙疳。内服：煎汤，3~9g。外用：适量，煎水湿敷；或研末调敷；或捣汁涂。

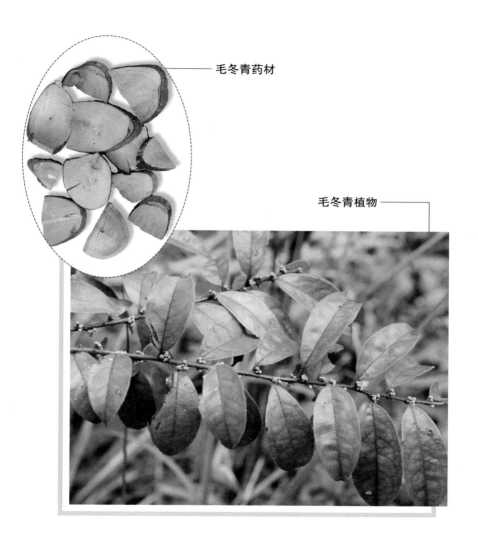

毛冬青药材

毛冬青植物

毛 竹

【别　　名】　江南竹、孟宗竹、南竹、茅竹、猫头竹、狸头竹。

【来　　源】　为禾本科植物毛竹 *Phyllostachys heterocycla*（Carr.）Mitford cv. *Pubescens* 的叶。

【植物形态】　木本。幼竿密被细柔毛及厚白粉，箨环有毛，老竿无毛，并由绿色渐变为绿黄色；竿环不明显，低于箨环或在细竿中隆起。箨鞘背面黄褐色或紫褐色，具黑褐色斑点及密生棕色刺毛；箨耳微小，繸毛发达；箨舌宽短，强隆起乃至为尖拱形，边缘具粗长纤毛；箨片较短，长三角形至披针形，有波状弯曲，绿色，初时直立，以后外翻。末级小枝具 2~4 叶；叶耳不明显，鞘口繸毛存在而为脱落性；叶舌隆起；叶片较小较薄，披针形，长 4~11cm，宽 0.5~1.2cm，下表面在沿中脉基部具柔毛，次脉 3~6 对，再次脉 9 条。少见开花。

【分　　布】　广西桂北有栽培。

【采集加工】　全年均可采收，晒干。

【药材性状】　叶片卷曲呈细长条状，表面灰绿色或黄绿色，有细纵纹，基部不整齐，尾部尖。质韧，不易折断。气微香，味淡。

【功效主治】　化痰，消胀，透疹。主治食积腹胀，痘疹不出。

【用法用量】　内服：煎汤，30~60g。

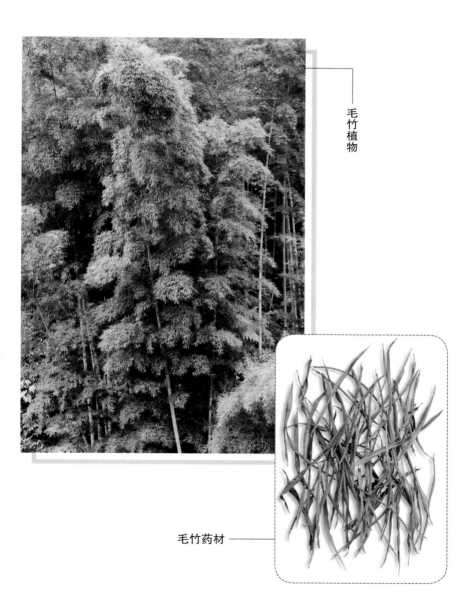

毛竹植物

毛竹药材

毛杜仲藤

【别　　名】　引汁藤、婢嫁、银花藤、鸡头藤、力酱梗、续断。

【来　　源】　为夹竹桃科植物毛杜仲藤 *Parabarium huaitingii* Chun et Tsiang 的根。

【植物形态】　攀援多枝灌木。具乳汁。除花冠裂片外，都具有灰色或红色短绒毛。枝粗壮，具不规律的纵长细条纹，有皮孔。叶腋间及腋内腺体众多，易落，黑色，线状钻形。叶生于枝的顶端，薄纸质或老叶略厚，两面被有柔毛，叶背脉上被毛较密，卵圆形或长圆状椭圆形，长 2.5~7.5cm，宽 1.5~3.5cm，边缘略向下卷，顶端锐尖或短渐尖，基部狭圆形或宽楔形。花序伞房状，多花；苞片叶状；花萼近钟状，外面有绒毛，双盖覆瓦状排列，裂片长圆状披针形，钝头，花萼内面腺体 5 枚；花冠黄色，坛状辐形，花冠筒喉部胀大，基部缩小，裂片向右覆盖而向左旋转，在花蕾内顶端钝头而内褶，开花后开展，镊合状排列；雄蕊着生于花冠筒的基部；子房有心皮 2 枚。蓇葖卵圆状披针形，基部胀大，外果皮基部多皱纹，中部以上有细条纹。

【分　　布】　广西主要分布于灵山、宁明、龙州、东兰、河池、忻城、金秀、临桂、钟山、苍梧、岑溪、玉林。

【采集加工】　全年均可采收，洗净，切段，晒干。

【药材性状】　根圆柱形，直径 1~3cm。外表面黄褐色或灰褐色，有皱纹及横向裂纹，皮孔稀疏，呈点状，刮去栓皮显紫红色或红褐色。质硬不易折断，断面皮部较厚，稍有弹性，有白色胶丝相连，木部较宽，灰黄白色。气微，味酸。

【功效主治】　祛风活络，强筋壮骨。主治风湿痹痛，产后风，跌打损伤，外伤出血等。

【用法用量】　煎服，6~9g；或浸酒。外用：适量，捣敷或研末撒。

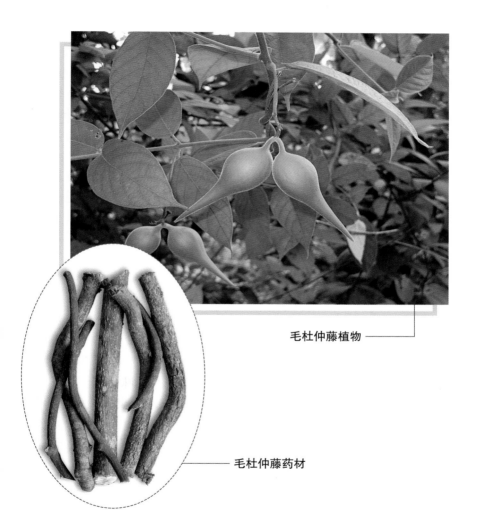

毛杜仲藤植物

毛杜仲藤药材

毛鸡骨草

【别　　名】　大叶鸡骨草、蜻蜓藤、油甘藤、毛相思、芒尾蛇、牛甘藤。

【来　　源】　为豆科植物毛相思子 *Abrus mollis* Hance 的全草。

【植物形态】　缠绕藤本。全株密被张开的黄色短柔毛。叶为偶数羽状复叶，互生；小叶 11~16 对，膜质，长圆形，最上的常为倒卵形，长 14~24mm，宽 6~8mm，先端截头状，但有小锐尖，上面被疏毛，背面密被长毛；小脉不明显；托叶极小。总状花序腋生，长约为叶之半，蝶形花粉红色，4~8 朵聚生于花序总轴的每一短枝上；萼密被灰色柔毛；雄蕊 9，花丝合生成 1 管。荚果扁平，淡灰黄色，被长绒毛，先端有喙，含种子 1~8 颗。种子卵形，扁平，暗褐色，光亮；种阜小，环状种脐有孔。

【分　　布】　广西主要分布于横县、贵港、博白、北流、平南、岑溪、藤县、苍梧。

【采集加工】　全年均可采收，除去泥沙及荚果，干燥。

【药材性状】　根细长圆柱形，须根多，直径 1~5mm，表面灰黄色至灰棕色；质地坚脆，折断时有粉尘飞扬。根茎膨大呈瘤状；茎粗壮，直径 1.5~3mm，紫褐色至灰棕色；小枝黄棕色，密被毛茸。叶常脱落，长 12~24mm，宽 4~6mm，两面密被长柔毛。气微，味微苦。

【功效主治】　清热解毒，利湿。主治传染性肝炎、乳痈、疖肿、烧烫伤。

【用法用量】　内服：煎汤，9~15g。外用：适量，煎水洗；或鲜叶捣烂外敷。

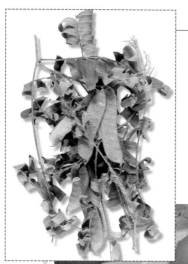

毛鸡骨草药材

毛鸡骨草植物

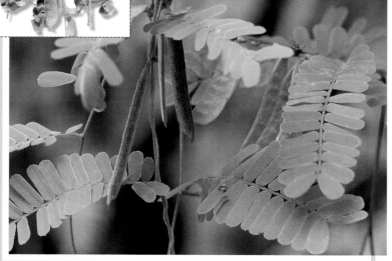

毛草龙

【别　　名】 锁匙筒、水仙桃、针筒草、水秧草、水香蕉、水丁香。

【来　　源】 为柳叶菜科植物毛草龙 *Ludwigia octovalvis*（Jacq.）Raven. 的全草。

【植物形态】 亚灌木状草本。茎直立，稍具纵棱，幼时绿色，老时变红色，茎上部中空，全株被柔毛。叶互生；几无柄；叶片披针形或条状披针形，长 3~15cm，宽 1~2.5cm，先端渐尖，基部渐狭，全缘，两面密被柔毛。花两性，单生于叶腋，近无梗；萼筒线形，萼片 4，长卵形，具 3 脉，宿存；花瓣 4，黄色，倒卵形，先端微凹，具 4 对明显脉纹；雄蕊 8；子房下位，柱头头状。蒴果圆柱形，绿色或淡紫色，被毛，具棱，棱间开裂。种 0 子多数，近半球形，种脊明显。

【分　　布】 广西各地有分布。

【采集加工】 全年均可采收，洗净，切段，晒干。

【药材性状】 茎具纵棱，老茎黄褐色稍带红斑，多分枝，质脆，易折断。全株被柔毛，叶互生，几无柄；叶片皱缩，易碎，完整者展开后呈披针形或条状披针形，长 13~15cm，宽 1~2.5cm，先端渐尖，基部渐狭，全缘，两面密被柔毛。味苦，微辛。

【功效主治】 清热解毒，利湿消肿。主治感冒发热，小儿疳热，咽喉肿痛，口舌生疮，高血压，水肿，湿热泻痢，淋痛，白浊，带下，乳痈，疔疮肿毒，痔疮，烫火伤，毒蛇咬伤。

【用法用量】 内服：煎汤，15~30g；或研末。外用：适量，捣敷、研末或烧灰调涂；或煎汤洗。

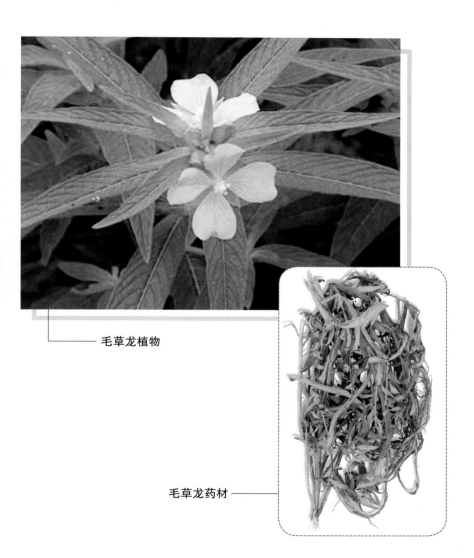

毛草龙植物

毛草龙药材

毛　茛

【别　　名】　水茛、老虎草、火筒青、野芹菜、辣子草、三脚虎、水芹菜。

【来　　源】　为毛茛科植物毛茛 *Ranunculus japonicus* Thunb. 的全草。

【植物形态】　草本。须根多数，簇生。茎直立，具分枝，中空，具柔毛。基生叶为单叶；叶柄有开展的柔毛；叶片圆心形或五角形，长及宽为 3~10cm，基部心形或截形，常 3 深裂，中央裂片倒卵状楔形，3 浅裂，边缘有粗齿或缺刻，侧裂片不等 2 裂，两面被柔毛，下面或幼时毛较密；茎上部叶较小，3 深裂，裂片披针形，有尖齿牙；最上部叶为宽线形，全缘，无柄。聚伞形花序有多数花，疏散；花两性，花梗被柔毛；萼片 5，椭圆形，被白柔毛；花瓣 5，倒卵状圆形，黄色，基部有爪；雄蕊多数，花托短小；心皮多数，花柱短。瘦果斜卵形，扁平，无毛，具短喙。

【分　　布】　广西主要分布于宾阳、武鸣、马山、德保、那坡、隆林、乐业等地。

【采集加工】　夏季采收，洗净，晒干或鲜用。

【药材性状】　茎与叶柄均有伸展的柔毛，黄绿色。叶皱缩，展开叶片呈五角形，长达 6cm，宽达 7cm，基部心形。萼片 5，船状椭圆形，长 4~6mm，有白色柔毛；花瓣 5，黄色，倒卵形，长 6~11mm。聚合果近球形，直径 4~5mm。味辛、微苦。有毒。

【功效主治】　退黄，定喘，截疟，镇痛，消翳。主治黄疸，疟疾，偏头痛，牙痛，鹤膝风，风湿关节痛，目生翳膜，瘰疬，痈疮肿毒。

【用法用量】　外用：适量，捣敷患处或穴位，局部发赤起疱时取去；或煎水洗。

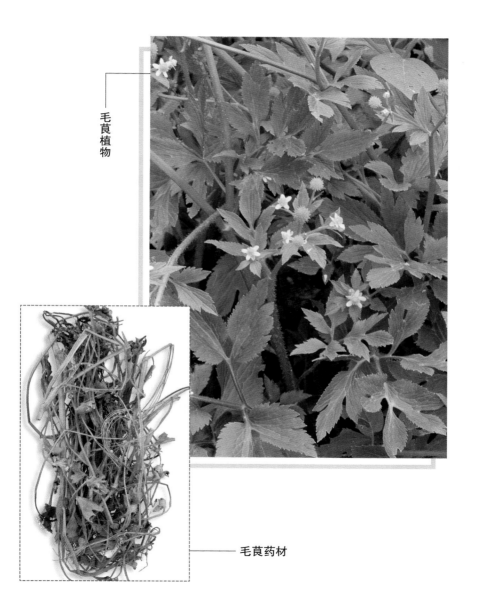

毛茛植物

毛茛药材

毛　桐

【别　　名】　姜桐子树根、圆鞋、粗糠根。

【来　　源】　为大戟科植物毛桐 *Mallotus barbatus*（Wall.）Muell. Arg. 的根。

【植物形态】　落叶灌木。幼枝密被棕黄色星状绵毛；叶互生，叶柄密被灰棕色星状绵毛；幼叶红色，质厚，绒状；叶片纸质，卵形或卵圆形，长 13~30cm，宽 12~25cm，先端渐尖，基部圆形，盾状着生，边缘具疏细齿，不分裂或 3 浅裂，有时呈不规则波浪形，上面幼时密被星状绒毛，后渐变无毛，下面密被灰棕色星状绒毛及棕黄色腺点。总状花序，花序柄被毛；花单性异株，无花瓣；雄花序有雄花 5~8 朵，萼片 4~5，稀 3 裂，披针形，外面密被绒毛，内面有腺点，雄蕊多数；雌花单生于苞腋内，萼 4 裂，外面被绒毛。子房圆形，有乳头状突起，被毛，4 裂，花柱基部合生。蒴果扁球形，被有一层软刺和星状绒毛，基部具苞片 3，合生。种子卵形，黑色，光亮。

【分　　布】　广西主要分布于昭平、岑溪、平南、容县、宾阳、上林、马山、邕宁、龙州、大新、天等、田东、那坡、凌云、乐业、隆林。

【采集加工】　全年可采，洗净，切段，鲜用或晒干。

【药材性状】　根圆柱形，稍弯曲，上粗下细。直径 0.4~2cm。表面暗褐色至灰黑色。具细纵纹及稀疏细根痕。质坚硬，难折断，横切面皮部浅棕色至灰棕色，木部棕色。味辛。

【功效主治】　清热，利湿。主治肺热咯血，湿热泄泻，小便淋痛，带下。

【用法用量】　内服：煎汤，15~30g。

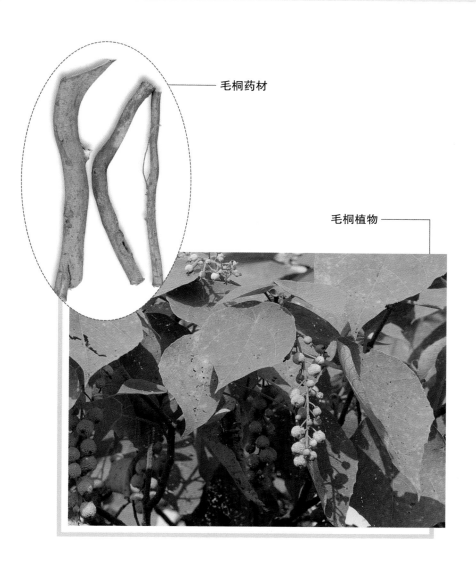

毛桐药材

毛桐植物

毛排钱草

【别　　名】　排钱草、叠钱草、麒麟片。

【来　　源】　为豆科植物毛排钱树 *Phyllodium elegans*（Lour.）Desv. 的全草。

【植物形态】　直立亚灌木。茎和枝均密被黄色绒毛。托叶 1 对，卵状披针形；三出复叶；叶片厚革质，披针形或长圆形，顶端小叶较大，长 5~6cm，宽 3~4cm，先端圆钝或微凹，基部楔形或近圆形，边缘浅波状，两面均被绒毛，下面尤密，侧生小叶较小，阔椭圆形或卵圆形。圆锥花序顶生，由多数伞形花序组成，叶状苞片圆形，伞形花序隐藏于内；花萼筒状，被短柔毛，萼 5 齿裂，外侧 2 裂齿愈合为 1；蝶形花冠白色，旗瓣倒卵形，翼瓣长方形，龙骨瓣较翼瓣为小；雄蕊 10，二体；子房线形，密被绢状毛。荚果通常 3 节，密被银灰色绒毛。

【分　　布】　广西主要分布于马山、武鸣、南宁、宾阳、横县、博白、贵港、北流、陆川、平南、岑溪、金秀。

【采集加工】　全年可采，切段，晒干。

【药材性状】　茎枝圆柱形，直径 0.5~2cm。外皮黄绿色，被柔毛。三出复叶，叶革质，多皱缩，完整者顶生小叶长 6~8cm，比侧生小叶长约 2 倍，被柔毛。花序成排，形似成串的铜钱，被柔毛，气微，味淡。

【功效主治】　散瘀消积，止血，清热利湿。主治跌打瘀肿，衄血，咯血，血淋，风湿痹痛，慢性肝炎，湿热下痢，小儿疳积，乳痈，瘰疬。

【用法用量】　内服：煎汤，15~30g。外用：适量，捣敷。

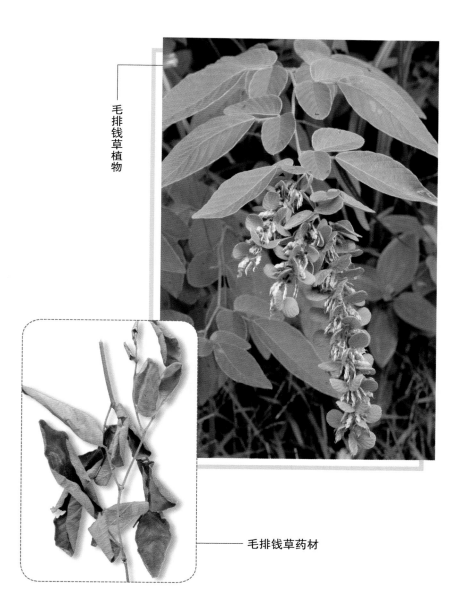

毛排钱草植物

毛排钱草药材

毛黄肉楠

【别　　名】 茶胶树、刨花、茶胶木、香胶木、牛耳胶、瓢花木、老人木、毛樟。

【来　　源】 为樟科植物毛黄肉楠 Actinodaphne pilosa（Lour.）Merr. 的根、树皮。

【植物形态】 小乔木或灌木。树皮灰色或灰白色。小枝粗壮，幼时密被锈色绒毛；顶芽大，卵圆形，鳞片外面被锈色绒毛。叶互生，革质，常 3~5 片近轮生；叶柄有绒毛；叶片倒卵形或椭圆形，长12~20cm，宽 5~12cm，先端急渐尖，基部急尖，新叶两面有红棕色绒毛，老叶上面光亮，下面有锈色绒毛，中脉及侧脉上面稍凸起，下面明显凸起。花单性，雌雄异株，圆锥形花序腋生；雄花花被裂片椭圆形，有长柔毛，雄蕊 9，花丝有长柔毛，花药长圆形，退化雌蕊细小；雌花花被裂片椭圆形，雌蕊有长柔毛，花柱弯曲，柱头 2 浅裂。果球形；果托盘状，边缘多少齿状；果梗被柔毛。

【分　　布】 广西主要分布于上思、北海、陆川、北流、桂平。

【采集加工】 春、夏季采收。根除去须根、泥土；树皮和叶除去杂质，晒干。

【药材性状】 根圆柱形，略扭曲，直径 1~3cm。表面褐黄色，粗糙，外层栓皮常纵向裂开成小片状。质硬，不易折断，断面木部淡黄色，可见环轮。气微，味苦。

树皮成卷筒状，厚 1~3mm，外表面灰白色，有不规则的细纵纹，并具灰棕色横纹，内表面浅红棕色。质脆，易折断，断面不平坦，外侧呈灰白色而较粗糙，内侧浅红棕色，中间有深棕色线纹。气无，味涩、辣。

【功效主治】 活血止痛，解毒消肿。主治跌打伤痛，坐骨神经痛，胃痛，疮疖肿痛。

【用法用量】 内服：煎汤，15~30g；或浸酒饮。外用：适量，捣敷。

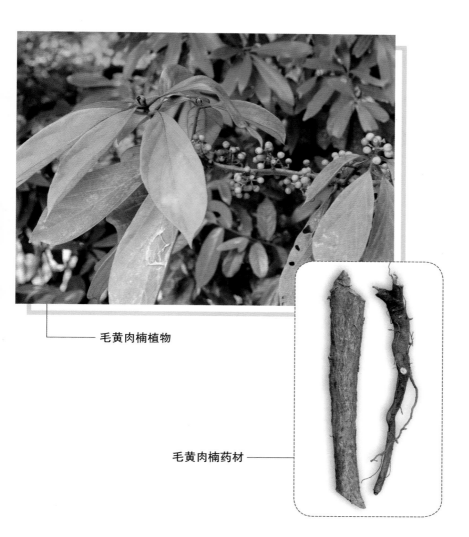

毛黄肉楠植物

毛黄肉楠药材

毛瑞香

【别　　名】　暖骨风、紫枝瑞香、野梦花、贼腰带、大黄构。

【来　　源】　为瑞香科植物毛瑞香 *Daphne kiusiana* Miq. var. *atrocaulis* (Rehd.) F. Maekawa 的全株。

【植物形态】　灌木。枝深紫色或紫红色；腋芽近圆形或椭圆形，鳞片卵形，顶端圆形，稀钝形，除边缘具淡白色流苏状缘毛外无毛，通常褐色。叶互生，有时簇生于枝顶，叶片革质，椭圆形或披针形，长 6~12cm，宽 1.8~3cm，两端渐尖，基部下延于叶柄，边缘全缘，微反卷，上面深绿色，具光泽；叶柄两侧翅状，褐色。花白色，有时淡黄白色，簇生于枝顶，呈头状花序，花序下具苞片；苞片褐绿色易早落，长圆状披针形，顶端尾尖或渐尖，边缘具短的白色流苏状缘毛；几无花序梗，花梗密被淡黄绿色粗绒毛；花萼筒圆筒状，外面下部密被淡黄绿色丝状绒毛，裂片 4，卵状三角形或卵状长圆形，顶端钝尖；雄蕊 8，2 轮，分别着生于花萼筒上部及中部；花盘短杯状，边缘全缘或微波状；子房倒圆锥状圆柱形，顶端渐尖，窄成短的花柱，柱头头状。果实红色，广椭圆形或卵状椭圆形。

【分　　布】　广西主要分布于三江、桂林、阳朔、临桂、龙胜。

【采集加工】　全年可采，切段，晒干。

【药材性状】　根呈圆柱形，表面棕褐色或灰黄色，有黄色横长凸起的皮孔。质坚韧，不易折断，断面皮部纤维性强，似棉花状。茎枝为圆柱形，表面棕褐色或棕红色，有纵皱纹、叶柄残基及横长皮孔。质坚韧，难折断，断面皮部易与木部分离，皮部纤维性强。叶薄革质，多皱缩破损，完整叶片椭圆形或倒披针形，长 5~16cm，宽 2~4cm，先端钝尖，基部楔形，全缘。气微，味辛辣。

【功效主治】　祛风除湿、调经止痛、解毒。主治风湿骨痛，手足麻木，月经不调，闭经，产后风湿，跌打损伤，骨折，脱臼。

【用法用量】　内服：煎汤，3~15g。外用：适量。

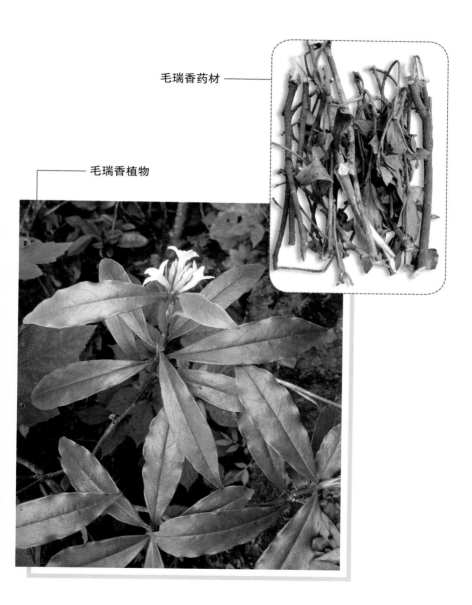

毛瑞香药材

毛瑞香植物

毛蒟

【别　　名】　小毛蒌、小墙风、野芦子。

【来　　源】　为胡椒科植物毛蒟 *Piper puberulum*（Benth.）Maxim. 的全株。

【植物形态】　攀援藤本。全株有浓烈香气。幼枝纤细，密被短柔毛。叶互生；叶柄密被短柔毛，仅基部具鞘；叶片纸质，卵状披针形或卵形，长 4~11cm，宽 2~6cm，先端急尖或渐尖，基部心形，两侧常不对称，两面被短柔毛，老时上面近无毛，毛有时分枝，叶脉 5~7 条。花单性异株，无花被；穗状花序；雄花序总花梗与花序轴同被短柔毛；苞片近圆形，雄蕊通常 3；子房近球形，花柱 4。

【分　　布】　广西主要分布于百色、龙州、防城、金秀等地。

【采集加工】　全年均可采收，洗净，晒干或鲜用。

【药材性状】　茎枝常扭曲，扁圆柱形，直径 1~3mm；表面灰褐色或灰棕色，节膨大，节间长 7~9cm；质轻而脆，断面皮部窄，木部有多数小孔，中心有灰褐色的髓部。叶片灰绿色，多皱缩，展平后卵状披针形或卵形，长 4~10cm，宽 2~5cm，基部浅心形而常不对称，两面有毛茸，背面较稀疏；叶柄密生短毛，基部鞘状。有时可见穗状花序。气清香，味辛辣。

【功效主治】　活血行气，祛风止痛，散寒除湿。主治胃痛，腰腿痛，跌打损伤，产后风痛。

【用法用量】　内服：9~15g，水煎服；研粉服 0.3~0.9g。外用：适量，煎水洗。

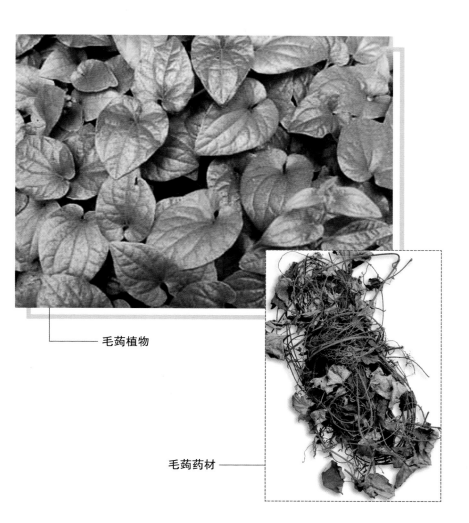

毛蒟植物

毛蒟药材

毛麝香

【别　　名】　五凉草、辣鸡、饼草、凉草、蓝花草、香草、麝香草、毛老虎。

【来　　源】　为玄参科植物毛麝香 *Adenosma glutinosum*（L.）Druce 的全草。

【植物形态】　草本。茎直立，粗壮，密被多细胞腺毛和柔毛，基部木质化。叶对生；具短柄或近无柄；叶片卵状披针形至宽卵形，长 2~8cm，先端钝，基部浑圆或阔楔尖，边缘有钝锯齿，两面均被茸毛，叶背面、苞片、小苞片、萼片均具黄色透明腺点，腺点脱落后留下褐色窝孔。总状花序顶生；花梗先端有 1 对小苞片；萼片 5，后方 1 枚较宽大，狭披针形；花冠蓝色或紫红色，上唇直立，圆卵形、截形或微凹，下唇 3 裂；雄蕊 4，内藏，药室分离，前方 2 枚雄蕊仅 1 室发育，花柱先端膨大，柱头之下翅状。蒴果卵状，四瓣裂。

【分　　布】　广西分布于全区各地。

【采集加工】　夏、秋季采收，切段，晒干或鲜用。

【药材性状】　根残存。茎圆柱形，外表黑褐色，有浅纵纹，被疏长毛，直径 2~4mm，质坚易折断，中空，稍呈纤维性。叶极皱缩，上面黑褐色，下面浅棕褐色，被柔毛，密具下凹的腺点。有的可见花或果实，萼宿存，茶褐色，5 裂，其中 1 裂片显著长大。蒴果茶褐色或黄棕色。气香浓烈，味稍辣而凉。

【功效主治】　祛风湿，行气血，消肿毒，止疼痛。主治风湿骨痛，气滞腹痛，跌打伤痛，疮疖肿毒，皮肤湿疹，蛇虫咬伤。

【用法用量】　内服：煎汤，10~15g。外用：适量，煎水洗或捣敷。

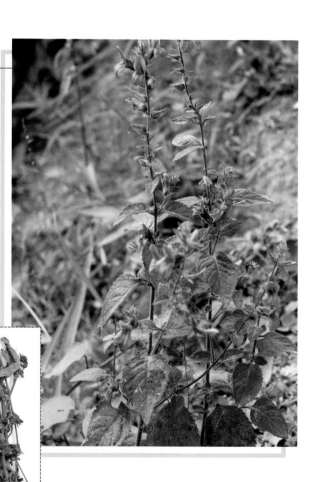

毛麝香植物

毛麝香药材

长叶苎麻

【别　　名】 山苎、大水麻、野苎麻、水升麻、野线麻、大蛮婆草、火麻风。

【来　　源】 为荨麻科植物长叶苎麻 *Boehmeria penduliflora* Wedd ex Long var. penduliflor 的根或全草。

【植物形态】 草本。基部圆形，上部四棱形，被白色短伏毛。叶对生；叶片坚纸质，宽卵形或近圆形，长 7~16cm，宽 5~12cm，先端长渐尖或不明显三骤尖，基部圆形或近截形，边缘生粗锯齿，上部常具重锯齿，上面脉网下陷，常有小泡状隆起，粗糙，生短糙伏毛，下面沿网脉生短柔毛。穗状花序常雌雄异株，雌花序单生叶腋，有极多数密集的雌花。雄花序位于雌花序之下，常 2 条生叶腋，有少数雄花；雄花：花被片 4，椭圆形，下部合生，外面有短毛；雄蕊 4；退化雌蕊椭圆形。雌花：花被倒披针形或狭倒披针形，顶端圆形，突缢缩成 2 小齿。瘦果狭倒卵形，被白色细毛，上部较密，周围具翅。

【分　　布】 广西主要分布于灵川、罗城、兴安、灌阳、阳朔、昭平、贺州。

【采集加工】 夏、秋季采收，鲜用或晒干。

【药材性状】 根较粗壮，直径约 1cm。淡棕黄色，表面有点状凸起和须根痕。质地较硬，断面淡棕色，有放射状纹。茎上部带四棱形，具白色短柔毛。叶对生，多皱缩，展平后宽卵形，长 7~16cm，宽 5~12cm，先端长渐尖或尾尖，基部近圆形或宽楔形，边缘具粗锯齿，上部常具重锯齿，两面有毛；叶柄长 3~8.5cm。茎上部叶腋有穗状果序。果实狭倒卵形。气微，味淡。

【功效主治】 清热解毒，祛风杀虫，化瘀消肿。主治风热感冒，麻疹，痈肿，毒蛇咬伤，皮肤瘙痒，疥疮，风湿痹痛，跌打伤肿，骨折。

【用法用量】 内服：煎汤，6~15g。外用：适量，捣敷；或煎汤洗。

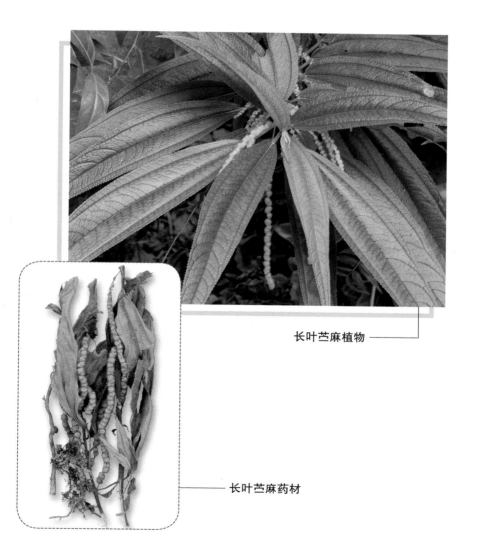

长叶苎麻植物

长叶苎麻药材

长春花

【别　　名】　雁来红、日日新、四时春、三万花、五色梅、四时花、红长春花。

【来　　源】　为夹竹桃科植物长春花 *Catharanthus roseus*（L.）G. Don 的全草。

【植物形态】　草本。茎近方形，有条纹。叶对生。膜质，倒卵状长圆形，长 3~4cm，宽 1.5~2.5cm，先端浑圆，有短尖头基部广楔形渐狭而成叶柄。聚伞花序有花 2~3 朵，花 5 数；花萼萼片披针形或钻状渐尖；花冠红色，高脚碟状，花冠筒圆筒状。喉部紧缩，花冠裂片宽倒卵形；雄蕊着生于花冠下半部，但花药隐藏于花喉之内，与柱头离生；花盘为 2 片舌状腺体所组成，与心皮互生而较长。子房为 2 枚离生心皮组成。蓇葖果 2 个，外果皮厚纸质。种子黑色，长圆筒形，两端截形，具有颗粒状小瘤凸起。

【分　　布】　广西主要分布于合浦、北海、南宁、桂林。

【采集加工】　9 月下旬至 10 月上旬采收，收割地上部分，先切除植株茎部木质化硬茎，再切段晒干。

【药材性状】　主根圆锥形，略弯曲。茎枝绿色或红褐色，类圆柱形，有棱，折断面纤维性，髓部中空。叶皱缩，展平后呈倒卵形或长圆形，先端钝圆，其短尖，基部楔形，深绿色或绿褐色，羽状脉明显；叶柄甚短。枝端或叶腋有花，花冠高脚碟形，淡红色或紫红色。气微，味微甘、苦。

【功效主治】　解毒抗癌，清热平肝。主治癌肿，高血压，痈肿疮毒，烫伤。

【用法用量】　内服：煎汤，5~10g。或将提取物制成注射剂静脉注射。外用：适量，捣敷；或研末调敷。

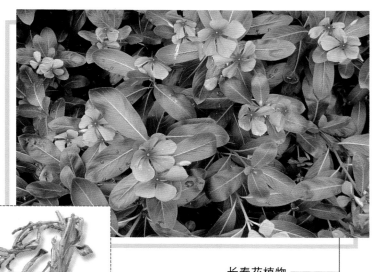

长春花植物

长春花药材

长钩刺蒴麻

【别　　名】　牛虱子、狗屁藤、毛葱根、细心麻栗、毛葱叶、小狗核桃。

【来　　源】　为椴树科植物长钩刺蒴麻 *Triumfetta pilosa* Roth 的全草。

【植物形态】　木质草本或亚灌木。嫩枝被黄褐色长茸毛。单叶互生；叶片厚纸质，卵形或长卵形，长 5~14cm，宽 2~5cm，下部叶有时三浅裂，边缘有不整齐锯齿；上面有稀疏星状茸毛，下面密被黄褐色厚星状茸毛，先端渐尖或锐尖，基部圆形或微心形，基出脉 3 条。两侧脉上行超过叶片中部；聚伞花序 1 至数枝腋生；苞片披针形；萼片狭披针形，先端有角，被毛；花瓣黄色，与萼片等长；雄蕊 10；子房被毛。蒴果有刺，刺被毛，先端有钩，反曲，有平展的粗毛。

【分　　布】　广西主要分布于天等、南宁、横县、金秀。

【采集加工】　全年均可采收，洗净，切段，晒干。

【药材性状】　茎枝圆柱形，有淡黄色星状毛。叶片多皱缩，破碎，完整的叶片展开后呈卵形，狭卵形，先端短渐尖，基部圆形，下部叶有时三浅裂，边缘有不整齐的牙齿，基部常具 3~5 脉，叶面暗绿色，背面白色，两面均有星状柔毛。叶柄被长柔毛。气微，味淡。

【功效主治】　活血行气，散瘀消肿。主治月经不调，癥瘕积聚，跌打损伤。

【用法用量】　内服：煎汤，5~10g。

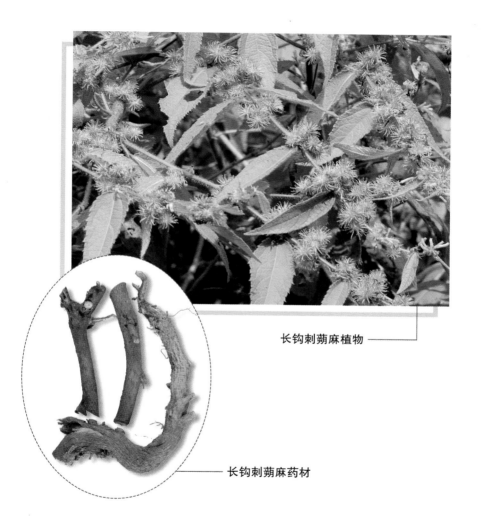

长钩刺蒴麻植物

长钩刺蒴麻药材

长蒴母草

【别　　名】　定经草、四方草、兰花仔、四角草、小接骨、双须蜈蚣、长果母草。

【来　　源】　为玄参科植物长蒴母草 *Lindernia anagallis*（Burm. f.）Pennell 的全草。

【植物形态】　草本。根须状。茎下部匍匐，节上生根，花茎上举。叶对生，仅下部者有短柄，叶片三角状卵形、卵形或长圆形，长1~2cm，宽 0.7~1.2cm，先端圆钝或急尖，基部截形或近心形，边缘具圆齿，两面均无毛。花单生于叶腋；花萼绿色，5 裂至基部，萼齿狭披针形；花冠白色或淡紫色，上唇直立，卵形，2 浅裂，下唇开展，3裂，裂片近相等；雄蕊 4，前面 2 枚花丝的基部有短棒状附属物；柱头2 裂。蒴果条状披针形，比萼长约 2 倍，室间 2 裂。种子卵圆形，有疣状突起。

【分　　布】　广西主要分布于百色、隆安、马山、南宁、灵山、博白、陆川、玉林、容县、贵县、平南。

【采集加工】　夏、秋季采收，洗净，鲜用或晒干。

【药材性状】　基部可见须状根，黄白色。茎细长，皱缩而有棱，节上生根。叶皱缩，多掉落，下部者有短柄，展平呈叶片三角状卵形、卵形或长圆形，先端圆钝或急尖，基部截形或近心形，边缘具圆齿，两面均无毛。质脆，易碎。气微，味淡。

【功效主治】　清热解毒，利湿消肿。主治咽喉肿痛，咳嗽，痢疾，小便黄赤，腹痛，小儿消化不良，痈肿疮疖。

【用法用量】　内服：煎汤，15~30g。外用：适量，捣敷。

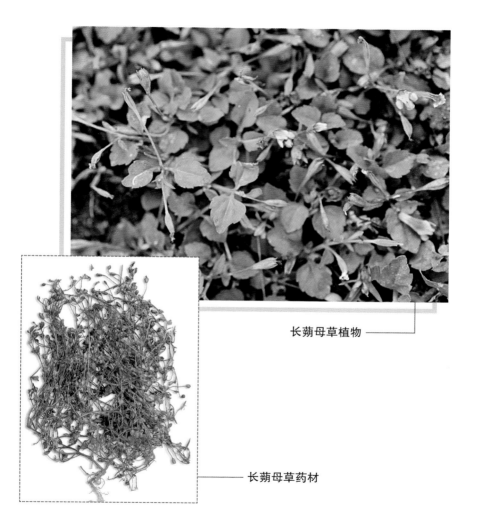

长蒴母草植物

长蒴母草药材

长蕊五味子

【别　　名】　过山风、内风消、小血藤、白钻、风沙藤。

【来　　源】　为木兰科植物绿叶五味子 *Schisandra viridis* A. C. Smith 的藤茎。

【植物形态】　落叶木质藤本。小枝具稀疏细纵条纹，当年生枝紫褐色；二年生枝变灰褐色。叶纸质，卵状椭圆形，通常最宽处在中部以下，长4~16cm，宽2~7cm，先端渐尖，基部钝或阔楔形，中上部边缘有胼胝质齿尖的粗锯齿或波状疏齿。雄花：花被片黄绿色或绿色，大小相似，阔椭圆形、倒卵形或近圆形，最内轮的较小。雄蕊群倒卵圆形或近球形，花托椭圆状圆柱形，顶端伸长具盾状附属物，雄蕊10~20枚；雌花：花被片与雄花的相似，雌蕊群近球形，心皮15~25枚，斜倒卵圆形或椭圆体形。聚合果，成熟心皮红色，排成两行，果皮具黄色腺点，顶端的花柱基部宿存，基部具短柄。种子肾形，种皮具皱纹或小瘤点。

【分　　布】　广西主要分布于融水、罗城、金秀。

【采集加工】　全年均可采收，洗净鲜用，或切片晒干备用。

【药材性状】　藤茎圆柱形，直径0.5~1.5cm。表面暗紫红色至紫褐色，具纵皱纹及点状纵向皮孔，有枝痕和叶柄脱落痕。质硬脆，不易折断。断面皮部薄，紫褐色，纤维性，易剥落；木部淡黄色有密集细孔。髓部较大，银白色，松软或有裂隙。气无，味淡。

【功效主治】　主治风湿骨痛、肾虚阳痿、感冒、痛经、腹痛、跌打损伤、骨折。

【用法用量】　内服：煎汤，15~30g。外用：适量。

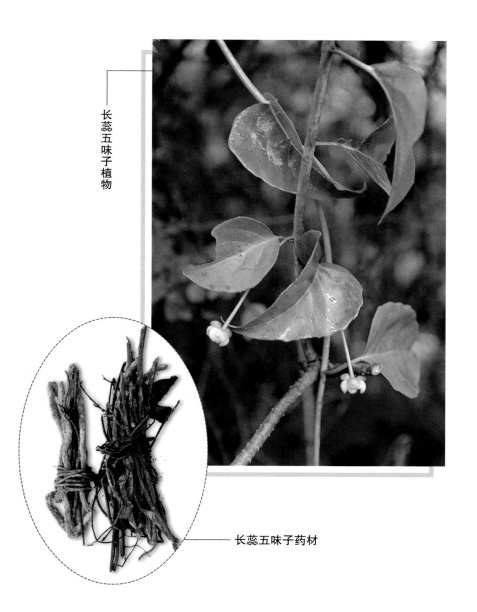

长蕊五味子植物

长蕊五味子药材

月季花

【别　　名】　四季花、月月红、月贵花、月月开、月月花、月季红、勒泡、月光花。

【来　　源】　为蔷薇科植物月季花 *Rosa chinensis* Jacq. 的花。

【植物形态】　矮小直立灌木。小枝粗壮而略带钩状的皮刺或无刺。羽状复叶，小叶 3~5，宽卵形或卵状长圆形，长 2~6cm，宽 1~3cm，先端渐尖，基部宽楔形或近圆形，边缘有锐锯齿；两面无毛；叶柄及叶轴疏生皮刺及腺毛，托叶大部附生于叶柄上，边缘有腺毛或羽裂。花单生或数朵聚生成伞房状；花梗长，散生短腺毛；萼片卵形，先端尾尖，羽裂，边缘有腺毛；花瓣红色或玫瑰色，重瓣，微香；花柱分离，子房被柔毛。果卵圆形或梨形，红色。萼片宿存。

【分　　布】　广西全区有栽培。

【采集加工】　春末夏初花将开放时采收，及时低温干燥。

【药材性状】　花朵多呈圆形或类球形，直径 1~1.5cm。花托倒圆锥或倒卵形，棕紫色，基部较尖，常带有花梗。萼片 5 枚，先端尾尖，大多向下反折，背面黄绿色，有疏毛，内面被白色绵毛。花瓣 5 片或重瓣，覆瓦状排列，少数杂有散瓣，紫色，脉纹明显。雄蕊多数，黄棕色，卷曲，着生于花萼筒上。雌蕊多数，有毛，花柱伸出花托口。体轻，质脆，易碎。气清香，味微苦、涩。

【功效主治】　活血调经，解毒消肿。主治月经不调，痛经，闭经，跌打损伤，瘰疬，痈肿，烫伤。

【用法用量】　内服：煎汤或开水泡服，3~6g，鲜品 9~15g。外用：适量，鲜品捣敷患处；或干品研末调搽患处。

附：月季花叶

活血消肿，解毒，止血。主治疮疡肿毒，跌打损伤，外伤出血。内服：煎汤，3~9g。外用：适量，嫩叶捣敷。

月季花根

活血调经，消肿散结，涩精止带。主治月经不调，痛经，闭经，跌打损伤，瘰疬，遗精，带下。内服：煎汤，9~30g。

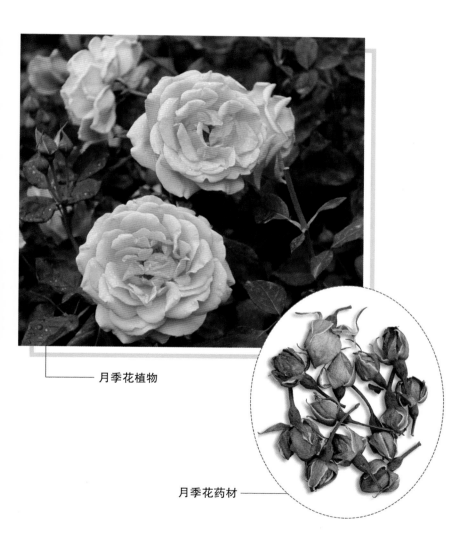

月季花植物

月季花药材

风车子

【别　　名】　四角风、水番桃。

【来　　源】　为使君子科植物风车子 *Combretum alfredii* Hance 的叶。

【植物形态】　直立或攀援灌木。小枝近方形，灰褐色，有纵槽，密被棕黄色的绒毛和橙黄色鳞片，老枝无毛。叶对生或近对生；叶柄有槽，具鳞片或被毛；叶片厚纸质，长椭圆形至阔披针形，长12~16cm，宽4.8~7.3cm，先端渐尖，基部楔形，全缘，两面稍粗糙，背面具有黄褐色或橙黄色鳞片，脉腋内有丛生粗毛。穗状花序腋生和顶生或组成圆锥花序，总轴被棕黄色的绒毛和金黄色与橙色的鳞片；小苞片线形；花黄白色；萼钟形，外被黄色而有光泽的鳞片和粗毛，内面具一柠檬黄色而有光泽的毛环，毛突出萼喉之上；花瓣长倒卵形；雄蕊8，花丝伸出萼外；子房圆柱形，胚珠2，倒垂。果椭圆形，被黄色或橙黄色鳞片，具4翅，翅成熟时红色或紫红色。种子1颗，纺锤形，有纵沟8条。

【分　　布】　广西主要分布于金秀、来宾、柳州、三江、龙胜、兴安、临桂、阳朔等地。

【采集加工】　秋后采收，切片晒干。

【药材性状】　叶长椭圆形、宽披针形或椭圆状倒卵形，黄绿色，长10~20cm，宽4.8~7.3cm。顶端渐尖，基部楔形或钝圆，边全缘，两面无毛而粗糙，或在背面脉上有粗毛，背面有黄褐色或橙黄色鳞片，脉腋内有丛生粗毛；叶柄有槽，被毛或具鳞片。质轻。气无，味淡。

【功效主治】　驱虫健胃，解毒。主治蛔虫病，鞭虫病，烧烫伤。

【用法用量】　内服：煎汤，9~18g。外用：适量，研末调敷；或鲜品捣汁涂。

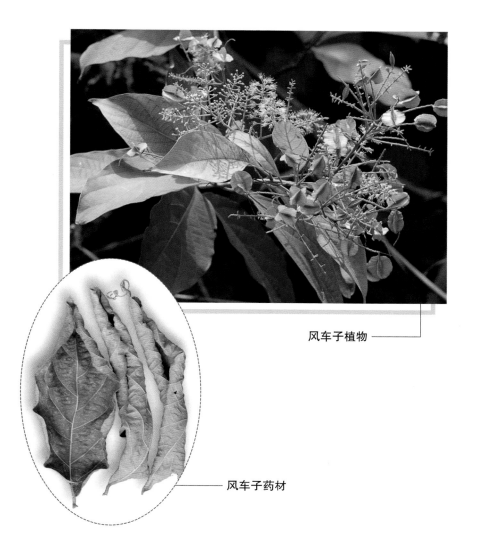

风车子植物

风车子药材

风雨花

【别　　名】　菖蒲莲、红玉帘、旱水仙、空心韭菜、独蒜。

【来　　源】　为石蒜科植物韭莲 *Zephyranthes grandiflora* Lindl. 的全草。

【植物形态】　草本。鳞茎卵球形，表皮膜质，呈褐色，下面着生多数细根。基生叶常数枚簇生；叶片线形，扁平，长 15~30cm，宽6~8mm。花单生于花茎顶端，玫瑰红色或粉红色；总苞片佛焰苞状，常带淡紫红色，下部合生成管；花被裂片 6，倒卵形，先端略尖；雄蕊6，长为花被的 2/3~4/5，花药丁字形着生；子房下位，3 室，花柱细长，柱头深 3 裂。蒴果近球形。种子黑色，近扁平。

【分　　布】　广西主要分布于南宁、龙州、那坡、环江、阳朔、昭平。

【采集加工】　全年均可采收，洗净，切段，晒干。

【药材性状】　鳞茎呈卵形，长 1.5~2.5cm，直径 1~1.5cm。基部留有少数须根。表面有 2~3 层暗棕色干枯膜质鳞片包被，内有约 10 层白色鳞片，横切面呈同心环状。叶片线形，扁平，黄绿色。气微，味淡。

【功效主治】　凉血止血，解毒消肿。主治吐血，便血，崩漏，跌伤红肿，痈疮红肿，毒蛇咬伤。

【用法用量】　内服：煎汤，15~30g。外用：适量，捣敷。

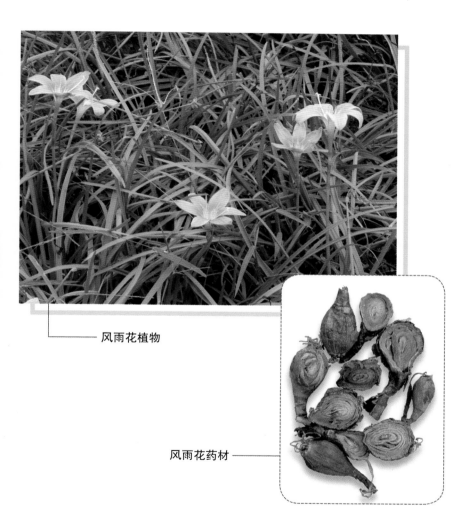

风雨花植物

风雨花药材

风轮菜

【别　　名】　蜂窝草、节节草、九层塔、苦地胆、熊胆草、九塔草、断血流。

【来　　源】　为唇形科植物华风轮菜 *Clinopodium chinense*（Benth.）O. Kuntze 的全草。

【植物形态】　草本。茎基部匍匐生根，上部上升，多分枝，四棱形，密被短柔毛及腺毛，叶对生；叶柄密被疏柔毛；叶片卵圆形，长 2~4cm，宽 1.3~2.6cm，先端尖或钝，基部楔形，边缘具锯齿，上面密被短硬毛，下面被疏柔毛。轮伞花序多花密集，常偏向一侧；苞片针状，被柔毛状缘毛；花萼狭管状，紫红色，外面被柔毛及腺柔毛，上唇 3 齿，先端具硬尖，下唇 2 齿，齿稍长，先端具芒尖；花冠紫红色，外面被微柔毛。内面喉部具毛茸，上唇先端微缺，下唇 3 裂，中裂片稍大。小坚果 4，倒卵形，黄棕色。

【分　　布】　广西主要分布于南丹、罗城、三江、柳江、金秀、蒙山、阳朔等地。

【采集加工】　夏、秋季采收，洗净，切段，晒干或鲜用。

【药材性状】　茎呈四方柱形，直径 2~5mm，节间长 3~8cm。表面棕红色或棕褐色，具细纵条纹，密被柔毛，四棱处尤多。质脆，易折断，断面淡黄白色，中空。叶片绿褐色，多卷缩或破碎，完整者展平后呈卵圆形，边缘具锯齿，绿褐色，均被柔毛。气微香，味微辛。

【功效主治】　疏风清热，解毒消肿。主治感冒，中暑，急性胆囊炎，肝炎，肠炎，痢疾，腮腺炎，乳腺炎，疔疮肿毒，过敏性皮炎，急性结膜炎。

【用法用量】　内服：煎汤，10~15g。外用：适量，捣敷或煎水洗。

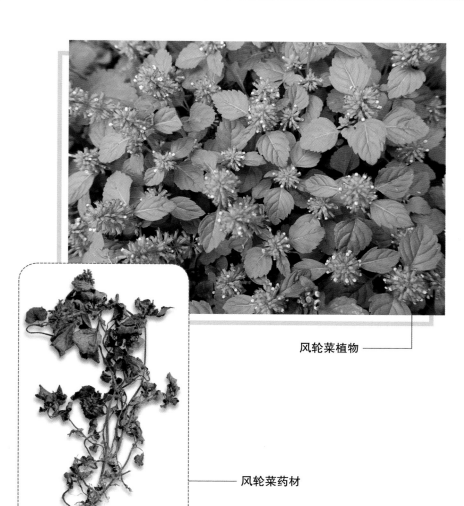

风轮菜植物

风轮菜药材

风箱树

【别　　名】　水浸风、马烟树、埋览啦、水冬瓜、水杨梅、珠花树。

【来　　源】　为茜草科植物风箱树 *Cephalanthus occidentalis* Linn. 的茎。

【植物形态】　落叶灌木或小乔木。嫩枝近四棱柱形，被短柔毛，老枝圆柱形，褐色，无毛。叶对生或轮生，近革质，卵形至卵状披针形，长 10~15cm，宽 3~5cm，顶端短尖，基部圆形至近心形；侧脉脉腋常有毛窝；托叶阔卵形，顶部骤尖，常有一黑色腺体。头状花序；小苞片棒形至棒状匙形；花萼管疏被短柔毛，基部常有柔毛，萼裂片 4，顶端钝，密被短柔毛，边缘裂口处常有黑色腺体 1 枚；花冠白色，花冠裂片长圆形，裂口处通常有 1 枚黑色腺体；柱头棒形，伸出于花冠外。果序直径 10~20mm；坚果顶部有宿存萼檐；种子褐色，具翅状苍白色假种皮。

【分　　布】　广西主要分布于横县、柳州、桂林、临桂、梧州、贵港、田阳、贺州、金秀、崇左、宁明。

【采集加工】　全年可采，洗净，切片，晒干。

【药材性状】　茎呈圆柱形，有分枝。表面黄褐色至黑褐色，有细纵皱纹及圆形皮孔，皮部易脱落。质地坚硬，不易折断，断面皮部稍厚，黄棕色，呈颗粒状，木部淡黄色至棕黄色，有密集小孔及细同心性环纹。气微，味微苦、凉。

【功效主治】　清热利湿，散瘀消肿。主治感冒发热，咳嗽，咽喉肿痛，肝炎，尿路感染，盆腔炎，睾丸炎，风湿性关节炎，痈肿，跌打损伤。

【用法用量】　内服：煎汤，15~30g。外用：适量。

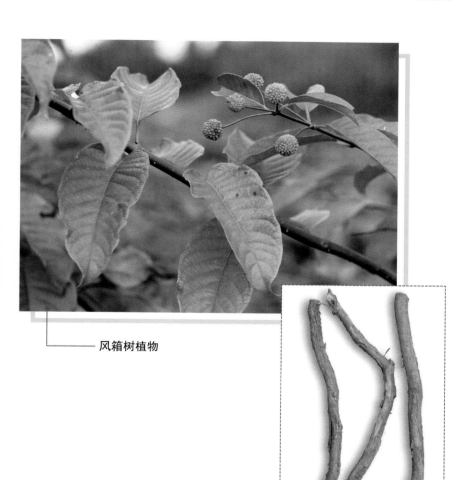

风箱树植物

风箱树药材

丹　参

【别　　名】　红丹参、赤参、紫丹参、红根、山红萝卜、活血根、靠山红、红参。

【来　　源】　为唇形科植物丹参 *Salvia miltiorrhiza* Bunge 的根。

【植物形态】　草本。全株密被淡黄色柔毛及腺毛。茎四棱形，具槽。叶对生，奇数羽状复叶；小叶通常5，顶端小叶最大，小叶片卵圆形至宽卵圆形，边缘具圆锯齿，两面密被白色柔毛。轮伞花序组成总状花序；苞片披针形；花萼近钟状，紫色；花冠二唇形，蓝紫色，上唇直立，呈镰刀状，先端微裂，下唇较上唇短，先端3裂；发育雄蕊2，着生于下唇的中部，伸出花冠外，退化雄蕊2，线形，着生于上唇喉部的两侧，花药退化成花瓣状；花盘前方稍膨大；子房上位，4深裂，花柱细长，柱头2裂，裂片不等。小坚果长圆形，熟时棕色或黑色，包于宿萼中。

【分　　布】　广西主要分布于金秀、三江。

【采集加工】　地上部枯萎或翌年春季萌发前将全株挖出，除去残茎叶，摊晒，使根软化，抖去泥沙（忌用水洗），晒至五六成干。把根捏拢，再晒至八九成干，又捏一次，把须根全部捏断晒干。

【药材性状】　根茎顶端有时残留红紫色或灰褐色茎基。根长圆柱形，有时有分枝和根须，直径0.2~1cm，表面具纵皱纹及须根痕；老根栓皮灰褐色或棕褐色，常呈鳞片状脱落，露出红棕色新栓皮，有时皮部裂开，显出白色的木部。质坚硬，易折断，断面不平坦，角质样或纤维性。气微香，味淡、微苦涩。

【功效主治】　活血祛瘀，调经止痛，养血安神，凉血消痈。主治妇女月经不调，痛经，闭经，产后瘀滞腹痛，心腹疼痛，癥瘕积聚，热痹肿痛，跌打损伤，热入营血，烦躁不安，心烦失眠，痈疮肿毒。

【用法用量】　内服：煎汤，5~15g，大剂量可用至30g。外用：适量。

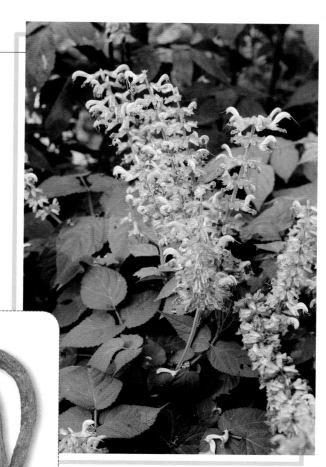

丹参植物

丹参药材

乌毛蕨

【别　　名】 龙船蕨、赤蕨头、贯众、管仲。

【来　　源】 为乌毛蕨科植物乌毛蕨 *Blechnum orientale* L. 的嫩叶。

【植物形态】 草本。根状茎粗壮，直立。叶柄坚硬，长可达60cm，基部被狭线形褐色鳞片；叶片卵状披针形，长 40~120cm，宽25~40cm，一回羽状复叶，顶片与最近的侧羽片贴生；羽片多数，斜展，互生，狭线形，长 15~23cm，宽 1~1.5cm，渐尖，无柄，全缘；叶亚革质，细脉密集，平行，分叉或单生；孢子囊群线形，沿中肋两旁着生，囊群盖同形，向中肋开口。

【分　　布】 广西各地有分布。

【药材性状】 嫩叶多卷曲呈铜钱大小的圆形，一侧可见断开的叶柄，断面皱缩，卷曲的叶柄表面被毛，稍皱缩。叶柄侧面具幼嫩小羽片，圆耳形。气微香，味淡。

【采集加工】 春、夏季采收，晒干备用。

【功效主治】 清热解毒，活血止血，驱虫。主治感冒，头痛，腮腺炎，痈肿，跌打损伤，鼻衄，吐血，血崩，带下，肠道寄生虫病。

【用法用量】 内服：煎汤，6~15g，剂量最大可用至 60g。外用：适量，捣敷或研末调涂。

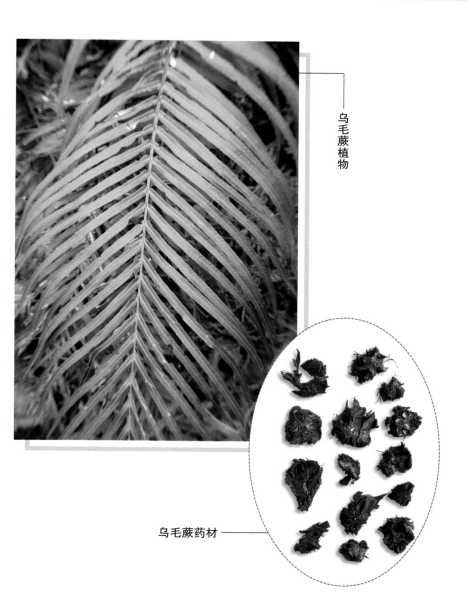

乌毛蕨植物

乌毛蕨药材

乌　药

【别　　名】　天台乌药、矮樟、矮樟根、铜钱柴、土木香、鸡骨香、白叶柴。

【来　　源】　为樟科植物乌药 *Lindera aggrigata*（Sims.）Kosterm. 的根。

【植物形态】　常绿灌木。根木质，膨大粗壮，略呈连珠状。树皮灰绿色。幼枝密生锈色毛，老时几无毛。叶互生，革质；叶柄有毛；叶片椭圆形或卵形，长 3~7.5cm，宽 1.5~4cm，先端长渐尖或短尾状，基部圆形或广楔形，全缘，上面有光泽，仅中脉有毛，下面生灰白色柔毛，三出脉。中脉直达叶尖。花单性，异株；伞形花序腋生，总花梗极短；花被片 6，黄绿色；雄花有雄蕊 9，3 轮，花药 2 室，内向瓣裂。雌花有退化雄蕊，子房上位，球形 1 室，胚珠 1 枚，柱头头状。核果椭圆形或圆形，熟时紫黑色。

【分　　布】　广西主要分布于邕宁、博白、陆川、玉林、梧州等地。

【采集加工】　全年均可采收，选取纺锤形根，洗净，切片，晒干。

【药材性状】　根纺锤形或圆柱形，略弯曲。有的中部收缩呈连珠状，长 5~15cm，直径 1~3cm。表面黄棕色或灰棕色，有细纵皱纹及稀疏的细根痕。质极坚硬，不易折断，断面黄白色。气芳香，味微苦、辛，有清凉感。

【功效主治】　行气止痛，温肾散寒。主治头痛，胸胁满闷，脘腹胀痛，痛经及产后腹痛，尿频，遗尿。

【用法用量】　内服：煎汤，5~10g；或入丸、散。外用：适量，研末调敷。

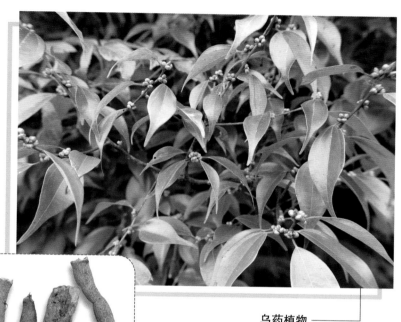

乌药植物

乌药药材

乌　柏

【别　　名】 卷根白皮、卷子根、乌桕木、根白皮。

【来　　源】 大戟科植物乌桕 *Sapium sebiferm*（L.）Roxb 的根皮。

【植物形态】 落叶乔木。具乳汁。树皮暗灰色，有纵裂纹。叶互生；顶端有 2 腺体；叶片纸质，菱形至宽菱状卵形，长和宽为 3~9cm，先端微凸尖到渐尖，基部宽楔形；侧脉 5~10 对。穗状花序顶生；花单性，雌雄同序，无花瓣及花盘；最初全为雄花，随后有 1~4 朵雌花生于花序基部；雄花小，簇生一苞片腋内，苞片菱状卵形，先端渐尖，近基部两侧各有 1 枚腺体，萼杯状，3 浅裂，雄蕊 2，稀 3；雌花具梗，着生处两侧各有近肾形腺体 1，苞片 3，菱状卵形，花萼 3 深裂。蒴果椭圆状球形，成熟时褐色，室背开裂为 3 瓣，每瓣有种子 1 颗。种子近球形，黑色，外被白蜡。

【分　　布】 广西主要分布于隆林、乐业、田林、凌云、靖西、玉林、灌阳。

【采集加工】 全年均可采挖，剥取根皮，洗净，切段，晒干。

【药材性状】 根皮呈不规则块片或卷成半筒状。外表面土黄色，有纵横纹理，并有横长皮孔，内表面较平滑，淡黄色，微有纵纹。折断面粗糙。气微，味微苦涩。

【功效主治】 泻下逐水，消肿散结，解蛇虫毒。主治水肿，臌胀，大、小便不通，癥瘕积聚，疔毒痈肿，湿疹，疥癣，毒蛇咬伤。

【用法用量】 内服：煎汤，9~12g；或入丸、散。外用：适量，煎水洗或研末调敷。

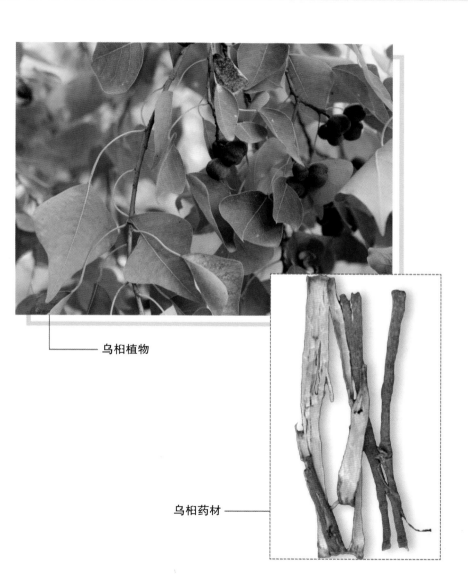

乌桕植物

乌桕药材

乌 梅

【别　　名】 梅实、黑梅、熏梅、桔梅肉。

【来　　源】 为蔷薇科植物梅 *Prunus mume* Sieb. et Zucc 的果实。

【植物形态】 落叶乔木。树皮灰棕色，小枝细长。先端刺状。单叶互生；叶柄被短柔毛；托叶早落；叶片椭圆状宽卵形，春季先叶开花，有香气，1~3 朵簇生于 2 年生侧枝叶腋。花梗短；花萼通常红褐色，但有些品种花萼为绿色或绿紫色；花瓣 5，白色或淡红色，宽倒卵形；雄蕊多数。果实近球形，黄色或绿白色，被柔毛；核椭圆形，先端有小突尖，腹面和背棱上有沟槽，表面具蜂窝状孔穴。

【分　　布】 广西全区均有栽培。

【采集加工】 夏季果实近成熟时采摘，低温烘干后闷至色变黑。

【药材性状】 核果类球形或扁球形，直径 2~3cm。表面乌黑色至棕黑色，皱缩，基部有圆形果梗痕。果肉柔软或略硬，果核坚硬，椭圆形，棕黄色，表面存凹点内含卵圆形，淡黄色种子 1 粒。具焦酸气，味极酸而涩。

【功效主治】 敛肺止咳，涩肠止泻，止血，生津，安蛔。主治久咳不止，久泻久痢，尿血便血，崩漏，虚热烦渴，蛔厥腹痛，疮痈胬肉。

【用法用量】 内服：煎汤，3~10g；或入丸、散。外用：适量，烧炭研末撒或调敷。

乌梅药材 ————

乌梅植物 ————

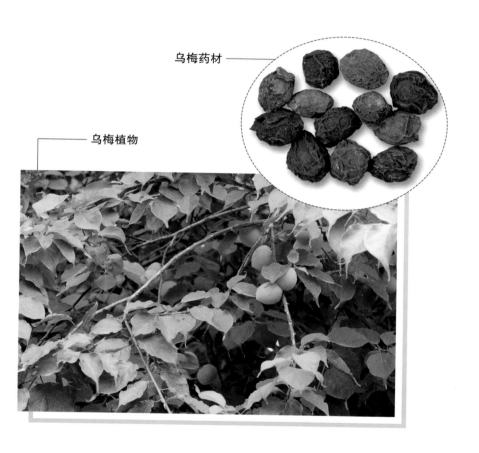

乌 榄

【别　　名】 木威子、乌橄榄、黑榄。

【来　　源】 为橄榄科植物乌榄 *Canarium pimela* Leenh. 的果实。

【植物形态】 常绿大乔木。有胶黏性芳香的树脂。树皮灰褐色，平滑；小枝褐绿色，无毛。奇数羽状复叶互生；小叶革质，长圆形至卵状椭圆形，长 5~15cm，宽 3.5~7cm，先端渐尖或锐尖，基部偏斜，全缘，上面有光泽，无毛，下面平滑；网脉两面均明显。花两性或单性花与两性花共存；花序腋生，为疏散的聚伞圆锥花序，长于复叶；萼杯状，3~5 裂；花瓣在雌花中长约 8mm；雄蕊 6，着生于花盘边缘，长不超过花冠；雌蕊无毛，在雄花中不存在，子房上位，通常 3 室。核果卵形至椭圆形，略呈三角形，成熟时紫黑色，表面平滑，核木质，两端钝，内有种子 1~2 颗。

【分　　布】 广西有栽培。

【采集加工】 8~9 月果实成熟时采收。

【药材性状】 核果呈卵状长圆形，长 26~32mm，径 15~17mm，表面紫褐色。果肉较薄，棕褐色或灰色，质坚韧，可与果核分离。果核长纺锤状腰鼓形，两端锐尖，表面浅褐色，凹凸不平，具 3 条明显的纵棱纹，细棱间又各具不甚明显的粗棱。先端具 3 个眼点，每一眼点两侧各具一弧形细纵沟。气清香，味甘。

【功效主治】 止血，利水，解毒。主治内伤吐血，咳嗽痰血，水肿，乳痈，外伤出血。

【用法用量】 内服：煎汤，3~10g。外用：适量，煎水洗；或捣敷；或研末撒。

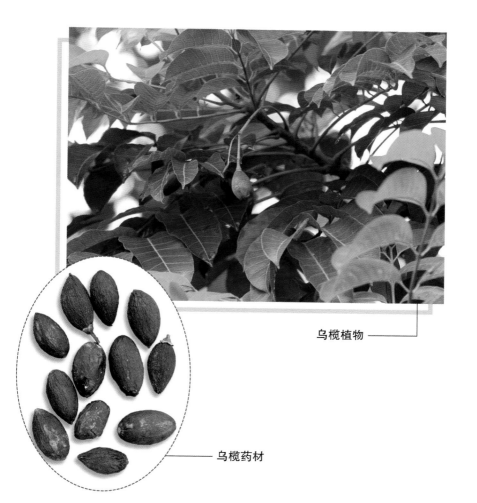

乌榄植物

乌榄药材

乌蔹莓

【别　　名】　五叶莓、乌蔹草、五叶藤、五爪龙、五爪龙草、母猪藤、五爪金龙。

【来　　源】　为葡萄科植物乌蔹莓 *Cayratia japonica*（Thunb.）Gagnep. 的全草。

【植物形态】　草质藤本。茎带紫红色，有纵棱；卷须两歧分叉，与叶对生。鸟趾状复叶互生；小叶5，膜质，椭圆形，椭圆状卵形至狭卵形，长2.5~8cm，宽2~3.5cm，先端急尖至短渐尖，有小尖头，基部楔形至宽楔形，边缘具疏锯齿，两面脉上有短柔毛或近无毛，中间小叶较大而具较长的小叶柄，侧生小叶较小；托叶三角状，早落。聚伞花序呈伞房状，常腋生，具长梗；花小，黄绿色；花萼不明显；花瓣4，先端无小角或有极轻微小角；雄蕊4，与花瓣对生；花盘肉质，浅杯状；子房陷于4裂的花盘内。浆果卵圆形，成熟时黑色。

【分　　布】　广西主要分布于乐业、那坡、德保、平果、隆安、马山、凭祥、桂平、武鸣。

【采集加工】　夏、秋季割取藤茎或挖出根部，除去杂质，洗净，切段，晒干或鲜用。

【药材性状】　茎圆柱形，扭曲，有纵棱，多分枝，带紫红色；卷须两歧分叉，与叶对生。叶皱缩；展平后小叶椭圆形，椭圆状卵形至狭卵形，边缘具疏锯齿，两面中脉有毛茸或近无毛，中间小叶较大，有长柄，侧生小叶较小；叶柄长可达4cm以上。浆果卵圆形。气微，味苦、涩。

【功效主治】　清热利湿，解毒消肿。主治风湿痹痛，黄疸，泻痢，咽喉肿痛，痈疮，丹毒，水火烫伤。

【用法用量】　内服：煎汤，15~30g；浸酒或捣汁饮。外用：适量，捣敷。

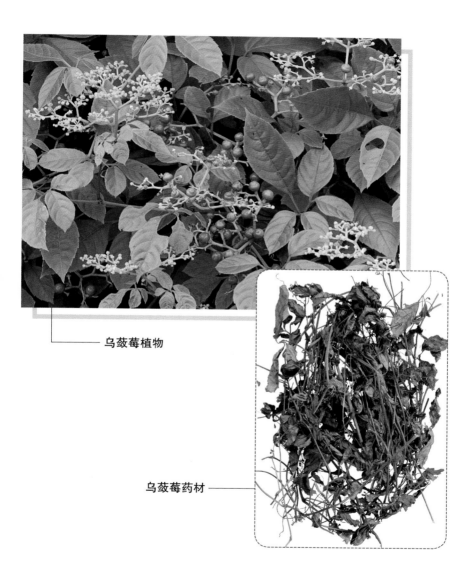

乌蔹莓植物

乌蔹莓药材

凤仙花

【别　　名】　金凤花、灯盏花、指甲花、海莲花、指甲桃花、金童花。

【来　　源】　为凤仙花科植物凤仙花 *Impatiens balsamina* L. 的种子。

【植物形态】　草本。茎肉质，直立，粗壮。叶互生；叶柄两侧有数个腺体；叶片披针形，长 4~12cm，宽 1~3cm，先端长渐尖，基部渐狭，边缘有锐锯齿。花梗短，单生或数枚簇生叶腋，密生短柔毛；花大，通常粉红色或杂色，单瓣或重瓣；萼片 2，宽卵形，有疏短柔毛；旗瓣圆，先端凹，有小尖头，背面中肋有龙骨突；翼瓣宽大，有短柄，2 裂，基部裂片近圆形，上部裂片宽斧形，先端 2 浅裂；唇瓣舟形，被疏短柔毛，基部突然延长成细而内弯的距；花药钝。蒴果纺锤形，熟时一触即裂，密生茸毛。种子多数，球形，黑色。

【分　　布】　广西各地有分布。

【采集加工】　夏、秋季果将熟时采收，阴干。

【药材性状】　种子椭圆形、扁形或卵圆形，长 2~3mm，宽 1.5~2.5mm。表面棕褐色或灰褐色，粗糙，有稀疏的白色或浅黄棕色小点。种脐位于狭端，稍突出。质坚实，种皮薄，子叶灰白色，半透明，油质。无臭，味淡、微苦。

【功效主治】　活血祛风，消肿止痛，解毒杀虫。主治风湿肢体痿软，腰胁疼痛，妇女经闭腹痛，产后瘀血未尽，白带过多，跌打损伤，骨折，痈疽疮毒，毒蛇咬伤，鹅掌风，灰指甲。

【用法用量】　内服：煎汤，1.5~3g，鲜品可用至 3~9g；或研末；或浸酒。外用：适量，鲜品研烂涂；或煎水洗。

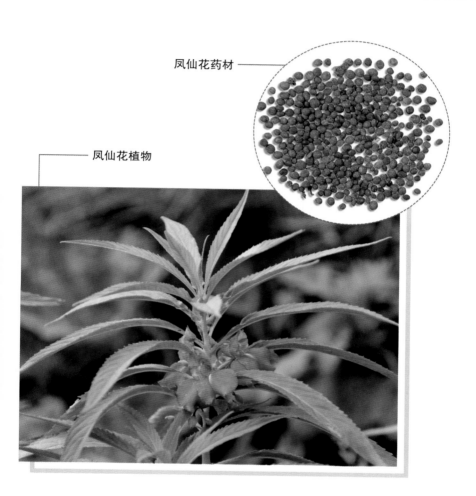

凤仙花药材

凤仙花植物

凤尾草

【别　　名】　大叶井口边草、线鸡尾、金鸡尾、大叶凤尾、凤尾接骨草。

【来　　源】　为凤尾蕨科植物凤尾蕨 *Pteris nervosa* Thunb. 的全草。

【植物形态】　陆生蕨类。根茎短，横走，密被棕色披针形鳞片。叶纸质，密生，二型；营养叶柄光滑，禾秆色，有时下部带红棕色；叶片卵形或卵圆形，长 20~40cm，宽 15~25cm，基部圆楔形，先端尾状，单数一回羽状；侧羽片 2~5 对，对生，线形。最下部羽片有柄，基部常为二叉状深裂，边缘有刺状锯齿；叶脉羽状，侧脉分叉状或不分叉。孢子叶较大；叶片卵圆形，一回羽状，但中部以下的羽片通常分叉有时基部 1 对还有 1~2 片分离的小羽片；侧生羽片 2~5 对，线形，近先端营养部分有尖齿；孢子囊群生于羽片边缘至近先端而止；囊群盖线形，膜质，全缘，灰白色。

【分　　布】　广西主要分布于乐业、龙州、南宁、阳朔。

【采集加工】　全年均可采，洗净，切段晒干。

【药材性状】　根茎短，棕褐色，下面丛生须根，上面有簇生叶，叶柄细，有棱，棕黄色或黄绿色，易折断。片草质，一回羽状，灰绿色或黄绿色，边缘有不整齐锯齿。气微，味淡。

【功效主治】　清热利湿，止血生肌，解毒消肿。主治泄泻，痢疾，黄疸，淋证，水肿，咯血，尿血，便血，刀伤出血，跌打肿痛，疮痈，水火烫伤。

【用法用量】　内服：煎汤，10~30g。外用：适量，研末撒；或煎水洗；或鲜品捣敷。

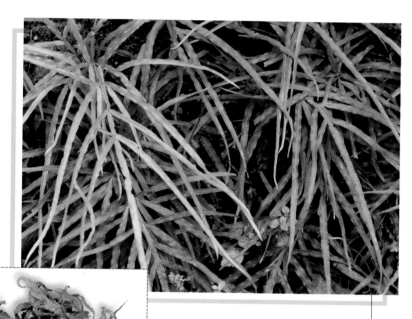

凤尾草植物

凤尾草药材

六月雪

【别　　名】　白马骨、满天星、路边金、六月冷。

【来　　源】　为茜草科植物六月雪 *Serissa serissoides*（DC.）Druce 的根。

【植物形态】　多年生落叶小灌木。枝粗壮，灰色，叶对生；有短柄。常聚生于小枝上部；托叶膜质，先端有锥尖状裂片数枚；叶较小，叶片椭圆形或椭圆状倒披针形，长1.5~3cm，宽5~15mm，先端短尖，基部渐狭，全缘，两面无毛或下面被疏毛。花无梗，丛生于小枝顶或叶腋；苞片1，斜方状椭圆形，顶端针尖，白色；萼片三角形，较短，有睫毛；花冠管状，白色，内有茸毛1簇，5棱，裂片长圆状披针形；雄蕊5；雌蕊1，柱头分叉，子房下位，5棱，圆柱状。核果近球形，有2个分核。

【分　　布】　广西主要分布于大新、金秀、桂林等地。

【采集加工】　春、夏季采收，洗净，晒干。

【药材性状】　根细长圆柱形，有分枝，长短不一，直径3~8mm，表面深灰色、灰白色或黄褐色，有纵裂纹，栓皮易剥落。粗枝深灰色，表面有纵裂纹，栓皮易剥落。气微，味淡。

【功效主治】　祛风利湿，清热解毒。主治感冒，咽喉疼痛，咳嗽，黄疸，泄泻，痢疾，痈肿疮毒。

【用法用量】　内服：煎汤，10~20g。外用：适量，煎水洗。

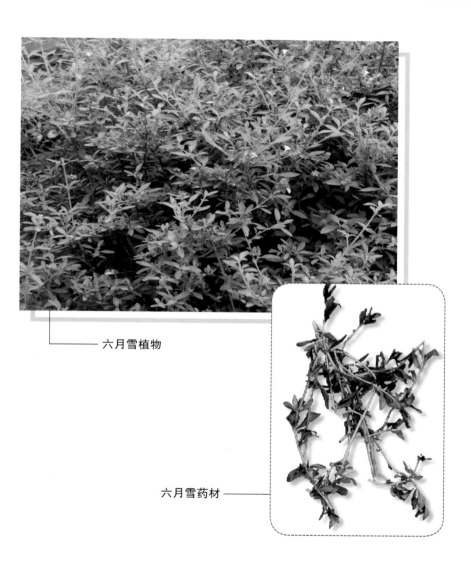

六月雪植物

六月雪药材

六方藤

【别　　名】　五俭藤、山坡瓜藤、散血龙、方茎宽筋藤、六骨春筋藤、六棱粉藤。

【来　　源】　为葡萄科植物翅茎白粉藤 *Cissus hexangularis* Thorel ex Planch. 的藤茎。

【植物形态】　攀援灌木。小枝粗壮，有翅状的棱6条，干时淡黄色，节上常收缩；卷须不分枝，与叶对生，无毛。单叶互生；叶片纸质，卵状三角形，长6~10cm，宽4.5~8cm，先端骤狭而渐尖，基部近截平，钝形或微心形，边缘有疏离的小齿。伞形花序与叶对生，具短梗，由聚伞花序组成；花梗被乳突状微毛；花萼杯状，无毛；花瓣长圆形；雄蕊4；花盘波状4浅裂；子房2室，无毛。浆果卵形。有种子1颗。

【分　　布】　广西主要分布于桂林、南宁。

【采集加工】　秋季采收藤茎，在离地面20cm处割取，去掉叶片，切段，鲜用或晒干。

【药材性状】　藤茎略呈方柱形，多分枝，直径0.5~1cm。黄绿色，有5~6条狭翅，节明显。质柔韧难折断，断面黄白色，或带绿色，髓部宽广，常中空。气清香，味微酸。

【功效主治】　祛风除湿，活血通络。主治风湿痹痛，腰肌劳损，跌打损伤。

【用法用量】　内服：煎汤，15~30g，或浸酒。外用：适量，捣敷或煎水洗。

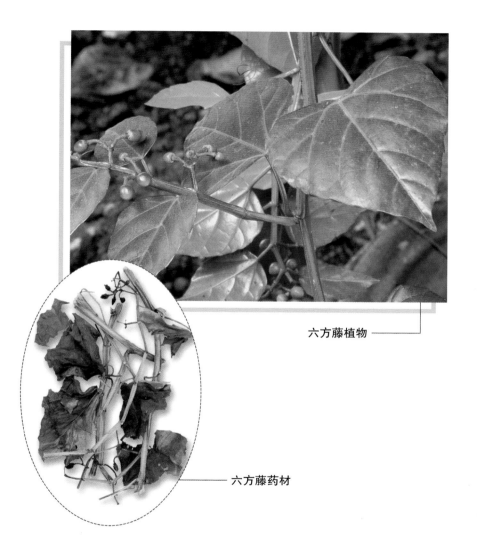

六方藤植物

六方藤药材

六耳棱

【别　　名】　鹿耳林、狮子草、臭叶子、臭灵丹草。

【来　　源】　为菊科植物六棱菊 *Laggera alata*（D. Don）Sch. -Bip. ex Oliv. 的全草。

【植物形态】　草本。全株有强烈臭气。茎圆柱形，茎枝均有羽状齿裂的翅，全株密被淡黄绿色腺毛和柔毛。叶互生，无柄；叶片椭圆状倒披针形，长 7~10cm，宽 2~3.5cm，先端短尖或钝，基部楔形下延成翅，边缘有细锯齿；上部叶片较窄小，条状披针形、倒卵形或长圆形，长 2~3cm，宽 5~10mm。头状花序，在枝顶排列成总状或大型圆锥花序，花序梗密被腺状短柔毛；总苞近钟状；苞片长圆形，先端短尖，干膜质，线形，最内层极狭，常丝状；雌花多数，花冠丝状；两性花花冠管状，檐部通常 5 裂，背面有乳头状突起。瘦果近纺锤形，有 10 棱，被白色长柔毛，冠毛白色，易脱落。

【分　　布】　广西主要分布于蒙山、苍梧、桂平、隆林、西林。

【采集加工】　全年均可采收，洗净，切段，晒干。

【药材性状】　主根圆锥形，须根较多，表面褐黄色。老茎粗壮，直径为 6~10mm，灰棕色，有不规则纵皱纹。枝条棕黄色或灰绿色，有皱纹及短毛。茎枝具翅 4~6 条，灰绿色至黄棕色，被短毛。质坚而脆，断面中心有髓。叶多破碎，灰绿色至黄棕色，被短毛。气香，味微苦、辛。

【功效主治】　清热解毒，活血。主治感冒发热，咽喉炎，腮腺炎、口腔炎，气管炎，跌打损伤，痈肿疮疖。

【用法用量】　内服：煎汤，9~15g；或捣汁；或研末。外用：适量，捣敷。

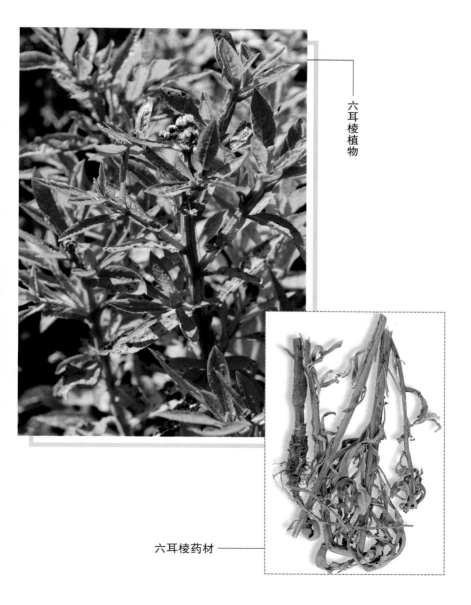

六耳棱植物

六耳棱药材

文 竹

【别　　名】　蓬莱竹、小百部。

【来　　源】　为百合科植物文竹 *Asparagus plumosus* Bak. 的块根。

【植物形态】　攀援藤本。根细长，稍呈肉质。茎的分枝极多，分枝表面平滑。叶状枝常每 10~13 枚成簇，呈刚毛状，略具三棱；叶呈鳞片状，基部有短小的刺状距或距不明显。花两性，白色，通常每 1~3 朵腋生，具短花梗；花被片倒卵状披针形。浆果呈小球状，熟时紫黑色，含种子 1~3 颗。

【分　　布】　广西各地有栽培。

【采集加工】　秋季挖出块根，去掉泥土，用水煮或蒸至皮裂，剥去外皮，切段，干燥。

【药材性状】　根细长，稍肉质，长 15~24cm，直径 3~4mm。表面黄白色，有深浅不等的皱纹，并有纤细支根。质较柔韧，不易折断，断面黄白色。气微香，味苦、微辛。

【功效主治】　润肺止咳，凉血止血，利尿通淋。主治阴虚肺燥，咳嗽，咯血，小便淋沥。

【用法用量】　内服：煎汤，6~30g。

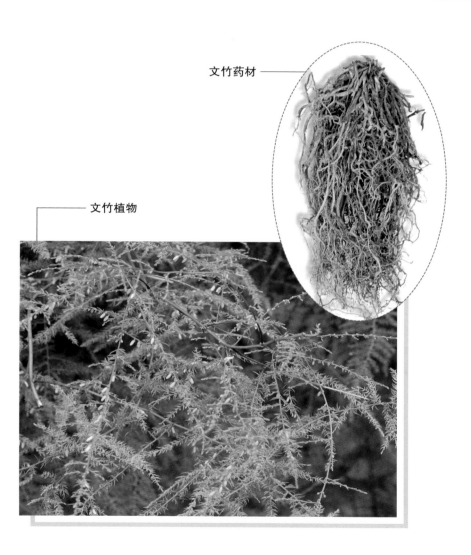

文竹药材

文竹植物

火力楠

【别　　名】　醉香含笑。

【来　　源】　为木兰科植物醉香含笑 *Michelia macclurei* Dandy 的根和叶。

【植物形态】　常绿乔木。分枝繁茂，形成圆球形树冠，芽、小枝、幼枝及叶背面、花蕾均密被锈褐色绢毛。叶革质，倒卵形或椭圆形，长 7~14cm，宽 4~6cm，托叶痕长达叶柄顶端。花单生于叶腋，多而密，散发出香蕉型的甜香味，花被片 6，长 1.2~2cm；雌蕊柄长约 6mm。聚合果长 2~3.5cm；蓇葖顶端有短喙。

【分　　布】　广西有栽培。

【采集加工】　根全年可挖，洗净，切段，晒干；树皮夏季采剥，切片，晒干；叶全年可采，洗净，晒干。

【药材性状】　根圆柱形，直径 1~2cm。表面灰黄色，可见圆形皮孔。质硬，不易折断，断面木部淡黄色，射线明显。叶互生，叶片长椭圆形，叶端尖，叶基楔形，长 12~20cm，宽 5~7cm，叶面灰绿色，叶背灰白色，中脉于叶背凸起明显，被锈色毛。

【功效主治】　清热消肿。主治肠炎腹泻，跌打，痈肿。

【用法用量】　内服：煎汤，15~30g。外用：适量，捣敷；或煎水洗。

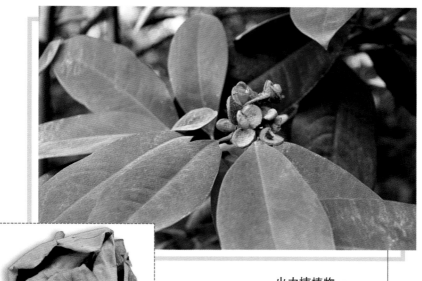

火力楠植物

火力楠药材

火殃簕

【别　　名】　纯阳草、阿黎树、龙骨刺、杨丫、火虹、火巷、美泽大戟。

【来　　源】　为大戟科植物火殃簕 *Euphorbia antiquorum* Linn. 的茎。

【植物形态】　灌木。含白色乳汁。分枝圆柱状或具不明显的 3~6 棱，小枝肉质，绿色，扁平或有 3~5 个肥厚的翅，翅的凹陷处有一对利刺。单叶互生；具短柄；托叶皮刺状，坚硬；叶片肉质，倒卵形、卵状长圆形至匙形，长 4~6cm，宽 1.5~2cm，先端钝圆有小尖头，基部渐狭，两面光滑无毛。杯状聚伞花序，总花梗短而粗壮；总苞半球形，黄色，5 浅裂，裂片边缘撕裂；雌雄花同生于总苞内；雄花多数，有一具柄雄蕊，鳞片倒披针形，边缘撕裂，中部以下合生；腺体 4 枚，2 唇形，下唇大，宽倒卵形；雌花无柄，生于总苞中央，仅有一个 3 室的上位子房。蒴果球形，光滑无毛。

【分　　布】　广西各地有分布。

【采集加工】　全年均可采收，去皮、刺，鲜用；或切片，晒干，炒成焦黄。

【药材性状】　茎枝肥厚，圆柱状，或有 3~6 钝棱，棕绿色，直径 2~3.5cm，小枝肉质，绿色，扁平，有 3~5 翅状纵棱。气微，味苦。

【功效主治】　利尿通便，拔毒去腐，杀虫止痒。主治臌胀，水肿，痢疾，疔疮，痈疽，疥癣。

【用法用量】　内服：煎汤，1~3g；或入丸剂。外用：适量，剖开焙热贴；或取汁涂。

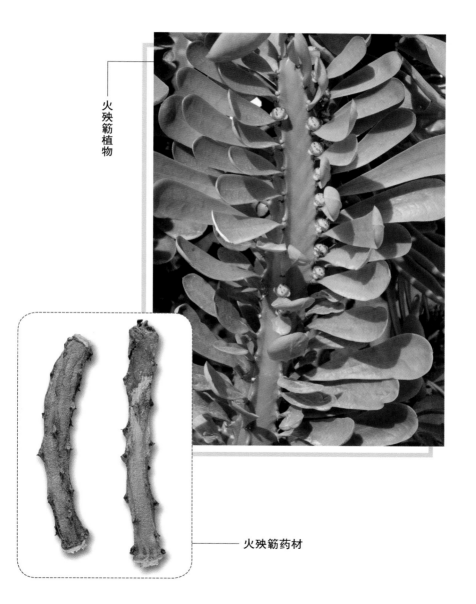

火殃簕植物

火殃簕药材

火炭母

【别　　名】 火炭毛、乌炭子、运药、地肤蝶、火炭星、火炭藤、野辣蓼。

【来　　源】 为蓼科植物火炭母 *Polygonum chinense* L. 的地上部分。

【植物形态】 草本。茎近直立或蜿蜒，无毛。叶互生，有柄，叶柄基部两侧常各有一耳垂形的小裂片，垂片通常早落；托叶鞘通常膜质，斜截形；叶片卵形或长圆状卵形，长 5~10cm，宽 3~6cm，先端渐尖，基部截形，全缘，两面均无毛，有时下面沿脉有毛，下面有褐色小点。头状花序排成伞房花序或圆锥花序；花序轴密生腺毛；苞片膜质，卵形，无毛；花白色或淡红色；花被 5 裂，裂片果时增大；雄蕊 8，花柱 3。瘦果卵形，有 3 棱，黑色，光亮。

【分　　布】 广西全区均有分布。

【采集加工】 春、夏季采收，洗净，鲜用或晒干。

【药材性状】 茎扁圆柱形，有分枝，节稍膨大，下部节上有须根；表面淡绿色或紫褐色，无毛，有细棱；质脆，易折断，断面灰黄色，多中空。叶互生，多卷缩、破碎，叶片展平后呈卵状长圆形，先端短尖，基部截形或稍圆，全缘，托叶鞘筒状，膜质，先端偏斜。气微，味酸、微涩。

【功效主治】 清热利湿，凉血解毒，平肝明目，活血舒筋。主治痢疾，泄泻，咽喉肿痛，白喉，肺热咳嗽，百日咳，肝炎，带下，痈肿，中耳炎，湿疹，眩晕耳鸣，角膜云翳，跌打损伤。

【用法用量】 内服：煎汤，9~15g，鲜品 20~30g，外用：适量，捣敷；或煎水洗。

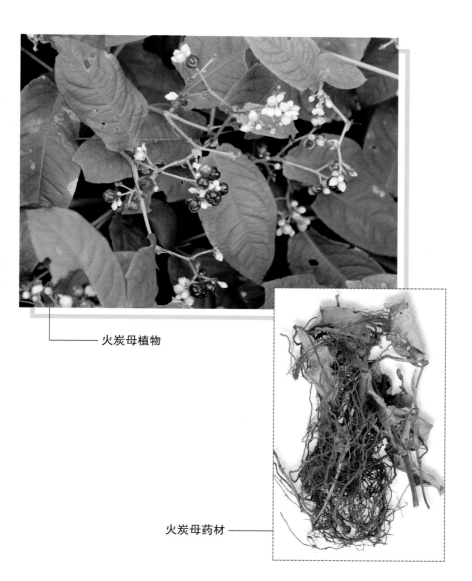

火炭母植物

火炭母药材

火柴树

【别　　名】　东南荚蒾、满山红、苍伴木、苦茶子、人丹子、晒谷子、土五味。

【来　　源】　为忍冬科植物南方荚蒾 *Viburnum fordiae* Hance 的根。

【植物形态】　灌木或小乔木。幼枝、芽、叶柄、花序、萼和花冠外面均被由暗黄色或黄褐色的簇状毛。叶对生，膜状坚纸质至膜状，叶片宽卵形或菱状卵形，长 4~7cm，宽 2.5~5cm，先端尖至渐尖，基部钝或圆形，边缘基部以上疏生浅波状小尖齿，上面绿色，有时沿脉散生有柄的红褐色小腺点，下面淡绿色，沿各级脉上具簇状绒毛。复伞形式聚伞花序；花萼外被簇状毛，萼齿 5，三角形；花冠白色，辐状，裂片卵形；雄蕊 5，近等长或超出花冠。核果卵状球形，红色；核扁，有 2 条腹沟和 1 条背沟。

【分　　布】　广西各地有分布。

【采集加工】　全年可采，洗净，切碎，鲜用或晒干。

【药材性状】　根外皮松紧不等，有细的纵皱纹，有时具细根痕，长短不一，直径 1.5~5cm。质坚硬，不易折断，断面平坦，皮部薄，灰黑色，木部宽，灰棕色至灰黄色，粗糙，针孔状。气微，味苦、涩。

【功效主治】　疏风解表，活血化瘀，清热解毒。主治感冒，发热，月经不调，风湿痹痛，跌打损伤，瘰疬，肥大性脊柱炎，疮疖，湿疹，过敏性皮炎。

【用法用量】　内服：煎汤，6~15g；或泡酒。外用：适量，捣敷；或煎水洗。

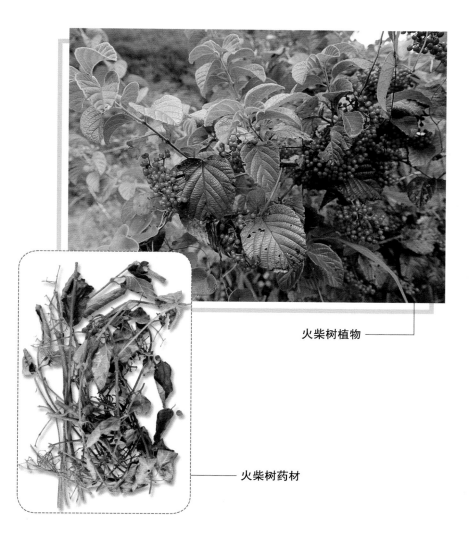

火柴树植物

火柴树药材

火麻仁

【别　　名】 麻子、麻子仁、麻仁，大麻仁，冬麻子。

【来　　源】 为桑科植物大麻 Cannabis sativa L. 的种仁。

【植物形态】 草本。茎直立，表面有纵沟，密被短柔毛，皮层富纤维，基部木质化。掌状叶互生或下部对生，全裂，裂片 3~11 枚，披针形至条状披针形，两端渐尖，边缘具粗锯齿，上面深绿色，有粗毛，下面密被灰白色毡毛；叶柄被短绵毛；托叶小，离生，披针形。花单性，雌雄异株；雄花序为疏散的圆锥花序，顶生或腋生；雄花具花被片 5，雄蕊 5，花丝细长，花药大；雌花簇生于叶腋，绿黄色，每朵花外面有一卵形苞片，花被小膜质，雌蕊 1；子房圆球形，花柱呈两歧。瘦果卵圆形，质硬，灰褐色，有细网状纹，为宿存的黄褐色苞片所包裹。

【分　　布】 广西有栽培。

【采集加工】 10~11 月果实大部分成熟时，割取果株，晒干，脱粒，扬净。

【药材性状】 果实扁卵圆形，长 3~5mm，宽 3~4mm。表面灰褐色或灰绿色，有细微的白色或棕色网纹，顶端略尖，基部有圆形的果柄痕，两侧有棱，果皮薄而脆，易破碎。种皮暗绿色，胚弯曲，被薄胚乳。子叶与胚根等长，乳白色。富油性。气微，味淡，嚼后稍有麻舌感。

【功效主治】 润肠通便，利水通淋，活血。主治肠燥便秘，风痹，消渴，脚气，热淋，痢疾，月经不调，疮癣，丹毒。

【用法用量】 内服：煎汤，10~15g；或入丸、散。外用：适量，捣敷；或煎水洗。

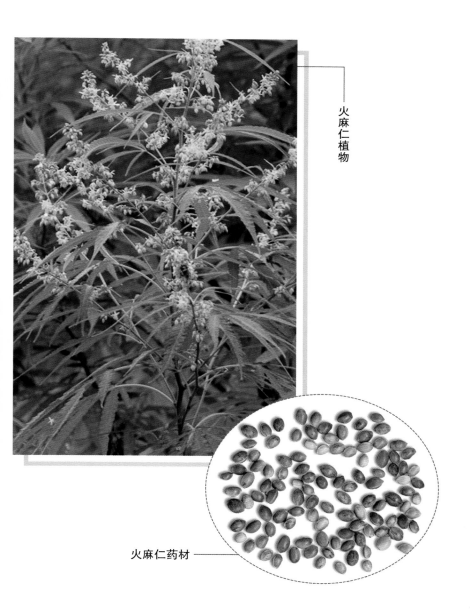

火麻仁植物

火麻仁药材

火筒树

【别　　名】　红吹风、山大颜、山大刀。

【来　　源】　为葡萄科植物火筒树 *Leea indica* (Burm. f.) Merr. 的根。

【植物形态】　小乔木。小枝褐色，有纵细条纹，无毛；无卷须。叶为二回单数羽状复叶，总叶柄圆柱形，无毛，有纵条纹；小叶大小不等，披针形、宽披针形或长圆形，长 6.5~19cm，宽 6.5~9.5cm，先端长尾尖，基部宽楔形，两面无毛，边缘有粗锯齿；侧脉 6~14 对，在近叶缘处汇合；花两性，伞房状聚伞花序在小枝上部与叶对生；花淡绿色；花萼 5 裂，裂片卵圆形，花冠 5，基部合生，花开后外弯；雄蕊 5，合生成筒状，花药藏于花盘内，互相黏合；花盘筒状，顶部有裂齿；子房 5 室。浆果扁球形，熟时黑色。种子 5~6 颗。

【分　　布】　广西主要分布于防城、宁明、龙州、隆安、那坡、隆林、凌云、天峨。

【采集加工】　全年可采，洗净，切碎，鲜用或晒干。

【药材性状】　根圆柱形，常弯曲而多分枝；直径 0.3~2cm。表面暗褐色或黑色，具细纵纹，外皮薄，易剥落而露浅黄色木部。质坚硬，不易折断，折断面中心有髓部，灰黑色，有时中空。横切面棕红色。气微，味淡。

【功效主治】　祛风除湿，清热解毒。主治感冒发热，风湿痹痛，疮疡肿毒。

【用法用量】　内服：煎汤，9~15g。外用：适量，捣敷。

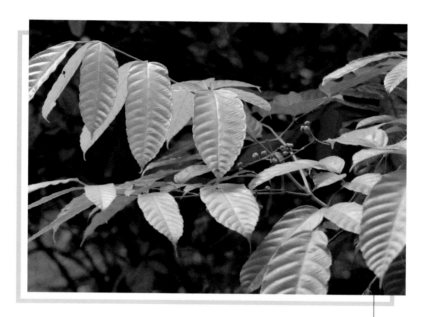

火筒树植物

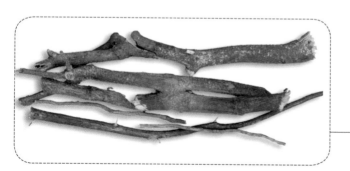

火筒树药材

火焰兰

【别　　名】 红珊瑚、山观带、山裙带。

【来　　源】 为兰科植物火焰兰 *Renanthera coccinea* Lour. 的全草。

【植物形态】 附生植物。茎粗壮，攀援树上。叶二列，革质；叶片长圆形，长约 8cm，宽 2~3cm，先端 2 圆裂。花葶粗壮，具数个分枝；总状花序疏生；花苞片极小，宽卵形；中萼片狭匙形，红色，带橘黄色斑点；花瓣与中萼片同色，但较短小；侧萼片长圆形，先端钝，基部狭窄，边缘波状，唇瓣小，黄白色带鲜红色条纹，侧裂片近圆形，直立，中裂片卵状长圆形，唇盘上面具两个半圆形的胼胝体；距长圆锥形，花粉块 4 个，成 2 对。蒴果椭圆形。

【分　　布】 广西主要分布于扶绥、南宁、邕宁。

【采集加工】 秋、冬季均可采收，除去气根，切段，晒干。

【药材性状】 茎呈圆柱形，常较直，表面黄褐色。枝灰褐色，常弯曲，宿存草质鞘具纵沟，拨开叶鞘，茎黄褐色，光滑。断面皮厚，木质部呈纤维状。叶常已脱落，残存叶卷曲皱缩，黄褐色，长披针形，无柄。气微，味淡。

【功效主治】 祛风湿，活血散瘀。主治风湿痹痛，骨折。

【用法用量】 内服：煎汤，9~15g。外用：适量，捣敷。

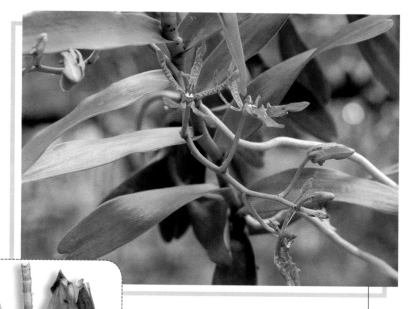

火焰兰植物

火焰兰药材

巴豆

【别　　名】 巴菽、刚子、江子、老阳子、双眼龙、猛子仁、巴果、双眼虾。

【来　　源】 为大戟科植物巴豆 *Croton tiglium* L. 的果实。

【植物形态】 小乔木。幼枝绿色，被稀疏星状毛。单叶互生；托叶线形，早落；叶膜质，卵形至长圆状卵形，长 5~15cm，宽 2.5~8cm，先端渐尖，基部阔楔形，近叶柄处有 2 枚杯状腺体，叶缘有疏浅锯齿，齿尖常具小腺体，幼时两面均有稀疏星状毛。总状花序顶生，上部着生雄花，下部着生雌花，也有全为雄花而无雌花的；苞片钻状；雄花花梗有星状毛；雄花绿色，较小；花萼 5 深裂；花瓣 5，长圆形，反卷，内面和边缘生细绵毛；雄蕊着生花盘边缘；雌花花梗较粗；花萼 5 深裂，裂片长圆形，外被星状毛；无花瓣；子房倒卵形，密被粗短的星状毛。蒴果倒卵形至长圆形，有 3 钝角。种子 3 颗，长卵形，背面稍凸，淡黄褐色。

【分　　布】 广西主要分布于桂平、玉林、上思、武鸣、龙州、天等、靖西、龙胜、邕宁。

【采集加工】 当果实成熟、果皮尚未开裂时，摘下果实后阴干或堆积在一起，经 2~3 日，使其"发汗"变色后晒干即可。

【药材性状】 果实卵圆形，具 3 棱，长 1.8~2.2cm，直径 1.4~2cm。表面灰黄色，粗糙，有纵线 6 条，顶端平截，基部有果梗痕。种子椭圆形，略扁；表面棕色或灰棕色，一端有小点状的种脐及种阜的瘢痕，另端有微凹的合点，其间有隆起的种脊；外种皮薄而脆，内种皮呈白色薄膜。无臭，味辛辣。

【功效主治】 泻下寒积，逐水退肿，祛痰利咽，蚀疮杀虫。主治痰饮喘满，喉风喉痹，寒邪食积所致的胸腹胀满急痛，大便不通，泄泻痢疾，水肿腹大，癥瘕，痈疽，恶疮疥癣。

【用法用量】 内服：巴豆霜入丸、散，0.1~0.3g。外用：适量，捣膏涂；或以纱布包擦患处。

巴豆药材

巴豆植物

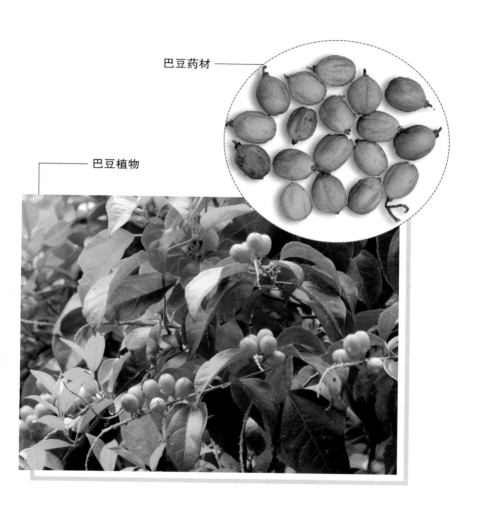

巴戟天

【别　　名】　大巴戟、巴戟、巴吉、鸡肠风。

【来　　源】　为茜草科植物巴戟天 *Morinda officinalis* How 的根。

【植物形态】　木质藤本。根肉质肥厚，外皮黄褐色，多少收缩成念珠状；幼枝初被短粗毛，后变粗糙。叶对生，长椭圆形，长6~10cm，宽3~6cm，先端急尖，基部阔楔形，上面初被糙伏毛，下面沿中脉被短粗毛，脉腋内具短束毛；托叶鞘状，膜质。花2~10朵排成伞形花序；萼筒半球形，裂片大小不等；花冠白色，4深裂；雄蕊4枚，着生于花冠管基部。聚合果近球形，红色。

【分　　布】　广西主要分布于防城、上思、横县、金秀。

【采集加工】　全年均可采收，以秋、冬季采收较好。挖取根部，除去细根，晒至六七成干，轻轻捶扁，将粗条者切段晒干。

【药材性状】　根扁圆柱形，略弯曲，长度不等，直径1~2cm。表面灰黄色，粗糙，具纵纹，外皮横向断裂而露出木部，形似连珠，质坚韧，断面不平坦，皮部淡紫色，木部黄棕色。无臭，味甘、微涩。

【功效主治】　补肾阳，强筋骨，祛风湿。主治阳痿遗精，宫冷不孕，月经不调，少腹冷痛，风湿痹痛，筋骨痿软。

【用法用量】　内服：煎汤，6~15g；或入丸、散；亦可浸酒或熬膏。

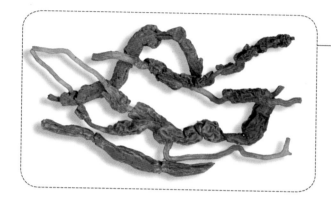

巴戟天药材

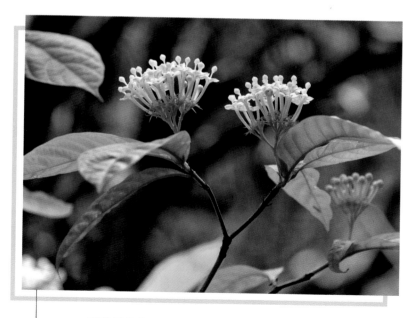

巴戟天植物

双花蟛蜞菊

【别　　名】　岭南野菊。

【来　　源】　为菊科植物孪花蟛蜞菊 *Wedelia biflora*（L.）DC. 的全草。

【植物形态】　攀援状草本。茎粗壮，分枝，无毛或被疏贴生短糙毛。叶对生；下部叶有长达 2~4cm 的柄，叶片卵形至卵状披针形，长 8~15cm，宽 4~11cm，先端渐尖，基部截形，浑圆或稀有楔尖，边缘有规则的锯齿，两面被贴生短糙毛；上部叶较小，卵状披针形或披针形，基部通常楔尖。头状花序少数，有时孪生；花序梗细弱；总苞半球形或近卵状；总苞片 2 层，背面被贴生的糙毛；舌状花 1 层，黄色，舌片倒卵状长圆形，先端 2 齿裂，被疏柔毛；管状花黄色，下部骤然收缩成细管状，檐部 5 裂，裂片长圆形，先端钝，被疏短毛。瘦果倒卵形，具 3~4 棱，基部尖，先端宽，截平，被密短柔毛；无冠毛及冠毛环。

【分　　布】　广西主要分布于南宁、武鸣、扶绥、邕宁、防城、上林。

【采集加工】　全年均可采收，洗净，切段，晒干。

【药材性状】　茎圆柱形，直径 1.5~10mm，表面黄绿色或淡紫色。有纵棱，嫩茎被短毛。叶对生，灰绿色，叶柄 1~2cm，叶多皱缩，展开呈阔卵形，叶缘齿形，两面均被白色短毛。头状花序常两个生于茎顶或叶腋，花序梗及苞片均被短毛。气微，味淡。

【功效主治】　散瘀消肿。主治风湿骨痛，跌打损伤，疮疡肿毒。

【用法用量】　内服：煎汤，3~9g。外用：适量，捣敷。

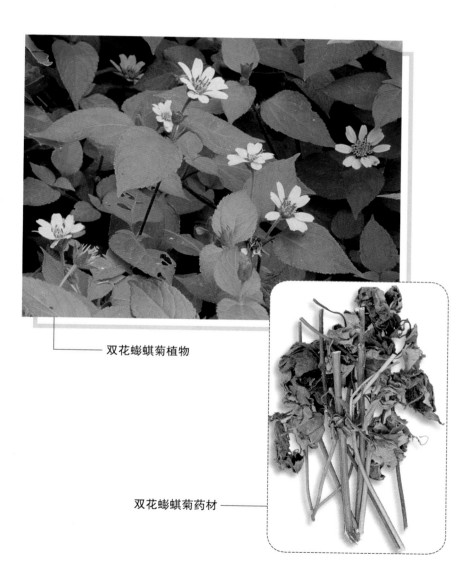

双花蟛蜞菊植物

双花蟛蜞菊药材

玉龙鞭

【别　　名】 玉郎鞭，假败酱，假马鞭。

【来　　源】 为马鞭草科植物假马鞭 *Stachytarpheta jamaicensis* (Linn.) Vahl 的全草、根。

【植物形态】 粗壮草本。茎、枝近四棱形。单叶对生；叶柄翅状；叶片厚纸质，椭圆形至卵状椭圆形，基部楔形，边缘具粗锯齿，先端短锐尖，两面均散生短毛。穗状花序顶生，花单生于苞腋内，一半嵌生于花序轴的凹穴中，呈螺旋状着生；苞片边缘膜质，具纤毛，先端呈芒尖；花萼膜质，管状；花冠深蓝紫色，管微弯，内面上部有毛，先端 5 裂，裂片外展；雄蕊 2，花丝短。果内藏于膜质的花萼内，成熟时裂成 2 分果。

【分　　布】 广西主要分布于扶绥、北海。

【采集加工】 全年均可采，鲜用，或全草切段，根切片晒干。

【药材性状】 根粗，灰白色。茎圆柱形，稍扁，基部木质化，表面淡棕色至棕褐色，有细密纵沟纹。叶对生，皱缩，易破碎，完整者展平后呈椭圆形或卵状椭圆形，长 2~8cm，宽 3~4cm，先端短尖或稍钝，基部楔形，边缘齿状，暗绿色或暗褐色；叶柄长约 2cm。茎端每有穗状花序，鞭状，小花脱落后留有坑形凹穴。气微，味甘、苦。

【功效主治】 清热解毒，利水通淋，消肿止痛。主治急性结膜炎，咽喉肿痛，牙痛，胆囊炎，痈疖，痔疮，淋证，白浊，风湿筋骨痛，跌打肿痛。

【用法用量】 内服：煎汤，15~30g；鲜品加倍。外用：适量，捣敷。

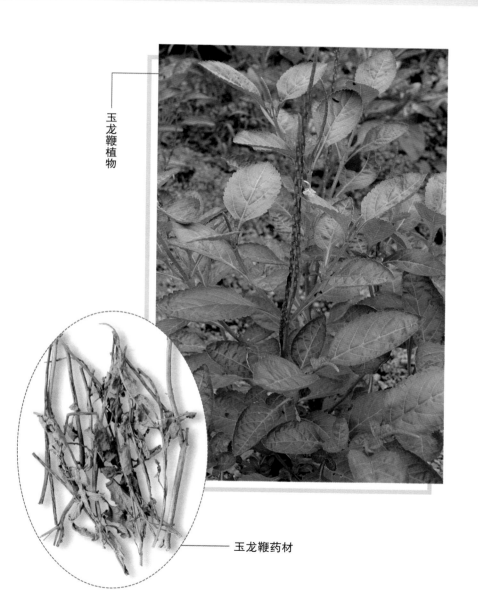

玉龙鞭植物

玉龙鞭药材

玉叶金花

【别　　名】 山甘草、白茶、生肌藤、粘雀藤、土甘草、凉藤、黄蜂藤、白头公。

【来　　源】 为茜草科植物玉叶金花 Mussaenda pubescens Ait. f. 的茎、叶。

【植物形态】 攀援灌木。叶对生和轮生，膜质或薄纸质，卵状长圆形或卵状披针形，长 5~8cm，宽 2~2.5cm，顶端渐尖，基部楔形，下面密被短柔毛；叶柄长 3~8mm，被柔毛；托叶三角形，长端渐尖，基部楔尖，下面密被短柔毛。聚伞花序顶生，稠密，有极短的总花梗和被毛的条形苞片；花 5 数，被毛，无梗，萼筒陀螺状，裂片条形，比萼筒长 2 倍以上，一些花的 1 枚萼片扩大成叶状，白色，宽椭圆形，具纵脉；花冠黄色，花冠管长 2~2.5cm，裂片长约 4mm，内面有金黄色粉末状小凸点。果肉质，近椭圆形，干后黑色。

【分　　布】 广西主要分布于南宁、武鸣、桂平、藤县、北流、博白、陆川、北海等地。

【采集加工】 全年均可采收，割取地上茎叶，切段，晒干。

【药材性状】 茎圆柱形，直径 3~7mm，表面棕色或棕褐色，具细纵皱纹、点状皮孔及叶痕。质坚硬，不易折断，断面黄白色或淡黄绿色，髓部明显，白色。叶片黄绿色，皱缩，展平后为卵状长圆形或卵状披针形。气微，味淡。

【功效主治】 清热利湿，解毒消肿。主治中暑发热，感冒，咳嗽，咽喉肿痛，泄泻，痢疾，水肿，小便不利，疮疡脓肿，毒蛇咬伤。

【用法用量】 内服：煎汤，15~30g；鲜品 30~60g；或捣汁。外用：适量，捣敷。

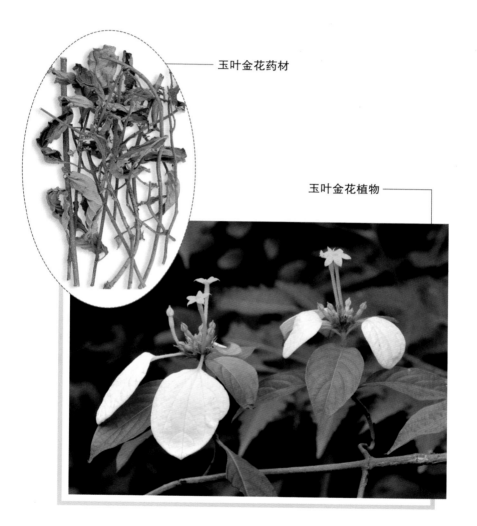

玉叶金花药材

玉叶金花植物

玉 竹

【别　　名】 尾参、铃铛菜、女萎、节地、玉术、竹节黄、竹七根。

【来　　源】 为百合科植物玉竹 *Polygonatum odoratum*（Mill.）Druce 的根茎。

【植物形态】 草本。根状茎圆柱形，直径 5~14mm。茎高 20~50cm，具 7~12 叶。叶互生，椭圆形至卵状矩圆形，长 5~12cm，宽 3~16cm，先端尖，下面带灰白色，下面脉上平滑至呈乳头状粗糙。花序具 1~8 花，总花梗（单花时为花梗）长 1~1.5cm，无苞片或有条状披针形苞片；花被黄绿色至白色，花被筒较直，裂片长 3~4mm；花丝丝状，近平滑至具乳头状凸起，花药长约 4mm；子房长 3~4mm，花柱长 10~14mm。浆果蓝黑色，直径，具 7~9 颗种子。

【分　　布】 广西主要分布于全州、龙胜、资源，或栽培。

【采集加工】 秋季采挖，除去须根，洗净，晒至柔软后，反复揉搓、晾晒至无硬心，晒干；或蒸透后，揉至半透明，晒干。

【药材性状】 根茎呈长圆柱形，略扁，少有分枝，长 4~18cm，直径 0.3~1.6cm。表面黄白色或淡黄棕色，半透明，具纵皱纹及微隆起的环节，有白色圆点状的须根痕和圆盘状茎痕。质硬而脆或稍软，易折断，断面角质样或显颗粒性。气微，味甘，嚼之发黏。

【功效主治】 养阴润燥，生津止渴。主治肺胃阴伤，燥热咳嗽，咽干口渴，内热消渴。

【用法用量】 内服：煎汤，6~12g。

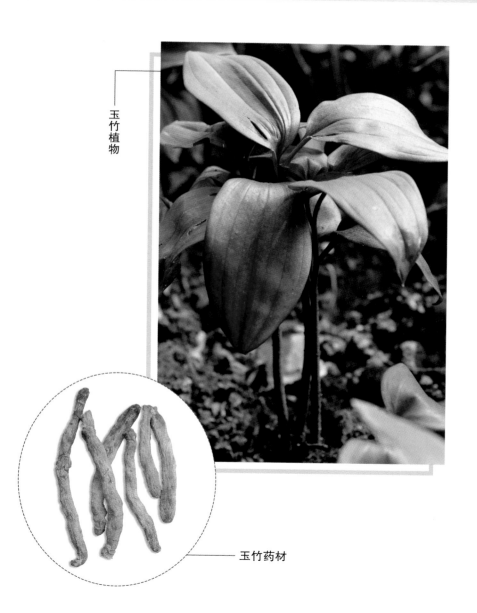

玉竹植物

玉竹药材

玉米须

【别　　名】　玉米、玉麦、玉蜀林、红须麦、包谷、玉黍、苞粟、苞米。

【来　　源】　为禾本科植物玉蜀黍 *Zea Mays* L. 的花柱和柱头。

【植物形态】　高大植物。秆粗壮，直立，通常不分枝，基部节处常有气生根。叶片宽大，线状披针形，边缘呈波状皱折，具强壮之中脉。在秆顶着生雄性开展的圆锥花序；雄花序的分枝三棱状，每节有 2 雄小穗，一无柄，一有短柄；每一雄小穗含 2 小花；颖片膜质。先端尖；外稃及内稃均透明膜质；在叶腋内抽出圆柱状的雌花序，雌花序被多数宽大的鞘状苞片所包藏；雌小穗孪生，成 16~30 纵行排列于粗壮之序轴上，两颖等长，宽大，无脉，具纤毛；外稃及内稃透明膜质，雌蕊具极长而细弱的线形花柱。颖果球形或扁球形，成熟后露出颖片和稃片之外。

【分　　布】　广西有栽培。

【采集加工】　秋季种子成熟后采收，晒干。

【药材性状】　玉米须常集结成疏松团簇，花柱线状或须状，完整者长至 30cm，直径 0.5mm，淡绿色、黄绿色至棕红色，有光泽，略透明，柱头 2 裂，叉开，质柔软。气无，味淡。

【功效主治】　利尿消肿，利湿退黄。主治小便不利，水肿，淋证，黄疸。

【用法用量】　内服：煎汤，15~30g；大剂量可用 30~60g。

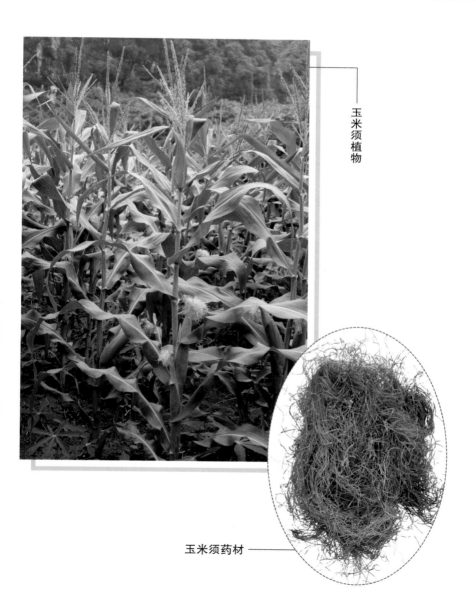

玉米须植物

玉米须药材

玉 帘

【别　　名】　白花独蒜、玉廉、葱兰。

【来　　源】　为石蒜科植物葱莲 *Zephyranthes candida*（Lindl.）Herb. 的全草。

【植物形态】　草本。鳞茎卵形，直径 2~5cm，具有明显的颈部，颈长 2.5~5cm。叶狭线形，肥厚，亮绿色，长 20~30cm，宽 2~ 4mm。花茎中空；花单生于花茎顶端，下有带褐红色的佛焰苞状总苞，总苞片顶端 2 裂；花梗长约 1cm；花白色，外面常带淡红色；几无花被管，花被片 6，长 3~5cm，顶端钝或具短尖头，宽约 1cm，近喉部常有很小的鳞片；雄蕊 6，长约为花被的 1/2；花柱细长，柱头不明显 3 裂。蒴果近球形，直径约 1.2cm，3 瓣开裂。种子黑色，扁平。

【分　　布】　广西有栽培。

【采集加工】　全年均可采收，洗净，晒干或鲜用。

【药材性状】　全草呈黄褐色。叶片皱缩，展开后呈狭线形，全缘，无柄，长 15~25cm，宽 1~2mm。花皱缩，展开后，花被片 6。鳞茎广卵形，长 2~3cm，直径 1.5~3cm，表面由 2~3 层黑棕色干枯膜质鳞片包被，上端叶细长，黑棕色或黄棕色。气特异，味苦。

【功效主治】　息风止痉。主治小儿惊风，癫痫，破伤风。

【用法用量】　内服：煎汤，15~20g；或绞汁饮。外用：适量，捣敷。

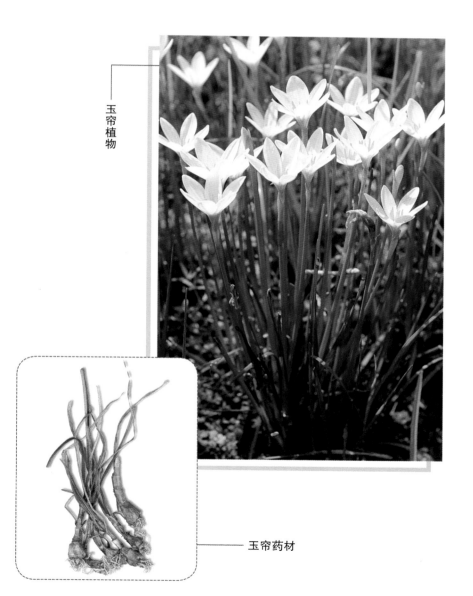

玉帘植物

玉帘药材

玉郎伞

【别　　名】　印度崖豆、印度鸡血藤、美花崖豆藤、疏叶鸡血藤。

【来　　源】　为豆科植物疏叶崖豆 *Millettia pulchra*（Benth.）Kurz var. *laxior*（Dunn）Z. Wei 的块根。

【植物形态】　灌木或小乔木。树皮粗糙，散布小皮孔。枝、叶轴、花序均被灰黄色柔毛，后渐脱落。羽状复叶，叶轴上面具沟；托叶披针形，密被黄色柔毛；小叶 6~9 对，纸质，披针形或披针状椭圆形，长 2~6cm，宽 7~15mm，先端急尖，基部渐狭或钝，上面暗绿色，具稀疏细毛，下面浅绿色，被平伏柔毛，中脉隆起；小托叶刺毛状。总状圆锥花序腋生，密被灰黄色柔毛；花 3~4 朵着生节上；苞片小，披针形，小苞片小，贴萼生；花萼钟状，密被柔毛，萼齿短，三角形，上方 2 齿全合生；花冠淡红色至紫红色，旗瓣长圆形，先端微凹，被线状细柔毛，翼瓣长圆形，具 1 耳，龙骨瓣长圆状镰形，与翼瓣均具瓣柄；雄蕊单体；子房线形。荚果线形，扁平。种子 1~4 粒，褐色，椭圆形。

【分　　布】　广西主要分布于柳州、临桂、兴安、永福、东兰。

【采集加工】　秋、冬季采挖，除去须根，洗净，切片，干燥。

【药材性状】　块根圆柱形，略弯曲，长短不一，直径 2~4cm。表面浅棕色或黄棕色，有不规则的纵皱纹及横向皮孔，偶有须根痕。体重，质坚实，不易折断。切面黄白色，有的可见淡黄色至棕黄色树脂状分泌物，粉性。气微，味淡。

【功效主治】　散瘀，消肿，止痛，宁神。主治跌打肿痛。

【用法用量】　内服：煎汤，15~25g。外用：适量。

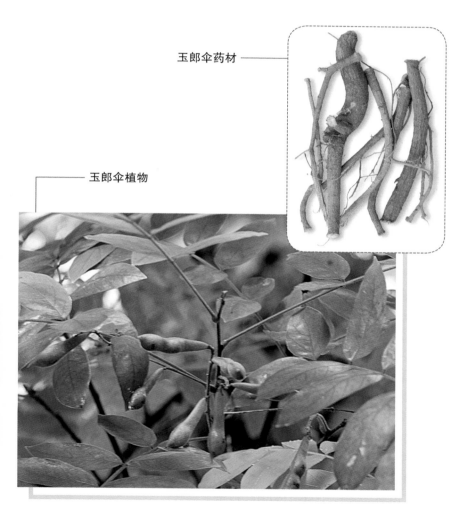

玉郎伞药材

玉郎伞植物

玉 簪

【别　　名】　白玉将、小芭蕉、金销草、化骨莲、棒玉簪、田螺七、玉香律。

【来　　源】　为百合科植物玉簪 *Hosta plantaginea*（Lam.）Aschers 的全草。

【植物形态】　草本。具粗根茎。叶基生；叶片卵形至心状卵形，长 15~25cm，宽 9~15.5cm，先端近渐尖，基部心形，花葶于夏、秋两季从叶丛中抽出。具 1 枚膜质的苞片状叶；总状花序，花的基部具苞片，外苞片卵形或披针形，内苞片很小；花白色，芳香。花被筒下部细小，花被裂片 6，长椭圆形；雄蕊下部与花被筒贴生，与花被等长，或稍伸出花被外；子房长约 1.2cm；花柱常伸出花被外。蒴果圆柱形，有三棱。

【分　　布】　广西主要分布于南丹。

【采集加工】　夏、秋季采收，洗净，鲜用或晾干。

【药材性状】　具粗根茎，根具须毛，质软略脆。叶基生，叶柄长 10~20cm，叶片略皱缩，易破碎，完整叶展开后呈卵形至心状卵形，长 12~25cm，宽 9~14cm，上表面浅黄色，下表面灰黄色，叶两面均光滑。气微，味淡。

【功效主治】　清热解毒，散结消肿。主治乳痈，痈肿疮疡，瘰疬，毒蛇咬伤。

【用法用量】　内服：煎汤，鲜品 15~30g；或捣汁和酒。外用：适量，捣敷；或捣汁涂。

附：玉簪花

清热解毒，利水，通经。主治咽喉肿痛，疮痈肿痛，小便不利，经闭。内服：煎汤，3~6g。外用：适量，捣敷。

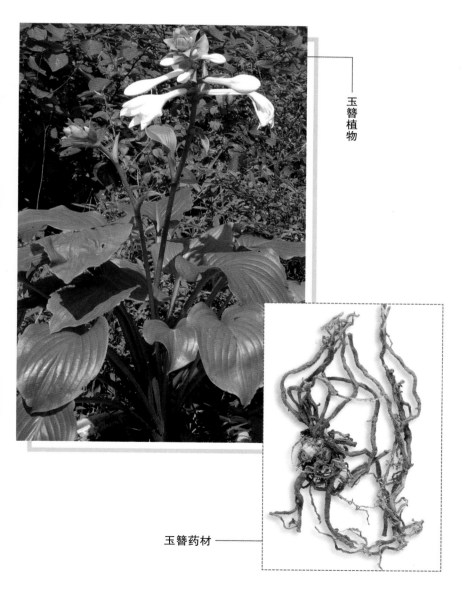

玉簪植物

玉簪药材

甘 蔗

【别　　名】 薯蔗、干蔗、接肠草、竿蔗、糖梗。

【来　　源】 为禾本科植物竹蔗 *Saccharum sinense* Roxb. 的茎秆。

【植物形态】 草本。秆绿色或棕红色，秆在花序以下有白色丝状毛。叶鞘长于节间，无毛，仅鞘口有毛；叶舌膜质，截平；叶片扁平，两面无毛，具白色肥厚的主脉，长 40~80cm，宽约 20mm。花序大型，主轴具白色丝状毛；穗轴节间长 7~12mm，边缘疏生长纤毛；无柄小穗披针形，基盘有长于小穗 2~3 倍的丝状毛；颖的上部膜质，边缘有小纤毛，第 1 颖先端稍钝，具 2 脊，4 脉，第 2 颖舟形，具 3 脉，先端锐尖；第 2 外稃长圆状披针形，有 1 脉，先端尖。第 2 外稃狭窄成线形，第 2 内稃披针形。有柄小穗和无柄小穗相似；小穗柄无毛，先端稍膨大。

【分　　布】 广西各地广为栽培。

【采集加工】 冬季采收，除去叶片，切片晒干或鲜用。

【药材性状】 茎秆多呈圆柱形，直径 2~4cm。表面黄褐色或红黑色，有白色蜡被，纵向皱缩成棱，节明显，秆环黑色，节上可见干枯的芽。质硬，不易折断。气微，味甜。

【性味功用】 味甘，性寒。清热毒，生津。用于烦热，消渴，咳嗽，呕吐，大便燥结。

【用法用量】 内服：煎汤，30~90g；或榨汁饮。外用：适量，捣敷。

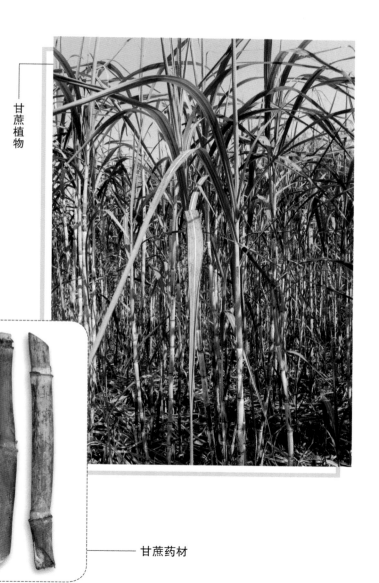

甘蔗植物

甘蔗药材

艾 叶

【别　　名】 野艾、细叶艾、野艾叶。

【来　　源】 为菊科植物五月艾 *Artemisia indica* Willd. 的地上部分。

【植物形态】 半灌木状草本。植株具浓烈的香气。茎高80~150cm，茎纵棱明显，多分枝；略被灰色细毛。叶互生，茎中部叶卵形或椭圆形，长 5~14cm，宽 3~5cm，一或二回羽状深裂，每侧裂片3~4 枚，裂片椭圆状披针形、披针形或线形，叶面疏被灰白色细毛；叶柄几无；茎上部叶与苞片叶羽状分裂或不分裂。干后变黑。夏季开花，头状花序多数，圆锥状排列，具总苞片及小苞叶；全为管状花，花小，黄色或黄绿色。边缘雌花 4~8 朵，中央两性花 8~12 朵。瘦果小，长圆形或倒卵形。

【分　　布】 广西分布于全区各地。

【采集加工】 5~6 月采收，洗净鲜用或晒干备用。

【药材性状】 茎稍弯曲，淡绿色或黄绿色，被蛛丝状薄毛，下部常脱落，有斜生、扭曲的棱，易折断，断面黄白色，髓部宽广。叶多卷缩，破碎，完整者展开羽状深裂，侧裂片 2 对，裂片矩圆形，顶端急尖，边缘有齿或无齿，上面绿色或黄褐色，无毛，下面被灰白色茸毛；上部叶较小，有 3 裂或不裂，基部常有抱茎的假托叶。气清香，味苦。

【功效主治】 温经止血，散寒止痛，祛湿止痒。主治吐血，衄血，咯血，便血，崩漏，月经不调，痛经，妊娠下血，胎动不安，心腹冷痛，泄泻痢疾，霍乱转筋，带下，湿疹，疥癣，痔疮，痈疡。

【用法用量】 内服：煎汤，3~10g；或入丸、散；或捣汁。外用：适量，捣绒作炷或制成艾条熏灸；或捣敷；或煎水熏洗；或炒热温熨。

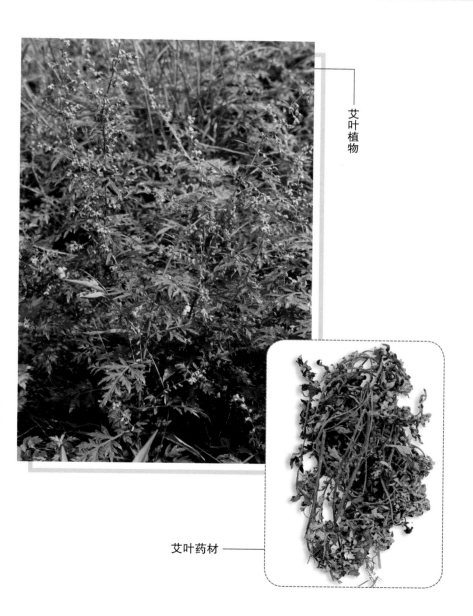

艾叶植物

艾叶药材

古羊藤

【别　　名】　马连鞍、鱼藤、南苦参、红马连鞍、藤苦参。

【来　　源】　为萝藦科植物马莲鞍 *Streptocaulon griffithii* Hook. f. 的根。

【植物形态】　木质藤本。具乳汁，茎褐色。有皮孔。老枝被毛渐脱落；枝条、叶、花梗、果实均密被棕黄色绒毛。叶对生，厚纸质；叶片倒卵形至阔椭圆形，长 7~15cm，宽 3~7cm，中部以上较宽，先端急尖或钝，基部浅心形，干后灰褐色；侧脉羽状平行。聚伞花序腋生，三歧，阔圆锥状；花序梗和花梗有许多苞片和小苞片；外面密被绒毛；花小，花冠外面黄绿色，内面黄红色，辐状，花冠裂片向右覆盖；副花冠裂片丝状；花粉器内藏有许多四合花粉；子房被柔毛，由 2 枚离生心皮组成。蓇葖果叉生，张开成直线，圆柱状；种子先端具白色或淡黄色绢质种毛。

【分　　布】　广西主要分布于桂南及桂西。

【采集加工】　全年均可采收，洗净，切片晒干。

【药材性状】　根长圆柱形，略弯，长短不一，直径 0.5~2cm。外皮棕色至暗棕色，有小瘤状凸起和不规则的纵皱纹。质硬，不易折断，断面不平整，皮部类白色，稍带粉性。可与木部剥离，木部微黄色，具放射状纹理和明显小孔。气微，味苦。

【功效主治】　清热解毒，散瘀止痛。主治感冒发热，痢疾，胃痛，跌打肿痛，毒蛇咬伤。

【用法用量】　内服：煎汤，3~6g；或研末，1.5~3g。外用：鲜品适量，捣敷。

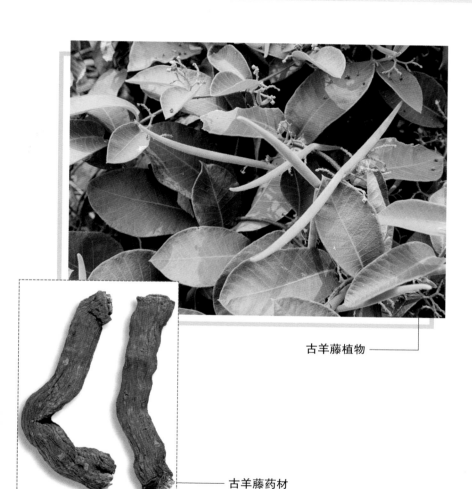

古羊藤植物

古羊藤药材

古钩藤

【别　　名】 白叶藤、白马连鞍、牛角藤、半架牛、白浆藤、大奶浆藤、海上霸王。

【来　　源】 为萝藦科植物古钩藤 *Cryptolepis buchananii* Roem. et Schult. 的根。

【植物形态】 木质藤本。全株具乳汁。茎皮红褐色，有斑点，小枝无毛。叶对生；叶片纸质，长圆形或椭圆形，长 10~18cm，宽 4.5~7.5cm，先端圆形具小尖头，基部阔楔形，表面绿色，背面苍白色，两面均无毛；侧脉近水平横出，每边约 30 条。聚伞花序腋生，花蕾长圆形，先端尾状渐尖，旋转；花萼 5 裂，裂片阔卵形，内面基部具 10 个腺体；花冠黄白色，裂片披针形，向右覆盖；副花冠裂片 5，先端钝，着生于花冠筒喉部之下；雄蕊离生，着生于花冠筒的中部；子房由 2 枚离生心皮组成。蓇葖 2，叉开成直线，外果皮具纵条纹。种子卵圆形，先端具白色绢质种毛。

【分　　布】 广西主要分布于上思、龙州、上林、马山、靖西、那坡、百色、乐业。

【采集加工】 夏、秋季采挖，洗净，切片，晒干或鲜用。

【药材性状】 根长圆柱形，直径 0.5~2cm。外皮棕黄色至暗棕色，有小瘤状凸起和不规则的纵皱纹。质坚硬，不易折断，断面略平坦，皮部类白色，稍带粉性，木部微黄色。气微，味苦。

【功效主治】 舒筋活络，消肿解毒，利尿。主治腰痛，腹痛，水肿，跌打骨折，痈疮，疥癣。

【用法用量】 内服：研末，0.3g；或浸酒。外用：鲜品适量，捣敷；或干品研末敷。

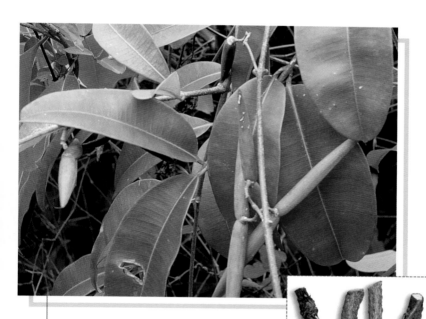

古钩藤植物

古钩藤药材

可爱花

【别　　名】　对节菜、牛七。

【来　　源】　为爵床科植物喜花草 *Eranthemum pulchellum* Andrews. 的叶。

【植物形态】　灌木。无毛或近无毛。叶对生；叶柄短；叶片卵形至椭圆形，长 10~20cm，宽 5~8cm，先端长渐尖，基部渐狭成柄，边缘有不明显的钝齿；侧脉每边约 10 条，两面均凸起。穗状花序顶生或腋生；苞片倒卵形，先端急尖，有脉纹，被柔毛；小苞片线状披针形；萼小，近白色，藏于苞片内，5 深裂；花冠蓝色，花冠管细长，喉部短，稍扩大，冠檐伸展，5 裂，裂片等长，倒卵形；雄蕊伸出，2 枚发育，着生于喉部；子房每室有 2 个胚珠，柱头单一。蒴果棒状。种子 2 颗，两侧呈压扁状，被紧贴的白毛。

【分　　布】　广西有栽培。

【采集加工】　夏、秋季采收，洗净，晒干或鲜用。

【药材性状】　叶黄绿色，多皱缩破碎，完整叶片椭圆形至矩圆形，长 10~16cm，宽 5~8cm，先端尖锐至短渐尖，基部楔形，下延，边缘微波状或具微圆齿。叶脉明显，小支脉排列整齐几成平行状。气微，味淡。

【功效主治】　散瘀消肿。主治跌打肿痛。

【用法用量】　内服：煎汤，6~15g。外用：适量，捣敷；或煎汤洗。

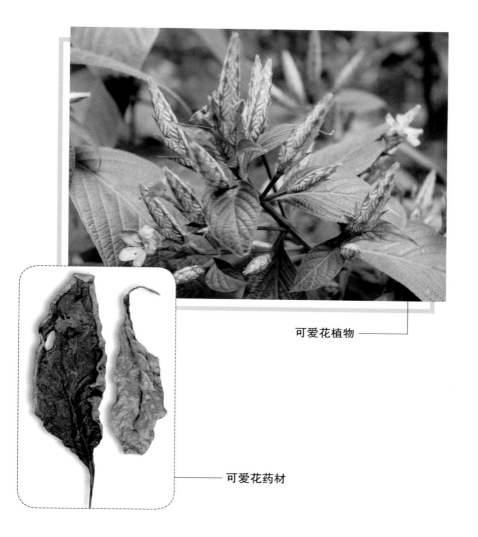

可爱花植物

可爱花药材

石山巴豆

【别　　名】　宽叶巴豆、延辉巴豆。

【来　　源】　为大戟科植物石山巴豆 *Croton euryphyllus* W. W. Smith 的根。

【植物形态】　灌木。嫩枝、叶和花序均被很快脱落的星状柔毛，枝条淡黄褐色。叶纸质，近圆形至阔卵形，长 6.5~8.5cm，宽 6~8cm，顶端短尖或钝，有时尾状，基部心形，稀阔楔形，边缘具粗钝锯齿，齿间有时有具柄腺体；基出脉 3~7 条，侧脉 3~5 对，在近叶缘处弯拱连结；叶柄顶端有 2 枚具柄腺体；托叶线形，早落。花序总状，有时基部有分枝，苞片线状三角形，早落；花蕾的顶端被毛；雄花：萼片披针形；花瓣比萼片小，边缘被绵毛；雄蕊约 15 枚，无毛。雌花：萼片披针形；花瓣细小，钻状；子房密被星状毛，花柱 2 裂，几无毛。蒴果近圆球状，密被短星状毛。种子椭圆状，暗灰褐色。

【分　　布】　广西主要分布于桂北、武鸣、都安、隆安、大新。

【采集加工】　全年均可采挖，洗净，切片，晒干。

【药材性状】　根圆柱形，表面黑褐色，具细纵皱纹，可见小侧根或侧根痕。质硬，不易折断，切断面皮薄，木部淡黄色。气微，味淡。

【功效主治】　活血祛瘀，消肿止痛。主治风湿骨痛，跌打损伤。

【用法用量】　外用：适量，捣敷。

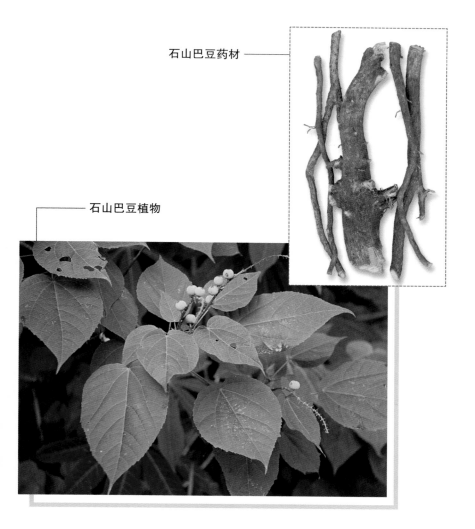

石山巴豆药材

石山巴豆植物

石韦

【别　　名】 飞刀剑、一枝剑、石皮、金星草、虹霓剑草、石剑、石耳朵、蛇舌风。

【来　　源】 为水龙骨科植物石韦 *Pyrrosia lingua*（Thunb.）Farw.的全草。

【植物形态】 草本。根状茎细长，横生，叶柄密被棕色披针形鳞片，顶端渐尖，盾状着生，中央深褐色，边缘淡棕色，有睫毛。叶远生，近二型；叶柄深棕色，有浅沟，幼时被星芒状毛，以关节着生于根状茎上；叶片革质，披针形至长圆状披针形，长 6~20cm，宽 2~5cm，先端渐尖，基部渐狭并下延于叶柄，全缘；上面绿色，偶有星状毛和凹点，下面密被灰棕色的星芒状毛；不育叶和能育叶同型或略短而阔；中脉上面稍凹，下面隆起，侧脉多少可见，小脉网状。孢子囊群满布于叶背面或上部，幼时密被星芒状毛，成熟时露出；无囊群盖。

【分　　布】 广西全区均有分布。

【采集加工】 全年均可采收，洗净，切段，晒干。

【药材性状】 根状茎细长，密被棕色披针形鳞片。叶向内卷或平展，革质，叶片均为披针形或矩圆披针形，长 6~20cm，宽 2~5cm。上表面黄棕色；下表面主、侧脉明显，用放大镜观察可见密被浅棕色的星状毛。能育叶下表面除有星状毛外，尚有孢子囊群。叶柄长 3~10cm。气微，味淡。

【功效主治】 利水通淋，清肺泄热。主治淋痛，尿血，尿路结石，肺热咳嗽，金疮，痈疽。

【用法用量】 内服：煎汤，5~10g；或入散剂。

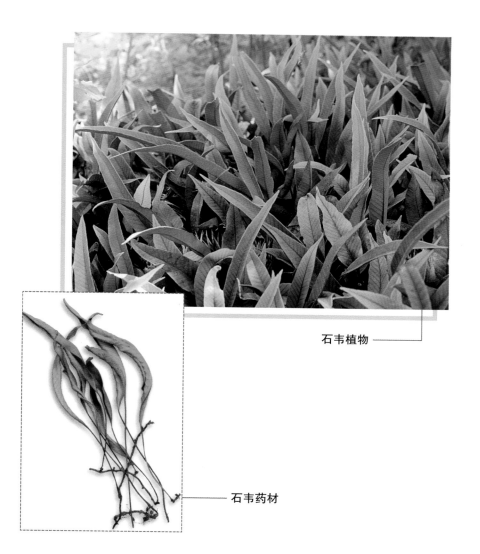

石韦植物

石韦药材

石龙芮

【别　　名】　水姜苔、野堇菜、野芹菜、假芹菜、水芹菜、鸡脚爬草、水虎掌草。

【来　　源】　为毛茛科植物石龙芮 *Ranunculus sceleratus* L. 的全草。

【植物形态】　草本。须根簇生。茎直立，上部多分枝。基生叶有长柄；叶片轮廓肾状圆形，长 1~4cm，宽 1.5~5cm，基部心形，3 深裂，有时裂达基部，中央深裂片菱状倒卵形或倒卵状楔形，3 浅裂，全缘或有疏圆齿；侧生裂片不等 2~3 裂；茎下部叶与基生叶相同，上部叶较小，3 全裂，裂片披针形或线形，基部扩大成膜质宽鞘，抱茎。聚伞花序有多数花；花两性；萼片 5，椭圆形，外面有短柔毛；花瓣 5，倒卵形，淡黄色，基部有短爪，蜜槽呈棱状袋穴；雄蕊多数，花药卵形；花托在果期伸长增大呈圆柱形，有短柔毛；心皮多数，花柱短。瘦果极多，紧密排列在花托上，倒卵形，稍扁，具短喙。

【分　　布】　广西主要分布于天峨、南宁、藤县等地。

【采集加工】　3~4 月采收，洗净，去杂质，晒干。

【药材性状】　须根细小，簇生。基生叶及下部叶具长柄；叶片肾状圆形，棕绿色，多皱缩，展开长 0.7~3cm，3 深裂，中央裂片 3 浅裂；茎上部叶变小，聚伞花序有多数小花，花托被毛；萼片 5，舟形，外面被短柔毛；花瓣 5，狭倒卵形。聚合果距圆形；瘦果小而极多，倒卵形，稍扁。气微，味苦、辛。有毒。

【功效主治】　清热解毒，消肿散结，止痛，截疟。主治痈疖肿毒，毒蛇咬伤，痰核瘰疬，牙痛，风湿关节肿痛，疟疾。

【用法用量】　内服：煎汤，干品 3~9g；亦可炒研为散服，每次 1~1.5g。外用：适量，捣敷或煎膏涂患处及穴位。

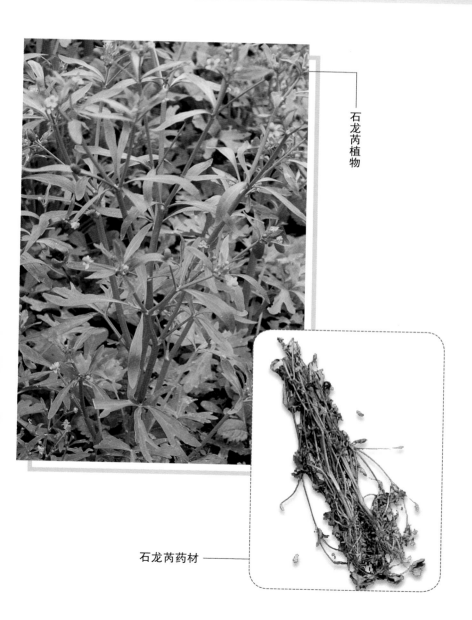

石龙芮植物

石龙芮药材

石仙桃

【别　　名】 石山莲、石橄榄、果上叶、浮石斛、上石仙桃、上石蒜、麦斛兰。

【来　　源】 为兰科植物石仙桃 *Pholidota chinensis* Lindl. 的全草。

【植物形态】 草本。根状茎匍匐，具较密的节和较多的根；假鳞茎狭卵状长圆形，基部柄状。叶 2 枚，生于假鳞茎顶端，倒卵状椭圆形或倒披针状椭圆形，长 5~22cm，宽 2~6cm。花葶生于假鳞茎顶端，基部连同幼叶均为鞘所包；总状花序稍外弯；花苞片长圆形至宽卵形，常多少对折，宿存；花白色或带浅黄色；中萼片椭圆形或卵状椭圆形，凹陷成舟状，背面略有龙骨状突起；侧萼片卵状披针形，具龙骨状突起；花瓣披针形，背面略有龙骨状突起；唇瓣轮廓近宽卵形，略 3 裂，下半部凹陷成半球形的囊；蕊柱中部以上具翅；蕊喙宽舌状。蒴果倒卵状椭圆形，有 6 棱，3 个棱上有狭翅。

【分　　布】 广西分布于全区各地。

【采集加工】 全年均可采收，洗净，切段，晒干。

【药材性状】 根茎粗壮，直径 5~10mm，下侧生灰黑色的根。节明显，节上有干枯的膜质鳞叶，假鳞茎肉质肥厚呈瓶状，直径 1.5~2.5cm。表面碧绿色或黄绿色，具 5~7 条纵棱或光滑，基部收缩呈柄状，有的被鞘状鳞叶。顶端生叶 2 枚，多脱落而留有呈内外套叠的"V"形叶痕。叶片革质，椭圆形或披针形，基部楔形，收缩成柄状，具数条平行叶脉，其中 3 条明显而凸出于下表面。花序顶生，多已干枯。气微，味甘、淡。

【功效主治】 养阴润肺，清热解毒，利湿化瘀。主治肺热咳嗽，咯血、吐血，眩晕，头痛，梦遗，咽喉肿痛，风湿疼痛，湿热水肿，痢疾，带下，疳积，瘰疬，跌打损伤。

【用法用量】 内服：煎汤，9~30g，鲜品加倍。外用：适量，鲜品捣敷。

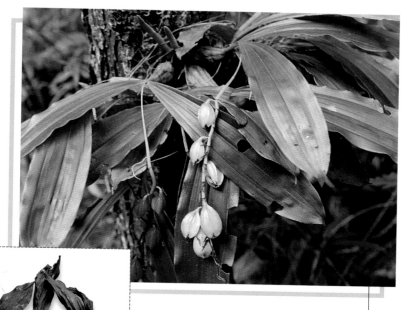

石仙桃植物

石仙桃药材

石瓜子

【别　　名】　小耳环、上树瓜子、树上瓜子、上树鳖、瓜子藤。

【来　　源】　为萝藦科植物眼树莲 *Dischidia chinensis* Champ. ex Benth. 的全株。

【植物形态】　藤本。常攀附于树上或石上，藤茎较细小，全株含有乳汁。茎肉质，节间长，节上生根绿色，无毛。叶肉质，卵圆状椭圆形，长 1.55~2.5cm，宽 1cm，顶端圆形，无短尖头，基部楔形。聚伞花序腋生，近无柄，有瘤状凸起；花极小，花萼裂片卵圆形，具缘毛；花冠黄白色，坛状，花冠喉部紧缩，加厚，被疏长柔毛，裂片三角状卵形，钝头；副花冠裂片锚状，具柄，顶端 2 裂，裂片线形，展开而下折，其中间有细小圆形的乳头状凸起；花粉块长圆状，直立，花粉块柄顶端增厚。蓇葖披针状圆柱形。种子顶端具白色绢质种毛。

【分　　布】　广西主要分布于防城、上思、凌云、乐业。

【采集加工】　夏、秋季采收，切段晒干。

【药材性状】　茎肉质，节间长，节上生根，黄绿色，直径 2~4mm。叶淡黄色，卷皱，质硬脆，易脱落，完整叶卵圆状椭圆形，长1.5~2.5cm，宽 1cm，顶端圆形，无短尖头，基部楔形。气微，味淡。

【功效主治】　清热凉血，养阴生津。主治高热伤津，口渴欲饮，目赤肿痛，肺燥咯血，疮疖肿毒，小儿疳积，痢疾，跌打肿痛，毒蛇咬伤。

【用法用量】　内服：煎汤，9~15g。外用：适量，捣敷。

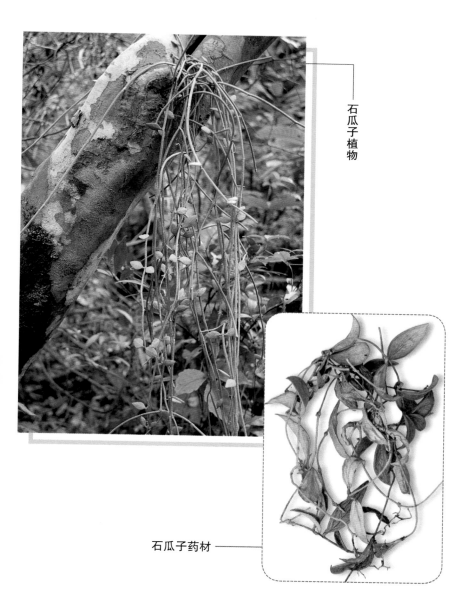

石瓜子植物

石瓜子药材

石吊兰

【别　　名】　石泽兰、岩豇豆、岩石茶、岩泽兰、岩石兰、石花、岩头三七。

【来　　源】　为苦苣苔科植物吊石苣苔 *Lysionotus pauciflorus* Maxim. 的全草。

【植物形态】　常绿小灌木。有匍匐茎，常攀附于岩石上，不分枝或少分枝，幼枝常具短毛。叶对生或 3~5 叶轮生；叶片革质，形状变化较大，线形、线状披针形、狭长圆形或倒卵状长圆形，长 1.5~5.8cm，宽 0.4~1.5cm，先端急尖或钝，基部钝，宽楔形或的圆形。花单生或 2~4 朵集生成聚伞花序状；花序梗纤细；苞片小，披镖形；花萼 5 深裂，裂片线状三角形；花冠白色或淡红色或带淡紫色条纹，檐部二唇形，上唇 2 裂，下唇 3 裂；能育雄蕊 2，退化雄蕊 2；花盘杯状，4 裂；雌蕊内藏；子房线形，花柱短，柱头弯。蒴果线形。种子纺锤形，先端具长毛。

【分　　布】　广西各地有分布。

【采集加工】　8~9 月采收，鲜用或晒干。

【药材性状】　茎呈圆柱形，长短不一，直径 2~5mm，表面灰褐色或灰黄色，有粗皱纹，节略膨大，节间长短不一，有叶痕及不定根，质脆易折，断面不整齐，黄绿色。叶轮生或对生，多已脱落，完整叶片展平后呈长圆形至条形，边缘反卷，厚革质。气微，味苦。

【功效主治】　祛风除湿，化痰止咳，活血通经。主治风湿痹痛，咳喘痰多，月经不调，痛经，跌打损伤。

【用法用量】　内服：煎汤，9~15g；或浸酒服。外用：适量，捣敷；或煎水外洗。

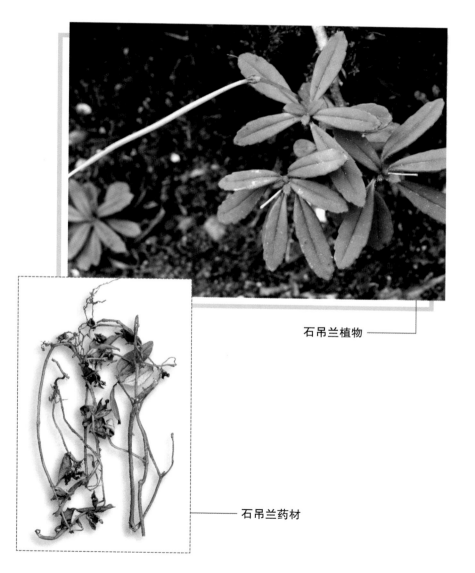

石吊兰植物

石吊兰药材

石 松

【别　　名】 伸筋草、舒筋草、过筋草、筋骨草、绿毛伸筋、小伸筋、宽筋草。

【来　　源】 为石松科植物石松 Lycopodium japonicum Thunb. 的全草。

【植物形态】 草本。匍匐茎蔓生，分枝有叶疏生。直立茎分枝；营养枝多回分叉。密生叶，叶针形，长 3~4mm，宽 0.3~0.6mm，基部楔形，下延，无柄，先端渐尖，具透明发丝，边缘全缘，草质，中脉不明显。孢子囊穗 4~8 个集生于总柄，总柄上苞片螺旋状稀疏着生，薄革质，形状如叶片；孢子囊穗不等长，长 2~5cm，直径约 5mm。直立，圆柱形，具小柄；孢子叶阔卵形，长 2.5~3.0mm，宽约 2mm，先端急尖，具芒状长尖头，边缘膜质，啮蚀状，纸质；孢子囊生于孢子叶腋，略外露，圆肾形，黄色。

【分　　布】 广西主要分布于隆林、那坡、上林、桂平、恭城、灌阳、临桂、龙胜、资源。

【采集加工】 夏季采收，连根拔起，去净泥土、杂质，晒干。

【药材性状】 茎圆柱形，细长弯曲，多断裂，直径 3~5mm，表面黄色或淡棕色，侧枝叶密生，表面淡棕黄色。匍匐茎下有多数黄白色不定根，两歧分叉。叶密生，线状披针形，常皱缩弯曲，黄绿色或灰绿色，先端芒状，全缘或有微锯齿，叶脉不明显。枝端有时可见孢子囊穗，直立棒状，多断裂。质韧，不易折断，断面浅黄色，有白色木心。气微，味淡。

【功效主治】 祛风散寒，除湿消肿，活血止痛，止咳，解毒。主治风寒湿痹，关节疼痛，四肢痿软，水肿臌胀，黄疸，咳嗽，劳伤吐血，痔疮便血，跌打损伤，肿毒，疮疡、疱疹，溃疡久不收口，水火烫伤。

【用法用量】 内服：煎汤，9~15g。外用：适量。

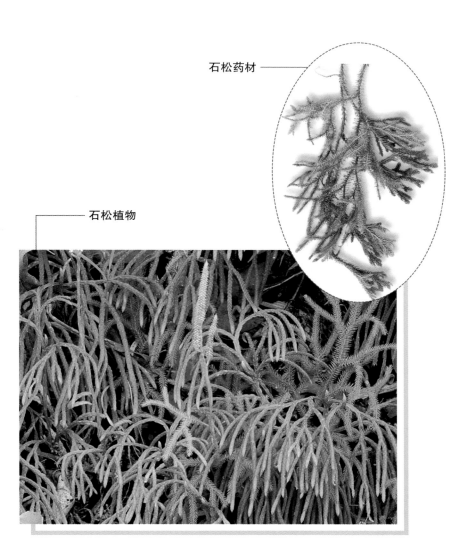

石松药材

石松植物

石岩枫

【别　　名】 倒挂金钩、倒金钩、倒钩柴、小金杠藤、青藤钩、狂狗藤。

【来　　源】 为大戟科植物石岩枫 *Mallotus repandus*（Willd.）Muell. Arg. 的茎、叶。

【植物形态】 藤本或攀援状灌木。小枝被黄色星状柔毛。叶纸质，阔卵形或卵形，长 3.5~9cm，宽 2~7cm，先端渐尖或急尖，基部平截或微心形，两侧各有腺体 1 枚，基出脉 3 条，边全缘或有波状锯齿，幼时两面均被黄色星状毛，老时仅背面被毛并有黄色透明小腺点。叶柄有毛。花序总状或圆锥状，花雌雄异株；雄花序顶生，苞片钻状，密生星状毛，萼裂片 3~4，卵状长圆形，外面被绒毛；雄蕊 40~75 枚。雌花序顶生，苞片长三角形；萼裂片 5，卵状披针形，外面被绒毛，具颗粒状腺体；花柱 2~3 枚，柱头被星状毛，密生羽毛状突起。蒴果密生黄色粉末状毛和具颗粒状腺体。种子卵形，黑色，有光泽。

【分　　布】 广西全区均有分布。

【采集加工】 全年均可采收，洗净，晒干备用。

【药材性状】 茎呈圆柱形，表面暗红棕色或灰棕色，有浅纵沟和明显的疣状突起及灰黄色毛。栓皮常片状脱落，脱落处呈黄绿色或黄白色。质硬，断面皮部暗棕色，木部黄白色，中央具髓。气微香，味淡。叶多皱缩，展开叶片三角状卵形或卵形，先端渐尖，基部圆、截平或稍呈心形，全缘，两面被毛。气微，味辛。

【功效主治】 祛风除湿，活血通络，解毒消肿，驱虫止痒。主治风湿痹症，腰腿疼痛，口眼歪斜，跌打损伤，痈肿疮疡，绦虫病，湿疹，顽癣。

【用法用量】 内服：煎汤，9~30g。外用：适量，干叶研末，调敷；或鲜叶捣敷。

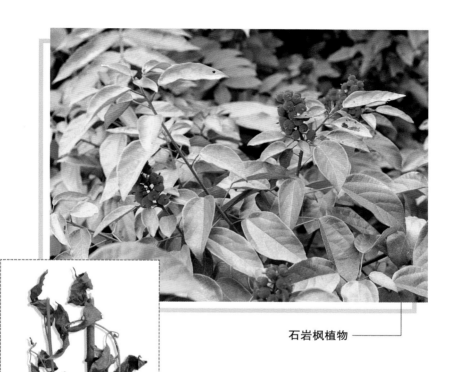

石岩枫植物

石岩枫药材

石油菜

【别　　名】　肥奴奴草、石西洋菜、石花菜、石苋菜、打不死、石凉草、厚脸皮。

【来　　源】　为荨麻科植物石油菜 Pilea cavaleriei Lévl. subsp. *valida* C. J. Chen 的全草。

【植物形态】　披散草本。茎肉质粗壮，节间较长，上部节间密集，密布杆状钟乳体。叶集生于枝顶部，同对的常不等大，多汁，叶对生、宽卵形、菱状卵形或近圆形，长及宽 1~1.8cm，先端钝或近圆形，基部宽楔形或圆形，全缘或稍呈波状，钟乳体密生；基生脉 3 条，上面略下陷，下面平坦。雌雄同株；雄花序的花密集，花被片 4，雄蕊 4；与花被裂片对生；雌花序无柄或柄极短，花被片约 3，1 枚较大，柱头画笔头状，白色，透明。瘦果卵形，扁，光滑。

【分　　布】　广西主要分布于上林、马山、罗城、柳城、融水、龙胜、兴安、灵川、临桂、恭城、富川、北流。

【采集加工】　全年均可采收，洗净，用沸水略烫后，切段晒干备用。

【药材性状】　主根圆锥形，直径 1~3mm。茎上节明显，上部扁四棱形。叶对生；叶柄长 0.3~3cm；叶片干后皱缩，展平后宽卵形或近圆形，长及宽 1~1.8cm，先端钝或近圆形，全缘或稍呈波状，基生脉 3 条，上面略下陷，下面平坦。气微，味苦。

【功效主治】　清肺止咳，利水消肿，解毒止痛。主治肺热咳嗽，肺结核，肾炎水肿，烧烫伤，跌打损伤，疮疖肿毒。

【用法用量】　内服：煎汤，15~30g；鲜品加倍。外用：适量，捣敷。

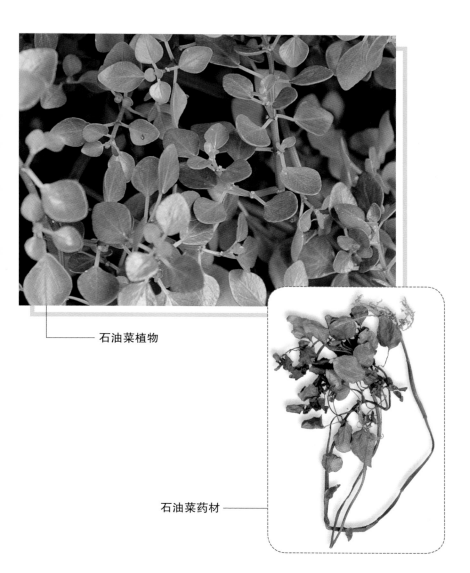

石油菜植物

石油菜药材

石刷把

【别　　名】　兰松叶、松叶蕨、铁刷把、铁石松、岩松、石龙须。

【来　　源】　为松叶蕨科植物松叶蕨 *Psilotum nudum*（L.）Griseb. 的全草。

【植物形态】　附生纤细草本。根茎细长，匍匐，下生多数假根；茎直立，下部不分枝，上部多回二叉分枝，小枝有 3 棱，绿色，密生椭圆形极细小的白色点状皮孔。叶退化，细小鳞片状，革质，疏生于枝条角棱上，卵状披针形或卵形，2~3 裂。孢子叶宽卵形，长 2~3mm，宽 2.5mm，有两个深而尖锐的裂齿。孢子囊腋生，球形，3 室纵裂；孢子多数，同型，近肾形，黄褐色。

【分　　布】　广西主要分布于上思、龙州、大新、邕宁、武鸣、上林、马山等地。

【采集加工】　全年均可采收，切段，晒干。

【药材性状】　全草绿色。茎三叉分枝。干后扁缩，具棱，直径 2~3mm。叶极小，三角形。孢子叶阔卵形，三叉。孢子囊生于叶腋，球形，乳白色，纵裂为三瓣。气微，味淡、微辛。

【功效主治】　祛风除湿，活血止血。主治风湿痹痛，风疹，经闭，吐血，跌打损伤。

【用法用量】　内服：煎汤，9~15g；或研末；或泡酒。外用：适量，捣敷；或煎水洗。

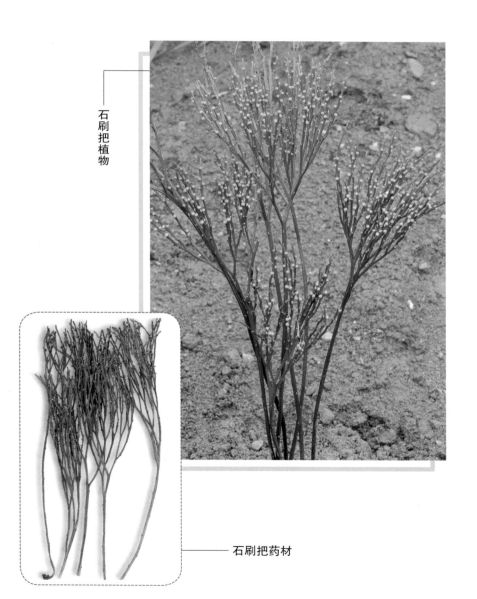

石刷把植物

石刷把药材

石南藤

【别　　名】　丁父、风藤、巴岩香、三角枫、石蒌藤、细叶青竹蛇。

【来　　源】　为胡椒科植物石南藤 *Piper wallichii*（Miq.）Hand.-Mazz. 的茎叶。

【植物形态】　常绿攀援藤本。揉之有香气。茎深绿色，节膨大，生不定根。叶互生，叶片椭圆形或向下渐变为狭卵形或卵形，长 7~14cm，宽 4~6.5cm，先端渐尖，基部钝圆或阔楔形，下面被疏粗毛，叶脉 5~7 条，最上一对互生或近对生，离基 1~2.5cm 从中脉发出，弧形上升。花单性异株，无花被；穗状花序轴被毛；雄花苞片圆形，具被毛的短柄，雄蕊 2，稀 3 枚，花药比花丝短；雌花序短于叶片；雌花苞片柄于果期延长。密被白色长毛；子房离生，柱头 3~4，稀 5。浆果球形，有疣状凸起。

【分　　布】　广西分布于全区各地。

【采集加工】　8~10 月割取带叶茎枝，晒干后扎成小把。

【药材性状】　茎枝呈扁圆柱形，长约 30cm，直径 1~3mm。表面灰褐色或灰棕色，有纵纹，节膨大，上生不定根，节间长 7~9cm。质轻而脆。断面皮部窄，木部有许多小孔。中心有灰褐色的髓。叶灰绿色，皱缩。气清香，味辛辣。

【功效主治】　祛风湿，强腰膝，补肾壮阳，止咳平喘，活血止痛。主治风寒湿痹，腰膝酸痛，阳痿，咳嗽气喘，痛经，跌打肿痛。

【用法用量】　内服：煎汤 6~15g，或浸酒，酿酒，煮汁，熬膏。外用：适量，鲜品捣敷；捣烂炒热敷；浸酒外搽。

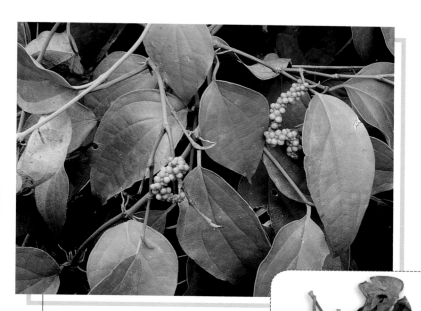

石南藤植物

石南藤药材

石柑子

【别　　名】 爬崖香、爬山蜈蚣、石葫芦、藤桔、石葫芦茶。

【来　　源】 为天南星科植物石柑子 *Pothos chinensis*（Raf.）Merr. 的全株。

【植物形态】 附生藤本。茎淡褐色，近圆柱形，具纵条纹，节上常束生气生根；分枝，枝下部常具鳞叶 1 枚；鳞叶线形，锐尖。叶片纸质，鲜时表面深绿色，背面淡绿色，干后表面黄绿色，背面淡黄色，椭圆形、披针状卵形至披针状长圆形，先端渐尖，常有芒状尖头，基部钝；中肋在表面稍下陷，背面隆起，侧脉 4 对，最下一对基出；细脉近平行；叶柄倒卵状长圆形或楔形。花序腋生，基部苞片卵形；佛焰苞卵状，绿色，锐尖；肉穗花序短，椭圆形至近圆球形，淡绿色、淡黄色。浆果黄绿色至红色，卵形或长圆形。

【分　　布】 广西分布于全区各地。

【采集加工】 春、夏季采收，洗净，鲜用或切段晒干。

【药材性状】 茎圆柱形，具纵条纹，表面淡褐色。完整叶展平后呈披针状卵形或椭圆形，表面黄绿色，背面淡黄色，长 6~13cm，宽 1.5~5.6cm，先端渐尖，常有芒状尖头，基部钝。气微，味辛、苦。

【功效主治】 行气止痛，消积，祛风湿，散瘀解毒。主治心胃气痛，疝气，小儿疳积，食积胀满，血吸虫晚期肝脾肿大，风湿痹痛，脚气，跌打损伤，骨折，中耳炎，耳疮，鼻窦炎。

【用法用量】 内服：煎汤，9~15g。外用：适量，研末捣敷；煎水洗。

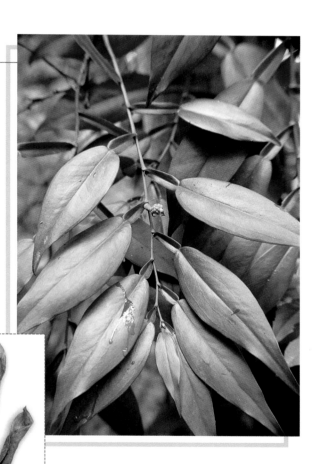

石柑子植物

石柑子药材

石莽草

【别　　名】雷公须、水绣球、草石椒、满地红、绣球草、小红蓼、小红藤。

【来　　源】为蓼科植物头花蓼 *Polygonum capitatum* Buch. Ham. ex D. Don 的全草。

【植物形态】草本。枝由根状茎丛出，匍匐或斜升，分枝紫红色，节上有柔毛或近于无毛。单叶互生；叶柄短，柄基耳状抱茎；托叶膜质，鞘状，被长柔毛；叶片卵形或椭圆形，长 1.5~3cm，宽 1~2cm，上面绿色，常有"人"字形红晕，下面绿色带紫红色，两面均被褐色疏柔毛；先端急尖，基部楔形，全缘，有缘毛。花序头状，单生或 2 个着生于枝的顶端，花序梗具腺毛；花小，淡红色，花被 5 深裂，裂片椭圆形，先端略钝；雄蕊 8 个，基部有黄绿色腺体；子房上位，花柱上部 3 深裂，柱头球形。瘦果卵形，有 3 棱，包于宿存花被内；黑色，有光泽。

【分　　布】广西主要分布于隆林、田林、凌云、南丹、都安、金秀、恭城等地。

【采集加工】全年均可采收，鲜用或晒干。

【药材性状】茎呈圆柱形或扁平，红褐色，节处略膨大并着生柔毛，质脆，易折断，断面中空且呈纤维性。节部生根，节间比叶片短，多分枝，叶互生，多皱缩，完整叶片展开后呈椭圆形或者卵圆形，长 1.5~3cm，宽 1~2cm，托叶鞘筒状。常见头状花序。气微，味微苦、涩。

【功效主治】清热利湿，活血止痛。主治痢疾，肾盂肾炎，膀胱炎、尿路结石，风湿痛，跌打损伤，疮疡，湿疹。

【用法用量】内服：煎汤，15~30g。外用：适量，捣敷或煎水洗。

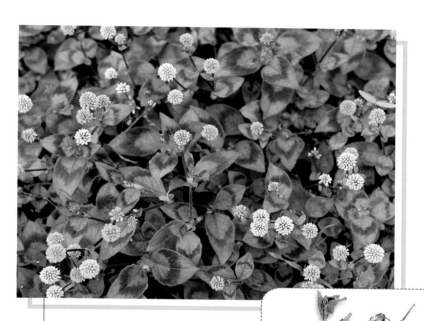

石莽草植物

石莽草药材

石 栗

【别　　名】　海胡桃、黑桐油、石粟、油果、检果。

【来　　源】　为大戟科植物石栗 *Aleurites moluccana*（L.）Willd. 的叶。

【植物形态】　常绿乔木。幼枝和花序均被褐色星状短柔毛。单叶互生；叶柄顶端有 2 枚小腺体；叶片卵形至阔披针形，长 10~20cm，宽 5~17cm，先端渐尖，基部钝或截平，稀有急尖或浅心形，全缘或 3~5 裂，幼时两面被褐色星状短柔毛，后变无毛或仅于背面疏被星状短柔毛。花单性，雌雄同株，白色。圆锥花序顶生，雄花花萼阔卵形，通常 2 深裂，镊合状，外面密被星状短柔毛；花瓣 5，长圆形或倒卵状披针形，先端钝，基部被毛；雄蕊 15~20，着生于隆起、被毛的花托上；雌花花被与雄花无异；子房球形，密被星状短柔毛，2 室，花柱 2 裂。核果肉质，近球形或阔卵形，具纵棱，有种子 1~2 颗。

【分　　布】　广西主要分布于靖西、南宁、桂平、容县。

【采集加工】　全年均可采收，鲜用或晒干。

【药材性状】　叶卵形至阔披针形或近圆形，多皱缩，展开叶片长 10~20cm，宽 5~17cm，不分裂或 3~5 浅裂。表面棕色，两面均被锈色星状短柔毛，有时脱落，叶片叶柄长 6~ 12cm，先端有 2 枚小腺体。气微，味淡。

【功效主治】　活血通经，止血。主治闭经，金疮出血。

【用法用量】　内服：煎汤，15~30g。外用：适量，鲜品捣敷；或干品研粉敷。

石栗药材

石栗植物

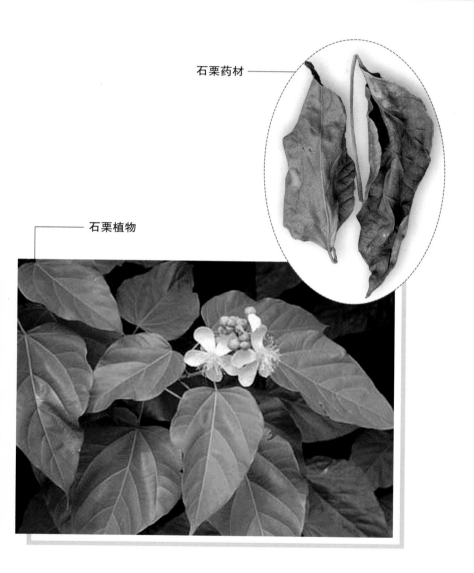

石菖蒲

【别　　名】　野韭菜、水蜈蚣、香草、山菖蒲、苦菖蒲。

【来　　源】　为天南星科植物石菖蒲 *Acorus tatarinowii* Schott 的根茎。

【植物形态】　草本。根茎横卧，芳香，外皮黄褐色；根肉质，具多数须根，根茎上部分枝甚密，分枝常被纤维宿存叶基。叶片薄，线形，长 20~30cm，宽 7~13mm，基部对折，先端渐狭，基部两侧膜质，叶鞘上延几达叶片中部，暗绿色，无中脉，平行脉多数，稍隆起。叶状佛焰苞长为肉穗花序的 2~5 倍或更长；肉穗花序圆柱形，上部渐尖，直立或稍弯。花白色。幼果绿色，成熟时黄绿色或黄白色。

【分　　布】　广西主要分布于宁明、武鸣、马山、德保、隆林、乐业、东兰、南丹、罗城、资源、昭平、陆川、博白、灵山、上思。

【采集加工】　早春或冬末挖出根茎，剪去叶片和须根，洗净晒干，撞去毛须即可。

【药材性状】　根茎呈扁圆柱形，稍弯曲，表面棕褐色、棕红色或灰黄色，粗糙，多环节，直径 0.5~1.2cm。上侧有略呈扁三角形的叶痕，左右交互排列，下侧有圆点状根痕，节部有时残留有毛鳞状叶基。质硬脆，折断面纤维性，类白色或微红色。切面可见多数维管束小点及棕色油点。气芳香，味苦、微辛。

【功效主治】　化痰开窍，化湿行气，祛风利痹，消肿止痛。主治健忘、耳鸣、耳聋、热病神昏、痰厥、脘腹胀痛、噤口痢、风湿痹痛、跌打损伤、痈疽疥癣。

【用法用量】　内服：煎汤，3~6g，鲜品加倍；或入丸、散剂。外用：适量，煎水洗；或研末调敷。

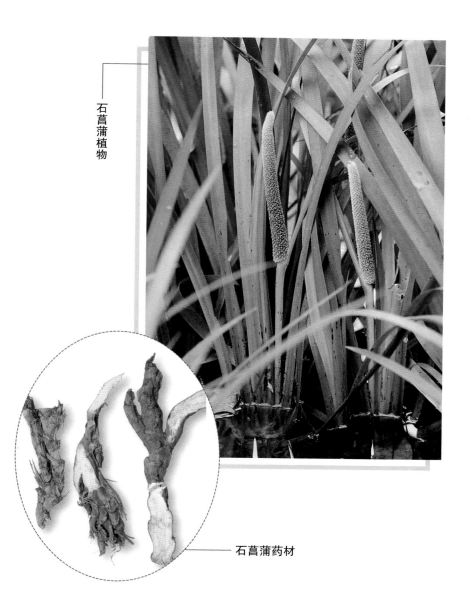

石菖蒲植物

石菖蒲药材

石崖茶

【别　　名】 亮叶黄瑞木、亮叶红淡。

【来　　源】 为山茶科植物亮叶杨桐 *Adinandra nitida* Merr. ex H. L. Li 的叶。

【植物形态】 灌木或乔木。树皮灰色，一年生新枝紫褐色，顶芽细锥形。叶互生，厚革质，卵状长圆形至长圆状椭圆形，长 7~13cm，宽 2.5~4cm，顶端渐尖，基部楔形，边缘具疏细齿，仅嫩叶初时下面疏被平伏短柔毛，迅即脱落变无毛。花单朵腋生，小苞片 2，卵形至长圆形，顶端尖或钝圆，宿存；萼片 5，卵形，顶端尖，具小尖头；花瓣 5，白色，长圆状卵形，顶端钝或近圆形；雄蕊 25~30；子房卵圆形，无毛，3 室，胚珠每室多数，花柱顶端 3 分叉。果球形或卵球形，熟时橙黄色或黄色。种子多数，褐色，具网纹。

【分　　布】 广西主要分布于龙胜、防城、上思。

【采集加工】 夏、秋二季采收，干燥。

【药材性状】 叶厚革质，展平后成卵状长圆形至长圆状椭圆形，长 7~13cm，宽 2.5~4cm，顶端渐尖，基部楔形，边缘具疏细齿。上表面棕褐色，平滑有光泽，下表面黄绿色，叶中脉在上表面稍凸，在下表面凸起。气微香，味微苦。

【功效主治】 清热解毒，护肝明目，健胃消食。主治目赤肿痛，目暗干涩，视物昏花，风热头痛，痈疮肿毒，黄疸，纳呆食少等。

【用法用量】 内服：煎汤，10~30g。

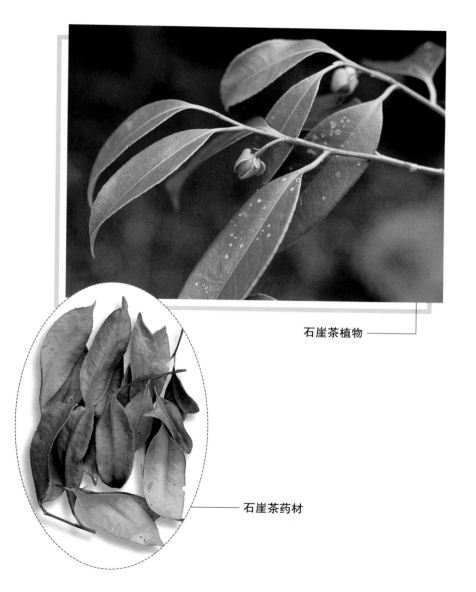

石崖茶植物

石崖茶药材

石 斛

【别　　名】 林兰、禁生、杜兰、石蓫、悬竹、千年竹。

【来　　源】 为兰科植物金钗石斛 *Dendrobium nobile* Lindl. 的茎。

【植物形态】 附生草本。茎丛生，直立，黄绿色，稍扁。叶近革质，常 3~5 枚生于茎上端；叶片长圆形或长圆状披针形，长 6~12cm，宽 1.5~2.5cm，先端 2 圆裂，叶脉平行，通常 9 条，叶鞘紧抱于节间；无叶柄。总状花序自茎节生出，通常具 2~3 花；苞片卵形，小，膜质，花大，下垂；花萼及花瓣白色，末端呈淡红色；萼片 3，中萼片离生，两侧萼片斜生于蕊柱足上，长圆形；花瓣卵状长圆形或椭圆形，与萼片几等长，唇瓣近圆卵形，生于蕊柱足的前方，先端圆，基部有短爪，下半部向上反卷包围蕊柱，两面被茸毛，近基部的中央有一块深紫色的斑点。

【分　　布】 广西主要分布于兴安、桂林、金秀、平南、武鸣、靖西、百色。

【采集加工】 全年均可收割。新收之石斛，鲜用者，除去须根及杂质，另行保存。干用者，去根洗净，搓去薄膜状叶鞘，晒干或烘干。

【药材性状】 茎中、下部扁圆柱形，向上稍"之"字形弯曲，中部直径 0.4~1cm，节间长 1.5~6cm。表面金黄色或绿黄色，有光泽，具深纵沟及纵纹，节稍膨大，棕色，常残留灰褐色叶鞘。质轻而脆，断面较疏松。气微，味苦。

【功效主治】 滋阴清热，益胃生津。主治阴伤津亏，口干烦渴，食少干呕，病后虚热，目暗不明。

【用法用量】 内服：煎汤，6~15g（鲜品加倍），宜久煎；或熬膏；或入丸、散。

【附　　注】 同科植物美花石斛 *D. loddigesii* Rolfe、束花石斛 *D. chrysanthum* Wall. ex Lindl.、马鞭石斛 *D. fimbriatum* Hook. *var. oculatum* Hook. 的茎亦作石斛用。

石斛药材 —

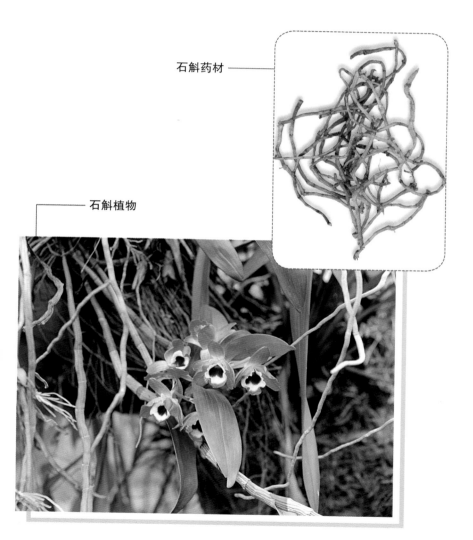

石斛植物

石斑木

【别　　名】　车轮梅、春花、凿角、雷公树、白杏花、山花木、石棠木。

【来　　源】　为蔷薇科植物石斑木 *Rhaphiolepis indica*（L.）Lindl. ex Ker 的叶。

【植物形态】　灌木。幼枝初被褐色绒毛，以后逐渐脱落近于无毛。叶片集生于枝顶，多为卵形、长圆形，长 2~8cm，宽 1.5~4cm，先端圆钝，急尖、渐尖或长尾尖，基部渐狭连于叶柄，边缘具细钝锯齿，上面光亮，网脉明显；托叶钻形，脱落。顶生圆锥花序或总状花序，总花梗和花梗被锈色绒毛；苞片及小苞片狭披针形；萼筒筒状；萼片 5，三角披针形至线形；花瓣 5，白色或淡红色，倒卵形或披针形，先端圆钝，基部具柔毛；雄蕊 15，与花瓣等长或稍长。果实球形，紫黑色，果梗短粗。

【分　　布】　广西主要分布于武鸣、邕宁、上思、防城、灵山、桂林、柳州、玉林。

【采集加工】　夏季采叶晒干。

【药材性状】　叶上表面暗绿色至棕紫色，较平滑，下表面淡绿色到棕紫色。多为卵形、长圆形，长 2~8cm，宽 1.5~4cm，主脉凸起。常带有叶柄。革质而脆。气微，味苦、涩。

【功效主治】　活血消肿，凉血解毒。主治跌打损伤，疮痈肿毒。

【用法用量】　内服：煎汤，15~30g。

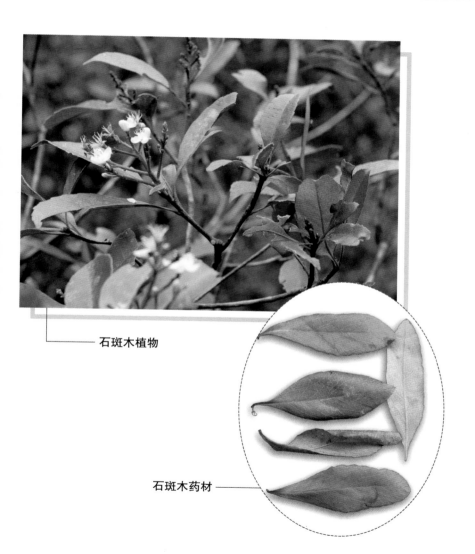

石斑木植物

石斑木药材

石 蒜

【别　　名】　红花石蒜、岩大蒜、大一枝箭、天蒜、龙爪花。

【来　　源】　为石蒜科植物石蒜 *Lycoris radiata*（L. Herit.）Herb. 的鳞茎。

【植物形态】　草本。鳞茎肥大，近卵形，外被黑褐色鳞茎皮。秋季出叶，基生；叶片质厚，宽条形，长约 60cm，最宽处达 2.5cm，向基部渐狭，宽约 1.7cm，先端渐尖，上面黄绿色，有光泽，下面灰绿色，中脉在上面凹下，在下面隆起。叶脉及叶片基部带紫红色。先花后叶；总苞片 2 枚，披针形；伞形花序有花 4~8 朵，花较大，花鲜红色或具白色边缘；花被片 6，边缘反卷和皱缩；花被筒具柄；雄蕊 6，与花柱同伸出花被外，花丝黄色；子房下位，3 室。蒴果具 3 棱。种子少数，近球形，黑色。

【分　　布】　广西主要分布于金秀、藤县、贺州、全州、资源。

【采集加工】　夏、秋季采挖。除去地上部分，洗净，晒干备用。

【药材性状】　鳞茎椭圆形或三角状卵形，长 4~5cm，直径 2.5~4cm，顶端留有长至 3cm 的叶基，基部生多数白色细长的须根。表面由 2~3 层暗棕色干枯膜质鳞叶包被，内部有十余层白色富黏性的肉质鳞叶，着生于短缩的鳞茎盘上，中心有黄白色的芽。气特异，味苦。

【功效主治】　解毒消肿。主治痈肿疮毒，结核，烫火伤。

【用法用量】　外用：适量，捣敷或捣汁涂。

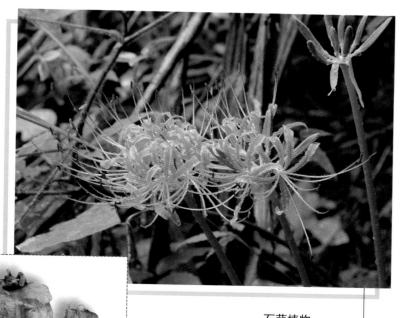

石蒜植物

石蒜药材

石楠叶

【别　　名】 扇骨木、千年红。

【来　　源】 为蔷薇科植物石楠 *Photinia serrulata* Lindl. 的叶。

【植物形态】 常绿灌木或小乔木。枝光滑。叶片革质，长椭圆形、长倒卵形、倒卵状椭圆形，长 8~22cm，宽 2.5~6.5cm，基部宽楔形或圆形，边缘疏生有腺细锯齿，近基部全缘，幼时自中脉至叶柄有绒毛，后脱落，两面无毛。复伞房花序多而密；花序梗和花柄无皮孔；花白色；花瓣近圆形，内面近基部无毛；子房顶端有毛，花柱 2~3 裂。梨果近球形，红色，后变紫褐色。

【分　　布】 广西主要分布于桂林、柳州、玉林等地。

【采集加工】 叶随用随采或夏季采晒干。

【药材性状】 叶上表面暗绿色至棕紫色，较平滑，下表面淡绿色到棕紫色。叶片多皱缩，完整者展平呈长椭圆形或长倒卵形，长 8~22cm，宽 2.5~6.5cm。主脉突起，侧脉似羽状排列。常带有叶柄。革质而脆。气微，味苦、涩。

【功效主治】 祛风湿，强筋骨，止痒，益肝肾。主治风湿痹痛，脚膝痿弱，头风头痛，风疹，肾虚腰痛，阳痿，遗精。

【用法用量】 内服：煎汤，3~10g；或入丸、散。外用：适量，研末撒；或吹鼻。

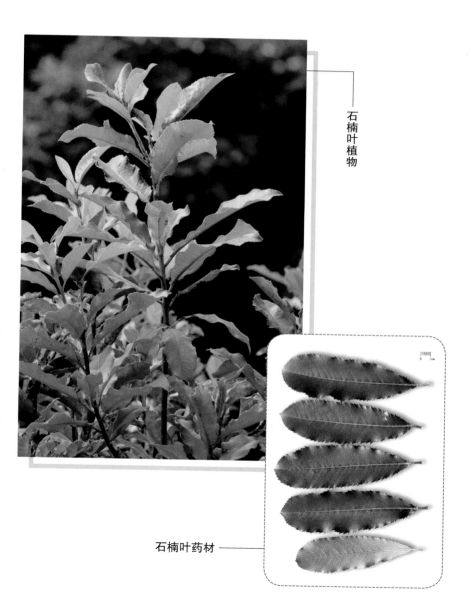

石楠叶植物

石楠叶药材

石榴皮

【别　　名】　石榴壳、安石榴、酸实壳、酸石榴皮、酸榴皮、西榴皮。

【来　　源】　为石榴科植物石榴 *Punica granatum* L. 的果皮。

【植物形态】　落叶灌木或乔木。枝顶常成尖锐尖长刺，幼枝有棱角，无毛，老枝近圆柱形。叶对生或簇生；叶片长圆圆状披针形，纸质，长 2~9cm，宽 1~1.8cm，先端尖或微凹，基部渐狭，全缘，上面光亮。花 1~5 朵生枝顶；萼筒钟状，通常红色或淡黄色，6 裂，裂片略外展，卵状三角形，外面近顶端有一黄绿色腺体，边缘有小乳突；花瓣 6，与萼片互生，倒卵形，先端圆钝；雄蕊多数，着生于萼管中部；雌蕊 1，子房下位，柱头头状。浆果近球形，通常淡黄褐色、淡黄绿色或带红色，果皮肥厚，先端有宿存花萼裂片。种子多数，钝角形。

【分　　布】　广西各地有栽培。

【采集加工】　秋季果实成熟，顶端开裂时采摘，除去种子及隔瓤，切瓣晒干，或微火烘干。

【药材性状】　果皮为不规则块片，大小不一。外表面黄棕色或棕红色，稍具光泽，粗糙，有棕色小点。内表面黄色或红棕色，有种子脱落后的凹窝，呈网状隆起。质硬而脆，断面黄色，略显颗粒状。气微，味苦、涩。

【功效主治】　涩肠止泻，止血，驱虫，解毒。主治泄泻，痢疾，肠风下血、崩漏，带下，虫积腹痛，痈疮，疥癣，烫伤。

【用法用量】　内服：煎汤，3~10g；或入丸、散。外用：适量，煎水熏洗；或研末撒；或调敷。

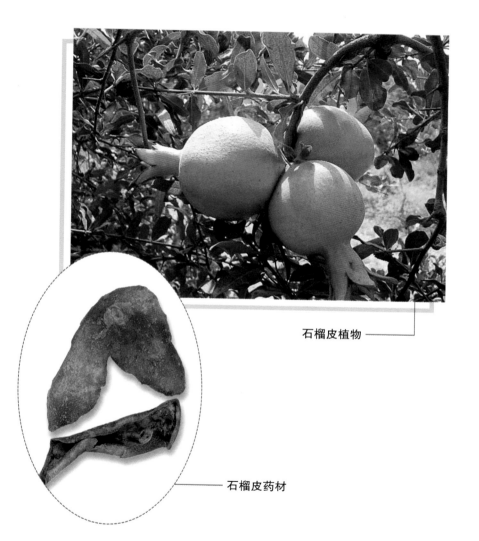

石榴皮植物

石榴皮药材

石蝉草

【别　　名】　火伤叶、胡椒草、石瓜子、三叶稔、石马菜、散血胆、红豆瓣、豆瓣七。

【来　　源】　为胡椒科植物石蝉草 *Peperomia dindygulensis* Miq. 的全草。

【植物形态】　肉质草本。茎直立或基部匍匐状，分枝，被短柔毛，下部节上常生不定根。叶对生或 3~4 片轮生；叶柄被毛；叶椭圆形、倒卵形菱形，下部有时近圆形，长 2~4cm，宽 1~2cm，先端圆或钝，稀短尖，基部渐狭或楔形，两面被短柔毛；叶脉 5 条，基出，最外 1 对细弱面短或有时不明显；膜质或薄质。穗状花序腋生或顶生，单生或 2~3 丛生；总状梗被疏柔毛；花疏离；苞片圆形，盾状，有腺点；雄蕊与苞片同着生于子房基部，花药长椭圆形，有短花丝；子房倒卵形，先端钝，柱头顶生，被柔毛。浆果球形，先端稍尖。

【分　　布】　广西主要分布于宁明、龙州、大新、天等、靖西、那坡、河池、罗城、隆安。

【采集加工】　夏、秋季采收，晒干。

【药材性状】　茎肉质，圆柱形，弯曲，多分枝，长短不一；表面紫黑色，有纵皱纹及细小皮孔，具短茸毛，节上有时可见不定根。叶对生或 3~4 叶轮生，具短柄；叶片多卷缩，展平后呈菱状椭圆形或倒卵形，全缘，长 1~3cm，宽 0.5~1.5cm，先端钝圆，膜质，有腺点，叶脉 5 条，两面有细茸毛。气微，味淡。

【功效主治】　清热润肺，补中益气。主治痈肿疔疮，水肿，跌打损伤，哮喘，结核。

【用法用量】　内服：煎汤，15~20g。

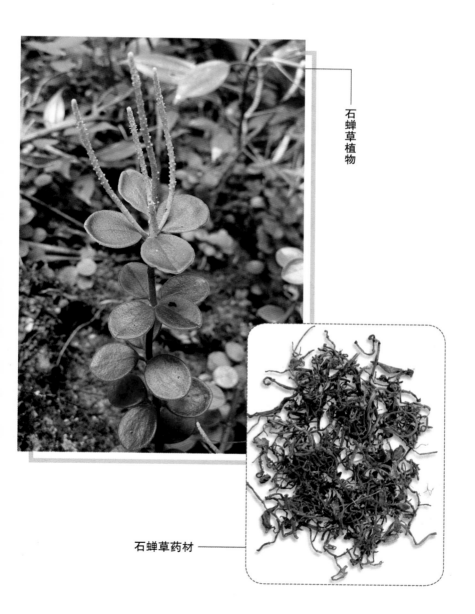

石蝉草植物

石蝉草药材

布渣叶

【别　　名】 布渣叶、薜宝叶、瓜布木叶。

【来　　源】 为椴树科植物破布叶 *Microcos paniculata* L. 的叶。

【植物形态】 灌木或小乔木。树皮粗糙，嫩枝有毛。单叶互生；叶柄被毛；托叶线状披针形；叶薄革质，卵状长圆形，长 8~18cm，宽4~8cm，先端渐尖，基部圆形，两面初时有极稀疏星状柔毛，以后变秃净；三出脉的两侧脉从基部发出，向上行超过叶片中部，边缘有细钝齿。顶生圆锥花序，被星状柔毛；花柄短小；萼片长圆形，外面有毛；花瓣长圆形，下半部有毛；具腺体；雄蕊多数，比萼片短；子房球形，无毛，柱头锥形。核果近球形或倒卵形；果柄短。

【分　　布】 广西主要分布于凌云、天等、龙州、武鸣、防城、北流、岑溪。

【采集加工】 夏、秋季采收带幼枝的叶，晒干。

【药材性状】 叶多皱缩、破碎。完整者展平后至卵状长圆形或倒卵圆形，长 8~18cm，宽 4~8cm，黄绿色或黄棕色，先端渐尖，基部钝圆，边缘具细齿。基出脉 3 条，侧脉羽状，小脉网状。叶柄长7~12mm，叶脉及叶柄有毛茸。气微，味淡、微涩。

【功效主治】 清热利湿，健胃消滞。主治感冒发热，黄疸，食欲不振，消化不良，脘腹胀痛，泄泻，疮疡，蜈蚣咬伤。

【用法用量】 内服：煎汤，15~30g；鲜品 30~60g。外用：适量，煎水洗；或捣敷。

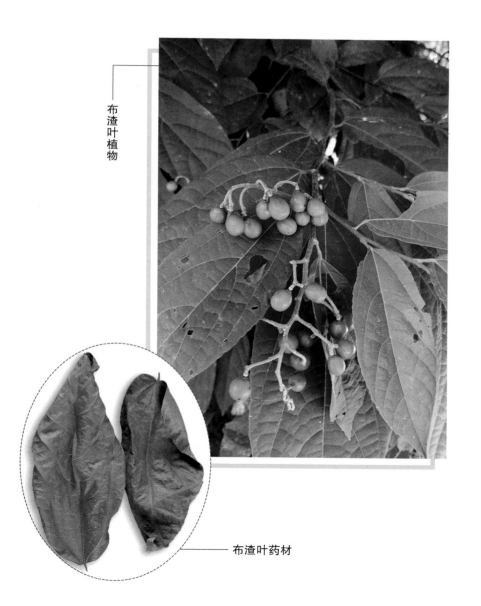

布渣叶植物

布渣叶药材

龙吐珠

【别　　名】　麒麟吐珠、珍珠宝草、珍珠宝莲、臭牡丹藤、青丝线、麒麟塔。

【来　　源】　为马鞭草科植物龙吐珠 *Clerodendrum thomsonae* Balf. 的全株。

【植物形态】　攀援状灌木。幼枝四棱形，被黄褐色短柔毛，老时无毛；髓部疏松，干后中空。单叶对生；叶片纸质，卵状长圆形或狭卵形，长4~10cm，宽1.5~4cm；先端渐尖，基部近圆形，全缘，表面被小疣毛，背面近无毛；基脉3出。聚伞花序腋生或假顶生，两歧分枝；苞片狭披针形；花萼白色，基部合生，中部膨大，具5棱，先端5深裂，裂片白色，三角状卵形，外面被细毛；花冠先端5裂，深红色，外被细腺毛，裂片5，椭圆形，花冠管与花萼近等长；雄蕊4，与花柱均伸出花冠外。核果近球形，棕黑色，萼宿存，红紫色。

【分　　布】　广西有栽培。

【采集加工】　全年均可采收，洗净，切碎，晒干；叶，鲜用。

【药材性状】　老枝类圆形，外皮黄褐色，切面木部淡黄色，髓部中空，幼枝四棱形，被黄褐色短柔毛。单叶对生；叶柄长1~2cm；叶片纸质，干后缩皱，展平后卵状长圆形或狭卵形，长4~10cm，宽1.5~4cm；先端渐尖，基部近圆形，全缘。聚伞形花序腋生。气微，味苦。

【功效主治】　解毒。主治慢性中耳炎，跌打损伤。

【用法用量】　内服：煎汤，6~15g。外用：适量，捣汁滴或外敷。

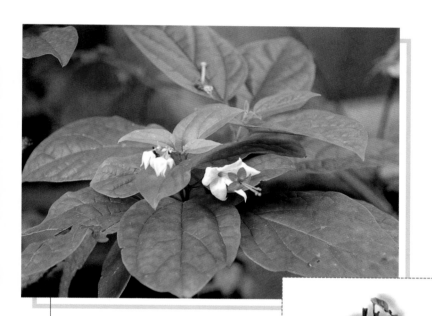

龙吐珠植物

龙吐珠药材

龙舌兰

【别　　名】 剑兰、剑麻。

【来　　源】 为百合科植物龙舌兰 *Agave americana* L. 的叶。

【植物形态】 大型草本。茎短。叶常为 30 余片呈莲座状着生茎上；叶片肥厚，匙状倒披针形，灰绿色，具白粉，叶宽视植株年龄而异，长可达 1.8m，宽 15~20cm，花葶上的叶向上渐小，叶先端渐尖，末端具褐色、长 1.5~2.5cm 的硬尖刺，边缘有波状锯齿，齿端下弯曲呈钩状。花葶上端具多分枝的狭长圆锥花序；花淡黄绿色，近漏斗状；雄蕊 6，着生于花被管喉部，花丝长约为花被片的 2 倍，丁字着药；子房下位，柱头 3 裂。蒴果长圆形。花序上可产生大量珠芽。

【分　　布】 广西有栽培。

【采集加工】 四季采叶，洗净，鲜用或沸水烫后晒干。

【药材性状】 叶片皱缩卷曲，展平后完整者呈匙状披针形，长 30~65cm，宽 1.7~6.2cm。两面黄绿色或暗绿色，具密集的纵直纹理和折断痕，有的断痕处可见黄棕色颗粒状物。先端尖刺状，基部渐窄，两侧边缘微显浅波状，在突起处均具棕色硬刺。质坚韧，难折断。气微臭，味酸、涩。

【功效主治】 解毒拔脓，杀虫，止血。主治痈疽疮疡，疥癣，盆腔炎，子宫出血。

【用法用量】 内服：煎汤，10~15g。外用：适量，捣敷。

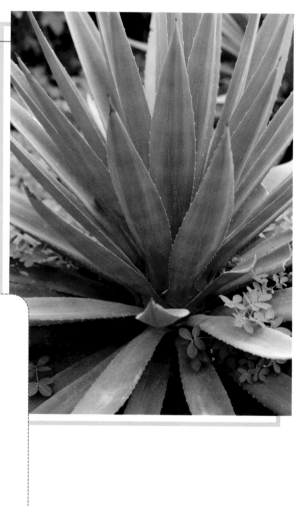

龙舌兰植物

龙舌兰药材

龙珠果

【别　　名】 龙吞珠、龙须果、风雨花、神仙果、香花果、天仙果、野仙桃。

【来　　源】 西番莲科植物龙珠果 *Passiflora foetida* L. 的全株。

【植物形态】 草质藤木。茎柔弱，圆柱形，常被柔毛，具腋生卷须。叶互生，裂片先端具腺体；托叶细绒状分裂；叶膜纸质，宽卵形至长圆状卵形，长 4.5~13cm，宽 4~12cm，3 浅裂，基部心形，边缘不规则波状，具缘毛及腺毛，两面被丝状毛及混生腺毛或腺点。聚伞花序退化而仅具花 1 朵，腋生，5 数，白色或淡紫色，苞片一至三回羽状分裂，小裂片丝状，先端具腺毛；萼片长圆形，背面近先端具一角状附属物；花瓣与萼片近等长；副花冠由 3~5 轮丝状裂片组成，花丝基部合生，上部分离；子房椭圆形。浆果卵圆形。

【分　　布】 广西主要分布于凌云、百色、田东、那坡、龙州、宁明、邕宁、南宁、贵县、岑溪、防城、合浦。

【采集加工】 全年均可采收，洗净，切段，晒干。

【药材性状】 茎圆柱形，直径 0.2~0.4cm，中空，外表皮黄色，有柔毛，节处具卷须。叶草质，多皱缩，展开后呈阔卵形，长 5~10cm，宽 6~13cm，先端渐尖，基部心形，表面黄色，叶柄长，被白色柔毛。气微，味清香。

【功效主治】 清肺止咳，清热解毒，利水消肿。主治肺热咳嗽，小便浑浊，痈疮肿毒，外伤性眼角膜炎，淋巴结炎。

【用法用量】 内服：煎汤，9~15g。外用：适量，鲜叶捣敷。

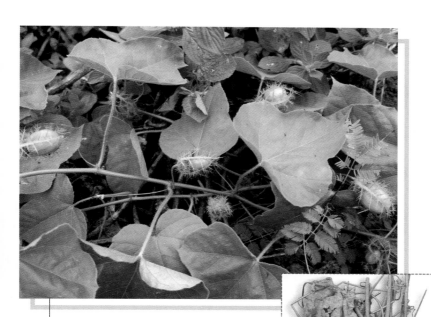

龙珠果植物

龙珠果药材

龙 眼

【别　　名】桂圆肉、比目、亚荔枝、圆眼肉、蜜脾、元眼肉。

【来　　源】为无患子科植物龙眼 *Dimocarpus longan* Lour. 的假种皮。

【植物形态】常绿乔木。小枝被微柔毛，散生苍白色皮孔。偶数羽状复叶，互生；小叶 4~5 对；叶片薄革质，长圆状椭圆形至长圆状披针形，两侧常不对称，长 6~15cm，宽 2.5~5cm，先端渐尖，有时稍钝头，上面深绿色，有光泽，下面粉绿色，两面无毛。花序密被星状毛；花梗短；萼片近革质，三角状卵形，两面均被黄褐色绒毛和成束的星状毛；萼片，花瓣各 5，花瓣乳白色，披针形，与萼片近等长；雄蕊 8。果近球形，核果状，不开裂，常黄褐色或有时灰黄色，外面稍粗糙，或少有微凸的小瘤体。种子茶褐色，光亮，全部被肉质的假种皮包裹。

【分　　布】广西有栽培。

【采集加工】果实应在充分成熟后采收。晴天倒于晒席上，晒至半干后再用焙灶焙干，到七八成干时剥取假种皮，继续晒干或烘干，干燥适度为宜。或将果实放开水中煮 10 分钟，捞出摊放，使水分散失，再火烤一昼夜，剥取假种皮，晒干。

【药材性状】假种皮为不规则块片，常黏结成团，长 1~1.5cm，宽 1~3.85cn，厚约 1mm。黄棕色至棕色，半透明。外表面皱缩不平。内表面光亮，有细纵皱纹。质柔润，有黏性。气微香，味甚甜。

【功效主治】补心脾，益气血，安心神。主治心脾两虚，气血不足所致惊悸、怔忡、失眠、健忘，血虚萎黄，月经不调，崩漏。

【用法用量】内服：煎汤，10~15g，大剂量 30~60g；或熬膏；或浸酒；或入丸、散。

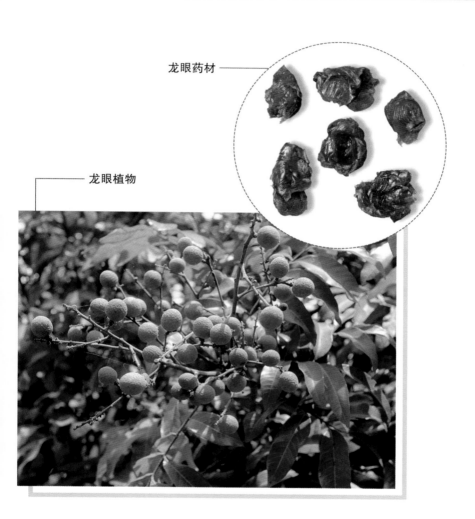

龙眼药材

龙眼植物

龙船花

【别　　名】　卖子木、红绣球、山丹、五月花、番海棠、大将军。

【来　　源】　为茜草科植物龙船花 *Ixora chinensis* Lam. 的花。

【植物形态】　常绿小灌木。小枝深棕色。叶对生；托叶绿色，抱茎，顶端具软刺状突起；叶片薄革质，椭圆形或倒卵形，长 7.5~13cm，宽 3~3.5cm，先端急尖，基部楔形，全缘。聚伞花序顶生，密集成伞房状；花序柄深红色；花萼深红色，光滑无毛，4 浅裂，裂片钝齿状；花冠略肉质，红色，花冠筒 4 裂，裂片近圆形，顶端圆；雄蕊 4；雌蕊 1，红色，子房下位，2 室。浆果近球形，熟时紫红色。

【分　　布】　广西主要分布于南宁、防城、合浦、博白、岑溪。

【采集加工】　夏季盛花时采收，晒干。

【药材性状】　花序卷曲成团，展平后呈伞房花序。花序具短梗，有红色的分枝。直径 1~5mm，具极短花梗；萼 4 裂，萼齿远较萼筒短。花冠 4 浅裂，裂片近圆形，红褐色，肉质。花冠筒扭曲，红褐色，雄蕊与花冠裂片同数，着生于花冠筒喉部。气微，味微苦。

【功效主治】　清热凉血，散瘀止痛。主治高血压，月经不调，闭经，跌打损伤，疮疡疖肿。

【用法用量】　内服：煎汤，10~15g。外用：适量，捣烂敷。

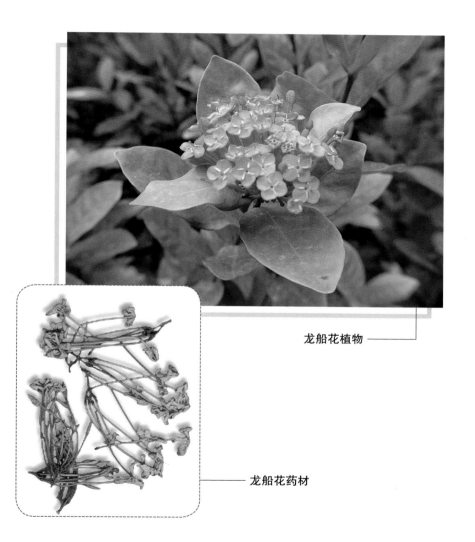

龙船花植物

龙船花药材

龙脷叶

【别　　名】 龙舌叶、龙味叶、牛耳叶。

【来　　源】 为大戟科植物龙脷叶 *Sauropus spatulifolius* Beille 的叶。

【植物形态】 小灌木。茎粗糙；枝条圆柱状，蜿蜒状弯曲，多皱纹；节间短。叶通常聚生于小枝上部，常向下弯垂，叶片近肉质，匙形、倒卵状长圆形或卵形，顶端浑圆或钝，有小凸尖，上面深绿色，叶脉处呈灰白色；托叶三角状耳形，着生于叶柄基部两侧，宿存。花红色或紫红色，雌雄同株，2~5 朵簇生于落叶的枝条中部或下部，或茎花，有时组成短聚伞花序；花序梗短而粗壮，着生有许多披针形的苞片；雄花：花梗丝状；萼片 6，2 轮，近等大，倒卵形；花盘腺体 6，与萼片对生；雄蕊 3，花丝合生呈短柱状；雌花：萼片与雄花的相同；子房近圆球状。

【分　　布】 广西有栽培。

【采集加工】 5~6 月开始，摘取青绿色老叶，晒干。通常每株每次可采叶 4~5 片，每隔 15 天左右采 1 次。

【药材性状】 叶片卵状或倒卵状披针形，似舌状，先端钝或浑圆而有小尖，基部短尖近圆形，全缘，枯黄色或黑绿色，叶背中脉突出，侧脉羽状，网脉于近边缘处合拢。纸质，较厚。气微，味淡。

【功效主治】 清热润肺，化痰止咳。主治肺热咳喘痰多，口干，便秘。

【用法用量】 内服：煎汤，6~15g。

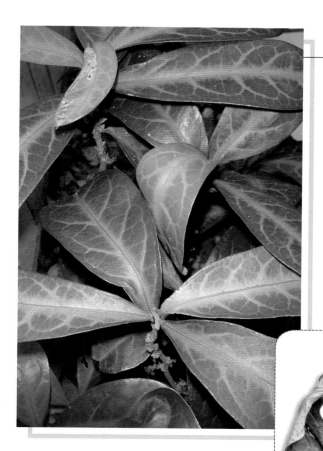

龙脷叶植物

龙脷叶药材

东风菜

【别　　名】　山蛤芦、钻山狗、白云草、疙瘩药。

【来　　源】　为菊科植物东风菜 *Doellingeria scaber* (Thunb.) Nees 的全草。

【植物形态】　根状茎粗壮。茎直立，上部有斜升的分枝，被微毛。基部叶在花期枯萎，叶片心形，长 9~15cm，宽 6~15cm，边缘有具小尖头的齿，顶端尖，基部急狭成被微毛的柄；中部叶卵状三角形，基部圆形或稍截形，有具翅的短柄；上部叶矩圆披针形或条形；全部叶两面被微糙毛，下面浅色，有三或五出脉，网脉明显。头状花序呈圆锥伞房状排列；总苞半球形；总苞片边缘宽膜质，有微缘毛，顶端尖或钝，覆瓦状排列。舌状花白色，条状矩圆形；管状花檐部钟状，有线状披针形裂片，管部急狭。瘦果倒卵圆形或椭圆形，冠毛污黄白色，有多数微糙毛。

【分　　布】　广西主要分布于全州、恭城、富川、苍梧、蒙山、岑溪、博白、凤山、资源、贺州。

【采集加工】　夏季采收，除去杂质，切段晒干。

【药材性状】　茎圆柱形，稍有分枝；直径 0.6~1.2cm，表面黄棕色，有多条细纵纹，下部光滑，上部有白色柔毛；质脆，易折断，断面中空。叶多皱缩，破碎；展开后，完整叶卵状三角形，质厚，长 9~22cm，宽 6~16cm；绿褐色，柄有窄翼，边缘有锯齿或重锯齿，表面粗糙，两面有细毛。有时可见多数黄色的头状花序；总苞半球形，总苞片边缘干膜质。质脆，易碎。气微，味微苦。

【功效主治】　清热解毒，活血消肿，镇痛。主治跌打损伤，毒蛇咬伤，头痛，咽痛，关节痛。

【用法用量】　内服：煎汤，10~30g。外用：适量，鲜品捣烂敷患处。

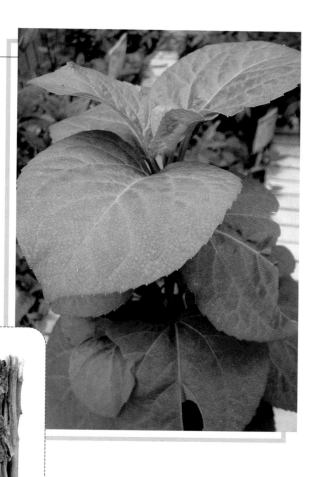

东风菜植物

东风菜药材

东风橘

【别　　名】 蝗壳刺、狗占、乌柑仔、山柑子、黄根。

【来　　源】 为芸香科植物酒饼簕 *Atalantitc buxifolia*（Poir.）Oliv 的根。

【植物形态】 灌木。分枝甚多，刺生于叶腋，茎坚硬。单叶互生；叶狭长椭圆形、倒卵状椭圆形或卵形，长2~7cm，宽1.5~4cm，先端圆，明显微凹，基部圆至楔形，边缘全缘，中脉及侧脉均微凸起，侧脉在叶缘处连结成明显的缘脉，网脉明显；革质。聚伞花序或单花，腋生；花瓣5，白色，倒卵状椭圆形或倒卵形；雄蕊10，分离，长短不相等，长的与花瓣等长，短的有时无花药；子房2~3室。花柱比子房稍长，柱头略增粗；花盘略升起。浆果球形或扁圆形，紫黑色，具宿存萼片。种子1~2颗，种皮白色。

【分　　布】 广西主要分布于防城、北海、钦州、上思、陆川。

【采集加工】 全年均可采，洗净，切片，晒干。

【药材性状】 根呈棒状，多弯曲及支根，表皮面土黄色至橙黄色，栓皮多层状脱落，露出处黄棕色。断面可见皮层厚，黄白色，木部鲜黄色，纹理平直细密。质硬，不易折断，断面不平坦。气特异，味微苦。

【功效主治】 祛风解表，化痰止咳，行气活血，止痛。主治感冒，咳嗽，疟疾，胃痛，疝气痛，风湿痹痛，跌打肿痛。

【用法用量】 内服：煎汤，根10~30g，叶9~15g；或浸酒。外用：适量，鲜叶捣敷；或研末酒炒敷。

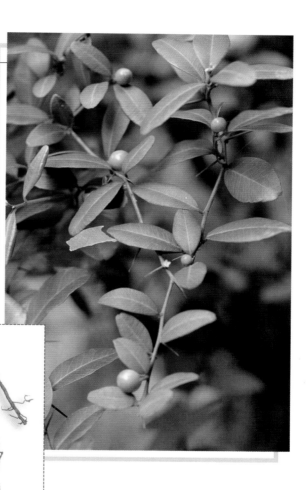

东风橘植物

东风橘药材

叶下珠

【别　　名】　日开夜闭、珍珠草、阴阳草、真珠草、珠仔草、夜盲草。

【来　　源】　为大戟科植物叶下珠 *Phyllanthus urinaria* L. 的带根全草。

【植物形态】　草本。茎直立，分枝侧卧而后上升，通常带紫红色，托翅状纵棱。单叶互生，排成 2 列；几无柄；托叶小，披针形或刚毛状；叶片长椭圆形，长 1.5~5cm，宽 0.7~3cm，先端斜或有小凸尖，基部偏斜或圆形，下面灰绿色，下面叶缘处有 1~3 列粗短毛。花小，单性，雌雄同株；无花瓣；雄花 2~3 朵簇生于叶腋；通常仅上面一朵开花；萼片 6，雄蕊 3，花丝合生成柱状，花盘腺体 6，分离，与萼片互生，无退化子房；雌花单生于叶腋，表面有小凸刺或小瘤体，萼片 6，卵状披针形，子房近球形，花柱顶端 2 裂。蒴果无柄，扁圆形，赤褐色，表面有鳞状凸起物；种子三角状卵形，淡褐色，有横纹。

【分　　布】　广西主要分布于南宁、武鸣、邕宁、河池、灌阳、恭城、昭平、平南、陆川等地。

【采集加工】　全年均可采收，洗净，切段，晒干。

【药材性状】　主根不发达，须根多数，浅灰棕色。茎粗 2~3mm，有纵皱，灰棕色或棕红色，质脆易断，断面中空。叶片薄而小，长椭圆形，尖端有短突尖，基部圆形或偏斜，边缘有白色短毛，灰绿色，皱缩，易脱落。花细小，腋生于叶背之下，多已干缩。有的带有三棱状扁球形黄棕色果实，其表面有鳞状凸起。气微香，味微苦。

【功效主治】　清热解毒，利水消肿，消积。主治黄疸，痢疾、泄泻，肾炎水肿，热淋，石淋，疳积。

【用法用量】　内服：煎汤，15~30g；外用：适量，鲜草捣烂敷伤口周围。

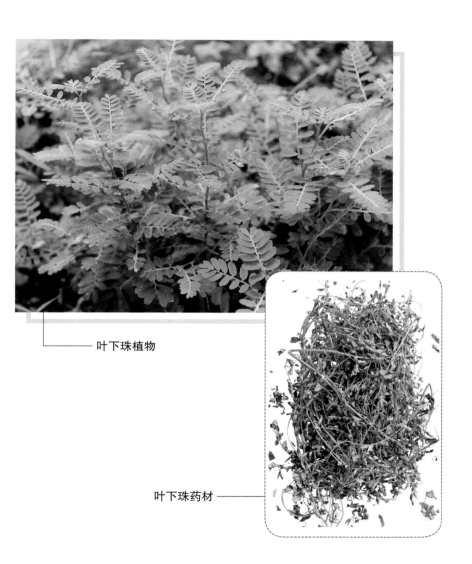

叶下珠植物

叶下珠药材

田 七

【别　　名】　三七、山漆、金不换、血参、人参三七、参三七、滇三七。

【来　　源】　为五加科植物三七 *Panax notoginseng*（Burk.）F. H. Chen ex C. Chow 的根及根茎。

【植物形态】　草本。根茎短，具有老茎残留痕迹；根粗壮肉质，倒圆锥形，有数条支根，外皮黄绿色。茎直立，近于圆柱形；光滑无毛，绿色或带多数紫色细纵条纹。掌状复叶，3~6 片轮生于茎端；叶柄细长，表面无毛；小叶 3~7 枚；小叶片椭圆形至长圆状倒卵形，长 5~14cm，宽 2~5cm，中央数片较大，最下 2 片最小，先端长尖，基部近圆形，边缘有细锯齿；具小叶柄。总花梗从茎端叶柄中央抽出，直立；伞形花序顶生；花多数，两性；小花梗细短，基部具有鳞片状苞片；花萼绿色，先端通常 5 齿裂；花瓣 5，长圆状卵形，先端尖，黄绿色。核果浆果状，近于肾形；嫩时绿色，熟时红色。种子 1~3 颗，球形，种皮白色。

【分　　布】　广西主要栽培于田东、德保、靖西、那坡。

【采集加工】　种植第 3 年后夏、秋季采收，去须根，曝晒至半干，用力搓揉，再曝晒，重复数次，置麻袋中加蜡打光。

【药材性状】　根类圆锥形、纺锤形或不规则块状，长 1~6cm，直径 1~4cm。表面灰黄至棕黑色，具蜡样光泽，顶部有根茎痕，周围有瘤状凸起，侧面有断续的纵皱及支根断痕。体重，质坚实，击碎后皮部与木部常分离。横断面灰绿、黄绿或灰白色，皮部有细小棕色脂道斑点，中心微显放射状纹理。气微，味苦，微凉而后回甜。

【功效主治】　止血散瘀，消肿定痛。主治各种出血证，胸痹心痛，血瘀经闭，痛经，产后瘀阻腹痛，跌扑瘀肿，疮痈肿痛。

【用法用量】　内服：煎汤，3~9g；研末，1~3g；或入丸、散。外用：适量，磨汁涂；或研末调敷。

附：田七叶：散瘀止血，消肿定痛。主治吐血，衄血，便血，外伤出血，跌打肿痛，痈肿疮毒。

田七花：清热生津，平肝降压。主治津伤口渴，咽痛音哑，高血压病。

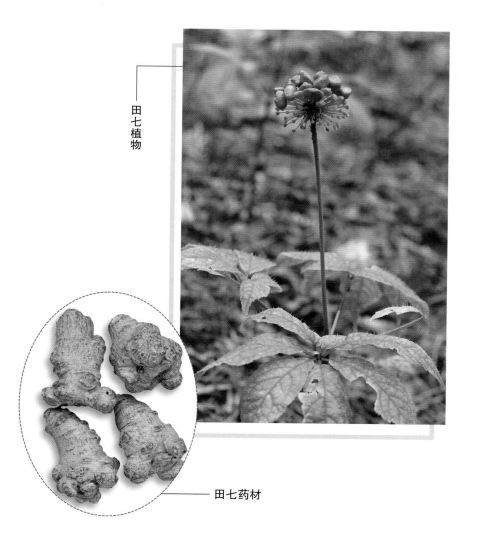

田七植物

田七药材

田基黄

【别　　名】　地耳草、斑鸠窝、雀舌草、蛇喳口、合掌草、跌水草、七寸金、一条香。

【来　　源】　为金丝桃科植物地耳草 *Hypericum japonicum* Thunb. ex Murray 的全草。

【植物形态】　草本。全株无毛。根多须状。茎丛生，直立或斜上，有 4 棱，基部近节处生细根。单叶对生；无叶柄；叶片卵形或广卵形，长 3~15mm，宽 1.5~8mm，先端钝，基部抱茎，斜上，全缘，上面有微细透明油点。聚伞花序顶生而成叉状分歧；花小；花梗线状；萼片 5，披针形或椭圆形，先端急尖，上部有腺点；花瓣 5，黄色，卵状长椭圆形，约与萼片等长；雄蕊 5~30 枚，基部连合成 3 束，花柱 3，丝状。蒴果椭圆形，成熟时开裂为 3 果瓣，外围近等长的宿萼。种子多数。

【分　　布】　广西分布于全区各地。

【采集加工】　春、夏季开花时采收全草，晒干或鲜用。

【药材性状】　根须状，黄褐色。茎具 4 棱，表面黄绿色或黄棕色；质脆，易折断，断面中空。叶对生，无柄；完整叶片卵形或卵圆形，全缘，具细小透明腺点，基出脉 3~5 条。聚伞花序顶生，花小，橙黄色。气无，味微苦。

【功效主治】　清热解毒，利湿，散瘀消肿，止痛。主治目赤肿痛，口疮，湿热黄疸，肺痈，肠痈，泄泻，痢疾，痈疖肿毒，跌打损伤。

【用法用量】　内服：煎汤，15~30g，鲜品 30~60g，大剂量可用至90~120g；或捣汁。外用：适量，捣烂外敷；或煎水洗。

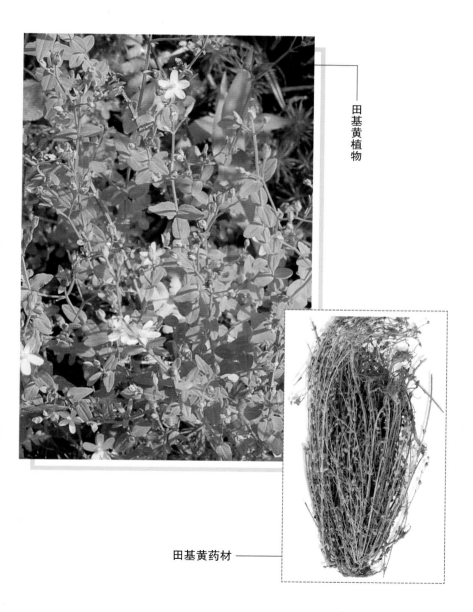

田基黄植物

田基黄药材

田 菁

【别　　名】　叶顶珠、铁精草、细叶木兰、向天蜈蚣。

【来　　源】　为豆科植物田菁 Sesbania cannabina（Retz.）Poir. 的叶、种子。

【植物形态】　亚灌木状草本。茎直立，分枝，近秃净，嫩枝被紧贴柔毛，枝及叶轴平滑有时有小凸点。偶数羽状复叶；小叶 20~40 对，叶片条状长圆形，长 8~20mm，宽 2.5~6mm，先端钝，有细尖，基部圆形，上面无毛，背面被紧贴疏毛；托叶早落。总状花序腋生，疏散；花 3~8 朵；萼钟状，无毛，萼齿近三角形；花冠黄色，旗瓣扁圆形，长稍短于宽，有时具紫斑；雄蕊 10，二体；子房线形，花柱内弯。荚果圆柱状条形，直或稍弯，有尖喙。种子多数，长圆形，绿褐色。

【分　　布】　广西有栽培，后逸为野生。

【采集加工】　叶，夏季采收，鲜用或晒干。种子，秋季果实成熟时采收，打下种子，晒干。

【药材性状】　小叶呈线状矩圆形，上面有褐色斑点，叶片条状长圆形，长 8~20mm，先端钝，有细尖，基部圆形。种子圆柱状，绿褐色或褐色，表面有蜡质光亮，长约 4mm，直径 2~3mm，种脐圆形，稍偏于一端。味甘，微苦。

【功效主治】　清热解毒，凉血利尿。主治发热，目赤肿痛，小便涩痛，尿血，毒蛇咬伤。

【用法用量】　内服：煎汤，10~60g；或捣汁。外用：适量，捣敷。

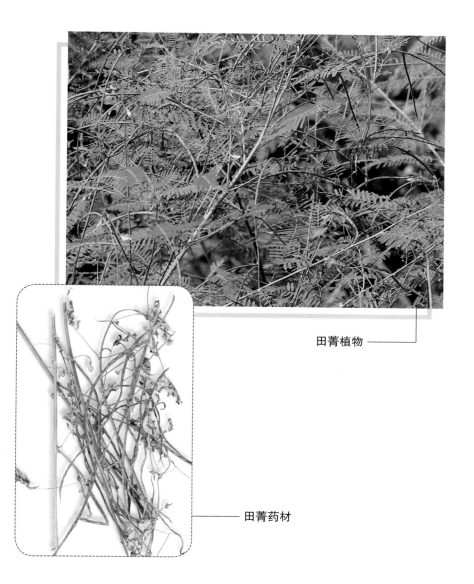

田菁植物

田菁药材

凹叶景天

【别　　名】　马牙支半莲、九月寒、打不死、石板还阳、石雀还阳、岩板菜。

【来　　源】　为景天科植物凹叶景天 *Sedum emarginatum* Migo. 的全草。

【植物形态】　肉质草本。根纤维状。茎细弱，下部平卧，节处生须根，上部直立，淡紫色，略呈四方形，棱钝，有梢。叶对生或互生；匙状倒卵形至宽卵形，长 1.2~3cm，宽 5~10mm，先端圆，微凹，基部渐狭，有短距，全缘。蝎尾状聚伞花序顶生，花小，多数，稍疏生。无花梗；苞片叶状；萼片 5，绿色，匙形或宽倒披针形；花瓣 5，黄色，披针形或线状披针形，雄蕊 10，2 轮，均较花瓣短，花药紫色；鳞片 5，长圆形，分离，先端突狭成花柱。基部稍合生。蓇葖果，略叉开，腹面有浅囊状隆起种子细小，长圆形，褐色，疏具小乳头状凸起。

【分　　布】　广西主要分布于乐业、临桂、兴安、桂平。

【采集加工】　全年均可采收，洗净，切段，晒干。

【药材性状】　茎细，直径约 1mm。表面灰棕色，有细纵皱纹，节明显，有的节上生有须根。叶对生，多已皱缩碎落，叶展平后呈匙形。有的可见顶生聚伞花序，花黄褐色。气无，味淡。

【功效主治】　清热解毒，凉血止血，利水渗湿。主治痈疖疔疮，带状疱疹，瘰疬，咯血，吐血，衄血，便血，痢疾，淋病，黄疸，崩漏，带下。

【用法用量】　内服：煎汤，15~30g；或捣汁，鲜品 50~100g。外用：适量，捣敷。

凹叶景天药材

凹叶景天植物

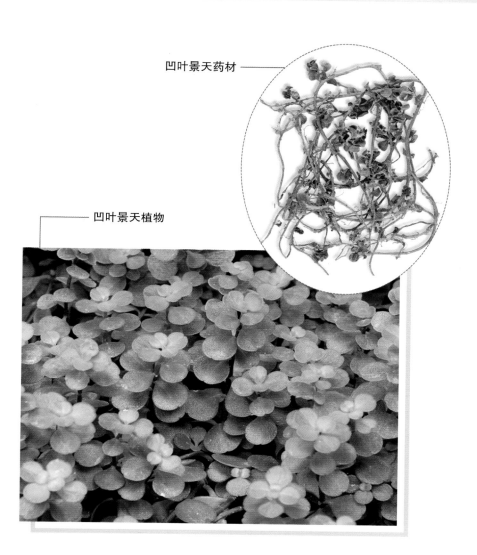

凹脉紫金牛

【别　　名】　山脑根、棕紫金牛、石狮子。

【来　　源】　为紫金牛科植物凹脉紫金牛 *Ardisia brunnescens* Walker 的根。

【植物形态】　灌木。小枝灰褐色，略肉质，具皱纹。叶片坚纸质，椭圆状卵形或椭圆形，顶端急尖或广渐尖，基部楔形，长 8~14cm，宽 3.5~6cm，全缘，两面无毛，叶面脉常下凹，背面中、侧脉明显，隆起。复伞形花序或圆锥状聚伞花序，着生于侧生特殊花枝顶端，花萼基部连合达 1/3，萼片广卵形，顶端钝，具腺点和极细的缘毛，有时被疏锈色鳞片；花瓣粉红色，仅基部连合，卵形，顶端急尖，具多或少的腺点，里面近基部具细乳头状凸起；雄蕊较花瓣略短；雌蕊与花瓣等长，子房卵珠形。果球形，深红色，多少具不明显的腺点。

【分　　布】　广西主要分布于昭平、浦北、灵山、宁明、龙州、大新、隆安、河池。

【采集加工】　全年均可采挖，洗净，切段，晒干。

【药材性状】　根圆锥形，有分枝，多弯曲，灰褐色或棕褐色，有明显的皱缩纵纹，小根有时有横环裂及纤维根。质坚硬，难折断，断面不平坦，木质部发达。气无，味微苦。

【功效主治】　清热解毒。主治咽喉肿痛。

【用法用量】　内服：煎汤，3~6g；或含咽。

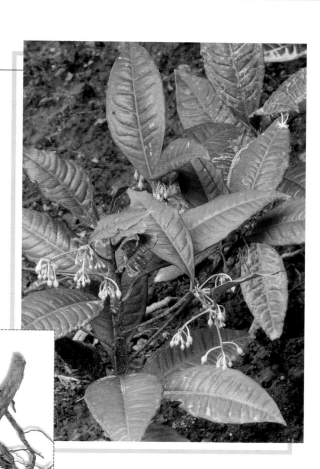

凹脉紫金牛植物

凹脉紫金牛药材

四方木皮

【别　　名】　火焰花、火焰木、火焰树、火烧花。

【来　　源】　为豆科植物中国无忧花 *Saraca dives* Pierre 的树皮。

【植物形态】　乔木。叶有小叶 5~6 对，嫩叶略带紫红色，下垂；小叶近革质，长椭圆形、卵状披针形或长倒卵形，长 15~35cm，宽 5~12cm，基部 1 对常较小，先端渐尖、急尖或钝，基部楔形。花序腋生；总苞大，阔卵形，被毛，早落；苞片卵形、披针形或长圆形，下部的一片最大，往上逐渐变小；小苞片与苞片同形，但远较苞片为小；花黄色，后部分（萼裂片基部及花盘、雄蕊、花柱）变红色；花梗短于萼管；萼裂片长圆形，具缘毛；雄蕊 8~10 枚，其中 1~2 枚常退化呈钻状，花丝突出，花药长圆形；子房微弯，无毛或沿两缝线及柄被毛。荚果棕褐色，扁平，长 22~30cm，宽 5~7cm，果瓣卷曲。种子 5~9 颗，扁平，两面中央有一浅凹槽。

【分　　布】　广西主要分布于百色、田阳、靖西、那坡、扶绥、宁明、龙州、凭祥。

【采集加工】　夏、秋季剥取，晒干。

【药材性状】　树皮呈槽状或卷曲筒状，厚 4~7mm。外表面粗糙，红棕色或棕褐色，老皮常有不规则黄褐色斑块，疏生类圆形或椭圆形皮孔；内表面红棕色，有细纵纹。质稍韧，可折断，断面内层纤维性较强。气微，味微苦、涩。

【功效主治】　祛风除湿，消肿止痛。主治风湿骨痛，跌打肿痛。

【用法用量】　内服：煎汤，15~30g；或浸酒。外用：适量，研末调酒炒热敷患处。

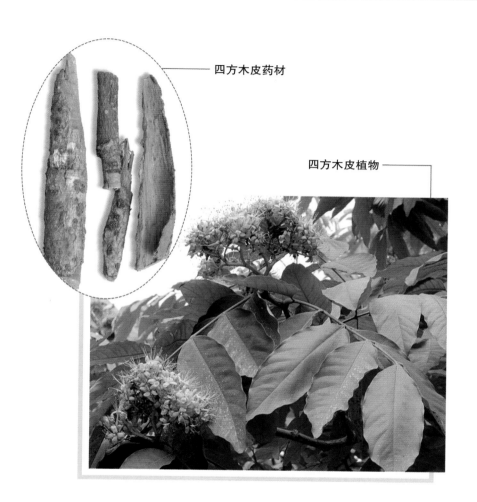

四方木皮药材

四方木皮植物

四方藤

【别　　名】　宽筋藤、红宽筋藤、春根藤、伸筋藤、红四方藤、软筋藤、风藤。

【来　　源】　为葡萄科植物翼茎白粉藤 *Cissus pteroclada* Hayata 的藤茎。

【植物形态】　常绿草质藤本。茎粗壮，下部木质；上部草质，绿色或紫红色；枝苍白色或粉白色，有 4 狭翅，干时节上不收缩；卷须二叉状，与叶对生。单叶互生；叶片心状戟形，长 6~12cm，宽 4~8cm，先端急渐尖，有短尾状尖头，基部心形，近全缘有疏离的小锯齿，两面无毛。聚伞花序通常组成与叶对生、与叶柄等长或较长的伞形花序，在最顶部的有时呈短小的圆锥花序式排列；花萼杯状，先端截平，无毛；花瓣紫红色，卵状长圆形，无毛；雄蕊 4；花盘浅波状；子房无毛。浆果椭圆状，成熟时紫黑色。

【分　　布】　广西主要分布于南宁、隆安、龙州、防城、博白、贺州、岑溪。

【采集加工】　秋季采收，切段，晒干。

【药材性状】　茎四角形条状，直径 0.5~1.8cm，稍扭曲，节上有托叶和茎须的残基，节间长 7~20cm，棱上略有翅，表面灰棕色至黑褐色，粗糙，具皮孔、皱纹。断面不整齐，皮部薄，木质部稍带红黄色，密具导管，木部射线极狭，髓部带紫色。气微，味淡。

【功效主治】　祛风除湿，活血通络。主治风湿痹痛，腰肌劳损，肢体麻痹，跌打损伤。

【用法用量】　内服：煎汤，10~30g；或浸酒。外用：适量，捣烂敷；或泡酒搽。

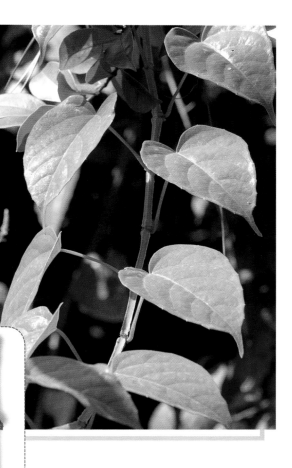

四方藤植物

四方藤药材

四叶萝芙木

【别　　名】　异叶萝芙木。

【来　　源】　为夹竹桃科植物四叶萝芙木 *Rauvolfia tetraphylla* L. 的根。

【植物形态】　直立灌木。具乳汁。幼枝被微毛，老枝无毛。叶通常 4 枚轮生，稀 3 或 5 枚轮生，大小不相等，膜质，卵形或卵状椭圆形，最大的长 5~15cm、宽 2~4cm，最小的长 1~4cm、宽 0.8~3cm，两面被绒毛，老叶的毛脱落；侧脉弧曲上升，每边 5~12 条。聚伞花序顶生或腋生，总花梗幼时被长柔毛，后渐脱落；花萼 5 裂；花冠白色，坛状，花冠筒内外面均被长柔毛；雄蕊 5 枚，着生花冠筒喉部；心皮合生。核果 2 个合生，未成熟时绿色，后渐变为红色，成熟时黑色。

【分　　布】　广西有栽培。

【采集加工】　全年均可采挖，洗净，切片，晒干备用。

【药材性状】　根呈圆柱形，直径 0.5~2cm，通常具支根，表面具不规则的纵皱褶及沟槽，灰棕色至灰黄色。栓皮较疏松，易脱落。质坚硬，不易折断，断面不平整，隐约可见射线。气微带芳香，味苦。

【功效主治】　利尿消肿，平肝，降压。主治高血压，水肿，跌打损伤。

【用法用量】　内服：煎汤，10~30g。外用：鲜品适量，捣敷。

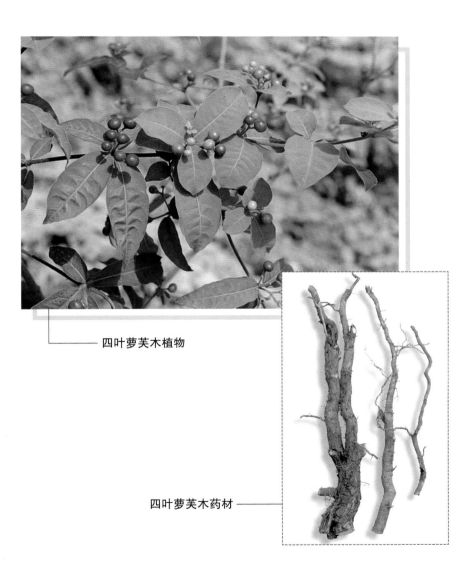

四叶萝芙木植物

四叶萝芙木药材

四块瓦

【别　　名】　四叶对、四叶细辛、万根丹、灯笼花、分叶芹。

【来　　源】　为金粟兰科植物丝穗金粟兰 Chloranthus fortunei（A. Gray）Solms-Laub. 的全草。

【植物形态】　草本。根状茎粗短，密生多数细长须根；茎直立，单生或数个丛生，下部节上对生 2 片鳞状叶。叶对生，通常 4 片生于茎上部，纸质，宽椭圆形、长椭圆形或倒卵形，长 5~11cm，宽 3~7cm，顶端短尖，基部宽楔形，边缘有圆锯齿或粗锯齿，齿尖有一腺体，近基部全缘，嫩叶背面密生细小腺点，但老叶不明显；鳞状叶三角形；托叶条裂成钻形。穗状花序单一，由茎顶抽出；苞片倒卵形，通常 2~3 齿裂；花白色，有香气；雄蕊 3 枚，药隔基部合生，着生于子房上部外侧，中央药隔具 1 个 2 室的花药，两侧药隔各具 1 个 1 室的花药，药隔伸长成丝状；子房倒卵形，无花柱。核果球形，淡黄绿色，有纵条纹，近无柄。

【分　　布】　广西主要分布于武鸣、上林、凌云、龙胜、金秀、恭城、平乐，贺州、昭平。

【采集加工】　全年可采，晒干。

【药材性状】　根茎暗绿色。根须状，灰白色或土黄色，质脆易断，皮部发达，易与木部分离，木部黄白色。叶片常皱缩，展平呈宽椭圆形、卵状椭圆形或倒卵形，长 9~18cm，宽 5~9cm，顶端渐尖，基部楔形至宽楔形，边缘具锯齿，齿端有一腺体，背面中脉、侧脉有鳞屑状毛；叶柄长 0.5~1.2cm。气微，味淡。

【功效主治】　清肺止咳，凉血止血，解毒消痈。主治阴虚肺热，咳嗽咯血，崩漏带下，痈肿疮毒，外伤出血。

【用法用量】　内服：煎汤，根茎 3~9g；全草 15~30g。外用：鲜品适量，捣敷。

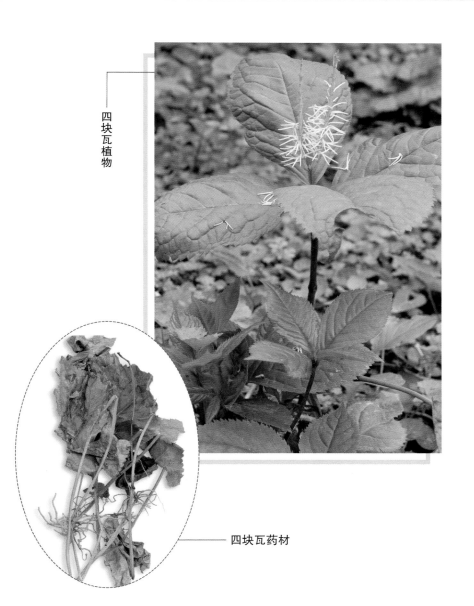

四块瓦植物

四块瓦药材

生 姜

【别　　名】 姜根、百辣云、勾装指、因地辛、炎凉小子、鲜姜。

【来　　源】 为姜科植物姜 *Zingiber officinale* Rosc. 的根茎。

【植物形态】 草本。根茎肥厚，断面黄白色，有浓厚的辛辣气味。叶互生，排成 2 列，无柄，几抱茎；叶片披针形至线状披针形，长 15~30cm，宽 1.5~2.2cm，先端渐尖，基部狭，叶基鞘状抱茎，无毛。花葶自根茎中抽出；穗状花序椭圆形；苞片卵形，淡绿色，边缘淡黄色，先端有小尖头；花萼管具 3 短尖齿；花冠黄绿色，裂片 3，披针形，唇瓣的中间裂片长圆状倒卵形，较花冠裂片短，有紫色条纹和淡黄色斑点，两侧裂片卵形，黄绿色，具紫色边缘；雄蕊 1，暗紫色，药隔附属体包裹花柱；子房 3 室，无毛，花柱 1，柱头近球形。蒴果。种子多数，黑色。

【分　　布】 广西各地均有栽培。

【采集加工】 冬至前后采挖根茎，除去茎叶及须根，洗净，鲜用。

【药材性状】 根茎呈不规则块状，略扁，具指状分枝，长 4~18cm，厚 1~3cm。表面黄褐色或灰棕色，有环节，分枝顶端有茎痕或芽。质脆，易折断，断面浅黄色，内皮层环纹明显，维管束散在。气香特异，味辛辣。

【功效主治】 散寒解表，温胃止呕，温肺止咳。主治风寒感冒，恶寒发热，头痛鼻塞，呕吐，痰饮喘咳，胀满，泄泻。

【用法用量】 内服：煎汤，3~10g；或捣汁冲。外用：适量，捣敷；或炒热熨；或绞汁调搽。

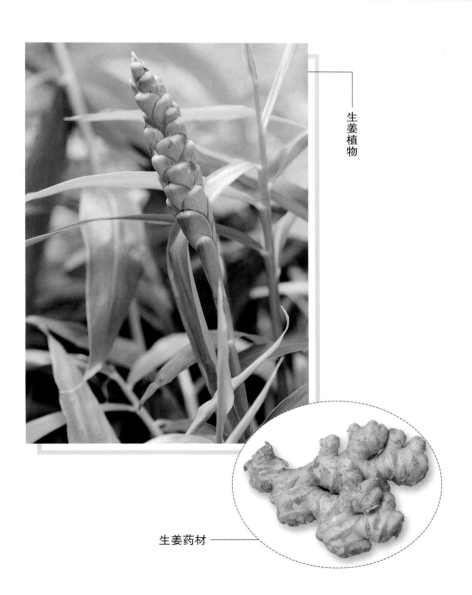

生姜植物

生姜药材

仙人掌

【别　　名】 凤尾簕、龙舌、平虑草、老鸦舌、神仙掌、观音刺、观音掌、佛手刺。

【来　　源】 为仙人掌科植物仙人掌 *Opuntia dillenii*（Ker-Gawl.）Haw. 的茎。

【植物形态】 肉质植物，常丛生，灌木状。茎下部稍木质，近圆柱形，上部有分枝，具节；茎节扁平，倒卵形至长圆形，长 7~40cm，幼时鲜绿色，老时变蓝绿色，有时被白粉，其上散生小窠，每一小窠上簇生数条针刺和多数倒生短刺毛；针刺黄色，杂以黄褐色斑纹。叶退化成钻状，早落。花单生或数朵聚生于茎节顶部边缘，鲜黄色；花被片多数，外部的带绿色，向内渐变为花瓣状，广倒卵形；雄蕊多数，排成数轮，花丝浅黄色，花药 2 室；子房下位，1 室，花柱粗壮，柱头 6~8 裂，白色。浆果多汁，倒卵形或梨形，紫红色。种子多数。

【分　　布】 广西有栽培。

【采集加工】 四季可采。鲜用或切片晒干。

【药材性状】 茎扁平，多皱缩，倒卵形至长圆形，长 7~40cm，黄白色或棕黑色，其上散生小巢，小巢上簇生数条针刺和多数倒生短刺毛，针刺黄白色。表面不光滑，有窝点。质硬碎，易折断，断面不平坦，黄白色。气淡，味苦。

【功效主治】 清热解毒，散瘀消肿，止痛。主治肺热咳嗽，咽痛，痄腮，胃痛，痢疾，痔血，乳痈，疮疡疔疖，癣疾，蛇虫咬伤，烫伤。

【用法用量】 内服：煎汤，10~30g；或焙干研末，3~6g。外用：适量，鲜品捣敷。

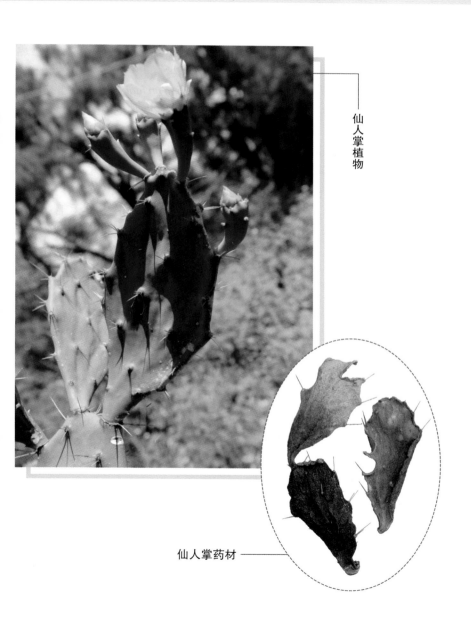

仙人掌植物

仙人掌药材

仙 茅

【别　名】　独茅根、茅爪子、蟠龙草、小地棕根、地棕根、黄茅参、独脚黄茅、仙茅参。

【来　源】　为石蒜科植物仙茅 *Curculigo orchioides* Gaertn. 的根茎。

【植物形态】　草本。根茎近圆柱状。须根常丛生，肉质，具环状横纹。地上茎不明显。叶基生；叶片线状披针形或披针形，长10~45cm，宽 5~25mrn，先端长渐尖，基部下延成柄，叶脉明显。花茎甚短，大部分隐藏于鞘状叶柄基部之内，亦被毛；苞片披针形，膜质，具缘毛；总状花序多少呈伞房状，具 4~6 朵花；花黄色，下部花筒线形，上部 6 裂，裂片披针形，外轮的背面有时散生长柔毛；雄蕊6，长约为花被裂片的 1/2，柱头 3 裂，子房狭长，先端具长喙，被疏毛。浆果近纺锤状，先端有长喙。种子亮黑色，表面具纵凸纹，有喙。

【分　布】　广西主要分布于永福、灌阳、贺州、藤县、平南、桂平、容县、玉林、博白、上思、南宁、上林、马山、龙州、隆安、乐业、南丹、罗城。

【采集加工】　在 10 月倒苗后至春季未发芽前采挖。把根茎全部挖起，抖净泥土，除尽残叶及须根，晒干。

【药材性状】　根茎圆柱形，略弯曲，直径 4~8mm。表面黑褐色或棕褐色，粗糙，有纵沟及横皱纹与细孔状的粗根痕。质硬脆，易折断，断面稍平坦，略呈角质状，皮部淡褐色或棕褐色，近中心处色较深，并有一深色环。气微香，味微苦、辛。

【功效主治】　温肾阳壮，祛除寒湿，温脾止泻。主治阳痿精冷，腰膝酸痛，小便失禁，脘腹冷痛，泄泻。

【用法用量】　内服：煎汤，3~10g；或入丸、散；或浸酒。外用：适量，捣敷。

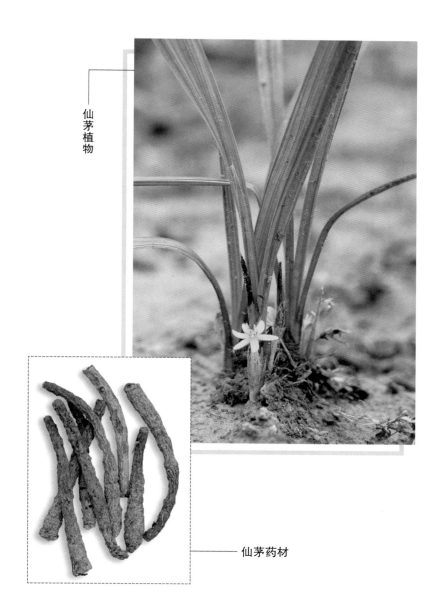

仙茅植物

仙茅药材

仙鹤草

【别　　名】　狼牙草、老鹳嘴、子母草、毛脚茵。

【来　　源】　为蔷薇科植物龙芽草 *Agrimonia pilosa* Ledeb. 的地上部分。

【植物形态】　草本。根茎短，基部常有地下芽。茎被疏柔毛及短柔毛。奇数羽状复叶互生；托叶镰形；小叶有大小2种，相间生于叶轴上，小叶3~4对，倒卵形至倒卵状披针形，长1.5~5cm，宽1~2.5cm，先端急尖至圆钝，稀渐尖，基部楔形，边缘有急尖到圆钝锯齿，有显著腺点。总状花序生于茎顶，萼片5，三角卵形；花瓣5，长圆形，黄色；雄蕊5~15；花柱2。瘦果倒卵圆锥形，外面有10条肋，被疏柔毛，先端有数层钩刺，幼时直立，成熟时向内靠合。

【分　　布】　广西主要分布于乐业、靖西、马山、南宁、宾阳、贵港、平南、玉林、博白、陆川、北流、岑溪、苍梧、富川、平乐、恭城、灌阳、三江。

【采集加工】　开花前枝叶茂盛时采收，割取地上部分切段，晒干或鲜用。

【药材性状】　全体被白色柔毛。茎下部圆柱形，红棕色，上部方柱形，四面略凹陷，有纵沟及棱线，有节；体轻，质硬，易折断，断面中空。叶暗绿色，皱缩卷曲；质脆，易碎；大小叶相间生于叶轴上，顶端小叶较大，完整小叶片展开后呈卵形或长椭圆形，先端尖，基部楔形，边缘有锯齿。有时带有细长总状花序。气微，味微苦。

【功效主治】　收敛止血，止痢，杀虫。主治咯血、吐血、衄血、尿血、便血、崩漏及外伤出血，腹泻，痢疾，疟疾，滴虫性阴道炎。

【用法用量】　内服：煎汤，10~15g，大剂量可用至30~60g；或入散。外用：适量，捣敷；或熬膏涂敷。

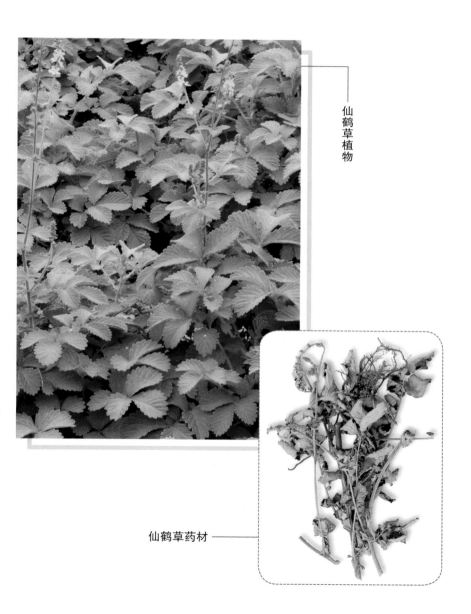

仙鹤草植物

仙鹤草药材

仪　花

【别　　名】　单刀根、广檀木、麻子木。

【来　　源】　为豆科植物仪花 *Lysidice rhodostegia* Hance 的根。

【植物形态】　小乔木。枝秃净，圆柱形。双数羽状复叶；小叶 4~6 对，长椭圆形，长 4~12cm，宽 2.5~5cm，先端渐尖或斜突尖，基部浑圆或钝；托叶小，钻状，早落。圆锥花序顶生；苞片椭圆形，长 1cm，绯红色，被毛；花紫红色；萼管状，4 裂，裂片矩圆形，花后反曲；花瓣 5，上面 3 片发达，匙形，有长爪，下面两片退化而很细；发育雄蕊 2，余者退化为假雄蕊；子房具柄，柱头顶生。荚果长条形，扁平。种子间有隔膜。

【分　　布】　广西主要分布于横县、南宁、宁明、龙州、平果、田东、隆林、乐业、天峨。

【采集加工】　全年可采，洗净鲜用或切碎晒干。

【药材性状】　根圆柱形，表面灰褐色，栓皮少量片状掉落，可见侧根痕。质硬，不易折断，断面纤维性，皮薄，木部淡黄色。气微，味淡。

【功效主治】　活血止痛，消肿止血。主治跌打损伤，骨折，风湿痹痛，外伤出血。

【用法用量】　内服：煎汤，15~30g；或浸酒。外用：适量，捣敷。

仪花药材 —

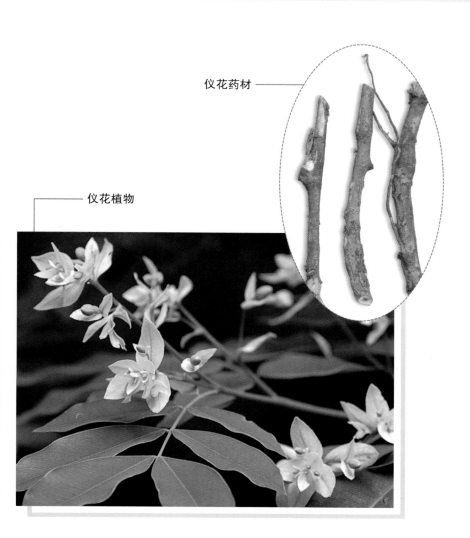

仪花植物

白千层

【别　　名】 王树、白树。

【来　　源】 为桃金娘科植物白千层 *Melaleuca leucadendron* L. 的树皮。

【植物形态】 乔木。树皮灰白色，厚而松软，呈薄层状剥落。嫩枝灰白色。叶互生；叶柄极短；叶片革质，披针形或狭长圆形，长4~10cm，宽1~2cm，两端尖，全缘，油腺点多，香气浓郁；基出脉3~7条。花白色，密集于枝顶成穗状花序，花序轴常有短毛；萼管卵形，有毛或无毛，萼齿5，圆形；花瓣5，卵形；雄蕊多数，绿白色，常5~8枚成束，花药背部着生，药室平行，纵裂；子房下位，与萼管合生，先端突出，3室，花柱线形，比雄蕊略长，柱头多少扩大。蒴果近球形，种子近三角形。

【分　　布】 广西有栽培。

【采集加工】 全年可采，剥取树皮，切段，晒干。

【药材性状】 树皮呈不规则板片状，为多层膜质叠合而成，其间散有棕红色纤维状物，长宽不一，厚1~3cm，外表面灰白或灰棕色，质韧，不易折断，但易剥离。气微，味清香。

【功效主治】 安神，解毒。主治失眠，多梦，神志不安，创伤化脓。

【用法用量】 内服：煎汤，3~9g。外用：适量，捣敷。

附：白千层叶

祛风解表，利湿止痒。主治感冒发热，风湿骨痛，腹痛泄泻，风疹，湿疹。内服：煎汤，6~15g。外用：适量，煎汤洗。

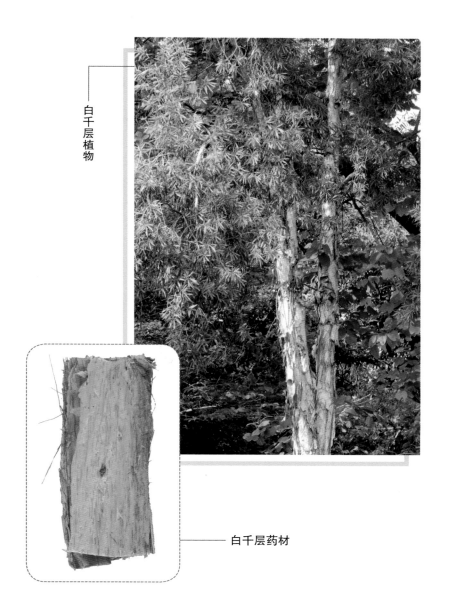

白千层植物

白千层药材

白　及

【别　　名】　白根、白芨、地螺丝、白鸡儿、白鸡娃、连及草、羊角七。

【来　　源】　为兰科植物白及 *Bletilla striata*（Thunb. ex A. Murray）Rchb. f. 的块茎。

【植物形态】　草本。假鳞茎扁球形，上面具荸荠似的环带，富黏性。茎粗壮，劲直。叶 4~6 枚，狭长圆形或披针形，长 8~29cm，宽1.5~4cm，先端渐尖，基部收狭成鞘并抱茎。花序具 3~10 朵花，常不分枝或极罕分枝；花序轴或多或少呈"之"字状曲折；花苞片长圆状披针形，开花时常凋落；花大，紫红色或粉红色；萼片和花瓣近等长，狭长圆形，先端急尖；花瓣较萼片稍宽；唇瓣较萼片和花瓣稍短，倒卵状椭圆形，白色带紫红色，具紫色脉；唇盘上面具 5 条纵褶片，从基部伸至中裂片近顶部，仅在中裂片上面为波状；蕊柱具狭翅，稍弓曲。蒴果圆柱形，两端稍尖，具 6 纵肋。

【分　　布】　广西主要分布于融水、桂林、全州、永福、资源、玉林、那坡、凌云、乐业、隆林、环江。

【采集加工】　夏、秋二季采挖，除去须根，洗净，置沸水中煮或蒸至无白心，晒至半干，除去外皮，晒干。

【药材性状】　块茎呈不规则扁圆形，有 2~3 个爪状分枝，长 1.5~5cm，厚 0.5~1.5cm。表面灰白色或黄白色，有数圈同心环节和棕色点状须根痕，上面有凸起的茎痕，下面有连接另一块茎的痕迹。质坚硬，不易折断，断面类白色，角质样。无臭，味苦，嚼之有黏性。

【功效主治】　收敛止血，消肿生肌。主治咯血，吐血，衄血，便血，外伤出血，痈疮肿毒，烧烫伤，手足皲裂，肛裂。

【用法用量】　内服：煎汤，3~10g；研末，每次 1.5~3g。外用：适量，研末撒或调涂。

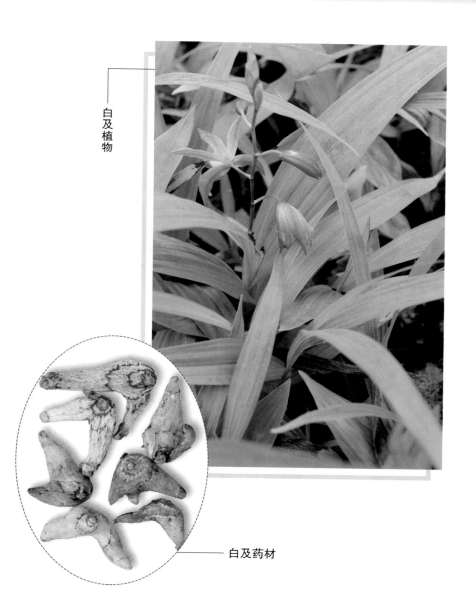

白及植物

白及药材

白子菜

【别　　名】　大肥牛、枪刀药、清心菜、土生地、白背三七、散血姜、土田七、白血皮菜。

【来　　源】　为菊科植物白子菜 *Gynura divaricata*（L.）DC. 的全株。

【植物形态】　草本。根茎块状，具多数细长须根。茎圆柱形，常带紫红色；被白色柔毛。单叶互生，多聚生于茎的下部，稍厚，略带肉质；茎下部叶长圆状椭圆形，长 5~12cm，宽 2.5~4.5cm，先端钝或短尖，基部有时有两耳，边缘有粗锯齿和白色睫毛，齿尖有腺体，两面具柔毛，有短叶柄；茎上部叶的边缘有时作不规则的羽状分裂，无叶柄。头状花序排列成扩展的伞房花丛，黄色；总苞 1 列，总苞片膜质，总苞基部有数枚小苞片；全为管状花，冠管上部膨大，先端 5 齿裂，雄蕊 5；花柱先端分成 2 条，有细长钻形附器。瘦果深褐色；冠毛多数，白色。

【分　　布】　广西主要分布于钟山、贵县、北流、陆川、博白、北海、防城、宁明、大新、南宁、上林、靖西、那坡、百色、田林、乐业。

【采集加工】　全年均可采收，鲜用或晒干。

【药材性状】　根茎块状，具细长须根。茎圆柱形，棕紫色，被短毛。叶互生，多皱缩，完整叶片呈长卵形至长圆状倒卵形，先端钝或短尖，基部有时有两耳，叶缘具不规则缺刻及锯齿，上下表面均具柔毛。有时可见头状花序或总苞。瘦果深褐色，冠毛白色。气微，味淡。

【功效主治】　清热凉血，活血止痛，止血。主治咳嗽，疮疡，风湿痛，崩漏，烫火伤，跌打损伤，外伤出血。

【用法用量】　内服：煎汤，6~15g；或浸酒。外用：适量，鲜品捣敷；或研末敷。

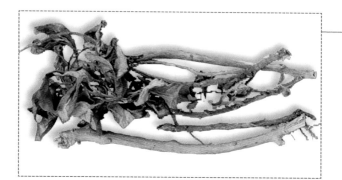

白子菜药材

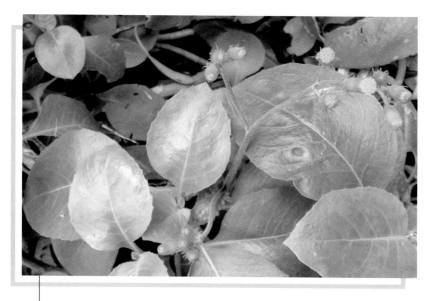

白子菜植物

白马骨

【别　　名】满天星、路边金、六月冷。

【来　　源】为茜草科植物六月雪 *Serissa serissoides*（DC.）Druce 的地上部分。

【植物形态】多年生落叶小灌木。枝粗壮，灰色，叶对生；有短柄。常聚生于小枝上部；托叶膜质，先端有锥尖状裂片数枚；叶较小，叶片椭圆形或椭圆状倒披针形，长 1.5~3cm，宽 5~15mm，先端短尖，基部渐狭，全缘，两面无毛或下面被疏毛。花无梗。丛生于小枝顶或叶腋；苞片 1，斜方状椭圆形，顶端针尖，白色；萼片三角形，较短，有睫毛；花冠管状，白色，内有茸毛 1 簇，5 棱，裂片长圆状披针形；雄蕊 5；雌蕊 1，柱头分叉，子房下位，5 棱，圆柱状。核果近球形，有两个分核。

【分　　布】广西主要分布于大新、金秀、桂林等地。

【采集加工】春、夏季采收，洗净，鲜用或晒干。

【药材性状】粗枝深灰色，表面有纵裂纹，栓皮易脱落；嫩枝浅灰色，微被毛；断面纤维性，木质，坚硬，叶对生或簇生，薄革质，黄绿色，卷缩或脱落；完整者展平后叶狭椭圆形，长 1.5~3cm，宽 5~15mm，无端短尖或钝，基部渐狭成短柄，全缘，两面羽状网脉突出。枝端叶间有时可见黄白色花，花萼裂片仅为冠筒之半；偶见近球形的核果。气微，味淡。

【功效主治】疏肝解郁，清热利湿，消肿拔毒，止咳化痰。主治黄疸，风湿腰腿痛，痈肿恶疮，蛇咬伤，脾虚泄泻，小儿疳积，带下病，目翳，肠痈，狂犬病。

【用法用量】内服：煎汤，15~30g，鲜品 30~60g。外用：适量，煎水洗或捣敷。

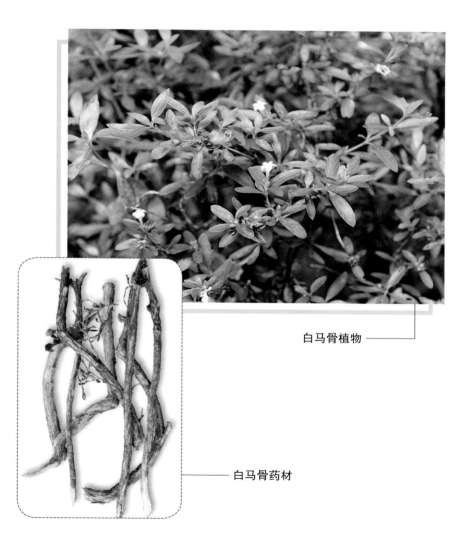

白马骨植物

白马骨药材

白木香

【别　　名】　沉香、芫香、六麻树、女儿香、芽香树。

【来　　源】　为瑞香科植物土沉香 *Aquilaria sinensis*（Lour.）Gilg. 含树脂的心材。

【植物形态】　常绿乔木。根和茎有香气。树皮及枝灰褐色，外皮质薄而致密，易剥落，小枝被柔毛。单叶互生；叶片椭圆形或卵形，长 6~9cm，宽 2.5~4.5cm，先端短渐尖，基部窄楔形，下延，全缘，下面及叶柄被伏贴绒毛，长成渐无毛。春末夏初开黄绿色花，数朵排成顶生或腋生伞形花序，被灰白色毛；花被管状，有毛，先端 5 裂，喉部有鳞片 10 片，与雄蕊互生；雄蕊 10，成 2 轮着生花被管上；子房瓶状，被毛，无花柱，柱头扁圆。蒴果木质，扁倒卵形，密被灰色绒毛，基部有宿存略为木质的花被。

【分　　布】　广西主要分布于玉林、钦州、南宁。

【采集加工】　全年可采收，种植 10 年以上取香质量较好。结香的方法：在树干上凿一至多个宽 2cm、长 5~10cm、深 5~10cm 的长方形或圆形洞，用泥土封闭，让其结香；在树干的同一侧，从上到下每隔 40~50cm 开一宽为 1cm、长和深度均为树干径 1/2 的洞，用特别的菌种塞满小洞后，用塑料薄膜包扎封口。当上下伤口都结香而相连接时，整株砍下采香。将采下的香用刀剔除无脂及腐烂部分，阴干。

【药材性状】　为片状或不规则的长条状，大小不一。一面多具纵沟，由棕黑色的含树脂部分与淡黄色木质部交错形成花纹，微有光亮；另一面多为黄褐色腐朽的木质，表面凹凸不平，入水半浮或上浮。气芳香，味苦。

【功效主治】　行气止痛，温中降逆，纳气平喘。主治脘腹冷痛，气逆喘息，胃寒呕吐呃逆，腰膝虚冷，大便秘结，小便短赤。

【用法用量】　内服：煎汤，2~5g，后下；研末，0.5~1g；或磨汁服。

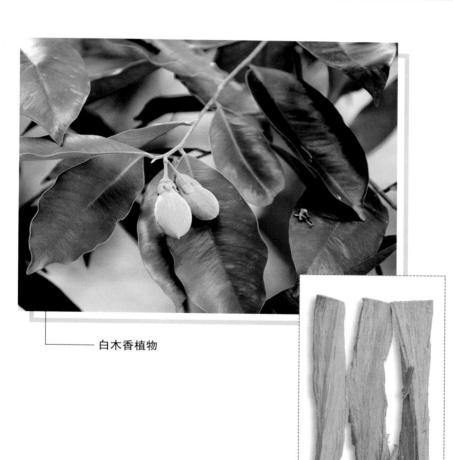

白木香植物

白木香药材

白毛蛇

【别　　名】 平卧阴石蕨、石蚕、石龙芼、石祈蛇、石蚯蚓。

【来　　源】 为骨碎补科植物圆盖阴石蕨 *Humata tyermanni* Moore 的根茎。

【植物形态】 草本。根状茎长而横走，密被蓬松的鳞片；鳞片线状披针形，盾状着生。叶远生；棕色或棕禾秆色，疏被鳞片，基部圆盾形，淡棕色；叶片三角状卵形，长宽几相等，10~15cm，基部心脏形，三至四回羽状深裂；羽片 6~10 对，有短柄，基部一对最大，长三角形，三回深羽裂，一回小羽片 6~8 对，基部下侧一片最大，椭圆形；从第二对羽片向上渐缩短，椭圆披针形。叶革质，干后褐色，两面均光滑或下面沿叶轴偶有少数棕色鳞片。孢子囊群生于小脉顶端；囊群盖近圆形，全缘，浅棕色，仅基部一点附着，余均分离。

【分　　布】 广西主要分布于武鸣、融水、临桂、永福、龙胜、上思、平南、金秀。

【采集加工】 全年均可采收，洗净，切段，晒干。

【药材性状】 根茎圆柱形，细长，直径 2mm。表面密被披针形鳞片，鳞片长约 5mm，宽约 1mm，淡棕色，盾状着生。质硬。气微，味淡。

【功效主治】 活血止血，清热利湿，续筋接骨。主治风湿痹痛，腰肌劳损，跌打损伤，牙痛，吐血，便血，尿路感染，痈疮肿痛。

【用法用量】 内服：煎汤，20~30g，水煎服。外用：适量，鲜品捣敷。

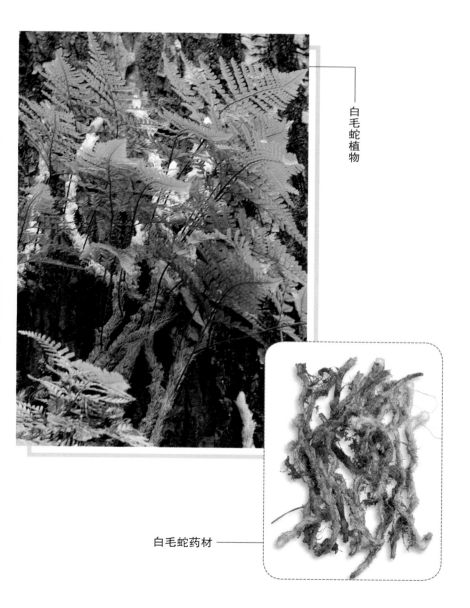

白毛蛇植物

白毛蛇药材

白 兰

【别　　名】　白缅花、白木兰、缅桂花、白玉兰、白兰花。

【来　　源】　为木兰科植物白兰 *Michelia alba* DC. 的花。

【植物形态】　乔木。树皮灰色，幼枝密被淡黄白色柔毛，后渐脱落。叶互生；托叶痕为叶柄的三分之一或四分之一；叶薄革质；叶片长圆形或披针状椭圆形，长 10~27cm，宽 4~9.5cm，先端长渐尖或尾状渐尖，基部楔形，两面无毛或下面疏生微柔毛。花白色，清香，单生于叶腋；花被 10 片以上；雄蕊多数；雄蕊群有柄，心皮多数，通常部分心皮不发育，成熟时随着花托的延伸，形成蓇葖疏生的聚合果，蓇葖熟时鲜红色。通常不结实。

【分　　布】　广西各地有栽培。

【采集加工】　全年均可采收，晒干。

【药材性状】　花梗密被灰黄色细绒毛。花狭钟形，长 2~3cm，红棕色至棕褐色。花被片多为 12 片，外轮狭披针形，内轮较小；雄蕊多数，花药条形，淡黄棕色，花丝短，易脱落；心皮多数，分离，花柱密被灰黄色细绒毛。质脆，易破碎。气芳香，味淡。

【功效主治】　化湿，行气，止咳。主治胸闷腹胀，中暑，咳嗽，前列腺炎，带下。

【用法用量】　内服：煎汤，6~15g。

附：白兰叶

清热利尿，止咳化痰。主治泌尿系感染，小便不利，支气管炎。内服：煎汤，9~30g。外用：适量，鲜品捣敷。

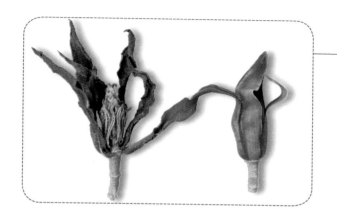

白兰药材

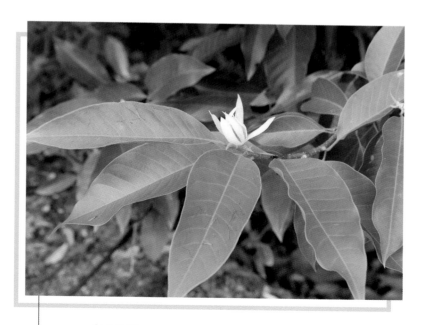

白兰植物

白头翁

【别　　名】 清明菜、鼠耳草、香茅、黄花白艾、佛耳草、茸母、团艾。

【来　　源】 为菊科植物鼠曲草 *Gnaphalium affine* D. Don. 的全草。

【植物形态】 草本。茎直立，簇生，密被白色绵毛。叶互生；无柄；基部叶花期时枯萎，下部和中部叶片倒披针形或匙形，长 2~7cm，宽 4~12mm，先端具小尖，基渐渐狭，下延，全缘，两面被灰白色绵毛。头状花序多数，通常在茎端密集成伞房状；总苞球状钟形；总苞片 3 层，金黄色，干膜质，先端钝，外层总苞片较短，宽卵形，内层长圆形，花黄色，外围的雌花药冠丝状；中央的两性花花冠筒状，先端 5 裂。瘦果长圆形，有乳头状突起；冠毛黄白色。

【分　　布】 广西主要分布于钟山、上林、南宁、隆安、田东、那坡、田林、南丹、都安。

【采集加工】 春季开花时采收，去尽杂质，晒干。鲜品随采随用。

【药材性状】 全草密被灰白色绵毛。茎黄绿色，直径 1~2mm。叶皱缩卷曲，展平后叶片呈条状匙形或倒披针形，长 2~6cm，宽 3~12mm，全缘；质柔软，头状花序多数，金黄色或棕黄色，舌状花及管状花多已脱落，有花脱落后的痕迹。气微，味微甘。

【功效主治】 清热燥湿，解毒散结，止血。主治湿热痢疾，痈疽肿毒，瘰疬，外伤出血。

【用法用量】 内服：煎汤，9~15g。外用：适量，捣烂。

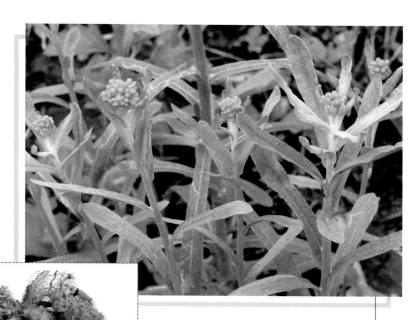

白头翁植物 —

—— 白头翁药材

白　芷

【别　　名】 芳香、苻蓠、泽芬、白茝、香白芷、芷。

【来　　源】 为伞形科植物白芷 *Angelica dahurica*（Fisch. ex Hoffm.）Benth. et Hook. f. ex Franch. et Sav. 的根。

【植物形态】 高大草本。根圆柱形。茎基部通常带紫色，中空，有纵长沟纹。基生叶一回羽状分裂，有长柄，叶柄下部有管状抱茎边缘膜质的叶鞘；茎上部叶二至三回羽状分裂，叶片轮廓为卵形至三角形，长 15~30cm，宽 10~25cm，叶柄下部为囊状膨大的膜质叶鞘，常带紫色；末回裂片长圆形，卵形或线状披针形，多无柄，急尖，边缘有不规则的白色软骨质粗锯齿，具短尖头，基部两侧常不等大，沿叶轴下延成翅状；花序下方的叶简化成无叶的、显著膨大的囊状叶鞘。复伞形花序；伞辐多数；总苞片通常缺或有 1~2；小总苞片线状披针形，膜质，花白色；花瓣倒卵形，顶端内曲呈凹头状。果实长圆形至卵圆形，背棱扁，厚而钝圆，侧棱翅状。

【分　　布】 栽培。

【采集加工】 夏、秋间叶黄时采挖，除去须根及泥沙，晒干或低温干燥。

【药材性状】 根呈长圆锥形，长 10~25cm，直径 1.5~2.5cm。表面灰棕色或黄棕色，根头部钝四棱形或近圆形，具纵皱纹、支根痕及皮孔样的横向凸起，有的排列成四纵行。顶端有凹陷的茎痕。质坚实，断面白色或灰白色，粉性，形成层环棕色，近方形或近圆形，皮部散有多数棕色油点。气芳香，味辛、微苦。

【功效主治】 祛风发表，散寒燥湿。主治风寒感冒，头痛，咳嗽，鼻渊，脘腹冷痛，风寒湿痹，寒湿带下，痛经，疮疡肿痛。

【用法用量】 内服：煎汤，3~9g。

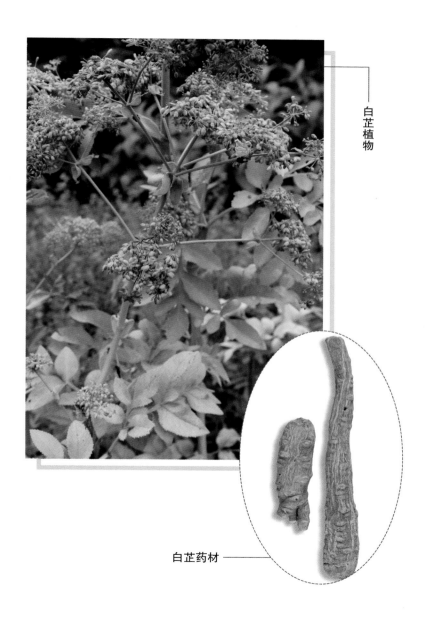

白芷植物

白芷药材

白花九里明

【别　　名】　白花、青羊藤、六月零、假东风草、管芽、东方草。

【来　　源】　为菊科植物东风草 *Blumea megacephala*（Randeria）Chang et Tseng 的茎叶。

【植物形态】　攀援状草质藤本。茎圆柱形，多分枝，基部有明显的沟纹，被疏毛或后脱毛。下部和中部叶有长达 2~5mm 的柄，叶片卵形或卵状长圆形，长 7~10cm，宽 2.5~4cm，基部圆形，顶端短尖，边缘有疏细齿或点状齿，上面有光泽，干时常变淡黑色，中脉在上面明显，在下面凸起，网状脉极明显。头状花序疏散，在小枝顶端排列成总状花序，再排成大型具叶的圆锥花序；总苞半球形，总苞片 5~6 层，外层厚质，卵形，基部常弯曲，背面被密毛，中层质稍薄，带干膜质，线状长圆形，内层长于最外层的 3 倍；花托平，被白色密长柔毛。花黄色，雌花多数，细管状；两性花花冠管状，上部稍扩大，檐部 5 齿裂，裂片三角形，顶端钝。瘦果圆柱形，有 10 条棱，被疏毛。冠毛白色，糙毛状。

【分　　布】　广西各地有分布。

【采集加工】　夏、秋季采收，鲜用或切段晒干。

【药材性状】　茎表面浅棕色，有沟纹，近无毛。叶多皱缩破碎。完整叶片椭圆形或卵状椭圆形，顶端尖，基部楔形或圆形，浅棕褐色，上面粗糙，下面被微毛或近无毛，边缘具小齿，网脉极明显，叶柄被柔毛。有的残留头状花序。气微，味微苦。

【功效主治】　祛风利湿，散瘀止血。主治风湿痹痛，血瘀崩漏，跌打肿痛，痈疖，疥疮。

【用法用量】　内服：煎汤，15~30g。外用：适量，捣敷。

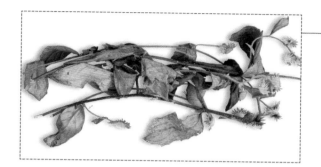

白花九里明药材

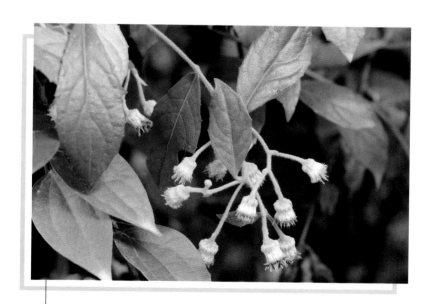

白花九里明植物

白花丹

【别　　名】　千槟榔、照药、火灵丹、猛老虎、一见消、白花九股牛、白雪花。

【来　　源】　为白花丹科植物白花丹 *Plumbago zeylanica* L. 的全草。

【植物形态】　蔓生草本。茎细弱，基部木质，多分枝，有细棱，节上带红色，具腺毛。单叶互生；叶柄基部扩大而抱茎；叶片纸质，卵圆形至卵状椭圆形，长 4~10cm，宽 1.5~5cm，先端尖，基部阔楔形，无毛，全缘。穗状花序顶生或腋生；苞片短于萼，边缘为干膜质；花萼管状，绿色，上部 5 裂，具 5 棱，棱间干膜质，外被腺毛，有黏性；花冠白色或白而略带蓝色，高脚碟状，管狭而长，先端 5 裂，扩展；雄蕊 5，生于喉处；子房上位，1 室，柱头 5 裂。蒴果膜质。

【分　　布】　广西主要分布于凌云、那坡、博白、陆川、贵港、桂平、岑溪、恭城。

【采集加工】　全年均可采收，洗净，切段，晒干。

【药材性状】　主根圆柱形，略弯曲，表面灰褐色或棕黄色。茎圆柱形，表面黄绿色至淡褐色，节明显，具细纵棱；质硬，易折断，断面皮部呈纤维状，淡棕黄色，中间呈颗粒状，淡黄白色，髓部白色。叶片多皱缩破碎，完整者展平后呈卵形或长圆状卵形，黄绿色。有时可见穗状花序，花白色至淡黄色。气微，味辛辣。

【功效主治】　祛风除湿，行气活血，解毒消肿。主治风湿痹痛，心胃气痛，肝脾肿大，血瘀经闭，跌打扭伤，痈肿瘰疬，疥癣瘙痒，毒蛇咬伤。

【用法用量】　内服：煎汤，9~15g。外用：适量，煎水洗；或捣敷；或涂擦。

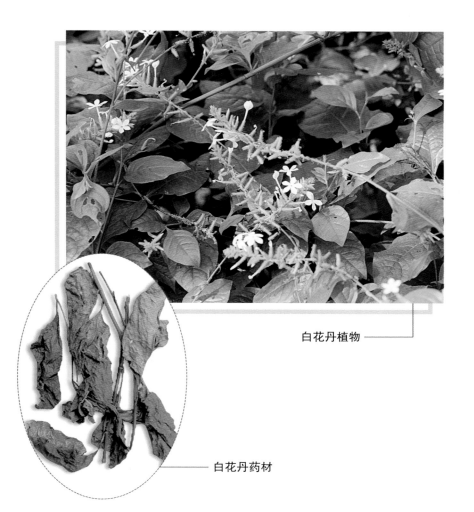

白花丹植物

白花丹药材

白花地胆草

【别　　名】　苦龙胆草、天芥菜、鸡疴粘、土柴胡、草鞋底、铁灯台、儿童草。

【来　　源】　为菊科植物白花地胆草 *Elephantopus tomentosus* L. 的全草。

【植物形态】　草本。根茎粗壮，具纤维状根。茎多分枝，具棱条，被白色长柔毛，具腺点。叶互生；最下部叶常密集呈莲座状；下部叶长圆状倒卵形，长 8~20cm，宽 3~5cm，先端尖，基部渐狭成具翅的柄，稍抱茎；上部叶椭圆形，最上部叶极小，具锯齿，稀近全缘，上面皱而具疣状凸起，被疏或较密短柔毛，下面密被长柔毛和腺点。头状花序在茎枝顶端密集成复头状花序，基部有 3 个卵状心形的叶状苞片，排成疏伞房状；总苞长圆形，外层 4，披针状长圆形，先端尖，具 1 脉，内层 4，椭圆状长圆形，先端急尖，具 3 脉，被疏贴短毛和腺点；花 4 个，花冠白色，漏斗状。瘦果长圆状线形；冠毛浅白色，具 5 条硬刚毛。

【分　　布】　广西主要分布于防城、上思。

【采集加工】　夏末采收，洗净，晒干或鲜用。

【药材性状】　根茎棕褐色，具不规则的纵皱纹，具环节，密被紧贴的灰白色茸毛，直径 0.5~1cm；质坚，不易折断，断面黄白色。茎圆柱形，常两歧分枝，密被紧贴的灰白色粗毛。叶多基生，黄绿色至绿褐色，展平后完整叶呈匙形或倒披针形，具较多腺点，先端钝或急尖，基部渐狭，边缘稍具钝齿；两面均被紧贴的灰白色粗毛，幼叶尤甚，叶柄短，稍呈鞘状，抱茎；茎生叶少而小。气微，味微苦。

【功效主治】　清热，凉血，解毒，利湿。主治感冒，百日咳，扁桃体炎，咽喉炎，眼结膜炎，黄疸，肾炎水肿，月经不调，白带，疮疖，湿疹，虫蛇咬伤。

【用法用量】　内服：煎汤，6~15g，鲜品 30~60g；或捣汁。外用：适量，捣敷；或煎水熏洗。

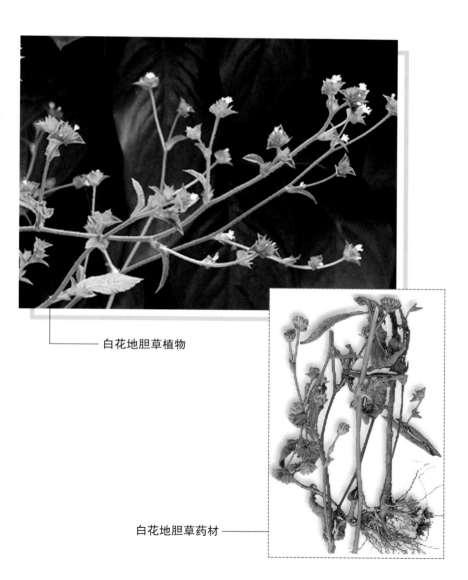

白花地胆草植物

白花地胆草药材

白花油麻藤

【别　　名】　血风、血藤、大血藤、血风藤、三叶鸡血藤、九层风。

【来　　源】　为豆科植物白花油麻藤 *Mucuna birdwoodiana* Tutch. 的藤茎。

【植物形态】　木质大藤本。叶为羽状复叶。窄小叶 3 片，革质，长圆状椭圆形至卵状椭圆形，长 8~16cm，宽 2.5~7.5cm，先端渐尖，基部广楔形，两面均无毛或疏被毛。侧生小叶较小，基部偏斜；叶柄无毛，小叶柄有疏长硬毛；托叶卵形，早落。总状花序腋生；具花 20~30 朵；萼钟状，萼齿 5，上面 2 齿合生，有稀疏棕色长硬毛；花冠蝶形。灰白色，旗瓣卵状广椭圆形，长约为龙骨瓣的 1/2；雄蕊为 9+1 的两组，花药二型；子房密生锈色短柔毛，花柱丝状。荚果木质，长矩形，外被棕色短柔毛，两侧有狭翅，种子间有紧缩。种子十余枚，肾形，黑色。

【分　　布】　广西分布于全区各地。

【采集加工】　全年可采，切片晒干。

【药材性状】　藤茎呈扁圆柱形，稍弯曲，长径约 4.5cm，短径约 3cm。表面灰棕色，栓皮剥落处现红棕色，有明显纵沟及横向皮孔，节处微凸起，有时具分枝痕。切面中央有偏心性的小髓，木部淡红棕色，皮部呈赤褐色至棕黑色的圆环。液汁干后凝成亮黑色胶丝状斑点。质坚，折断时片裂状。气微，味涩。

【功效主治】　补血活血，通经活络。主治贫血，白细胞减少症，月经不调，麻木瘫痪，腰腿酸痛。

【用法用量】　内服：煎汤，9~30g；或浸酒。

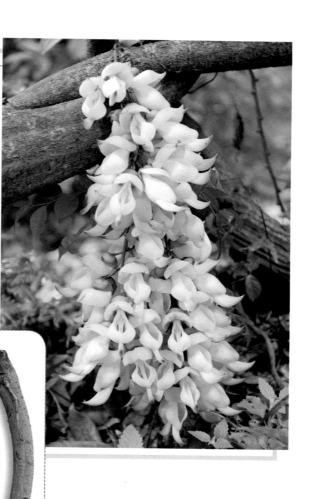

白花油麻藤植物

白花油麻藤药材

白花柴

【别　　名】 石银花、白花树、翠容叶。

【来　　源】 为亚麻科科植物米念芭 *Tirpitzia ovoidea* Chun et How ex Sha 的嫩枝叶。

【植物形态】 灌木。树皮灰褐色，有灰白色椭圆形的皮孔。叶革质或厚纸质，卵形、椭圆形或倒卵状椭圆形，长 2~8cm，宽 1.2~4.2cm，先端钝圆或急尖，中间微凹，基部宽楔形或近圆形，全缘，表面绿色，背面浅绿色。聚伞花序在茎和分枝上部腋生；苞片小，宽卵形；萼片 5，狭披针形，先端钝圆，有纵棱多条；花瓣 5，白色，爪细，旋转排列成管状，瓣片阔倒卵形，开展，先端圆形；雄蕊 5，花丝基部合生成筒状；退化雄蕊 5，锥尖状；子房 5 室，每室有胚珠 2 枚；花柱 5 枚，柱头头状。蒴果卵状椭圆形，室间开裂成 5 瓣。种子褐色，具膜质翅。

【分　　布】 广西主要分布于南宁、百色、河池、柳州、梧州。

【采集加工】 7~10 月采摘嫩枝叶，鲜用或晒干。

【药材性状】 小枝圆柱形，褐色或灰褐色，有灰白色椭圆形的皮孔及纵沟纹，质脆，易折断。叶革质，叶缘稍背卷，表面灰绿色，背面淡黄色，卵形、椭圆形或倒卵状椭圆形，长 2~8cm，宽 1.2~4.2cm。有时可见白色花瓣 5，旋转排列成管状。气微，味淡。

【功效主治】 活血散瘀，舒筋活络。主治跌打损伤，骨折，外伤出血，风湿性关节炎，小儿麻痹后遗症。

【用法用量】 内服：煎汤，10~15g。外用：鲜品捣敷；或研末敷。

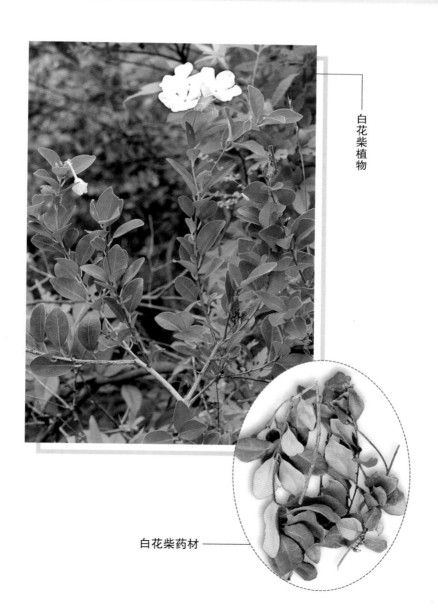

白花柴植物

白花柴药材

白花菜

【别　　名】 野茄、天茄子、酸浆草、苦葵、天茄子、天茄苗儿、天天茄。

【来　　源】 为茄科植物龙葵 Solanum nigrum L. 的枝叶。

【植物形态】 草本。叶互生，叶片卵形或椭圆形，长 2~12cm，宽 2~6cm，先端短尖，基部楔形或宽楔形并下延至叶柄，全缘或具不规则波状粗锯齿，光滑或两面均被稀疏短柔毛。蝎尾状聚伞花序，花萼小，浅杯状，外疏被细毛，5 浅裂；花冠白色，辐状，5 深裂，裂片卵圆形；雄蕊 5，着生花冠筒口，花丝分离，花药黄色，顶孔向内；雌蕊 1，球形，子房 2 室，花柱下半部密生白色柔毛，柱头圆形。浆果球形，有光泽，成熟时黑色。种子多数，扁圆形。

【分　　布】 广西主要分布于贺州、钟山、昭平、金秀、融水、靖西、凌云、隆林。

【采集加工】 夏、秋季采收，鲜用或晒干。

【药材性状】 枝圆柱形，表面黄绿色，具纵皱纹。质硬而脆，断面黄白色，中空。叶皱缩或破碎，完整者呈卵形或椭圆形，暗绿色，两面光滑或疏被短柔毛。花、果少见。浆果球形，黑色或绿色，皱缩。种子多数，棕色。气微，味淡。

【功效主治】 清热解毒，活血消肿。主治疔疮，痈肿，丹毒，跌打损伤，慢性气管炎，肾炎水肿。

【用法用量】 内服：煎汤，15~30g。外用：适量，捣敷；或煎水洗。

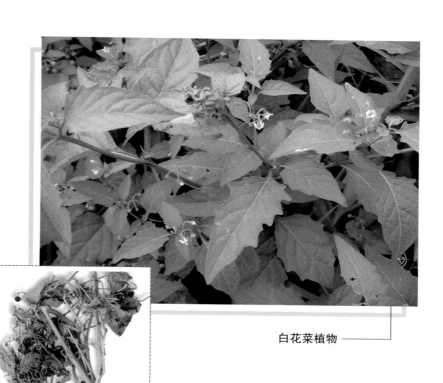

白花菜植物

白花菜药材

白花蛇舌草

【别　　名】　蛇舌草、矮脚白花蛇利草、羊须草、千打捶、二叶葎。

【来　　源】　为茜草科植物白花蛇舌草 *Hedyotis diffusa* Willd. 的全草。

【植物形态】　草本。根细长，分枝，白色。茎略带方形或扁圆柱形，基部多分枝。叶对生；叶片线形至线状披针形，长 1~3.5cm，宽 1~3mm，先端急尖；托叶膜质，基部合生成鞘状，先端芒尖。花单生或成对生于叶腋；萼筒球形，4 裂，裂片长圆状披针形，边缘具睫毛；花冠白色，漏斗形，先端 4 深裂，裂片卵状长圆形；雄蕊 4，着生于冠筒喉部，与花冠裂片互生；柱头 2 浅裂呈半球形。蒴果扁球形，花萼宿存。种子棕黄色，细小，具 3 个棱角。

【分　　布】　广西主要分布于贺州、岑溪、容县、玉林、贵港、平南、金秀。

【采集加工】　夏、秋季采集，洗净，鲜用或晒干。

【药材性状】　全体扭缠成团状，灰绿色至灰棕色。主根细长，粗约 2mm，须根纤细，淡灰棕色。茎细，卷曲，质脆，易折断，中心髓部白色。叶多皱缩，破碎，易脱落。花、果单生或成对生于叶腋，花常具短而略粗的花梗。蒴果扁球形，宿萼顶端 4 裂，边缘具短刺毛。气微，味淡。

【功效主治】　清热解毒，利湿。主治肺热咳嗽，咽喉肿痛，湿热黄疸，痢疾，肠炎，肠痈，热淋涩痛，水肿，疮肿疮疡，毒蛇咬伤，肿瘤。

【用法用量】　内服：煎汤，15~30g，大剂量可用至 60g；或捣汁。外用：适量，捣敷。

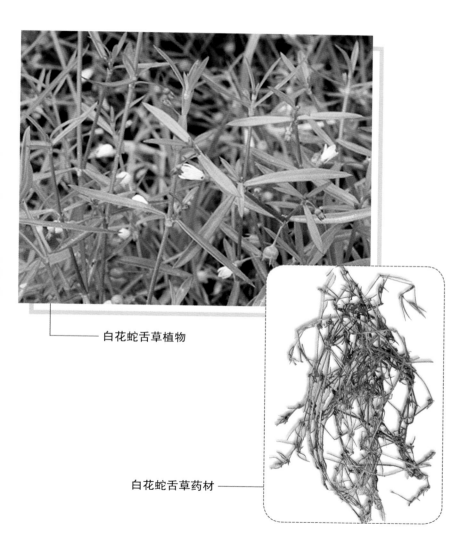

白花蛇舌草植物

白花蛇舌草药材

白 苏

【别　　名】 荏叶、野苏麻、白苏子、玉苏子。

【来　　源】 为唇形科植物白苏 *Perpilla frutescens* (L.) Britt. 的叶。

【植物形态】 草本。茎直立，钝四棱形，具四槽，密被长柔毛。叶对生；基部圆形，边缘在基部以上有粗锯齿，两面绿色，或紫色，上面被疏柔毛。轮伞花序 2 花，密被长柔毛，总状花序偏向一侧；苞片宽卵圆形，外被红褐色腺点，边缘膜质；花梗密被柔毛；花萼钟形，下部被长柔毛，夹有黄色腺点，内面喉部有疏柔毛环，结果时增大，萼檐二唇形，上唇宽大，3 齿，中齿较小，下唇比上唇稍长，2 齿，齿披针形；花冠通常白色，冠筒短，冠檐近二唇形，上唇微缺，下唇 3 裂，中裂片较大；雄蕊 4，前对稍长，离生，插生喉部，花药 2 室；花柱先端 2 浅裂；花盘前方呈指状膨大。小坚果近球形，具网纹。

【分　　布】 广西各地广泛栽培。

【采集加工】 夏、秋季采收，置通风处阴干，或连嫩茎采收，切成小段，晾干。

【药材性状】 叶片多皱缩卷曲、破碎，完整者展平后呈阔卵圆形。先端短尖，基部圆形或宽楔形，边缘具粗锯齿。两面灰绿色，疏生灰白色毛。叶柄长 3~5cm，被毛。质脆。带嫩枝者，被毛。气清香，味微辛。

【功效主治】 疏风宣肺，理气消食，解鱼蟹毒。主治风寒感冒，咳嗽气喘，脘腹胀闷，食积不化，吐泻，冷痢，鱼蟹中毒，男子阴肿，脚气肿毒，蛇虫咬伤。

【用法用量】 内服：煎汤，5~10g；或研末。外用：适量，和醋捣敷。

附：苏梗

顺气消食，止痛，安胎。主治食滞不化，脘腹胀痛，风寒感冒，胎动不安。内服：煎汤，5~10g。阴虚火旺者忌用。

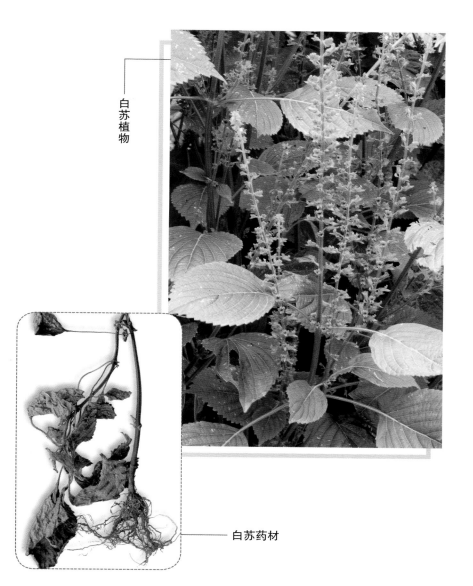

白苏植物

白苏药材

白 英

【别　　名】　千年不烂心、山甜菜、蔓茄、白毛藤。

【来　　源】　为茄科植物白英 *Solanum lyratum* Thunb. 的全草。

【植物形态】　蔓状草本。茎及小枝均密被具节长柔毛。叶互生，多数为琴形，基部常 3~5 深裂，裂片全缘，侧裂片愈近基部的愈小，端钝，中裂片较大，通常卵形，先端渐尖，两面均被白色发亮的长柔毛；叶柄被有与茎枝相同的毛被。聚伞花序顶生或与叶对生，总花梗被具节的长柔毛，花梗无毛，顶端稍膨大，基部具关节；萼环状，萼齿 5 枚，圆形，顶端具短尖头；花冠蓝紫色或白色，花冠筒隐于萼内，冠檐 5 深裂，裂片椭圆状披针形，先端被微柔毛；子房卵形。浆果球状，成熟时红黑色。种子近盘状，扁平。

【分　　布】　广西主要分布于全州、灌阳、恭城、贺州、岑溪、宁明、大新、凌云、田林。

【采集加工】　夏、秋季采收全草，鲜用或晒干。

【药材性状】　茎圆柱形，有分枝，长短不等，直径 2~7mm。表面黄绿色至棕绿色，密被灰白色柔毛，粗茎通常毛较少或无毛。叶互生，叶片皱缩卷曲，暗绿色，展平后戟形或琴形，被毛茸。有时附黄绿色或暗红色的果实。茎质硬而脆，断面纤维性，髓部白色或中空。叶质脆易碎。气微，味苦。

【功效主治】　清热利湿，消肿解毒。主治湿热黄疸，胆囊炎，胆石症，肾炎水肿，风湿关节痛，妇女湿热带下，小儿高热惊厥，痈肿疮疡，湿疹瘙痒，带状疱疹。

【用法用量】　内服：煎汤。15~30g，鲜品 30~60g；或浸酒。外用：适量，煎水洗、捣敷或捣汁涂。

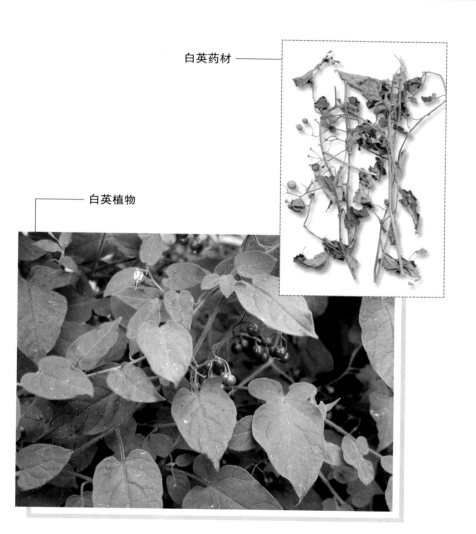

白英药材

白英植物

白苞蒿

【别　　名】　鸭脚艾、甜菜子、野勒菜、四季菜、鸡甜菜、鸭脚菜、甜艾。

【来　　源】　为菊科植物白苞蒿 *Artemisia lactiflora* Wall. ex DC. 的全草。

【植物形态】　草本。主根明显；根状茎短。茎直立，有纵棱，上部多分枝。下部叶花期枯萎；中部叶有柄或假托叶；叶片广卵形或长卵形，长 5.5~12.5cm，宽 4.5~8.5cm，二回或一至二回羽状全裂，裂片 3~5 枚，变化大，卵形、长卵形、倒卵形，基部与侧边中部裂片最大，长 2~8cm，宽 1~3cm，先端渐尖，边缘有细裂齿或全缘；上部叶与苞叶略小，羽状深裂或全裂。头状花序卵圆形，无柄；总苞钟状卵形；总苞片 3~4 层，半膜质或膜质；花杂性，外层雌花 3~6 朵；中央两性花，4~10 朵，均有管状；雄蕊 5；柱头 2 裂，裂片先端呈画笔状。瘦果椭圆形。

【分　　布】　广西主要分布于富川、钟山、蒙山、苍梧、岑溪、平南、桂平、贵港、北海、陆川、博白、龙州。

【采集加工】　夏、秋季割取地上部分，晒干或鲜用。

【药材性状】　茎圆柱形，直径 0.3~0.6cm，表面黄绿色，有纵棱。质脆，易折断，断面白色或中空，叶皱缩或破碎不全，完整叶片羽状分裂，裂片卵形至长椭圆状披针形，边缘有深浅不一的锯齿，基部楔形或略下延，有时还可见假托叶。茎上部常有头状花序。气微香，味淡。

【功效主治】　活血散瘀，理气化湿。主治血瘀痛经，经闭，产后瘀滞腹痛，慢性肝炎，肝脾肿大，食积腹胀，寒湿泄泻，疝气，脚气，跌打损伤，水火烫伤。

【用法用量】　内服：煎汤，10~15g，鲜品加倍；或捣汁饮。外用：适量，捣烂或绞汁涂；研末撒或调敷。

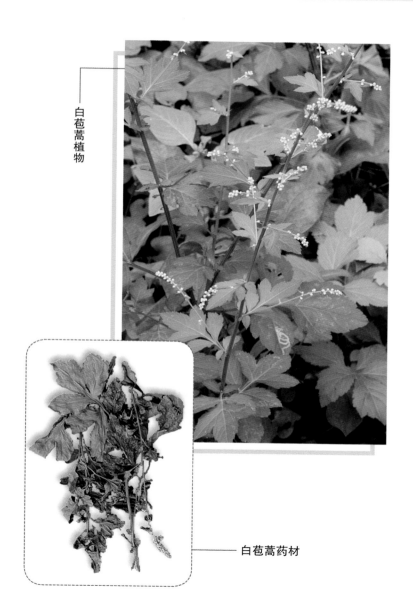

白苞蒿植物

白苞蒿药材

白 果

【别　　名】 银杏核、公孙树子、鸭脚树子、灵眼。

【来　　源】 为银杏科植物银杏 *Ginkgo biloba* L.除去外种皮的种子。

【植物形态】 落叶乔木。枝有长枝与短枝，幼树树皮淡灰褐色，浅纵裂，老则灰褐色，深纵裂。叶在长枝上螺旋状散生，在短枝上3~8簇生；叶片扇形，淡绿色，无毛，有多数2叉状并列的细脉，上缘宽 5~8cm，浅波状，有时中央浅裂或深裂。雌雄异株，花单性，稀同株；球花生于短枝顶端的鳞片状叶的腋内；雄球花成菜黄花序状，下垂；雌球花有长梗，梗端常分2叉，每叉顶生一盘状珠座，每珠座生一胚珠，仅一个发育成种子。种子核果状，椭圆形至近球形；外种皮肉质，有白粉，熟时淡黄色或橙黄色；中种皮骨质，白色，具 2~3棱；内种皮膜质，胚乳丰富。

【分　　布】 广西桂北有栽培。

【采集加工】 采下种子后，堆放使肉质外种皮腐烂或用木板搓去肉质种皮，将带硬壳的种子拣出洗净，晒干。

【药材性状】 除去外种皮的种子卵形或椭圆形，长 1.5~3cm，宽1~2.2cm。外壳（中种皮）骨质，光滑，表面黄白色或淡棕黄色，基部有一圆点状凸起，边缘各有 1 条棱线，偶见 3 条棱线。内种皮膜质，红褐色或淡黄棕色。种仁扁球形，淡黄绿色，胚乳肥厚，粉质，中间有空隙；胚极小。气无，味微甘、苦。

【功效主治】 敛肺定喘，止带缩尿。主治哮喘痰嗽，白带白浊，遗精，尿频，无名肿毒，酒皶鼻，癣疮。

【用法用量】 内服：煎汤，3~9g；或捣汁。外用：适量，捣敷或切片涂。

　　附：银杏叶

　　活血养心，敛肺涩肠。主治胸痹心痛，喘咳痰嗽，泄泻，痢疾。内服：煎汤，3~9g；或用提取物制成片剂；或入丸、散。外用：适量，捣敷或搽；或煎水洗。

白果药材

白果植物

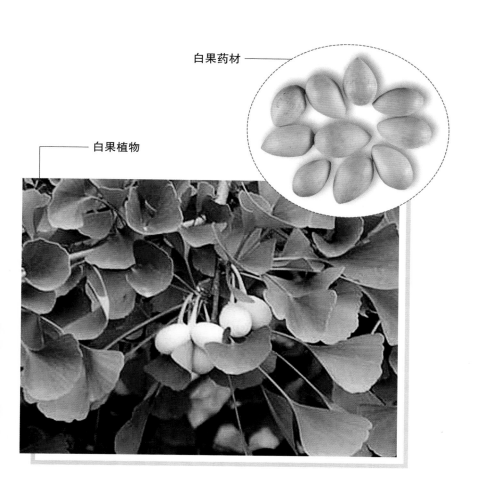

白鱼眼

【别　　名】　鱼眼木、鹊饭树。

【来　　源】　为大戟科植物白饭树 *Fluggea virosa*（Willd.）Baill. 的全株。

【植物形态】　落叶灌木。全株无毛。茎直立，皮红褐色，嫩枝有棱。单叶互生；叶片近革质，长圆状倒卵形至椭圆形，先端钝圆，有小尖头，基部稍狭或楔形，长 1~5cm，宽 1~3.5cm，边缘全缘，上面绿色，下面苍白色。花小，无花瓣，淡黄色，具花梗，单性异株，腋生，雄花多数，簇生，萼片 5，近花瓣状；雄蕊 3~5，与花盘的腺体互生；花丝分离，退化雄蕊大，2~3 裂；雌花单生或数朵簇生，萼片与雄花同；花盘杯状，有齿缺；子房 1~3 室，每室有胚珠 2。蒴果浆果状，球形，具肉质的外果皮，成熟时白色，有种子 3~6 粒。

【分　　布】　广西各地有分布。

【采集加工】　随时可采，洗净，鲜用或晒干。

【药材性状】　根圆柱形，略弯曲，直径 3~8cm，表面黄白色，具细纵纹及不规则裂隙，断面皮部窄，易脱落，木部占大部，淡黄色。茎表面棕黄色，具纵棱，断面皮部窄，木部占大部，黄白色。叶片皱缩，近革质，长圆状，倒卵形至椭圆形，长 1~5cm，宽 1~3.5cm，先端钝圆而有极小的凸尖，基部楔形，边缘全缘，上面绿色，下面苍白色。气微，味淡。

【功效主治】　祛风湿，清湿热，化瘀止痛。主治风湿痹痛，湿热带下，湿疹瘙痒，跌打损伤。

【用法用量】　内服：煎汤，15~30g；或入酒剂。外用：适量，煎水洗。

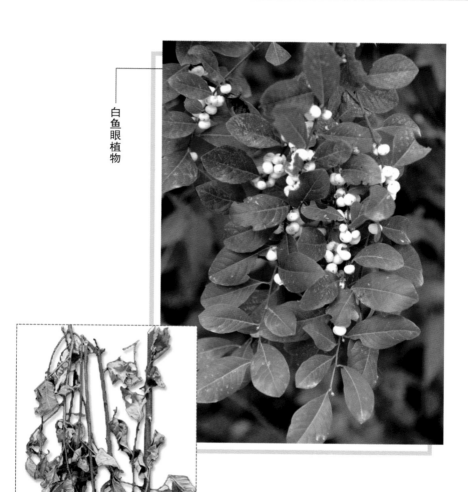

白鱼眼植物

白鱼眼药材

白背叶

【别　　名】 白鹤叶、白面戟、白面风、白桃叶、白面简、白帽顶、白膜树、白泡树。

【来　　源】 为大戟科植物白背叶 *Mallotus apelta*（Lour.）Muell. Arg. 的叶。

【植物形态】 灌木或小乔木。小枝、叶柄和花序均被白色或微黄色星状绒毛，单叶互生；叶阔卵形，长 4.5~23cm，宽 3.5~16cm，先端渐尖，基部近截平或短截形，具 2 腺点，全缘或顶部 3 浅裂，有稀疏钝齿，背面有细密红棕色腺点。花单性异株；雄花序为顶生穗状花序；雄花簇生；萼 3~6 裂，不等长，内面有红色腺点，无花瓣；雄蕊多数；雌花序穗状，不分枝，果时圆柱状；雌花单生；花萼钟状 3~5 裂，裂片卵形；无花瓣；子房软刺上密生星状柔毛。蒴果近球形，密被羽状软刺和灰白色绒毛。种子近球形，黑色，光亮。

【分　　布】 广西各地均有分布。

【采集加工】 秋季采收，除去花序，晒干。

【药材性状】 叶具长柄。叶片圆卵形，长 5~22cm，宽 3.5~14cm，先端渐尖，基部近截形或短截形，具 2 腺点，全缘或不规则 3 浅裂，上面近无毛，下面灰白色，密被星状毛，有细密棕色腺点。气微，味苦、涩。

【功效主治】 清热，解毒，祛湿，止血。主治蜂窝织炎，化脓性中耳炎，鹅口疮，湿疹，跌打损伤，外伤出血。

【用法用量】 内服：煎汤，1.5~9g。外用：适量，捣敷；或研末撒；或煎水洗。

附：白背叶根

清热，祛湿，收涩，消瘀。主治肝炎，肠炎，淋浊，带下，脱肛，子宫下垂，肝脾肿大，跌扑扭伤。内服：煎汤，15~30g。外用：适量，研末撒；或浸酒搽；或煎水洗。

白背叶药材

白背叶植物

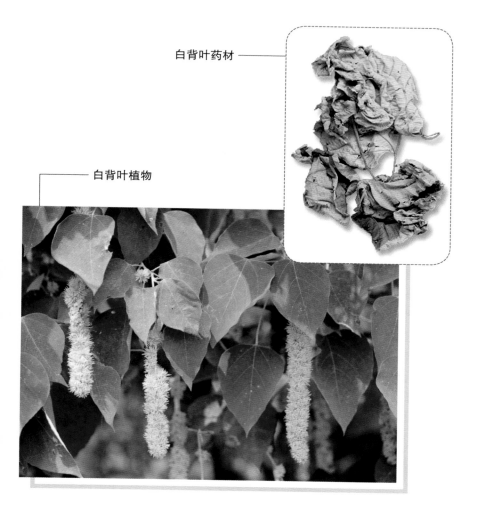

白背枫

【别　　名】　狭叶醉鱼草、七里香、驳骨丹、白叶枫、水黄花。

【来　　源】　马钱科植物白背枫 *Buddleja asiatica* Lour. 的茎、叶。

【植物形态】　灌木或小乔木，高 2~6m；小枝圆柱形，嫩时被白色或浅黄色绒毛。叶对生，有短柄，披针形，长 5~12cm，宽 1~3cm，顶端渐尖，基部楔形，全缘或有细锯齿，上面绿色，无毛，下面有白色或浅黄色绒毛。花序为顶生、腋生的总状或圆锥花序，细长而下垂，长 5~18cm，被绒毛；花白色，芳香，近无柄；花萼长约 2mm，4 裂，被毛；花冠筒长 2~4mm，外面被柔毛，裂片 4，近圆形；雄蕊着生于花冠筒中部；子房无毛。蒴果卵形，长约 5mm；种子多数，细小，无翅。

【分　　布】　广西主要分布于融水、龙胜、资源、凌云、乐业、隆林、南丹。

【采集加工】　全年均可采收。晒干。

【药材性状】　小枝呈四棱柱形，表面茶褐色。幼枝具密被黄色星状毛及鳞片。叶对生，披针形，表面浅黄棕色，先端渐尖，基部楔形或钝圆，全缘或有细锯齿，下面有白色或浅黄色绒毛。质脆易碎。气微，味微苦。

【功效主治】　祛风利湿，行气活血。主治产后头风痛，胃寒作痛，风湿关节痛，跌打损伤，骨折。外用治皮肤湿痒，阴囊湿疹，无名肿毒。

【用法用量】　内服：煎汤，10~15g。外用：适量，煎水洗患处。

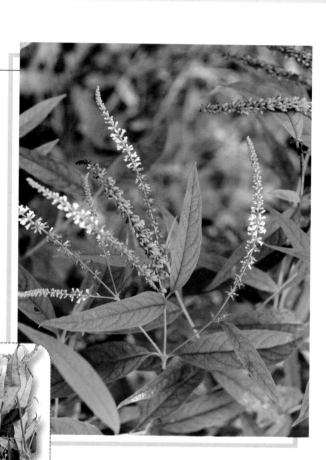

白背枫植物

白背枫药材

白 前

【别　　名】 水杨柳、大鹤瓢、水柳、芜花叶白前、蜜白前、炒白前、鹅管白前。

【来　　源】 为萝藦科植物柳叶白前 *Cynanchum stauntoni*（Decne.）Schltr. ex Levl. 的根及根茎。

【植物形态】 直立半灌木。根茎横生或斜生，空如鹅管状，根多而细，呈须状，黄白色或略带红棕。茎圆柱形，表面灰绿色，有细棱。叶对生，具短柄；叶片纸质，披针形或线状披针形，长 3~12cm，宽 0.3~1.4cm，先端渐尖，基部渐窄，全缘，中脉在叶背明显，侧脉约 6 对。伞形聚伞花序腋生，小苞片多数；花萼 5 深裂，内面基部腺体不多；花冠辐状，5 深裂，裂片线形，紫红色，内面具长柔毛；副花冠 5，肥厚，较花药为短；雄蕊 5，与雌蕊合生成蕊柱，花药 2 室每室具一淡黄色下垂的花粉块；柱头微突，包在花药的薄膜内。蓇葖果单生，窄长披针形。种子披针形，黄棕色。先端具白色丝状绢毛。

【分　　布】 广西主要分布于融水、三江、灵川、全州、兴安、灌阳、平乐、恭城、藤县、桂平、贺州、昭平、金秀。

【采集加工】 栽后第 2 年秋后挖取全株，将根及根茎采下，洗净，晒干或烘干。

【药材性状】 根茎圆柱形，有分枝，直径 2~4mm；表面黄白色至黄棕色，具细纵皱纹，节明显，节间长 1.5~4cm，顶端有数个残茎；质脆易断，断面中空或有膜质髓。根纤细而弯曲，簇生于节处，直径不及 1mm，多次分枝成毛须状，常盘结成团；质脆，断面白色。气微，味苦。

【功效主治】 祛痰止咳，泻肺降气，健胃调中。主治咳嗽，气喘，胃脘疼痛，小儿疳积。

【用法用量】 内服：煎汤，3~10g；或入丸、散。

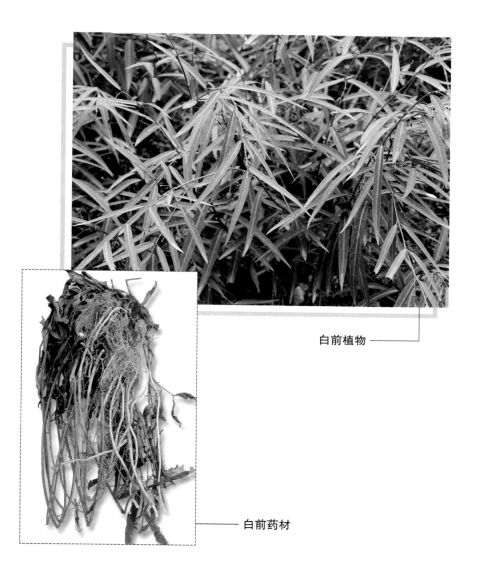

白前植物

白前药材

白粉藤

【别　　名】　山番薯、土大黄、山葫芦、粉藤头、粉藤薯、块根山鸡蛋、粉藤蛋。

【来　　源】　为葡萄科植物白粉藤 Cissus repens（Wight et Arn.）Lam. 的藤茎。

【植物形态】　草质藤本。茎圆柱形。卷须二叉状分枝，与叶对生；小枝通常被白粉，枝稍带肉质，绿色，有纵条纹，干时易在节上脱离。单叶互生；托叶斜菱形，基部楔形；叶片膜质，心状卵形或狭卵形，长 5~10cm，先端渐尖，基部心形或截形，边缘有疏锐小锯齿或有时仅 3 浅裂，上面绿色，下面浅绿色。花两性，聚伞花序与叶对生，被疏柔毛，少花，第 1 次分枝呈伞形状；花梗基部常有小苞片；花萼盘状，全缘，外有微柔毛及睫毛；花瓣 4，分离；雄蕊 4，与花瓣对生；花盘杯状，子房略短于雄蕊，花柱极短，近钻形。浆果肉质，倒卵形或球形，熟时紫色。种子 1 颗。

【分　　布】　广西主要分布于武鸣、南宁、宁明、龙州。

【采集加工】　四季可采，切段，晒干。

【药材性状】　藤茎为圆柱形、略扭曲、长短不一的节块，粗 5~20mm。灰黄色或黄色，较光滑或具皱纹，有明显的皮孔及叶痕。质硬，可折断，断面灰白色，木部呈放射状纹理，可见众多细小圆孔。气微，味微苦。

【功效主治】　活血通络，化痰散结，解毒消痈。主治跌打损伤，风湿痹痛，瘰疬痰核，痈肿疮毒，毒蛇咬伤。

【用法用量】　内服：煎汤，10~15g；或入丸、散。外用：适量，捣敷。

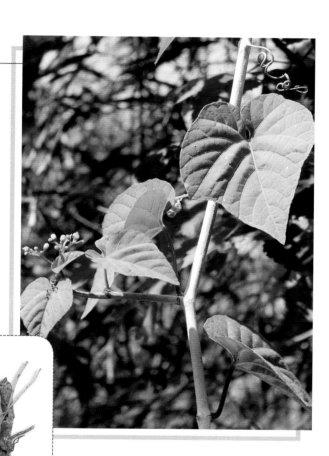

白粉藤植物

白粉藤药材

白 楸

【别　　名】　白帽顶、白叶、白叶子、黄背桐、力树帽顶、中帽顶、白背木。

【来　　源】　为大戟科植物白楸 *Mallotus paniculatus*（Lam.）Muell. Arg. 的根。

【植物形态】　乔木或灌木。小枝密被黄褐色星状茸毛。叶互生或上部轮生，卵形、三角形或菱形，长 5~13cm，宽 3~10cm，上部常 2 浅裂或仅一侧浅裂，基部有斑点状腺体 2，上面无毛，下面密被黄褐色或灰白色星状茸毛，基出脉 3~5 脉；叶柄密被褐色星状茸毛。花单性，雌雄同株；圆锥花序顶生或腋生，被黄褐色茸毛；雄花萼片 3~4，卵形，外被柔毛；雄蕊 50~60，花药 2 室；雌花花萼钟状，外被星状茸毛，具不等的 5 裂片；子房 3 室，密被星状茸毛。蒴果扁球状三棱形，被褐色黄色绒毛及粗厚的皮刺。

【分　　布】　广西主要分布于岑溪、桂平、博白、防城、南宁、武鸣。

【采集加工】　全年均可采收，洗净，切片，晒干。

【药材性状】　根呈圆柱形稍弯曲，直径 0.2~1.5cm。表面棕褐色，有细纵皱纹及侧根。质硬，不易折断，断面木部黄褐色，皮部少，易与木部分离。气清香，味涩、微苦。

【功效主治】　清热消肿，固脱止血。主治痢疾，白带，子宫脱垂，中耳炎。

【用法用量】　内服：煎汤，15~30g。

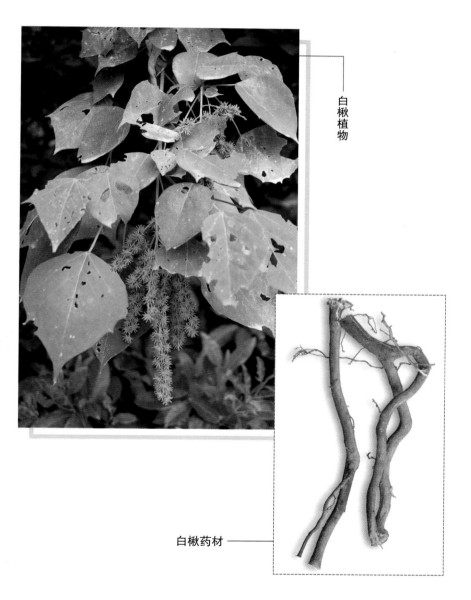

白楸植物

白楸药材

白蜡树

【别　　名】　小叶梣、白荆树、白斤木、白蜡条、秦皮。

【来　　源】　为木犀科植物白蜡树 *Fraxinus chinensis* Roxb. 的树皮。

【植物形态】　落叶乔木。树皮灰褐色，纵裂。小枝无毛；冬芽黑褐色。奇数羽状复叶，叶轴挺直，上面具浅沟，小叶 3~9，以 7 片为常见，硬纸质，椭圆形或椭圆状卵形，长 5~9cm，宽 1~5cm，顶端锐尖，基部宽楔形，不对称，边缘有锯齿，下面中脉和侧脉被短柔毛；叶柄有槽。圆锥花序顶生或侧生，大而疏松；花雌雄异株；雄花密集，花萼小，钟状，4 裂；无花瓣。雌花疏离，花萼大，桶状，4 浅裂，花柱细长，柱头 2 裂。翅果匙形，上中部最宽，先端锐尖，常呈犁头状，基部渐狭，翅平展，下延至坚果中部；坚果圆柱形，宿存萼紧贴于坚果基部，常在一侧开口深裂，倒披针形，先端钝、短尖或微凹。

【分　　布】　广西主要分布于凌云、天峨。

【采集加工】　剥取树皮晒干。

【药材性状】　干皮：为长条状块片，厚 1.5~3mm。外表面灰棕色，具龟裂状沟纹及红棕色圆形或横长的皮孔。质坚硬，断面纤维性较强。枝皮呈卷筒状或槽状，厚 1.5~3mm。外表面灰白色、灰棕色至黑棕色或相间呈斑状，平坦或稍粗糙，并有灰白色圆点状皮孔及细斜皱纹，有的具分枝痕。内表面黄白色或棕色，平滑。质硬而脆，断面纤维性，黄白色。无臭，味苦。

【功效主治】　活血调经，消肿散瘀。主治闭经，跌打损伤，外伤出血，痈疮溃烂。

【用法用量】　内服：煎汤，9~15g；或研末冲服。外用：研末调敷。

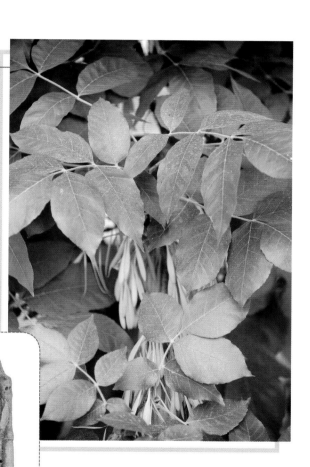

白蜡树植物

白蜡树药材

白鹤灵枝

【别　　名】　癣草、白鹤灵芝草、假红蓝、仙鹤灵芝草。

【来　　源】　为爵床科植物灵枝草 Rhinacanthus nasutus（L.）Lindau. 的枝、叶。

【植物形态】　灌木。幼枝具毛。叶对生；有短柄；叶片椭圆形，长 3~7cm，宽 2~3cm，先端稍钝或尖，基部楔形，全缘，下面叶脉明显，两面均被毛。聚伞花序紧缩，顶生或生上部叶腋里似圆锥花序；苞片及小苞片微小；萼 5 裂，裂片线状披针形。两面均被腺毛；花冠白色，高脚碟状，外被短毛，花冠筒冠檐二唇形，上唇狭披针形，先端微凹，下唇深 3 裂；雄蕊 2，着生花冠喉部，花药 2 室，上下叠置，花丝外露；子房和花柱下部疏生柔毛。蒴果长椭圆形。种子 2~4 颗，有种钩。

【分　　布】　广西有栽培。

【采集加工】　夏、秋季采收，除去杂质，洗净，切段，晒干。

【药材性状】　枝叶具毛。茎绿色，节明显，直径 0.1~0.4cm。叶对生；有短柄；干后皱缩，展平后叶片椭圆形，长 3~7cm，宽 2~3cm，先端稍钝或尖，基部楔形，全缘，下面叶脉明显，两面均被毛。一些叶腋及小枝顶部着生聚伞形花序。气微，味淡。

【功效主治】　清热润肺，杀虫止痒。主治痨嗽，疥癣，湿疹。

【用法用量】　内服：煎汤，10~15g；鲜品倍量。外用：鲜品适量，捣敷。

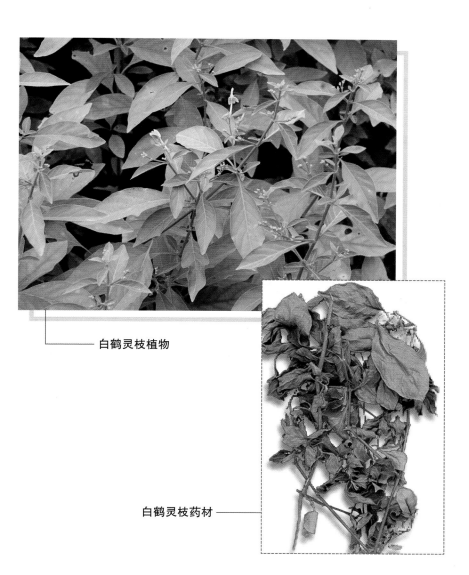

白鹤灵枝植物

白鹤灵枝药材

瓜 蒂

【别　　名】　瓜丁、苦丁香、甜瓜把、香瓜。

【来　　源】　为葫芦科植物甜瓜 Cucumis melo L. 的果柄。

【植物形态】　匍匐草本。茎、枝有棱，有黄褐色或白色的糙毛和疣状凸起。卷须单一，被微柔毛。叶互生；叶柄具槽沟及短刚柔毛；叶片厚纸质，近圆形或肾形，长宽均为 8~15cm，上面被白色糙硬毛，下面沿脉密被糙硬毛，边缘不分裂或 3~7 浅裂，裂片先端圆钝，有锯齿。花单性，雌雄同株；雄花数朵，簇生于叶腋；花梗纤细，被柔毛；花萼筒狭钟形，密被白色长柔毛，裂片近钻形；花冠黄色，裂片卵状长圆形，急尖；雄蕊 3，花丝极短，药室折曲；雌花单生，花梗被柔毛；子房长椭圆形，密被长柔毛和硬毛，柱头靠合。果实形状、颜色变异较大，一般为球形或长椭圆形，果皮平滑，有纵沟或斑纹，果肉白色、黄色或绿色。种子浅白色或黄白色，卵形或长圆形。

【分　　布】　广西各地有栽培。

【采集加工】　在甜瓜盛产期，用剪刀由蔓藤上将瓜剪下，摘下果柄，阴干或晒干。

【药材性状】　果柄细圆柱形，常扭曲，直径 0.2~0.4cm，连接瓜的一端略膨大，有纵沟纹；外表面灰黄色，有稀疏短毛茸。带果皮的果柄较短，略弯曲或扭曲，有纵沟纹，果皮部分近圆盘形，外表面暗黄色，皱缩，边缘薄而内卷。果柄质轻而韧，不易折断，断面纤维性，中空。气微，味苦。

【功效主治】　涌吐痰湿，祛湿退黄。主治痰热郁于胸中之癫痫发狂或喉痹喘息，宿食停滞于胃脘而致胸脘胀痛，湿热黄疸。

【用法用量】　内服：煎汤，2.5~5g。外用：适量。研末吹鼻，待鼻中流出黄水即停药。

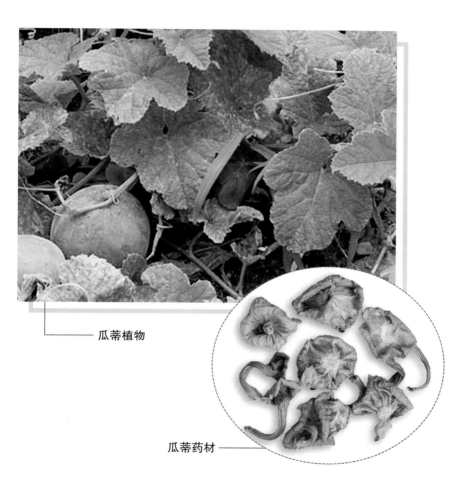

瓜蒂植物

瓜蒂药材

瓜 蒌

【别　　名】　野葫芦、芦山龟、天撤、山金匏、药瓜皮。

【来　　源】　为葫芦科植物栝楼 *Trichosanthes kirilowii* Maxim. 的果实。

【植物形态】　攀援藤本。块根圆柱状，肥厚，灰黄色。茎有棱槽；卷须 2~5 分枝。叶近圆形，长宽为 8~15cm，常掌状 3~7 中裂或浅裂，稀为深裂或不裂，裂片长圆形或长圆状披针形，先端锐尖，基部心形，边缘有较大的疏齿或缺刻状，表面散生微硬毛。花单性，雌雄异株；雄花顶生总梗端；雌花单生；苞片倒卵形或宽卵形，边缘有齿；花萼 5 裂，裂片披针形，全缘；花冠白色，5 深裂，裂片倒卵形，顶端和边缘分裂成流苏状；雄蕊 5，花丝短，有毛，花药靠合，药室 "S" 形折曲；雌花子房下位，卵形，花柱 3 裂。果实卵圆形至近球形，黄褐色，光滑。种子多数，扁平，长椭圆形。

【分　　布】　广西主要分布于钦州、防城、上思、德保、那坡、环江、罗城等地。

【采集加工】　秋季果实成熟时，连果梗剪下，置通风处阴干。

【药材性状】　卵圆形或类球形，长 7~15cm，直径 6~10cm。表面深橙黄色至橙红色，皱缩或较平滑，顶端有残存花柱基，基部有果梗残迹。质脆，易破开，果皮稍厚，内表面黄白色，果瓤橙黄色，与多数种子黏结成团。气如焦糖，味微酸、甜。

【功效主治】　清热化痰，利气宽胸，散结消痈，润燥滑肠。主治痰热咳嗽，胸痹，结胸、肺痈、肠痈、乳痈，肠燥便秘。

【用法用量】　内服：煎汤，全瓜蒌 10~20g；或入丸、散。外用：适量，研末调敷。

瓜蒌药材

瓜蒌植物

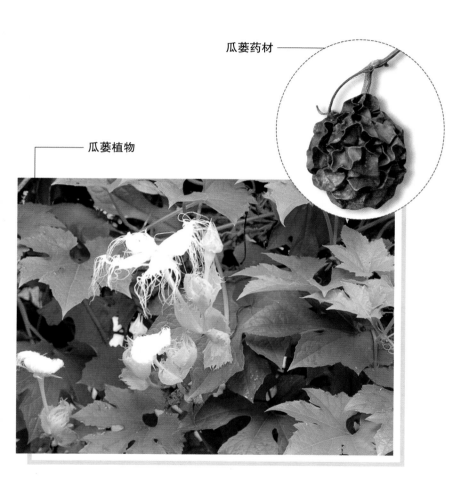

冬瓜皮

【别　　名】　白瓜、水芝、蔬巨、白冬瓜、苦冬瓜、东瓜、枕瓜。

【来　　源】　为葫芦科植物冬瓜 *Benincasa hispida*（Thunb.）Cogn. 的外果皮。

【植物形态】　草本。茎被黄褐色硬毛及长柔毛，有棱沟。单叶互生；叶柄粗壮，被黄褐色硬毛及长柔毛；叶片肾状近圆形，宽15~30cm，5~7浅裂或有时中裂，裂片宽卵形，先端急尖，边缘有小齿，基部深心形，两面均被粗毛。卷须生于叶腋，2~3枝，被粗硬毛和长柔毛。花单性，雌雄同株；花单生于叶腋，花梗被硬毛；花萼管状，裂片三角卵形，边缘有锯齿，反折；花冠黄色，5裂至基部，外展；雄花有雄蕊3，花丝分生，花药卵形，药室呈"S"形折曲；雌花子房长圆筒形或长卵形，密被黄褐色长硬毛。瓠果大型，肉质，长圆柱状或近球形，表面有硬毛和蜡质白粉。种子多数，卵形，白色或淡黄色，压扁。

【分　　布】　广西各地均有栽培。

【采集加工】　夏末、秋初果实成熟时采摘，削下外果皮，晒干。

【药材性状】　本品为不规则块片，常向内卷曲成筒状。外表面灰绿色，常覆有白粉霜。内表面较粗糙，常见筋脉。体轻，质脆，易破碎。气无，味淡。

【功效主治】　健脾祛湿，止血。主治消化不良，急性胃肠炎，肝炎，咳嗽咯血，关节疼痛，跌打损伤。

【用法用量】　内服：煎汤，10~30g。

附：冬瓜子

清肺化痰，消痈排脓，利湿。主治痰热咳嗽，肺痈，肠痈，白浊，带下，脚气，水肿，淋证。内服：煎汤，10~15g；或研末服。外用：适量，研膏涂敷。

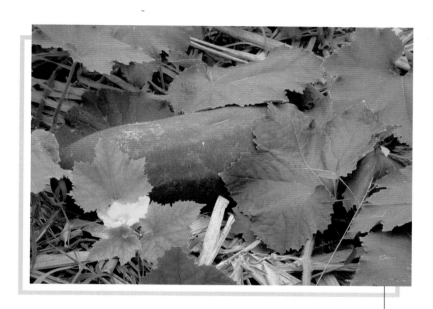

冬瓜皮植物

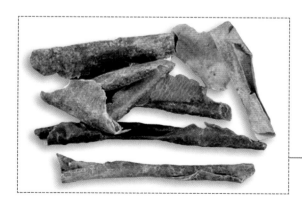

冬瓜皮药材

冬青卫矛

【别　　名】　四季青、调经草、正木、八木、冬青卫矛。

【来　　源】　为卫矛科植物大叶黄杨 *Euonymus japonicus* Thunh. 的根。

【植物形态】　常绿灌木或小乔木。小枝近四棱形。单叶互生；叶片厚革质，倒卵形、长圆形至长椭圆形，长 3~6cm，宽 2~3cm，先端钝尖，边缘具细锯齿，基部楔形或近圆形，上面深绿色，下面淡绿色。聚伞花序腋生。2~3 次分枝，分枝及花序梗均扁壮；花白绿色，4 数；花瓣近卵圆形，雄蕊花药长圆状，内向；子房每室 2 胚珠，着生中轴顶部。花盘肥大。蒴果扁球形，淡红色，具 4 浅沟；果梗棱形。种子棕色，有橙红色假种皮。全包种子。

【分　　布】　栽培。

【采集加工】　冬季采挖根部，洗去泥土，切片，晒干。

【药材性状】　根圆柱形，略弯曲，常有分枝，长 5~12cm，直径 0.5~2cm。表面黄棕色至黄褐色，具不规则细纵皱纹及突起的横向皮孔，有残留的细根及点状细根痕，外表皮脱落处显淡红棕色。质坚硬，难折断，断面可见细密的白色胶丝，皮部淡红棕色，木部黄白色，具放射状纹理。气弱，味微甜。

【功效主治】　祛风湿，强筋骨，化瘀止血。主治风湿痹痛，腰膝酸软，跌打伤肿，骨折，吐血。

【用法用量】　内服：煎汤，15~30g；或浸酒。

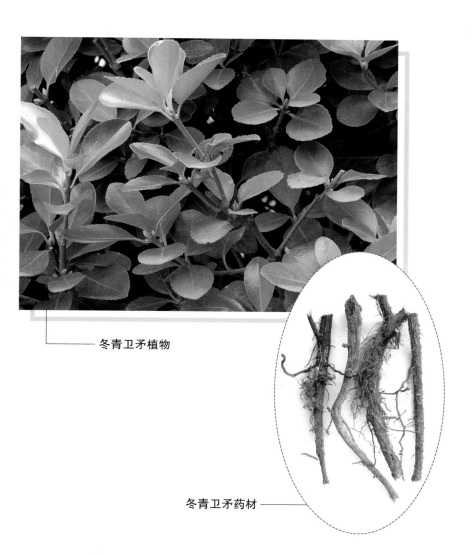

冬青卫矛植物

冬青卫矛药材

鸟不企

【别　　名】　鹰不泊、鸟不宿。

【来　　源】　为五加科植物黄毛楤木 *Aralia decaisneana* Hance 的根。

【植物形态】　灌木。茎皮灰色，有纵纹和裂隙；新枝密生黄棕色绒毛，有刺；刺短而直，基部稍膨大。叶为二回羽状复叶；叶柄粗壮，疏生细刺和黄棕色绒毛；托叶和叶柄基部合生，先端离生部分锥形，外面密生锈色绒毛；叶轴和羽片轴密生黄棕色绒毛；羽片有小叶7~13；小叶片革质，卵形至长圆状卵形，长7~14cm，宽4~10cm，先端渐尖或尾尖，基部圆形，上面密生黄棕色绒毛，下面毛更密，边缘有细尖锯齿，侧脉两面明显。圆锥花序大；密生黄棕色绒毛，疏生细刺；伞形花序；苞片线形，外面密生绒毛；花梗密生细毛；小苞片宿存；萼边缘有5小齿；花瓣卵状三角形；淡绿白色；雄蕊；子房5室；花柱5，基部合生，上部离生。果实球形，黑色，有5棱。

【分　　布】　广西主要分布于平南、桂平、贵港、梧州、藤县、南宁、武鸣、邕宁。

【采集加工】　全年均可采收，洗净，切段，晒干。

【药材性状】　根呈圆柱形，有分枝，表面棕黄色，具少数须根，具纵皱纹。质硬，不易折断，断面皮部棕黄色，易与木部分离，木部淡黄色；中间具淡黄白色髓部。气微，味淡。

【功效主治】　祛除风湿，活血通络，清热解毒，消肿止痛。主治风湿痹痛，湿热黄疸，风热感冒，头痛咳嗽，淋浊，带下，腰酸腿痛，咽喉肿痛，胃脘痛，牙龈肿痛，跌打肿痛。

【用法用量】　内服：煎汤，6~15g；或泡酒。外用：适量，捣敷。

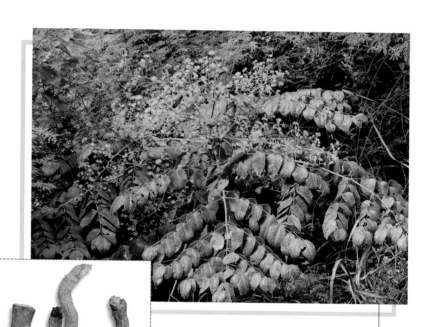

鸟不企植物

鸟不企药材

玄 参

【别　　名】 逐马、馥草、黑参、野脂麻、元参、山当归、水萝卜。

【来　　源】 为玄参科植物玄参 *Scrophularia ningpoensis* Hemsl. 的根。

【植物形态】 草本。根肥大，近圆柱形，下部常分枝，皮灰黄或灰褐色。茎直立，四棱形，有沟纹，光滑或有腺状柔毛。下部叶对生，上部叶有时互生，均具柄；叶片卵形或卵状椭圆形，长 7~20cm，宽 3.5~12cm，先端渐尖，基部圆形成近截形，边缘具细锯齿，无毛背面脉上有毛。聚伞花序疏散开展，呈圆锥形；花序轴和花梗均被腺毛；萼 5 裂，裂片卵圆形，先端钝，边缘膜质；花冠暗紫色，管部斜壶状，先端 5 裂，不等大；雄蕊 4，二强，另有一退化雄蕊，呈鳞片状，贴生于花冠管上；深绿色或暗绿色，萼宿存。

【分　　布】 广西全区有栽培。

【采集加工】 于 10~11 月采挖，挖起全株，摘下块根，晒至半干时堆积盖草压实，经反复堆晒，待块根内部变黑，再晒至全干。

【药材性状】 根类圆柱形，中部略粗或上粗下细，有的微弯似羊角状，直径 1~3cm。表面灰黄色或棕褐色，有明显纵沟或横向皮孔，偶有短的细根或细根痕。质坚实，难折断，断面略平坦，乌黑色，微有光泽。有焦糖气，味甘微苦。

【功效主治】 清热凉血，滋阴降火，解毒散结。主治温热病热入营血，身热烦渴，虚烦不寐，发斑，舌绛，津伤便秘，咽喉肿痛，瘰疬痰核，痈疽疮毒。

【用法用量】 内服：煎汤，9~15g；或入丸、散。外用：适量，捣敷；或研末调敷。

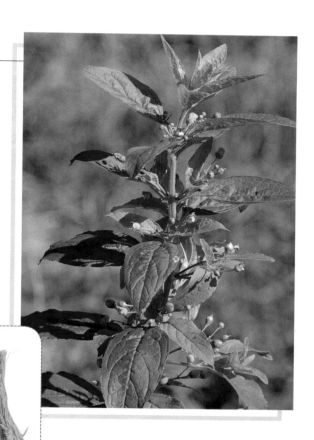

玄参植物

玄参药材

半边莲

【别　　名】　急解索，蛇利草，细米草，半边花，小莲花草，吹血草，半边菊，长虫草。

【来　　源】　为桔梗科植物半边莲 *Lobelia chinensis* Lour. 的全草。

【植物形态】　多年生矮小草本。茎细长，多匍匐地面，在节上生根，分枝直立，无毛，折断有白色乳汁渗出。叶互生；无柄或近无柄；叶片狭披针形或条形，长 8~25mm，先端急尖，全缘或有波状疏浅锯齿，无毛。花两性，通常 1 朵，生于分枝的上部叶腋；花萼筒倒长锥状，基部渐细与花梗无明显区分，无毛，裂片 5，狭三角形；花冠粉红色或白色，背面裂至基部，喉部以下具白色柔毛，裂片 5，全部平展于下方，呈一个平面，2 个侧裂片披针形，较长，中间 3 枚裂片椭圆状披针形，较短；雄蕊 5，花丝上部与花药合生，花药位于下方的 2 个有毛，上方的 3 个无毛，花丝下半部分离；雌蕊 1，子房下位，2 个有毛，上方的 3 个无毛，花丝下半部分离；雌蕊 1，子房下位，2 室。蒴果倒锥状，种子椭圆状，稍扁平，近肉色。

【分　　布】　广西全区各地有分布。

【采集加工】　夏季采收，带根拔起，洗净，晒干或阴干。

【药材性状】　全体长 15~35cm，常缠结成团。根细小，侧生纤细须根。根茎细长圆柱形，直径 1~2mm；表面淡黄色或黄棕色，具细纵纹。茎细长，有分枝，灰绿色，节明显。叶互生，无柄，叶片多皱缩，绿褐色，展平后叶片呈狭披针形，单生于叶腋；花冠基部连合，上部 5 裂，偏向一边。气微，味微甘而辛。

【功效主治】　清热解毒，利水消肿。主治毒蛇咬伤，痈肿疔疮，咽喉肿痛，湿疹，足癣，跌打损伤，湿热黄疸，肠痈，湿热泻痢，水肿，臌胀，癌症。

【用法用量】　内服：煎汤，15~30g；或捣汁。外用：适量，捣敷；或捣汁调涂。

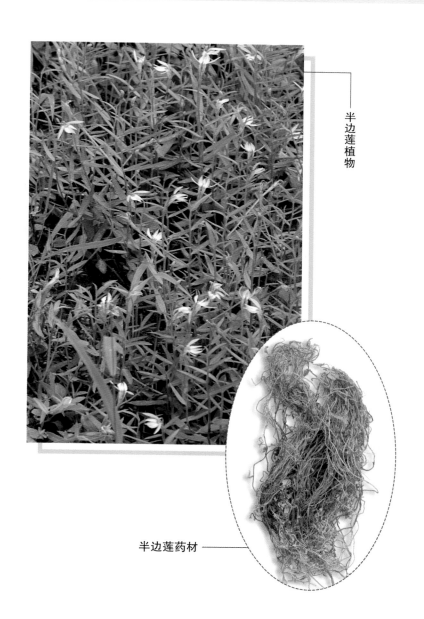

半边莲植物

半边莲药材

半边旗

【别　　名】　半边双、刺齿凤尾蕨。

【来　　源】　为凤尾蕨科植物刺齿凤尾蕨 *Pteris dispar* Kze. 的全草。

【植物形态】　草本。根茎短而横生，密生棕色披针形鳞片。叶草质；密生，二型；营养叶柄栗色至栗褐色，具 3~4 棱，在基部有棕色线形鳞片，叶轴及羽轴两侧隆起的狭边上有短刺；叶片长圆形至长圆状披针形，长 15~40cm，宽 6~15cm，先端尾状，二回单数深羽裂或二回半边深羽裂；侧生羽片 4~6 对，柄极短，羽片三角状披针形，基部偏斜，先端尾状，羽裂几达羽轴，第 1 对最大；裂片 4~9 枚，长圆形或狭长圆形，仅营养叶顶部有刺尖锯齿；侧脉分叉，小脉伸于锯齿内。孢子叶叶片狭卵形；侧生羽片 5~7 对，裂片先端渐尖。孢子囊群线形，生于羽片边缘的小脉上，仅顶部不育；囊群盖线形，膜质。

【分　　布】　广西全区各地有分布。

【采集加工】　全年可采，抖去泥土，晒干或烘干。

【药材性状】　叶柄长 40~70cm，四棱形，红褐色，光滑无毛，有光泽，断面梯形；叶长圆形至长圆状披针形，浅黄色至黄绿色，二回半边羽裂，羽片半角形，先端长尾状，上侧全缘，下侧羽裂几达羽轴，基部的裂片最长。孢子囊群线形，生于叶裂片的边缘，囊群盖黄棕色。气微，味苦、辛。

【功效主治】　清热解毒，凉血祛瘀。主治痈疮肿毒，疟腮，毒蛇咬伤，痢疾，泄泻，风湿痹痛，跌打损伤。

【用法用量】　内服：煎汤，9~15g。外用：适量，捣敷。

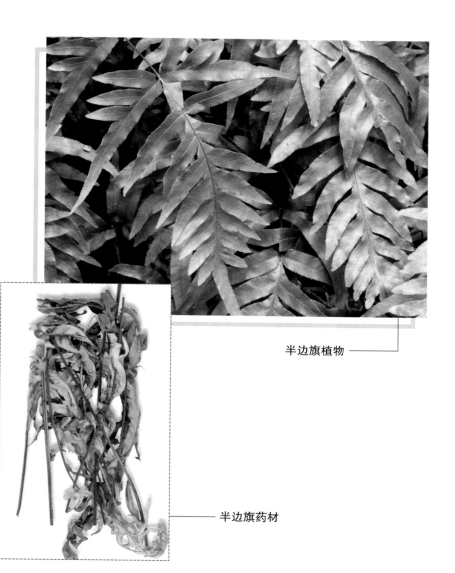

半边旗植物

半边旗药材

半枝莲

【别　　名】　水韩信、耳挖草、狭叶韩信草。

【来　　源】　为唇形科植物半枝莲 *Scutellaria barbata* D. Don 的全草。

【植物形态】　草本。茎四棱形。叶对生；叶片卵形，三角状卵形或披针形，长 1~3cm，宽 0.4~1.5cm，先端急尖或稍钝，基部宽楔形或近截形，边缘具疏浅钝齿，上面橄榄绿色，下面带紫色。花对生，偏向一侧；花萼外面沿脉有微柔毛，裂片具短缘毛；花冠蓝紫色，外被短柔毛，花冠筒基部囊状增大，向上渐宽，上唇盔状，下唇较宽，中裂片梯形，侧裂片三角状卵形；雄蕊 4，前对较长，后对较短，花盘盘状，前方隆起，后方延伸成短子房柄；子房 4 裂。小坚果褐色，扁球形，具小疣状凸起。

【分　　布】　广西主要分布于上林、金秀、桂平、平南、藤县、昭平。

【采集加工】　全年均可采收，洗净，切段，晒干。

【药材性状】　根纤细。茎四棱形，表面黄绿色至暗紫色。叶对生，皱缩，展平后呈卵状披针形，长 1.5~3cm，宽 0.5~1cm，被疏柔毛，上面深绿色，下面灰绿色；枝顶有偏于一侧的总状花序，具残存的宿萼，有时内藏四个小坚果。茎质软，易折断。气微，味苦涩。

【功效主治】　清热解毒，散瘀止血，利尿消肿。主治咽喉肿痛，肺痈，肠痈，热毒痈肿，毒蛇咬伤，跌打损伤，衄血，吐血，血淋，水肿，腹水。

【用法用量】　内服：煎汤，15~30g；鲜品加倍；或入丸、散。外用：适量，鲜品捣敷。

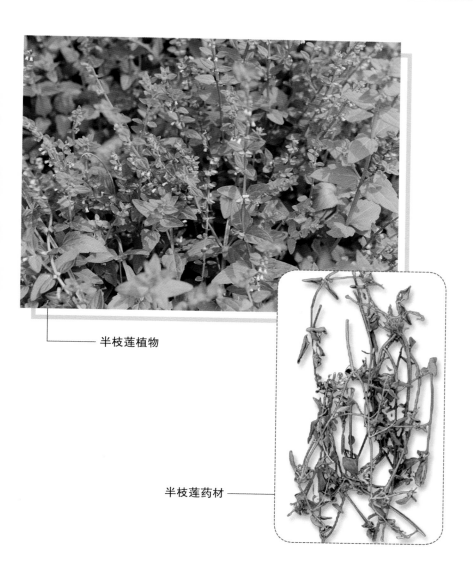

半枝莲植物

半枝莲药材

半枫荷

【别　　名】 金缕半枫荷、木荷树、小叶半枫荷。

【来　　源】 为金缕梅科植物半枫荷 *Semiliquidambar cathayensis* Chang 的叶。

【植物形态】 常绿或半常绿乔木。树皮灰色。叶互生，簇生于枝顶；托叶线形，早落；叶多型性，不分裂，掌状 3 裂或一侧裂，常为卵状椭圆形，长 4~13cm，宽 4~6cm，先端渐尖，基部阔楔形，边缘有具腺锯齿，具基出脉 3 条。花多密集成圆头状花序，雌雄同株，雌花序单生；雌花单被，萼筒与子房合生，萼齿短；子房半下位，2 室，花柱 2，胚珠多数；雄花序排成总状；无花被；雄蕊多数，花丝极短。蒴果多数，密集，长椭圆形，熟时顶孔开裂。种子形扁，具翅，黑褐色。

【分　　布】 广西主要分布于桂北、桂东北。

【采集加工】 春、夏、秋季叶生长茂盛时采收，晒干或鲜用。

【药材性状】 叶片多卷折，一种卵状长圆形，不分裂；一种单侧叉状分裂或掌状 3 裂。端尾尖；掌状 3 裂叶的中央裂片长 3~5cm，两侧裂片较小，有掌状脉 3 条。上表面浅绿色，有光泽，下表面浅棕黄色，叶缘有具腺锯齿；叶柄较粗壮，上部有槽。革质而脆，易折断。揉之有香气，味淡。

【功效主治】 祛风除湿，通络止痛。主治风湿痹痛，脚气，腰腿痛，偏头痛，半身不遂，跌打损伤。

【用法用量】 内服：煎汤，10~30g；或浸酒。外用：适量，煎汤熏洗。

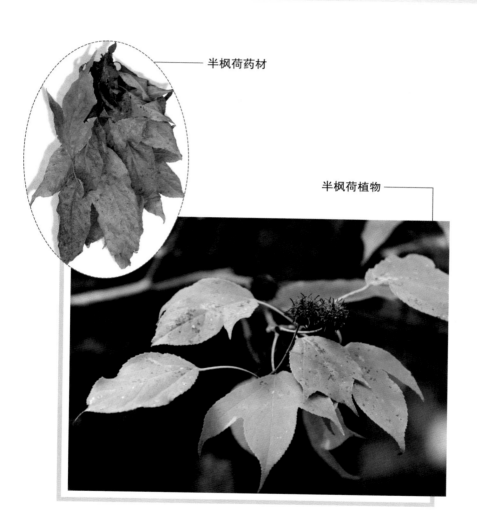

半枫荷药材

半枫荷植物

半　夏

【别　　名】　野半夏、三叶半夏。

【来　　源】　为天南星科植物半夏 *Pinellia ternata*（Thunb.）Breit. 的块茎。

【植物形态】　宿根草本。块茎圆球状，具须根。叶2~5枚，幼时 1枚。叶柄基部具鞘，鞘内、鞘部以上或叶片基部有珠芽；幼苗叶片卵状心形至戟形，为全缘单叶；老株叶片3全裂，裂片绿色，长圆状椭圆形或披针形，两头锐尖，中裂片较侧裂片稍长。花序柄长于叶柄；佛焰苞绿色或绿白色，管部狭圆柱形；檐部长圆形，绿色，有时边缘青紫色；肉穗花序，雌花序长2cm，雄花序长5~7mm；附属器绿色变青紫色，直立，有时呈"S"形弯曲。浆果卵圆形，黄绿色，先端渐狭为明显的花柱。

【分　　布】　广西主要分布于资源、全州、灌阳、南丹、天峨、乐业、罗城、临桂、桂林、昭平。

【采集加工】　挖取块茎，筛去泥土，去皮，洗净，晒干或烘干。

【药材性状】　块茎呈类球形，有的稍偏斜，直径0.8~2.0cm。表面白色或浅黄色，顶端中心茎痕，周围密布棕色凹点状的根痕；下端钝圆，较光滑。质坚实，断面白色，富粉性。气微，味辛辣、麻舌而刺喉。

【功效主治】　燥湿化痰，降逆止呕，消痞散结。主治咳喘痰多，呕吐反胃，胸脘痞满，头痛眩晕，夜卧不安，瘿瘤痰核，痈疽肿毒。

【用法用量】　内服：煎汤，3~9g；或入丸、散。外用：适量，生品研末，水调敷；或用酒、醋调敷。

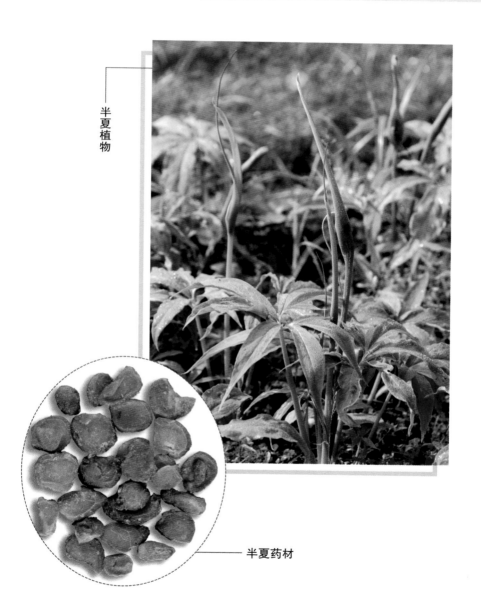

半夏植物

半夏药材

头花蓼

【别　　名】　骨虫草、石莽草、太阳草、石辣蓼。

【来　　源】　为蓼科植物头花蓼 *Polygonum capitatum* Buch. Ham. ex D.Don 的全草。

【植物形态】　草本。枝由根状茎丛出，匍匐或斜升，分枝紫红色，节上有柔毛或近于无毛。单叶互生；叶柄短，柄基耳状抱茎；托叶膜质，鞘状，被长柔毛；叶片卵形或椭圆形，长 1.5~3cm，宽 1~2cm，上面绿色，常有"人"字形红晕，下面绿色带紫红色，两面均被褐色疏柔毛；先端急尖，基部楔形，全缘，有缘毛。花序头状，单生或 2 个着生于枝的顶端，花序梗具腺毛；花小，淡红色，花被 5 深裂，裂片椭圆形，先端略钝；雄蕊 8 个，基部有黄绿色腺体；子房上位，花柱上部 3 深裂，柱头球形。瘦果卵形，有 3 棱，包于宿存花被内；黑色，有光泽。

【分　　布】　广西主要分布于隆林、田林、凌云、南丹、都安、金秀、灵川。

【采集加工】　秋季开花时采收。洗净，切段，晒干。

【药材性状】　茎呈圆柱形或扁平，红褐色，节处略膨大并着生柔毛，质脆，易折断，断面中空且呈纤维性。节部生根，节间比叶片短，多分枝，叶互生，多皱缩，完整叶片展开后呈椭圆形或者卵圆形，长 1.5~3cm，宽 1~2cm，托叶鞘筒状。常见头状花序。气微，味微苦、涩。

【功效主治】　清热利湿，解毒止痛，活血散瘀，利尿通淋。主治痢疾，肾盂肾炎，膀胱炎，尿路结石，盆腔炎，前列腺炎，风湿痛，跌扑损伤，疮疡湿疹。

【用法用量】　内服：煎汤，15~30g。外用：适量，捣烂敷。

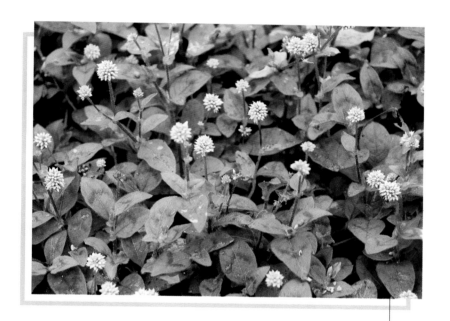

头花蓼植物

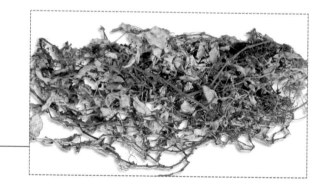

头花蓼药材

对叶榕

【别　　名】 乳汁麻木、牛奶稔、猪母茶、猪奶树、牛乳药、大牛奶、多糯树、稔水冬瓜。

【来　　源】 为桑科植物对叶榕 *Ficus hispida* L. 的根。

【植物形态】 灌木或小乔木。全株具乳汁，幼枝被刚毛。单叶通常对生；叶柄被短粗毛；托叶 2 枚，阔披针形，常 4 枚合生成环状，早落；叶片革质或纸质，卵状长椭圆形，长 6~20cm，宽 4~12cm，先端短尖或尾尖，基部圆形或楔形，全缘或有不规则细锯齿，两面被短刚毛。隐头花序，花序托成对着生于叶腋或簇生于无叶的枝上，倒卵形或近梨形，成熟后黄色，具柄，密生短硬毛，顶端略有脐状突起，中部以下常散生数枚苞片，基生苞片 3 枚；雄花、瘿花多数着生于花序托内壁的顶部，花被片 3，雄蕊 1；瘿花无明显花被，花柱近顶生；雌花无花被，花柱侧生，被毛。瘦果卵形。

【分　　布】 广西分布于全区各地。

【采集加工】 全年均可采，鲜用或晒干。

【药材性状】 根类圆柱形，稍弯曲，有小分枝，直径 1~10cm。表面灰褐色，具纵皱纹及横向皮孔。质硬，不易折断，断面皮部厚 1~2mm，浅棕褐色，显纤维性，木部浅黄棕色，具细的环纹。气微，味淡、微涩。

【功效主治】 疏风清热，消积化痰，健脾除湿，行气散瘀。主治感冒发热，结膜炎，支气管炎，消化不良，痢疾，脾虚带下，乳汁不下，风湿痹痛，跌打肿痛。

【用法用量】 内服：煎汤，15~30g。外用：适量，捣敷；或煎水洗。

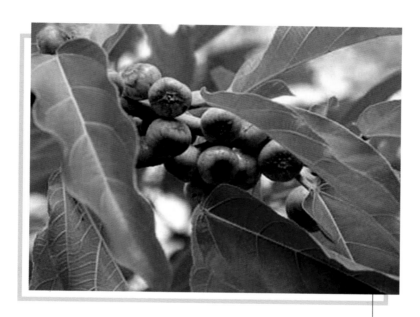

对叶榕植物

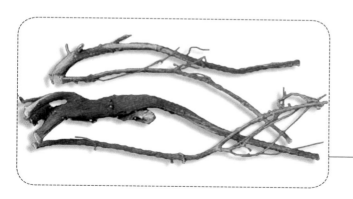

对叶榕药材

台湾相思

【别　　名】 相思树、台湾柳、相思仔。

【来　　源】 为豆科植物台湾相思 *Acacia confusa* Merr. 的枝、叶。

【植物形态】 常绿乔木。无毛；枝灰色或褐色，无刺，小枝纤细。苗期第一片真叶为羽状复叶，长大后小叶退化，叶柄变为叶状柄，叶状柄革质，披针形，长 6~10cm，宽 5~13mm，直或微呈弯镰状，两端渐狭，先端略钝，两面无毛，有明显的纵脉 3~5 条。头状花序球形，单生或 2~3 个簇生于叶腋；总花梗纤弱；花金黄色，有微香；花萼长约为花冠之半；花瓣淡绿色；雄蕊多数，明显超出花冠之外；子房被黄褐色柔毛。荚果扁平，干时深褐色，有光泽，于种子间微缢缩，顶端钝而有凸头，基部楔形。种子 2~8 颗，椭圆形，压扁。

【分　　布】 广西主要为栽培。

【采集加工】 全年可采，晒干。

【药材性状】 茎枝圆柱形，表面土灰色，具不规则细纵皱纹。叶稍卷曲，灰绿色，展开呈披针形，直或微呈弯镰状，两端渐狭，先端略钝，两面无毛，有明显的纵脉 3~5 条。气微，味淡。

【功效主治】 去腐生肌，活血疗伤。主治疮疡腐烂，跌打损伤。

【用法用量】 内服：嫩芽适量，绞汁，酒水和服。外用：适量，鲜品煎水洗；或捣烂敷。

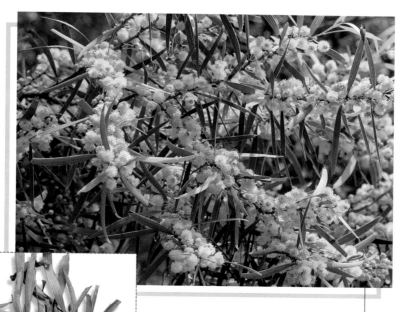

台湾相思植物

台湾相思药材

母 草

【别　　名】　四方草、小叶蛇针草、铺地莲、四方拳草、蛇通管、气痛草。

【来　　源】　为玄参科植物母草 *Lindernia crustacea*（Linn.）F. Muell. 的全草。

【植物形态】　草本。根须状。茎常铺散成密丛，多分枝，枝弯曲上升，微方形，有深沟纹。叶对生；具短柄；叶片三角状卵形，长1~2cm，宽 0.5~1cm，先端钝或短尖，基部宽楔形，边缘有浅钝锯齿。花单生于叶腋或于枝顶成极短的总状花序；花梗细弱，有沟纹；花萼5裂，绿色或淡紫色，裂片三角状卵形，膜质，花冠紫色，花冠筒圆筒状，上唇直立，卵形，钝头，2浅裂，下唇3裂，中间裂片较大；雄蕊4，全育，2强；花柱常早落。蒴果椭圆形，与宿存萼近等长。种子近球形，浅黄褐色，有明显的蜂窝状瘤突。

【分　　布】　广西主要分布于武鸣、防城、合浦、博白、玉林、北流、贵港、贺州、富川。

【采集加工】　全年均可采收，洗净，切段，晒干。

【药材性状】　茎四棱，中空，多分枝，表面灰绿色，质轻而脆，易折断。叶对生，具短柄，叶片皱缩，展平后为卵形。花腋生，花柄长 1~3cm，多具灰绿色膜质萼片。气微，味淡。

【功效主治】　清热利湿，活血止痛。主治风热感冒，湿热泻痢，水肿、带下、月经不调，痈疖肿毒，跌打损伤。

【用法用量】　内服：煎汤，10~15g，鲜品 30~60g；或研末、浸酒。外用：鲜品适量，捣敷。

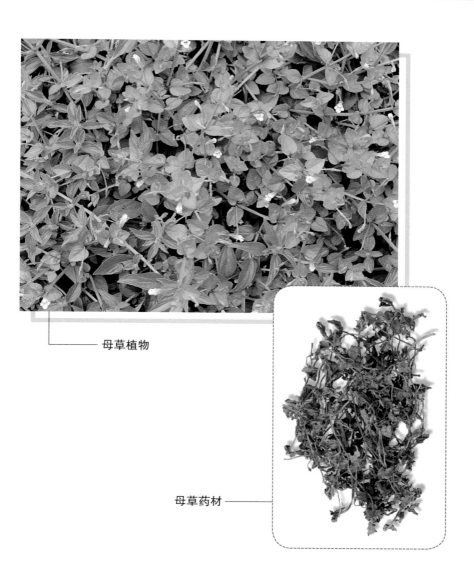

母草植物

母草药材

丝瓜络

【别　　名】 天丝瓜、绵瓜、天罗瓜、天络丝、洗锅罗瓜、菜瓜、水瓜。

【来　　源】 为葫芦科植物丝瓜 *Luffa cylindrical*（L.）M. J. Roem. 果实的维管束。

【植物形态】 攀援草本。茎枝粗糙，有棱沟。茎须粗壮，常 2~4 枝。叶互生；叶柄粗糙；叶片三角形或近圆形，长宽均为 10~20cm，掌状 5~7 裂，裂片三角形，边缘有锯齿，基部深心形，上面深绿色有疣点，下面浅绿色，具白色长柔毛。花单性，雌雄同株；雄花生于总状花序的顶端；花萼筒钟状，被短柔毛；花冠黄色，辐状，裂片 5，长圆形，里面被黄白色长柔毛，外面具 3~5 条突起的脉，雄蕊常 5；雌花单生，退化雄蕊 3，子房长圆柱状。果实圆柱状，表面平滑，通常有深绿色纵条纹，未成熟时肉质，成熟后干燥，里面有网状纤维。种子多数，黑色、卵形、扁、平滑，边缘狭翼状。

【分　　布】 广西全区均有栽培。

【采集加工】 秋季果实成熟时采收，切段，晒干。

【药材性状】 由丝状维管束交织而成，多呈长棱形或长圆筒形，略弯曲，长 30~70cm，直径 7~10cm。表面淡黄白色。体轻，质韧，有弹性，不能折断。横切面可见子房 3 室，呈空洞状。气微，味淡。

【功效主治】 祛风通络，化痰解毒。主治风湿痹痛，胸胁痛，咳嗽痰多，疮肿，乳痈。

【用法用量】 内服：煎汤，6~10g；大剂量可用至 60g。外用：适量。

附：丝瓜（果实）

清热化痰，凉血解毒。主治热病身热烦渴，咳嗽痰喘，血淋，崩漏，痈疽疮疡。内服：煎汤，9~15g；鲜品 60~120g。外用：适量，捣汁涂；或捣敷。

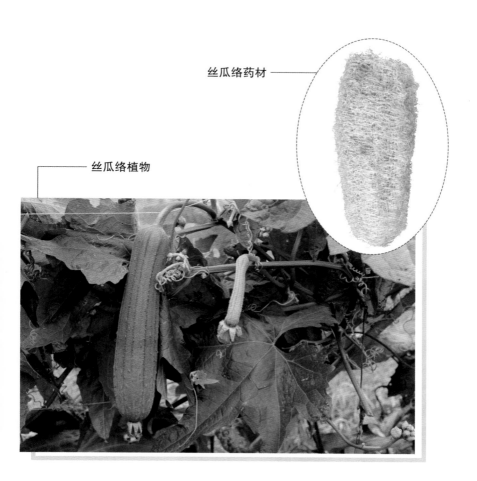

丝瓜络药材

丝瓜络植物

吉祥草

【别　　名】　洋吉祥草、竹叶草、竹叶青、佛顶珠、竹叶青、观音草、地蜈蚣、千里马。

【来　　源】　为百合科植物吉祥草 *Reineckea carnea*（Andr.）Kunth 的全草。

【植物形态】　草本。茎匍匐于地上，似根茎，绿色，多节，节上生须根。叶簇生于茎顶或茎节，每簇 3~8 枚；叶片条形至披针形，长 10~38cm，宽 0.5~3.5cm，先端渐尖，向下渐狭成柄。穗状花序上部花有时仅具雄蕊；苞片卵状三角形，膜质，淡褐色或带紫色；花被片合生成短管状，上部 6 裂，裂片长圆形，稍肉质，开花时反卷，粉红色，花芳香；雄蕊 6，短于花柱，花丝丝状，花药近长圆形，两端微凹，子房瓶状，3 室，花柱丝状，柱头头状，3 裂。浆果球形，熟时鲜红色。

【分　　布】　广西主要分布于隆林、乐业、南丹、河池、资源、梧州等地。

【采集加工】　春、夏季采收，洗净，鲜用或晒干。

【药材性状】　全草黄褐色。根茎细长，节明显，节上有残留的膜质鳞叶，并有少数弯曲卷缩须状根。叶簇生；叶片皱缩，展开后呈线形、卵状披针形或线状披针形，全缘，无柄，先端尖或长尖，基部平阔，长 7~30cm，宽 5~28mm，叶脉平行，中脉显著。气微，味甘。

【功效主治】　清肺止咳，凉血止血，解毒利咽。主治肺热咳嗽，咯血、吐血、衄血、便血、咽喉肿痛、目赤翳障、痈肿疮疖。

【用法用量】　内服：煎汤 6~12g；鲜品 30~60。外用：适量，捣敷。

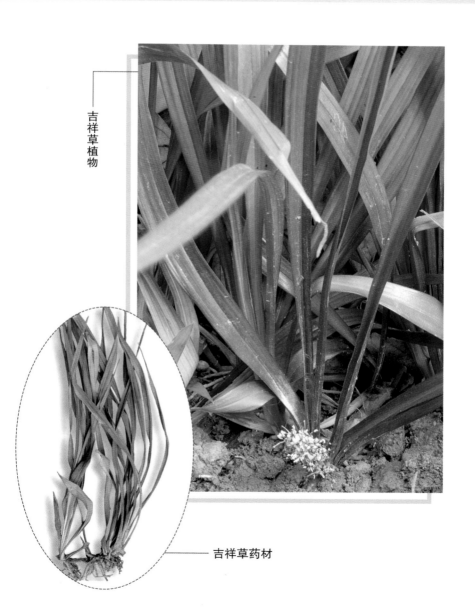

吉祥草植物

吉祥草药材

老虎刺

【别　　名】　倒爪刺、石龙花、倒钩藤、崖婆勒、蚰蛇利。

【来　　源】　为豆科植物老虎刺 *Pterolobium punctatum* Hemsl. 的茎叶。

【植物形态】　木质藤本或攀援性灌木。小枝具棱，于叶柄基部具成对的黑色、下弯的短钩刺。叶轴有成对黑色托叶刺；羽片狭长；小叶片对生，狭长圆形，长 9~10mm，宽 2~2.5mm，顶端圆钝具凸尖或微凹，基部微偏斜，两面被黄色毛；小叶柄具关节。总状花序被短柔毛，腋上生或于枝顶排列成圆锥状；苞片刺毛状；萼片 5；花瓣相等，稍长于萼，倒卵形，顶端稍呈啮蚀状；雄蕊 10 枚，等长，伸出。荚果发育部分菱形，翅一边直，另一边弯曲，颈部具宿存的花柱。种子单一，椭圆形。

【分　　布】　广西主要分布于防城、平果、东兰、上林、天峨、桂林、全州。

【采集加工】　全年可采，洗净，晒干。

【药材性状】　茎枝稍皱缩，具棱，于叶柄基部具成对的黑色、下弯的短钩刺。羽状复叶，叶轴有成对黑色托叶刺；羽片稍卷曲，展平呈狭长圆形，顶端圆钝具凸尖或微凹，基部微偏斜，两面被毛，灰绿色；小叶柄具关节。

【功效主治】　清热解毒，祛风除湿，消肿止痛。主治肺热咳嗽、咽喉肿痛，牙痛，风疹瘙痒，疮疖，风湿痹痛，跌打损伤。

【用法用量】　内服：煎汤，9~30g。外用：适量，煎汤洗。

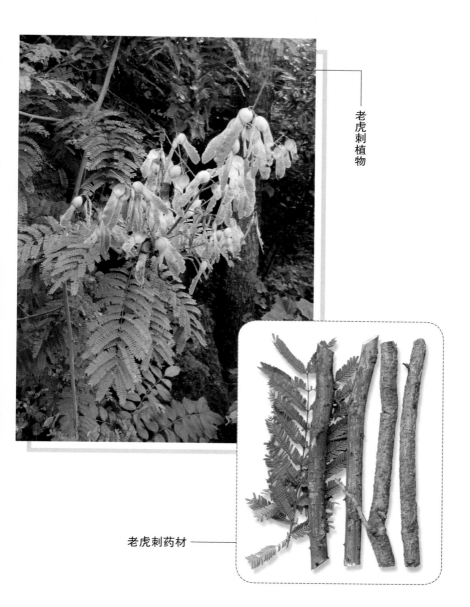

老虎刺植物

老虎刺药材

老鼠偷冬瓜

【别　　名】 解毒草、老鼠瓜、马胶儿、老鼠黄瓜、老鼠拉冬瓜、小鸡黄瓜。

【来　　源】 为葫芦科植物茅瓜 *Melothria heterophylla*（Lour.）Cogn. 的根。

【植物形态】 攀援草本。块根呈纺锤状。茎枝柔弱，具沟纹。叶片薄纸质、卵形、长圆形、卵状三角形或戟形，不分裂或 3~5 浅裂到深裂，裂片长圆状披针形或三角形，长 8~12cm，宽 1~5cm，上面深绿色，稍粗糙，脉上有微柔毛，下面灰绿色，叶脉凸起。卷须纤细，不分枝。雌雄异株；雄花生于花序梗的顶端，呈伞房状；花极小，花梗纤细，花萼筒钟状；花冠黄色，外面被短柔毛，三角形；雄蕊 3，分离；雌花单生于叶腋，子房卵形，柱头 3。果实红褐色，长圆状或近球形，表面近平滑。种子数枚，灰白色，近圆球形或倒卵形。

【分　　布】 广西全区均有分布。

【采集加工】 春、夏季采收，洗净，鲜用或晒干。

【药材性状】 块根纺锤形或纺锤状圆柱形，长 10~15cm，直径 0.8~2cm，下部有时分枝。表面黄棕色或红棕色，较平滑，有多数近椭圆形的横长凸起。断面粉性或稍纤维状。气微，味淡、微苦。

【功效主治】 清热解毒，消肿散结，利尿。主治目赤，咽痛，黄疸，疟腮，痰核瘰疬，小便不利，痔瘘，痈疮疔肿，皮肤湿疹。

【用法用量】 内服：煎汤，15~30g。外用：适量，捣敷；或煎水洗。

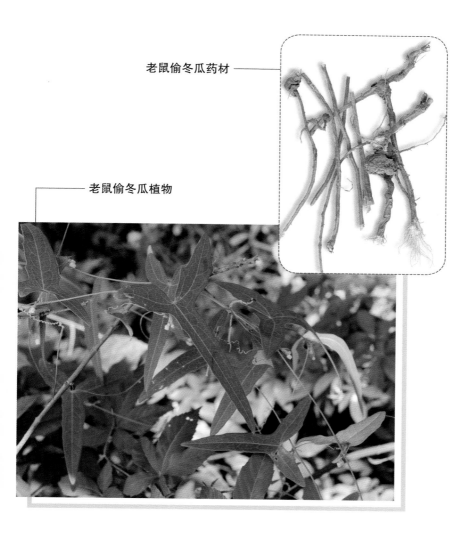

老鼠偷冬瓜药材

老鼠偷冬瓜植物

老鹳草

【别　　名】　五叶草、老官草、五瓣花、老贯草、天罡草、五叶联、老鸹筋。

【来　　源】　为牻牛儿苗科植物尼泊尔老鹳草 *Geranium nepalense* Sweet. 的全草。

【植物形态】　草本。根细长，斜生。茎细弱，蔓延于地面，斜上升，近方形，常有倒生疏柔毛。叶对生；下部茎生叶的柄长过于叶片；托叶狭披针形至披针形；叶片肾状五角形，长 2~5cm，宽 3~5.5cm；3~5 深裂，裂片宽卵形，边缘具齿状缺刻或浅裂，上面有疏伏毛，下面有疏柔毛。聚伞花序数个，腋生，1 或 2 花。无苞片，有倒生柔毛，在果期向侧弯；萼片披针形，先端具芒尖，边缘膜质，背面有 3 脉，沿脉具白色长毛；花瓣小，紫红色，花丝下部卵形，花药近圆形，紫红色；子房绿色，柱头紫红色，均被白毛。蒴果，有柔毛。

【分　　布】　广西主要分布于德保、那坡、百色、隆林、天峨、南丹、龙胜。

【采集加工】　采收全草后，晒干，捆成把即可。

【药材性状】　茎表面灰绿色或紫红色，有纵沟及稀疏毛，直径 1~3mm。叶皱缩，展开后呈肾状五角形，掌状 3~5 深裂，边缘有缺刻，被毛。蒴果长约 1.7cm，宿存花柱熟时 5 裂，向上反卷。

【功效主治】　祛风通络，活血，清热利湿。主治风湿痹痛、肢体麻木、筋骨酸痛、湿热泻痢。

【用法用量】　内服：煎汤，9~15g；或浸酒；或熬膏。外用：适量，捣烂加酒炒热外敷；或制成软膏涂敷。

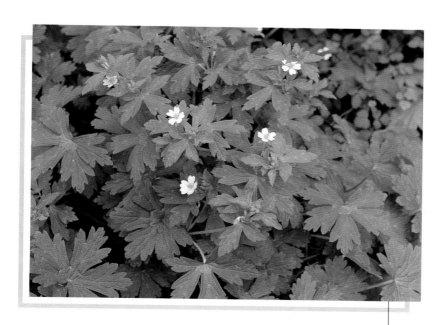

老鹳草植物

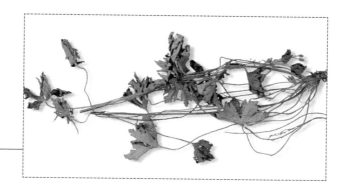

老鹳草药材

地灵苋

【别　　名】　九层风、地苓苋、野苋菜藤。

【来　　源】　为苋科植物浆果苋 *Cladostachys frutescens* D. Don 的全株。

【植物形态】　攀援灌木。多下垂分枝，幼时有贴生柔毛，后变无毛。叶片卵形或卵状披针形，少数心状卵形，长4~15cm，宽2~8cm，顶端渐尖或尾尖，基部宽楔形、圆形或近截形，常不对称，两面疏生长柔毛，后变无毛。总状花序再形成多分枝的圆锥花序；花轴及分枝有贴生柔毛；苞片窄三角形；小苞片卵形；花有恶臭；花被片椭圆形，淡绿色或带黄色，果时带红色，在花期后开展或反折，顶端圆钝；雄蕊花丝上端离生，基部连合成极短的杯状；柱头3，圆柱状，果时反折。浆果近球形，红色，有3条纵沟，下面具宿存花被。种子1~6，扁压状肾形，黑色，光亮。

【分　　布】　广西主要分布于上林、那坡、百色、隆林、凌云、天峨。

【采集加工】　夏、秋季采收，切段，晒干。

【药材性状】　茎圆柱形，黄绿色，直径0.2~0.5cm。叶常破碎，完整叶片卵形或卵状披针形，长4~15cm，宽2~8cm，顶端渐尖或尾尖，基部宽楔形、圆形或近截形，常不对称，偶见带红色的花及红色近球形的浆果。气臭，味微苦。

【功效主治】　祛风除湿，通经活络。主治风湿性关节炎，风湿腰腿痛等。炖猪肉吃，治夜盲。

【用法用量】　内服：煎汤，10~20g；鲜品30~60g。外用：适量，捣敷；或煎水洗。

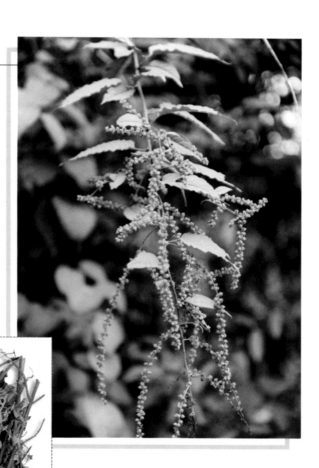

地灵苋植物

地灵苋药材

地枫皮

【别　　名】 枫榔、矮丁香、钻地枫、追地枫。

【来　　源】 为木兰科植物地枫皮 *Illicium difengpi* K. I. B. et K. I. M. 的茎皮。

【植物形态】 灌木。全株均具芳香气味。根圆柱形。嫩枝棕色，老枝灰色，树皮灰棕色。叶常 3~5 片聚生枝顶或节上，叶片革质至厚革质，有光泽，倒披针形或长椭圆形，长 7~14cm，宽 2~5cm，顶端短渐尖，基部楔形或宽楔形，全缘。花红色，花被片常 15~20 片，最外层 2~5 片，中层 2~3 片最小，三角形；中间两轮各 4~5 片，较大，最大一片宽椭圆形或近圆形，肉质；最内层 5 片，较小；雄蕊常 21~23 枚，心皮常为 13 枚，离生，轮列。聚合果常由 9~11 枚蓇葖组成，顶端常有向内弯曲的尖头。种子扁卵形，黄色，光亮。

【分　　布】 广西主要分布于田东、那坡、德保、龙州、马山、都安、巴马。

【采集加工】 春、秋季采收。选 10 年以上老株，在树的一侧锯树皮的上下两端，用刀直划，将树皮剥下，其余树皮保留不剥，将树皮置通风处阴干。

【药材性状】 茎皮呈卷筒状或槽状，长 5~15cm，厚 0.2~0.3cm。外面灰棕色至深棕色，有明显交错的纵向沟纹，有的可见灰白色斑纹。栓皮易脱落，脱落处呈棕红色，皮孔不明显。内表面棕色或棕红色，有明显的纵向沟纹。质脆，易折断，断面颗粒性。气芳香，味微涩。

【功效主治】 祛风除湿，行气止痛。主治风湿关节痛，腰肌劳损，蜈蚣咬伤。

【用法用量】 内服：煎汤，6~9g。外用：适量，研粉酒调敷。

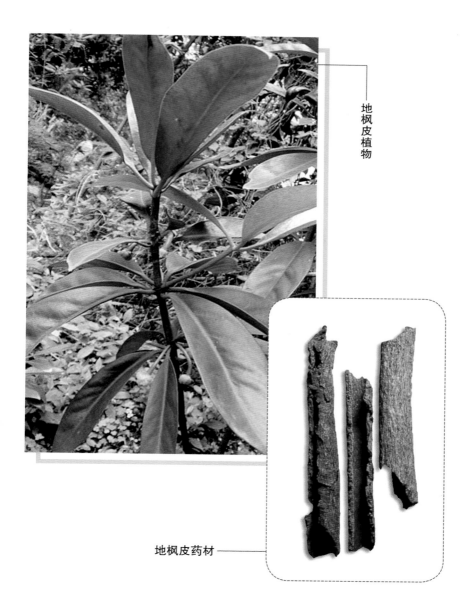

地枫皮植物

地枫皮药材

地肤子

【别　　名】 地葵、地麦、益明、落帚子、独扫子、竹帚子、千头子、帚菜子。

【来　　源】 为藜科植物地肤 *Kochia scoparia*（L.）Schrad. 的果实。

【植物形态】 草本。茎直立，多分枝，淡绿色或浅红色，有短柔毛。叶互生；无柄；叶片狭披针形或线状披针形，长 2~7cm，宽 3~7mm，先端短渐尖，基部楔形，全缘，上面绿色无毛，下面淡红色，无毛或有短柔毛；通常有 3 条主脉；茎上部叶较小，有一中脉。花单个或 2 个生于叶腋，集成离疏的穗状花序；花下有时有锈色长柔毛；花小，两性或雌性，黄绿色；花被片 5，近球形，基部合生，果期背部生三角状横突起或翅，有时近扇形；雄蕊 5，花丝丝状；花柱极短，柱头 2，丝状。胞果扁球形，果皮与种子离生，包于花被内。种子 1 颗，黑褐色。

【分　　布】 广西各地均有栽培。

【采集加工】 果实成熟时收割全株，晒干，打下成熟果实，晒干。

【药材性状】 胞果扁球状五角星形，直径 1~3mm，外被宿存花被。表面灰绿色或淡棕色，周围具三角形膜质小翅 5 枚，背面中心有凸起的点状果梗痕及放射状脉纹 5~10 条，剥离花被后，可见膜质果皮，半透明。种子扁卵形，黑色。无臭，味微苦。

【功效主治】 清热利湿，祛风止痒。主治小便不利，淋浊，带下，血痢，风疹，湿疹，疥癣，皮肤瘙痒，疮痈肿毒。

【用法用量】 内服：煎汤，6~15g；或入丸、散。外用：适量，煎水洗。

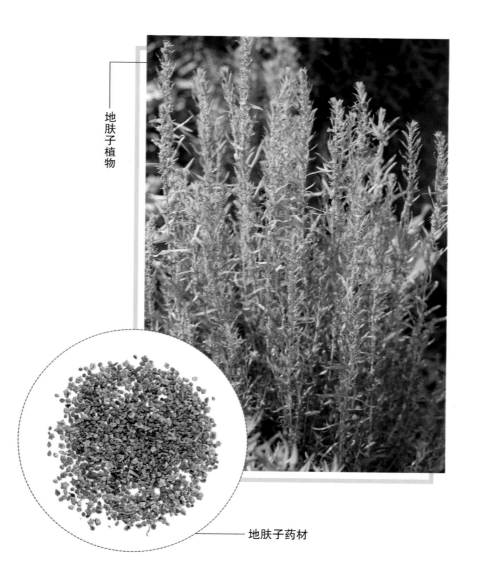

地肤子植物

地肤子药材

地骨皮

【别　　名】 杞、枸杞、枸忌、苦杞、枸棘、地仙、枸杞根白皮。

【来　　源】 为茄科植物枸杞 *Lycium chinense* Mill. 的根皮。

【植物形态】 落叶灌木，植株较矮小。蔓生，茎干较细，外皮灰色、具短棘，生于叶腋。叶片稍小，卵形、卵状菱形、长椭圆形或卵状披针形，长 2~6cm，宽 0.5~2.5cm，先端尖或钝，基部狭楔形，全缘，两面均无毛。花紫色，边缘具密绒毛；花萼钟状，3~5 裂；花冠管部和裂片等长，管之下部急缩，然后向上扩大成漏斗状，管部和裂片均较宽；雄蕊 5，着生花冠内，稍短于花冠，花药丁字形着生，花丝通常伸出。浆果卵形或长圆形。种子黄色。

【分　　布】 广西各地有栽培。

【采集加工】 全年采收。全根挖起，洗净，剥取根皮，切段，晒干。

【药材性状】 根皮筒状、槽状或不规则卷片，大小不一，直径 0.5~2cm，厚 1~3mm。外表面土黄色或灰黄色，粗糙，有不规则纵裂纹，易成鳞片状剥落；内表面黄白色，具细纵条纹。质松脆，易折断，折断面分内外两层，外层较厚，土黄色，内层灰白色。气微，味微甘，后苦。

【功效主治】 清虚热，泻肺火，凉血。主治阴虚劳热，骨蒸盗汗，小儿疳积发热，肺热喘咳，吐血，衄血，尿血，消渴。

【用法用量】 内服：煎汤，9~15g；大剂量可用至 15~30g。

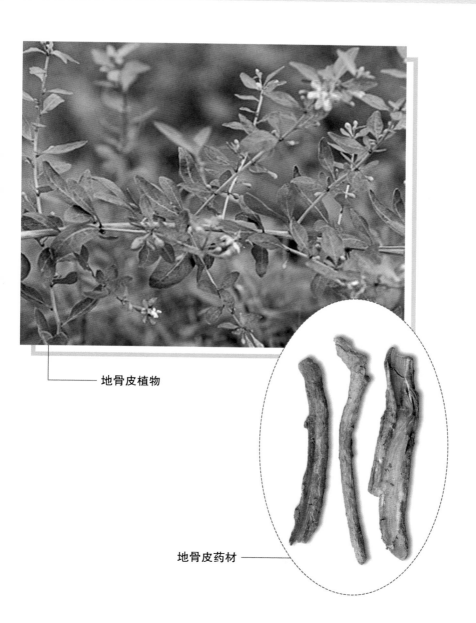

地骨皮植物

地骨皮药材

地胆草

【别　　名】 苦龙胆草、土蒲公英、草鞋底、草鞋跟、铁灯台、兔耳草、儿童草。

【来　　源】 为菊科植物地胆草 *Elephantopus scaber* L. 的全草。

【植物形态】 草本。根状茎平卧或斜升；茎直立，粗壮，两歧分枝，茎枝被白色粗硬毛。单叶，多为基生；叶片匙形、长圆状匙形或长圆状披针形，长 5~18cm，宽 2~4cm，先端钝圆，基部渐狭，边缘有圆齿状锯齿，两面被白色长粗毛，下面沿脉及叶缘的毛较密；茎生叶少而小。头状花序约有小花 4 个；总苞片 8 枚；多数头状花序密集成复头状花序，花被通常 3 枚、卵形至长圆状卵形、被叶状苞片所包围；花冠筒状，淡紫色；全为两性花，先端 4 裂，一边开裂。瘦果有棱，被白色柔毛，先端具长硬刺毛；冠毛 1 层，浅白色；中上部细长，基部宽阔。

【分　　布】 广西主要分布于富川、蒙山、苍梧、藤县、平南、桂平、容县、南宁、武鸣、那坡、凤山、岑溪。

【采集加工】 夏末采收，洗净，鲜用或晒干。

【药材性状】 根茎直径 0.5~1cm；具环节，密被紧贴的灰白色茸毛，质坚，不易折断，断面黄白色，下部簇生多数须根，棕褐色，具纵皱纹。茎圆柱形，常两歧分枝，密被紧贴的灰白色粗毛。叶多基生，展平后呈匙形或倒披针形，黄绿色，具较多腺点，先端钝或急尖，基部渐狭，边缘稍具钝齿；两面均被紧贴的灰白色粗毛，叶稍呈鞘状，抱茎。气微，味微苦。

【功效主治】 清热，凉血，解毒，利湿。主治感冒，百日咳，扁桃体炎，咽喉炎，眼结膜炎，黄疸，肾炎水肿，月经不调，白带，疮疖，湿疹，虫蛇咬伤。

【用法用量】 内服：煎汤，6~15g；鲜品 30~60g；或捣汁。外用：适量，捣敷；或煎水熏洗。

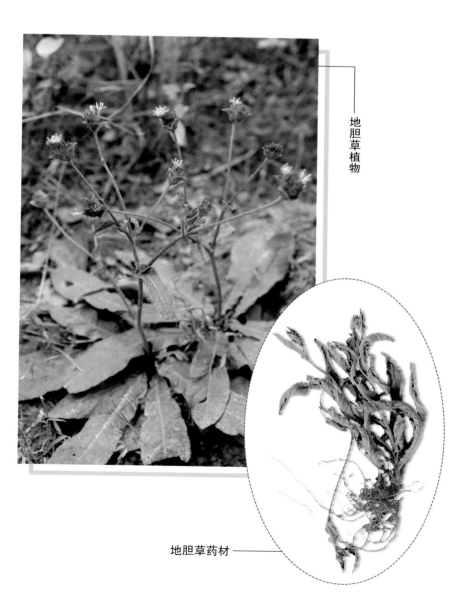

地胆草植物

地胆草药材

地 蚕

【别　　名】　土冬虫草、甘露子、冬虫夏草。

【来　　源】　为唇形科植物地蚕 Stachys geobombycis C. Y. Wu 的根茎。

【植物形态】　草本。根茎横走，肉质，肥大，在节上生出纤维状须根。茎四棱形，具四槽，疏被刚毛。茎叶长圆状卵圆形，先端钝，基部浅心形或圆形，边缘有整齐的粗大圆锯齿，两面被刚毛。轮伞花序腋生，组成穗状花序；苞片少数，线状钻形，微小，早落；花梗被微柔毛。花萼倒圆锥形，细小，外面密被微柔毛，内面无毛，萼齿5，正三角形，等大，边缘有具腺微柔毛，先端具胼胝尖头。花冠淡紫至紫蓝色，冠筒圆柱形，外面被微柔毛，内面有柔毛环，冠檐二唇形，上唇直伸，长圆状卵圆形，下唇水平开展，轮廓卵圆形，3 裂；雄蕊 4，花丝中部以下被微柔毛，花盘杯状。子房黑褐色。

【分　　布】　广西主要分布于苍梧、桂平、陆川、武鸣、罗城。

【采集加工】　秋季采收根茎，洗净，鲜用或蒸熟晒干。

【药材性状】　根茎呈纺锤形，两头尖，长 2~5cm，直径 3~8mm。表面淡黄色或棕黄色，略皱缩而扭曲，具环节 4~15 个，节上有点状芽痕和须根痕。质脆，易折断，断面略平坦，类白色，颗粒状，可见棕色形成层环。气微，味甜，有黏性。本品放水中浸泡时易膨胀，结节状明显。

【功效主治】　益肾润肺，滋阴补血，消疳积。主治肺痨，肺虚喘嗽，吐血，盗汗，血虚体弱，小儿疳积。

【用法用量】　内服：煎汤，9~15g。外用：适量，研末调敷。

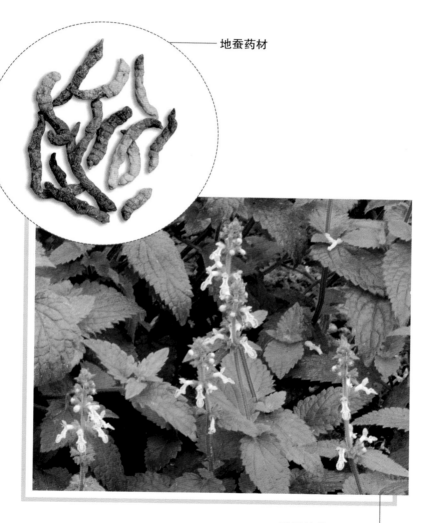

地蚕药材

地蚕植物

地桃花

【别　　名】　野桃花、梵尚花、虱麻头、刀伤药、三角风、桃子草、刺头婆。

【来　　源】　为锦葵科植物肖梵天花 *Urena lobata* Linn. 的根。

【植物形态】　亚灌木状草本。小枝被星状绒毛。叶互生；叶柄被灰白色星状毛；托叶线形，早落；茎下部的叶近圆形，长 4~5cm，宽 5~6cm，先端浅 3 裂，基部圆形或近心形，边缘具锯齿；中部的叶卵形，长 5~7cm，宽 3~6.5cm；上部的叶长圆形至披针形，长 4~7cm，宽 1.5~3cm；叶上面被柔毛，下面被灰白色星状绒毛。花腋生，单生或稍丛生，淡红色；花梗被绵毛；小苞片 5，基部合生；花萼杯状，裂片 5，均被星状柔毛；花瓣 5，倒卵形，外面被星状柔毛；雄蕊柱无毛；花柱微被长硬毛。果扁球形，分果被星状短柔毛和锚状刺。

【分　　布】　广西主要分布于百色、南宁、玉林、梧州等地。

【采集加工】　全年均可采收，洗净，切段，晒干。

【药材性状】　根圆柱形，略弯曲，支根少数，其上生多数须根，直径 0.5~1.2cm，表面淡黄色，具纵皱纹。质硬，断面呈破裂状，不平坦，皮部富纤维。难以折断。气微，味淡。

【功效主治】　健脾化湿，活血解毒。主治劳倦乏力，风湿痹痛，肝炎、疟疾、水肿、带下、跌打肿痛、痈疽肿毒。

【用法用量】　内服：煎汤，9~15g；鲜品 30~60g；或炖肉。外用：适量，捣敷。

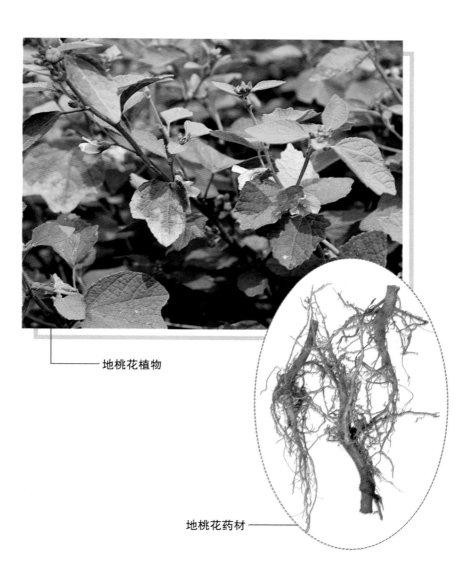

地桃花植物

地桃花药材

地 笋

【别　　名】 虎兰、小泽兰、地瓜儿苗、蛇王菊、矮地瓜儿苗、野麻花。

【来　　源】 为唇形科植物毛叶地笋 Lycopus lucidus Turcz. var. hirtus Regel 的地上部分。

【植物形态】 草本。根茎横走，圆柱状，节上有鳞片和须根。茎不分枝，四棱形，茎棱上被白色小硬毛，节上密集硬毛。叶交互对生；披针形，长 5~10cm，宽 1.5~4cm，先端渐尖，上面密被细刚毛状硬毛，下面在肋及脉上被刚毛状硬毛，边缘具锐齿。轮伞花序；小苞片卵状披针形，先端刺尖；花萼钟形，4~6 裂，裂片狭三角形，先端芒刺状；花冠钟形，白色，有黄色发亮的腺点，上唇先端微凹，下唇 3裂，近圆形；前对能育雄蕊 2，超出花冠，后对雄蕊退化，有时 4 枚雄蕊全部退化；子房长圆形，4 深裂，着生于花盘上，花柱伸出花冠外，柱头 2 裂不均等，扁平。小坚果扁平，倒卵状三棱形，暗褐色。

【分　　布】 广西主要分布于隆林、融水、全州、富川、昭平

【采集加工】 茎叶生长茂盛时采收，割取地上部分，切段，晒干。

【药材性状】 茎方形，四面均有浅纵沟，直径 2~5mm，表面黄绿色或稍带紫色，节明显，茎节及叶面上密被硬毛。质脆，易折断，髓部中空。叶对生，多皱缩，展平后呈披针形或长圆形，边缘有锯齿，上表面黑绿色，下表面灰绿色，有棕色腺点。花簇生于叶腋成轮状，花冠多脱落，苞片及花萼宿存。气微，味淡。

【功效主治】 化瘀止血，利水消肿，益气养血。主治衄血，吐血，金疮，痈肿，月经不调，产后瘀阻腹痛，黄疸，头身水肿，带下，气虚乏力。

【用法用量】 内服：煎汤，4~9g。外用：适量。

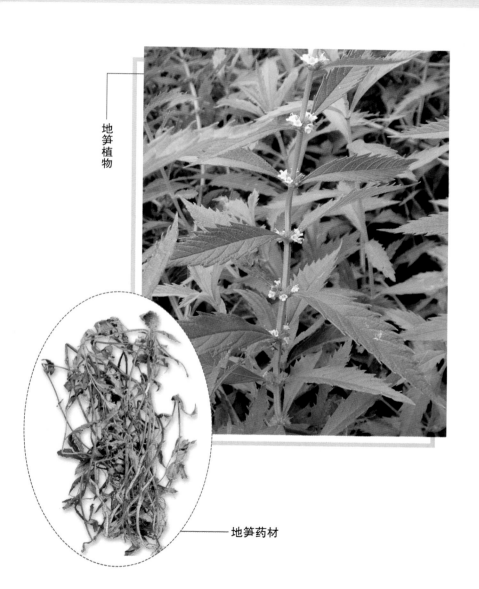

地笋植物

地笋药材

地 菍

【别　　名】　山地菍、地茄、地捻、地红花、铺地菍、红地茄、落地稔、地稔藤、古柑、铺地粘。

【来　　源】　为野牡丹科植物地菍 *Melastoma dodecandrum* Lour. 的全草。

【植物形态】　草本。茎匍匐上升，地上各部被糙伏毛。叶对生；叶片坚纸质，卵形或椭圆形，长 1~4cm，宽 0.8~3cm，先端急尖，基部广楔形；基出脉 3~5 条。聚伞花序顶生，基部有叶状总苞 2；花萼管被糙伏毛，裂片披针形，边缘具刺毛状缘毛，裂片间具 1 小裂片；花瓣淡紫色至紫红色，菱状倒卵形，上部略偏斜，先端有 1 束刺毛，被疏缘毛；雄蕊 5 长 5 短，长者药隔基部延伸，弯曲，末端具 2 小瘤；短者药隔不延伸，药隔基部具 2 小瘤；子房下位，先端具刺毛。蒴果坛状球形，平截，近先端略缢缩，肉质，不开裂，宿存萼被糙伏毛。

【分　　布】　广西各地有分布。

【采集加工】　夏、秋季采收全株，洗净，鲜用或晒干。

【药材性状】　茎四棱形，多分枝，直径 1~2mm，表面灰褐色，扭曲，有纵条纹，节处有细须根。叶对生，深绿色，多皱缩破碎，展开后呈卵形或椭圆形，长 1~4cm，宽 0.8~3cm，仅上面边缘和下面脉上生极疏的糙伏毛。花棕褐色，萼筒 5 裂，花瓣 5。气微，味微酸、涩。

【功效主治】　清热解毒，活血止血。主治肺痈，咽肿，痛经，崩漏，带下，牙痛，瘰疬，痈肿，疔疮，赤白痢疾，水肿，痔疮，毒蛇咬伤。

【用法用量】　内服：煎汤，15~30g，鲜品用量加倍；或鲜品捣汁。外用：适量，捣敷或煎汤洗。

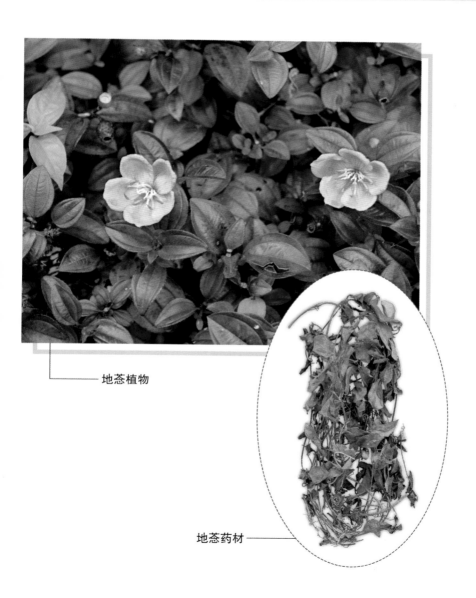

地苃植物

地苃药材

地　榆

【别　　名】　马连鞍、血箭草。

【来　　源】　为蔷薇科植物地榆 *Sanguisorba officinalis* L. 的根。

【植物形态】　草本。根粗壮，多呈纺锤形或圆柱形，表面棕褐色或紫褐色，横切面黄白或紫红色。茎直立，有棱。基生叶为羽状复叶，小叶 4~6 对，卵形或长圆状卵形，托叶膜质，褐色；茎生叶较少，小叶片长圆形至长圆披针形，托叶大，草质，半卵形，外侧边缘有尖锐锯齿。穗状花序，从花序顶端向下开放；苞片膜质，披针形；萼片 4 枚，紫红色，椭圆形至宽卵形；雄蕊 4 枚；柱头顶端扩大，盘形，边缘具流苏状乳头。果实包藏在宿存萼筒内，外面有 4 棱。

【分　　布】　广西主要分布于武鸣、昭平、灌阳、临桂、贵港。

【采集加工】　春、秋季均可采收，于春季发芽前，秋季枯萎前后挖出，除去地上茎叶，洗净晒干或趁鲜切片干燥。

【药材性状】　根圆柱形，略扭曲状弯曲，直径 0.5~2cm，有时可见支根或支根痕。表面棕褐色，具明显纵皱。顶端有圆柱状根茎或其残基。质坚，稍脆，折断面平整，略具粉质。横断面皮部淡黄色，木部棕黄色或带粉红色，呈显著放射状排列。气微，味微苦涩。

【功效主治】　凉血止血，清热解毒、消肿敛疮。主治吐血、咯血、衄血、尿血、便血、痔血、血痢、崩漏、赤白带下，疮痈肿痛，湿疹，阴痒，水火烫伤，蛇虫咬伤。

【用法用量】　内服：煎汤，6~15g；鲜品 30~120g；或入丸、散；亦可绞汁内服。外用：适量，煎水或捣汁外涂；也可研末外涂或捣烂外敷。

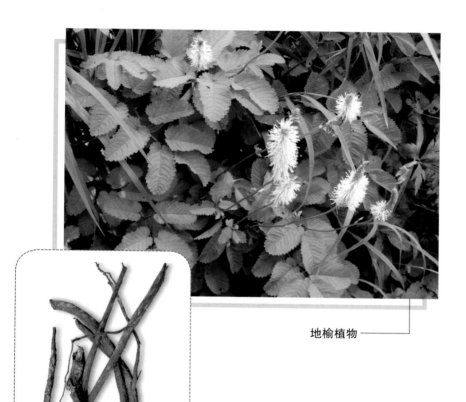

地榆植物

地榆药材

耳 草

【别　　名】 节节花、仙人对坐草、翻石草、布筋草。

【来　　源】 为茜草科植物耳草 *Hedyotis auricularia* L. 的全草。

【植物形态】 草本。小枝密被短粗毛，幼时近四棱形，老时圆柱形，常在节上生根。叶对生，披针形或椭圆形，长 3~8cm，急尖或渐，基部楔形或下延，上面无毛，下面常有粉末状短毛，侧脉 4~6 对。托叶被毛，合生成一短鞘，顶裂成 5~7 刚毛状刺。聚伞花序腋生，无总花梗；花 4 数，近无梗，萼筒被毛，裂片披针形，花冠白色，裂片广展；雄蕊着生于花冠喉部，花丝短；子房 2 室，花柱丝状，柱头棒状，2 裂。蒴果球形，熟时不裂。

【分　　布】 广西各地有分布。

【采集加工】 春、夏季采收，洗净，晒干。

【药材性状】 全体被短粗毛。茎细，稍扭曲，表面黄绿色或绿褐色，有明显纵沟纹；节上有残留须根；质脆，易折断。叶对生，叶片多向外卷曲，完整者展平后呈卵形或椭圆状披针形，长 3~6cm，全缘，上面绿褐色，下面黄绿色；托叶短，合生；叶柄短。蒴果球形，被疏毛。气微，味苦。

【功效主治】 清热解毒，凉血消肿。主治感冒发热，肺热咳嗽，咽喉肿痛，疮疡肿毒，急性结膜炎，肠炎，痢疾，痔疮出血，崩漏，毒蛇咬伤，乳腺炎，湿疹，跌打损伤。

【用法用量】 内服：煎汤，10~15g。外用：适量，捣敷；或煎水洗。

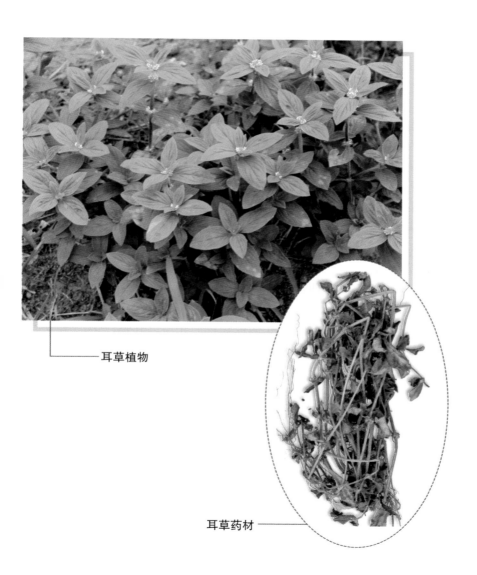

耳草植物

耳草药材

芒 萁

【别　　名】　草芒、山蕨、芒仔、山芒、蕨萁、萌萁、铁狼萁。

【来　　源】　为里白科植物芒萁 *Dicranopteris dichotoma*（Thunb.）Bernh. 的幼叶、叶柄。

【植物形态】　草本。直立或蔓生。根茎细长而横走，被棕色毛。叶下面灰白色或蓝色；叶柄棕禾秆色；叶轴一至二回或多回分叉，各分叉的腋间有一休眠芽，密被茸毛，并具 1 对叶状苞片，宽披针形；基部两侧有 1 对篦齿状托叶；末回羽片披针形或宽披针形，顶端渐狭，尾状，篦齿状深裂几达羽轴；裂片线状披针形，长 1.5~3cm，宽 3~4mm，先端钝，常微凹，平展，羽片基部上侧的数对呈三角形。各裂片基部汇合，全缘；侧脉斜展，每组有 3~4 条平行小脉。孢子囊群圆形，由 5~8 个孢子囊组成，着生于每组侧脉的上侧小脉的中部，在主脉两侧各排成 1 行。

【分　　布】　广西各地有分布。

【采集加工】　全年均可采收，洗净，晒干或鲜用。

【药材性状】　叶卷缩，叶柄褐棕色，光滑，叶轴一至二回分叉，各回分叉的腋间有 1 个休眠芽，密被绒毛，并有 1 对叶状苞片；末回羽片展开后呈披针形，篦齿状羽裂，裂片条状披针形，顶端常微凹，侧脉每组有小脉 3~5 条；上表面黄绿色，下表面灰白色。气微，味淡。

【功效主治】　化瘀止血，清热利尿，解毒消肿。主治妇女血崩，跌打伤肿，外伤出血，热淋涩痛，白带过多，小儿腹泻，目赤肿痛，烫火伤。

【用法用量】　内服：煎汤，9~15g；或研末。外用：适量，研末敷；或鲜品捣敷。

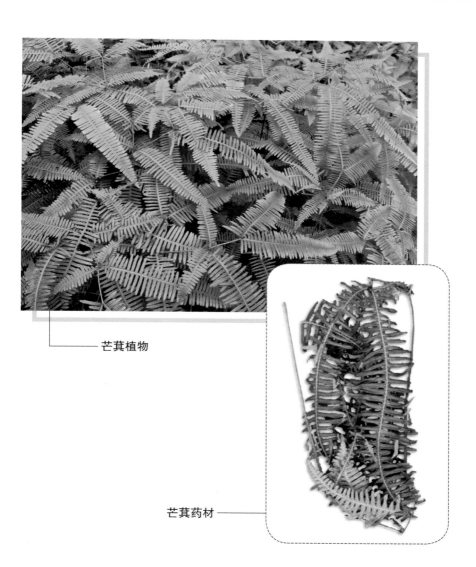

芒萁植物

芒萁药材

芝 麻

【别　　名】　胡麻、藤弘、狗虱、鸿藏、乌麻、油麻子、黑油麻、脂麻。

【来　　源】　为胡麻科植物芝麻 *Sesamum indicum* L. 的种子。

【植物形态】　草本。茎直立，四棱形，棱角突出，基部稍本质化，具短柔毛。叶对生，或上部互生；叶片卵形、长圆形或披针形，长 5~15cm，宽 1~8cm，先端急尖或渐尖，基部楔形，全缘、有锯齿或下部叶 3 浅裂。花单生，或 2~3 朵生于叶腋；花萼稍合生，绿色，5裂，裂片披针形，具柔毛；花冠筒状，唇形，白色，有紫色或黄色彩晕，裂片圆形，外侧被柔毛；雄蕊 4，着生于花冠筒基部；雌蕊 1，心皮 2，子房圆锥形。蒴果椭圆形，多 4 棱或 6 棱、8 棱，纵裂，熟后黑褐色，具短柔毛。种子多数，卵形，两侧扁平，黑色、白色或淡黄色。

【分　　布】　广西各地均有栽培。

【采集加工】　8~9 月果实呈黄黑色时采收，割取全草，晒干，打下种子，除去杂质，再晒干。

【药材性状】　种子扁卵圆形。一端稍圆，另端尖，长 2~4mm，宽 1~2mm，厚约 1mm。表面黑色，平滑或有网状皱纹，尖端有棕色点状种脐，种皮薄纸质，胚乳白色，肉质，子叶二枚，白色，富油性。气微弱，味淡，嚼之有清香味。

【功效主治】　补益肝肾，养血益精，润肠通便。主治肝肾不足所致的须发早白、头晕耳鸣、肌肤干燥、腰脚痿软，肠燥便秘，妇人乳少，痔疮。

【用法用量】　内服：煎汤，9~15g；或入丸、散。外用：适量，煎水洗浴；或捣敷。

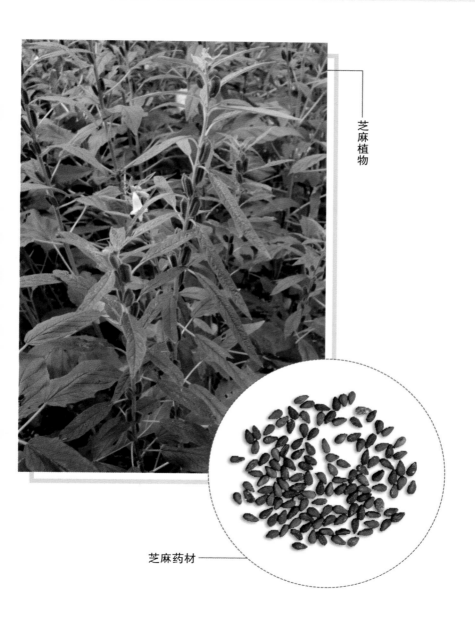

芝麻植物

芝麻药材

朴　树

【别　　名】 麦筛壳、裸结、石朴、昆明朴、西藏朴、凤庆朴。

【来　　源】 为榆科植物四蕊朴 *Celtis tetrandra* Roxb. 的根皮。

【植物形态】 落叶乔木。树皮灰色、平滑；幼枝被密毛，后渐脱落。叶互生；叶片革质，通常卵形或卵状椭圆形，长3~10cm，宽1.5~4cm，先端急尖至渐尖，基部圆形或阔楔形，偏斜，中部以上边缘有浅锯齿，上面无毛，下面沿脉及脉腋疏被毛；基出3脉。花杂性，同株，1~3朵，生于当年枝的叶腋，黄绿色，花被片4，被毛，雄蕊4；柱头2。核果单生或2个并生，近球形，熟时红褐色；果柄与叶柄近等长；果核有凹陷和棱脊。

【分　　布】 广西主要分布于融安、金秀、来宾。

【采集加工】 全年可采，晒干。

【药材性状】 根皮呈板块状，表面棕灰色，粗糙而不开裂，有多数横纹，内表面棕褐色。质脆，易碎。气微，味淡。

【功效主治】 祛风透疹，消食化滞，清热利咽。主治麻疹透发不畅，食积不化，感冒咳嗽音哑。

【用法用量】 内服：煎汤，15~60g。

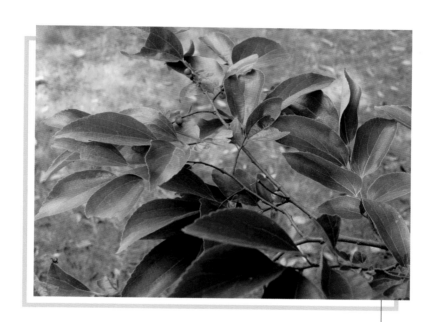

朴树植物

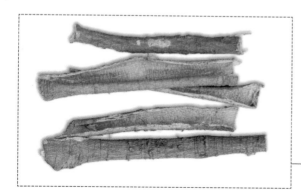

朴树药材

过山枫

【别　　名】 过山风、窄叶南蛇藤、锐叶过山枫、具刺南蛇藤、皮刺南蛇藤。

【来　　源】 为卫矛科植物过山枫 *Celastrus aculeatus* Merr. 的藤茎。

【植物形态】 攀援木质藤本。小枝幼时被棕褐色短毛。冬芽圆锥状，基部芽鳞宿存，有时坚硬呈刺状。叶多椭圆形或长方形，长 5~10cm，宽 3~6cm，先端渐尖或窄急尖，基部阔楔形或近圆形，边缘上部具疏浅细锯齿，下部多为全缘，侧脉多为 5 对。聚伞花序，通常 3 花，花序梗、小花梗长均被棕色短毛，关节在上部；萼片三角卵形；花瓣长方披针形，花盘稍肉质，全缘，雄蕊具细长花丝，长 3~4mm，具乳突，在雌花中退化，长仅 1.5mm，子房球状，在雄花中退化，长 2mm 以下。蒴果近球状，宿萼明显增大。种子新月状或弯成半环状，表面密布小疣点。

【分　　布】 广西分布于全区各地。

【采集加工】 全年均可采收，除去杂质，晒干。

【药材性状】 藤茎圆柱形，直径 0.5~3.5cm。表面灰褐色或灰绿色，有白色圆点状皮孔，粗糙，具纵皱纹。质坚硬，不易折断，断面纤维性，皮部灰褐色，木部灰白色，可见同心性环纹及密集的小孔，髓部明显。气微，味微辛。

【功效主治】 祛风除湿，行气活血，消肿解毒。主治风湿痹痛等。

【用法用量】 内服：煎汤，15~20g。外用：适量。

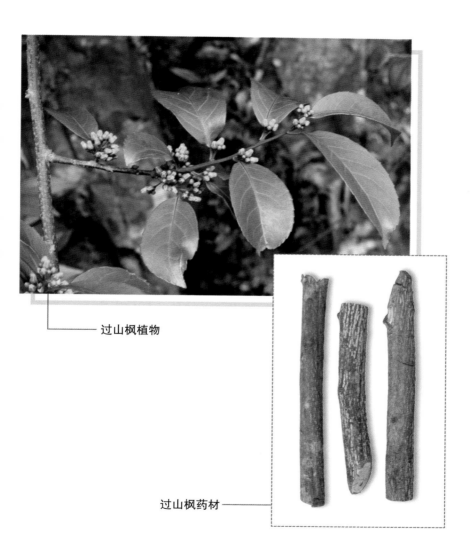

过山枫植物

过山枫药材

过江藤

【别　　名】 苦舌草、番梨仔草、蓬莱草、大二朗箭、水黄芹。

【来　　源】 为马鞭草科植物过江藤 *Phyla nodiflora*（L.）E. L. Greene 的全草。

【植物形态】 草本，有木质宿根，多分枝，全体有紧贴丁字状短毛。叶近无柄，匙形、倒卵形至倒披针形，长 1~3cm，宽 0.5~1.5cm，顶端钝或近圆形，基部狭楔形，中部以上的边缘有锐锯齿；穗状花序腋生，卵形或圆柱形，长 0.5~3cm，宽约 0.6cm，有长 1~7cm 的花序梗；苞片宽倒卵形，；花萼膜质；花冠白色、粉红色至紫红色，内外无毛；雄蕊短小，不伸出花冠外；子房无毛。果淡黄色，内藏于膜质的花萼内。

【分　　布】 广西主要分布于邕宁、上林、贵港、平果、靖西、那坡、西林、隆林、天峨。

【采集加工】 夏、秋季采收。鲜用或晒干。

【药材性状】 根黄褐色，细小，多分枝，直径 1~3mm。茎黄棕色，四棱形，节稍膨大，有纵沟，直径 2~5mm。体轻，质脆，易折断。叶黄棕色，稍皱缩，近无柄，匙形、倒卵形至倒披针形，长 1~3cm，宽 0.5~1.5cm，顶端钝或近圆形，基部狭楔形，中部以上的边缘有锐锯齿，质脆，易碎。偶见卵形或圆柱形的穗状花序。气微，味苦。

【功能主治】 清热解毒，散瘀消肿。用于痢疾，急性扁桃体炎，咳嗽咯血，跌打损伤，痈疽疔毒，带状疱疹，慢性湿疹。

【用法用量】 内服：煎汤，15~30g。外用：适量，鲜品捣烂敷患处。

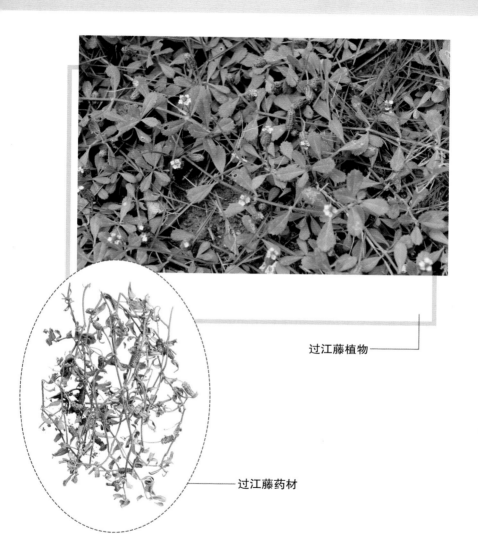

过江藤植物

过江藤药材

过岗龙

【别　　名】 老鸦肾、象豆、眼镜豆。

【来　　源】 为豆科植物榼藤子 *Entada phaseoloides*（L.）Merr. 的种子。

【植物形态】 常绿木质大藤本。茎扭旋，枝无毛。二回羽状复叶，通常有羽片 2 对，顶生 1 对羽片变为卷须；小叶 2~4 对，革质，长椭圆形，长 3~3.5cm，先端钝，微凹，基部略偏斜。穗状花序单生或排列成圆锥状，花序轴密生黄色绒毛；花淡黄色；花萼 5；花瓣 5，基部稍连合；雄蕊 10，分离，略突出花冠；子房有短柄，花柱丝状，柱头凹下。荚果木质，弯曲，扁平，成熟时逐节脱落，每节内有 1 颗种子。种子近圆形，扁平，暗褐色，成熟后种皮木质，有光泽，具网纹。

【分　　布】 广西主要分布于东兰、隆安、龙州、上思、桂平、金秀。

【采集加工】 冬、春季种子成熟后采集，去外壳，晒干。

【药材性状】 种子为扁圆形，直径 4~5cm，厚 10~18mm。表面棕褐色，具光泽，少数两面中央微凹，被棕黄色粉状物，除去后可见细密的网状纹理。种脐长椭圆形，种皮极坚硬，难破碎。气微，味淡，嚼之有豆腥味。

【功效主治】 行气止痛，利湿消肿。主治脘腹胀痛，黄疸，脚气水肿，痢疾，痔疮，脱肛。

【用法用量】 内服：烧存性研末，1~3g；或煎服。外用：适量，捣敷；或研末调敷。

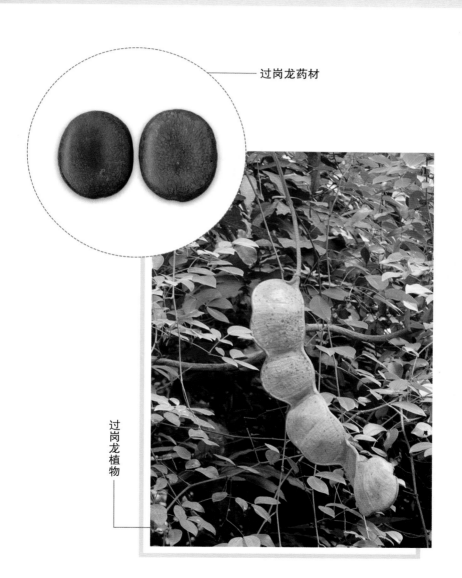

过岗龙药材

过岗龙植物

过塘蛇

【别　　名】　水盖菜、白玉钗草、玉钗草、水瓮菜、过江龙、水芥菜。

【来　　源】　为柳叶菜科植物水龙 *Jussiaea repens* Linn. 的全草。

【植物形态】　水生草本。茎匍匐或上升。根茎甚长，横走泥中，具白色囊状呼吸根，节上有须根。植物体通常无毛，但在陆地上的分枝幼时密被长柔毛。叶互生；叶片倒披针形或椭圆形，长 1.5~5cm，宽 0.5~2.5cm，先端钝或浑圆，基部渐窄成柄，全缘，上面绿色，下面紫红色。花两性，单生于叶腋，白色，基部淡黄色，花梗先端常有鳞片状小苞片 2；花萼裂片 5，披针形，外面疏被长柔毛，萼筒与子房贴生；花瓣 5，乳白色，基部黄色，倒卵形；雄蕊 10，不等长；子房下位，外面疏被长柔毛，柱头头状，膨大，5 浅裂。蒴果细长圆柱形，有时散生长柔毛，具多数种子。

【分　　布】　广西各地广为分布。

【采集加工】　全年均可采收，洗净，切段，晒干。

【药材性状】　茎呈扁圆柱形，扭曲，直径 0.2~0.3cm；表面灰绿色，具纵棱数条，节上有须根，不易折断。叶互生，叶片卷折皱缩，展平后呈倒披针形或椭圆形，长 1.5~5cm，宽 0.5~2.5cm，先端钝或浑圆，基部渐狭成柄，全缘。气微，味淡。

【功效主治】　清热，利尿，解毒。主治感冒发热，燥热咳嗽，高热烦渴，淋病，水肿，咽喉肿痛，口舌生疮，风火牙痛，疮痈疔肿，烫火伤，跌打损伤，毒蛇、狂犬咬伤。

【用法用量】　内服：煎汤，10~30g；或捣汁。外用：适量，捣敷；或烧灰调敷；或煎汤洗。

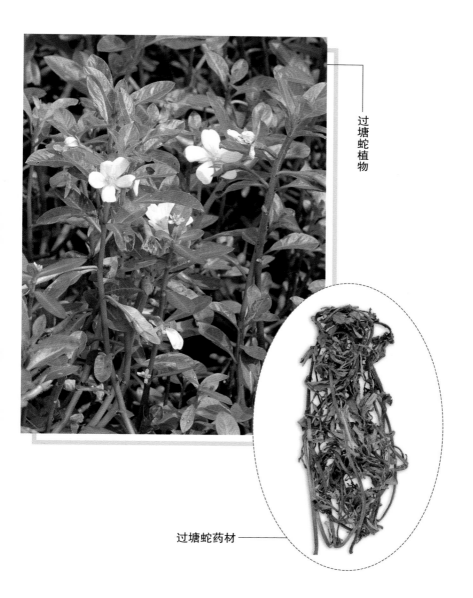

过塘蛇植物

过塘蛇药材

百 合

【别　　名】　夜合花、白花百合、强瞿、番韭、山丹、倒仙、野百合。

【来　　源】　为百合科植物百合 *Lilium brownie* F. E. Brown var. *viridulum* Baker 的肉质鳞叶。

【植物形态】　草本。茎上有紫色条纹，无毛；鳞茎球形，鳞茎瓣广展，无节，白色。叶散生，具短柄；上部叶常小于中部叶，叶片倒披针形至倒卵形，长 7~10cm，宽 2~3cm，先端急尖，基部斜窄，全缘，无毛，有 3~5 条脉。花 1~4 朵，喇叭形，有香味；花被片 6，倒卵形，多为白色，背面带紫褐色，无斑点，先端弯而不卷，蜜腺两边具小乳头状凸起；雄蕊 6，前弯，花丝具柔毛，花药椭圆形，丁字着生，花粉粒褐红色；子房长柱形，花柱无毛，柱头 3 裂。蒴果长圆形。种子多数。

【分　　布】　广西各地有栽培。

【采集加工】　秋季采挖，洗净，剥去鳞叶，置沸水中略烫，干燥。

【药材性状】　鳞叶多皱缩，展开后呈长椭圆形，顶端尖，基部较宽，微波状，内向卷曲，长 1.5~3cm，宽 0.5~1cm，厚约 4mm，有脉纹 3~5 条，有的不明显。表面白色或淡黄色，光滑，半透明，质硬而脆，易折断，断面平坦，角质样。气微，味微苦。

【功效主治】　养阴润肺，清心安神。主治阴虚久咳，痰中带血，热病后期，余热未清，或情志不遂所致的虚烦惊悸、失眠多梦、情神恍惚，痈肿，湿疮。

【用法用量】　内服：煎汤，6~12g；或入丸、散；亦可蒸食、煮粥。外用：适量，捣敷。

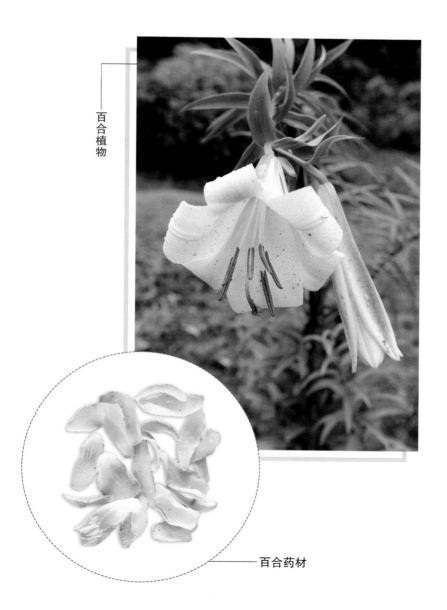

百合植物

百合药材

百两金

【别　　名】 八爪龙、地杨梅、叶下藏珠、状元红、铁雨伞、珍珠凉伞。

【来　　源】 为紫金牛科植物百两金 *Ardisia crispa*（Thunb.）DC. 的根及根茎、叶。

【植物形态】 灌木。具匍匐根茎，直立茎除侧生特殊花枝外，无分枝。叶片膜质或近坚纸质，椭圆状披针形或狭长圆状披针形，顶端长渐尖，基部楔形，长 7~12cm，宽 1.5~3cm，全缘或略波状，具明显的边缘腺点，背面多少具细鳞片，无腺点或具极疏的腺点，侧脉约 8 对，边缘脉不明显。亚伞形花序，着生于侧生特殊花枝顶端，花枝通常无叶；萼片长圆状卵形或披针形，多少具腺点，无毛；花瓣白色或粉红色，卵形，具腺点；雄蕊较花瓣略短，花药狭长圆状披针形；雌蕊与花瓣等长或略长，胚珠 5 枚，1 轮。果球形，鲜红色，具腺点。

【分　　布】 广西主要分布于富川、阳朔、临桂、全州、资源、龙胜、融水、罗城、柳江、金秀、蒙山、平南、那坡、凌云、凤山、乐业等地。

【采集加工】 秋、冬季采挖，洗净，鲜用或晒干。

【药材性状】 根茎略膨大，圆柱形，略弯曲，直径 2~10mm。表面灰棕色或暗褐色，具纵皱纹及横向环状断裂痕，木部与皮部易分离。质坚脆，断面皮部厚，类白色或浅棕色，木部灰黄色。气微，味微苦、辛。

【功效主治】 清热解毒，祛痰利湿，活血化瘀。主治咽喉肿痛，无名肿毒，毒蛇咬伤，咳嗽咯痰，湿热黄疸，小便淋痛，风湿痹痛，跌打损伤。

【用法用量】 内服：煎汤，9~15g；或煎水含咽。外用：适量，鲜品捣敷。

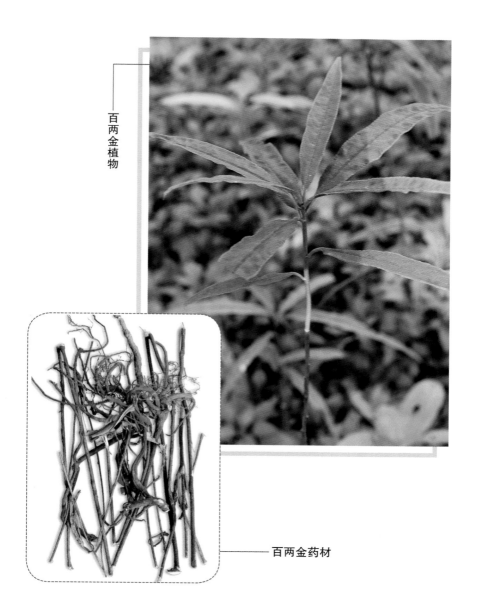

百两金植物

百两金药材

百足藤

【别　　名】　神仙对坐草、石上蜈蚣、飞天蜈蚣、百足草、石蜈蚣、下山蜈蚣。

【来　　源】　为天南星科植物百足藤 *Pothos repens*（Lour.）Druce 的全草。

【植物形态】　附生藤本。营养枝具棱，常曲折，节上气生根，贴附于树上；花枝圆柱形，具纵条纹，一般没有气生根，多披散或下垂。叶柄长楔形，先端微凹；叶片披针形，向上渐狭，长 3~4cm，宽 5~7mm，与叶柄皆具平行纵脉，细脉网结，但极不明显；幼枝上叶片较小。苞片 3~5，披针形，覆瓦状排列或较远离；花序柄细长，基部有一线形小苞片；佛焰苞绿色，线状披针形，具长尖头；肉穗花序黄绿色，雄蕊黄色，雌蕊淡绿，细圆柱形，果时伸长；花密，花被片 6，黄绿色雄蕊和柱头稍超出花被，花药黄色。浆果成熟时焰红色，卵形。

【分　　布】　广西主要分布于武鸣、玉林、陆川、博白、宁明、龙州。

【采集加工】　全年均可采，洗净，鲜用或切段晒干。

【药材性状】　茎圆柱形，具细条纹，老枝节上常有气生根。叶皱缩，纸质，表面绿色，展平叶形多变，常披针形至线状披针形，基部钝圆，先端渐尖；叶柄楔形，先端截平或微下凹，多少具耳。

【功效主治】　活血散瘀，接骨，祛风湿，止痛。主治跌打损伤，骨折，风湿痹痛，腰腿痛。

【用法用量】　内服：煎汤，9~15g；或浸酒。外用：适量，捣敷或酒炒敷。

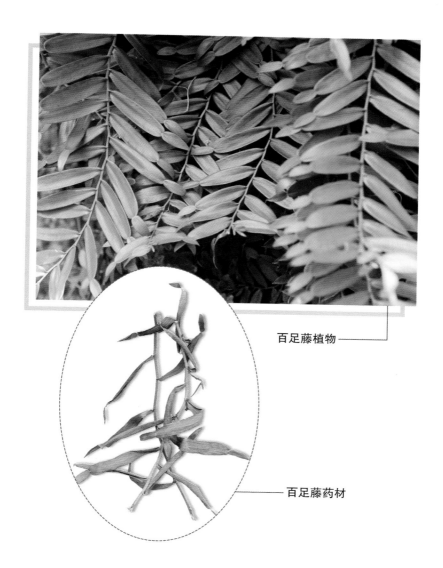

百足藤植物

百足藤药材

百香果

【别　　名】　洋石榴、紫果西番莲、西番莲。

【来　　源】　为西番莲科植物鸡蛋果 *Passiflora edulis* Sims 的全株、果实。

【植物形态】　藤本。茎具细条纹。叶纸质，长 6~13cm，宽 8~13cm，基部楔形或心形，掌状 3 深裂，中间裂片卵形，两侧裂片卵状长圆形，裂片边缘有内弯腺尖细锯齿，近裂片缺弯的基部有 1~2 个杯状小腺体。聚伞花序退化仅存 1 花，与卷须对生；苞片绿色，宽卵形或菱形，边缘有不规则细锯齿；萼片 5 枚，外面顶端具一角状附属器；花瓣 5 枚；外副花冠裂片 4~5 轮，外 2 轮裂片丝状，基部淡绿色，中部紫色，顶部白色，内 3 轮裂片窄三角形；内副花冠顶端全缘或为不规则撕裂状；雄蕊 5 枚，花丝分离，基部合生；子房倒卵球形；花柱 3。浆果卵球形，熟时紫色。种子多数，卵形。

【分　　布】　广西有栽培。

【采集加工】　当果实成熟淡紫色时采摘，晒干或烘干。

【药材性状】　果实圆球形或椭圆形，紫褐色，直径 5~5cm，果皮柔韧，外面有凸起的粗折皱状皱纹，切开果实内面橙黄色，稍肉质，种子多数，卵形。气微，味酸甜。

【功效主治】　清肺润燥，安神，和血止痛，止痢。主治咳嗽，咽干，声嘶，大便秘结，失眠，痛经，关节痛，痢疾。

【用法用量】　内服：煎汤，10~15g。

百香果药材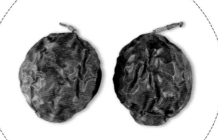

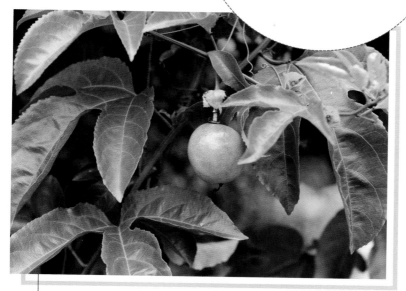

百香果植物

百 部

【别　　名】　对叶百部、大春根菜、虱蚤草、穿山薯、大百部。

【来　　源】　为百部科植物大百部 *Stemona tuberose* Lour. 的根。

【植物形态】　攀援草本。块根肉质，纺锤形或圆柱形，茎缠绕。叶通常对生；叶片广卵形，长 8~30cm，宽 2.5~10cm。基部浅心形，全缘或微波状；叶脉 7~15 条。生于叶腋或偶尔贴生于叶柄上，苞片小，披针形，花单生或 2~3 朵成总状花序，花被片黄绿色带紫色条纹，顶端渐尖，内轮比外轮稍宽，具 7~10 脉；雄蕊紫红色，短于或几等长于花被；花丝粗短，花药顶端具短钻状附属物；药隔肥厚，向上延伸为长钻状或披针形的附属物；子房小，卵形，花柱近无。蒴果倒卵形而扁，光滑。具多数种子。

【分　　布】　广西主要分布于隆林、凌云、龙州、防城、容县、梧州、桂林等地。

【采集加工】　夏、秋季采收，洗净，切片，晒干。

【药材性状】　根长纺锤形或长条形，长 8~24cm，直径 0.8~2cm。表面淡黄棕色至灰棕色，具浅纵皱纹或不规则纵槽。质坚实，断面黄白色至暗棕色，木部较大，髓部类白色。气微，味苦。

【功效主治】　润肺止咳，杀虫灭虱。主治新久咳嗽，肺痨，百日咳，蛲虫病，体虱，疥癣。

【用法用量】　内服：煎汤，3~10g。外用：适量，煎水洗；或研末外敷；或浸酒涂擦。

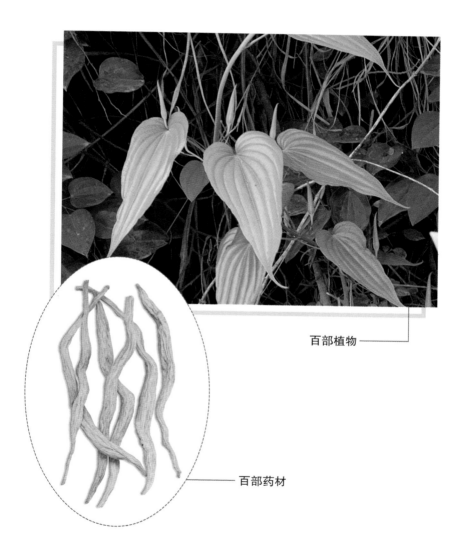

百部植物

百部药材

百解藤

【别　　名】　粉叶轮环藤、金钱风、凉粉藤、青藤仔、蛤仔藤、金锁匙。

【来　　源】　为防己科植物粉叶轮环藤 *Cyclea hypoglauca*（Schauer）Diels 的根。

【植物形态】　缠绕藤本。根粗壮，圆柱状弯曲，外皮灰褐色。老茎具纵向扭曲的粗条纹，小枝纤细，除叶腋或分枝有簇毛外，余均无毛。单叶互生；叶片薄纸质，阔卵状三角形至卵形，长 2.5~7cm，宽 1.5~5cm，先端渐尖，基部近截平至圆形，全缘，两面无毛或下面被疏白色长毛。花序腋生；花单性，雌雄异株；雄花序由小聚伞排列成间断的穗状，花序轴不分枝或有时近其部有短小分枝，纤细，无毛；雄花萼片 4 或 5，分离；花瓣 4 或 5，通常合生成杯状，聚药雄蕊稍伸出；雌花序排列成总状；雌花萼片 2，花瓣 2，微小，贴生在萼片基部。核果近球形，熟时黄色。

【分　　布】　广西主要分布于天峨、都安、罗城、全州、恭城、富川、贺州、岑溪、玉林、防城、宁明、龙州、天等、隆安、武鸣、邕宁。

【采集加工】　全年均可采收，去须根或枝叶，洗净，切段，晒干。

【药材性状】　根呈圆柱形，直径 0.5~3cm。表面暗褐色，凹凸不平，有弯曲的纵沟、横裂纹和少数支根痕。质硬，断面灰白色，有放射状纹理和小孔。气微，味苦。

【功效主治】　利水通淋，清热解毒，祛风止痛。主治淋证，风热咳嗽，咽喉肿痛，白喉，风火牙痛，肠炎，痢疾，风湿痹痛，疮疡肿毒，毒蛇咬伤。

【用法用量】　内服：煎汤，10~30g。

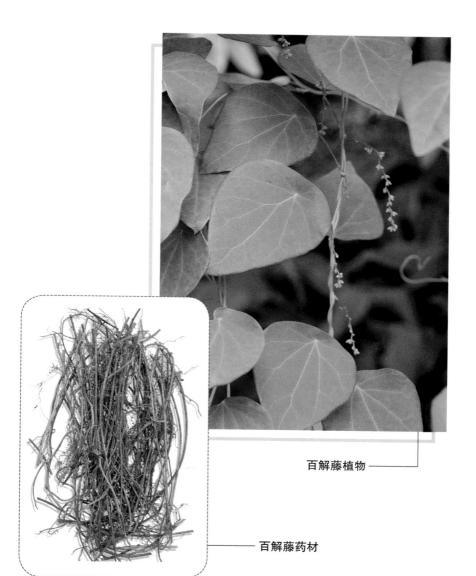

百解藤植物

百解藤药材

灰毛浆果楝

【别　　名】　大苦木、假吴萸、鱼胆木、串黄皮、假茶辣、鱼苦胆、山黄皮。

【来　　源】　为楝科植物灰毛浆果楝 *Cipadessa cinerascens*（Pell.）Hand.-Mazz. 的叶。

【植物形态】　灌木或小乔木。小枝被绒毛。奇数羽状复叶互生；小叶 9~11，对生或近对生，纸质，卵形至卵状长圆形，长 5~10cm，宽 3~5cm，先端渐尖或突尖，基部偏斜，全缘或有齿，两面被紧贴的灰黄色柔毛，下面尤密。花两性，圆锥花序腋生；花萼 5 裂，外面被柔毛；花瓣 5，白色至淡黄色，狭长圆形，先端略尖，外面被紧贴的疏柔毛；雄蕊 10，花丝合生成短筒；子房球形，无毛。核果球形，略带肉质，熟时深红色至紫黑色，干后有 5 棱。

【分　　布】　广西分布于全区各地。

【采集加工】　叶全年均可采，洗净，鲜用或晒干。

【药材性状】　叶轴及叶柄密被淡黄色柔毛，具小叶 9~11 片。小叶对生，绿色，叶片常皱缩或破碎，平展完整者为纸质，卵形至卵状长圆形，长 5~11cm，宽 3~5cm，先端渐尖或突尖，基部圆形或楔形，边缘中部以上具锯齿，两面被紧贴柔毛，具小叶柄。气微，味苦。

【功效主治】　祛风化湿，行气止痛。主治感冒发热，疟疾，痢疾，脘腹绞痛，风湿痹痛，跌打损伤，烫伤，皮炎，外伤出血。

【用法用量】　内服：煎汤，9~15g；鲜品 30g。外用：适量，煎水洗；或捣烂敷。

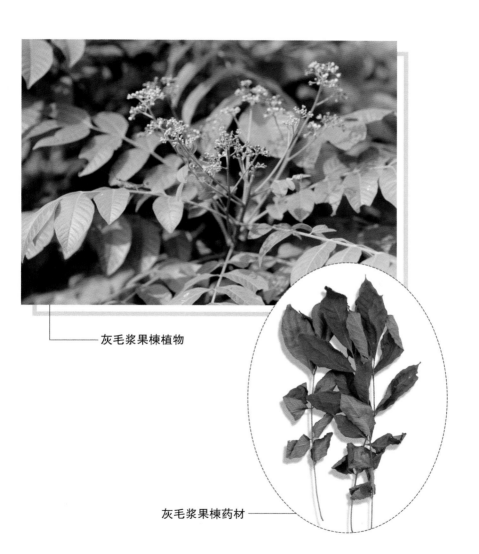

灰毛浆果楝植物

灰毛浆果楝药材

尖山橙

【别　　名】　驳筋树、青竹藤、竹藤、藤皮黄、藤竹草、黄山橙、尖叶山橙。

【来　　源】　为夹竹桃科植物尖山橙 *Melodinus fusiformis* Champ ex Benth. 的全株。

【植物形态】　粗壮木质藤本。具乳汁。茎皮灰褐色。幼枝、嫩叶、叶柄、花序被短柔毛，老渐无毛。叶近革质，椭圆形或长椭圆形，长 4.5~12cm，宽 1~5.3cm，端部渐尖，基部楔形至圆形；中脉在叶面扁平，在叶背略为凸起。聚伞花序生于侧枝的顶端；花序梗、花梗、苞片、小苞片、花萼和花冠均疏被短柔毛；花萼裂片卵圆形，边缘薄膜质，端部急尖；花冠白色，花冠裂片长卵圆形或倒披针形，偏斜不正；副花冠呈鳞片状在花喉中稍伸出，鳞片顶端 2~3 裂；雄蕊着生于花冠筒的近基部。浆果橙红色，椭圆形，顶端短尖。种子压扁，近圆形或长圆形，边缘不规则波状。

【分　　布】　广西主要分布于武鸣、马山、上林、苍梧、岑溪、上思、平南、桂平、容县、靖西、那坡、隆林、昭平、南丹、罗城、忻城、金秀、龙州。

【采集加工】　除去杂质，洗净，浸润，切片，晒干。

【药材性状】　茎圆柱形，直径 0.5~5cm。表面灰褐色，有纵皱纹，质坚韧，断面纤维性，皮部灰褐色，木部黄白色，髓部淡黄色。嫩枝、叶具毛茸。单叶对生，叶片多卷曲，展开后呈椭圆形，革质，宽 1~5cm，长 4~13cm，先端渐尖，基部楔形，全缘。气微，味微苦。

【功效主治】　祛风湿，活血。主治风湿痹痛，跌打损伤。

【用法用量】　内服：煎汤，6~9g。外用：适量。

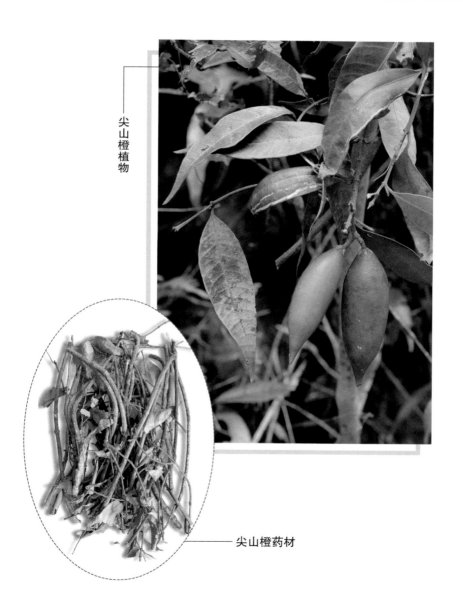

尖山橙植物

尖山橙药材

尖尾风

【别　　名】 尖尾峰、黑节风、握手风、穿骨风、大风叶、廉鱼风、牛舌癀。

【来　　源】 为马鞭草科植物尖尾枫 *Callicarpa longissima*（Hemsl.）Merr. 的茎、叶。

【植物形态】 灌木或小乔木。小枝四棱形，紫褐色，幼时稍有多细胞的单毛，节上具毛环。单叶对生；叶柄长 1~1.5cm；叶片披针形至狭椭圆形，长 14~25cm，宽 2~7cm，先端锐尖，基部楔形，边缘具不明显小齿或全缘，表面主脉及侧脉有多细胞的单毛，背面无毛，有细小黄色腺点，干时下陷成为蜂窝状小洼点；侧脉 12~20 对。聚伞花序腋生；花萼有腺点，杯状或截头状；花冠淡紫色，无毛，长约 2.5mm，雄蕊 4，长约为花冠的 2 倍；子房无毛。果实扁球形，白色，具细小腺点。

【分　　布】 广西分布于全区各地。

【采集加工】 夏、秋季采收，晒干或鲜用。

【药材性状】 茎枝呈圆柱形，表面棕褐色，有点状凸起的灰白色皮孔，节上有一圈黄棕色柔毛。叶黄绿色，皱缩破碎，完整者展平后呈披针形至椭圆形，长 10~20cm 或更长，宽 2~5cm，先端锐尖，基部楔形，全缘或有不明显腺齿。叶腋有残留小花。揉搓后有气芳香，味微辛、辣。

【功效主治】 祛风散寒，散瘀止血，解毒消肿。主治风寒咳嗽，寒积腹痛，风湿痹痛，跌打损伤，内外伤出血，无名肿毒。

【用法用量】 内服：煎汤，10~15g，鲜品加倍；或捣汁饮。外用：适量，捣敷；或研末敷。

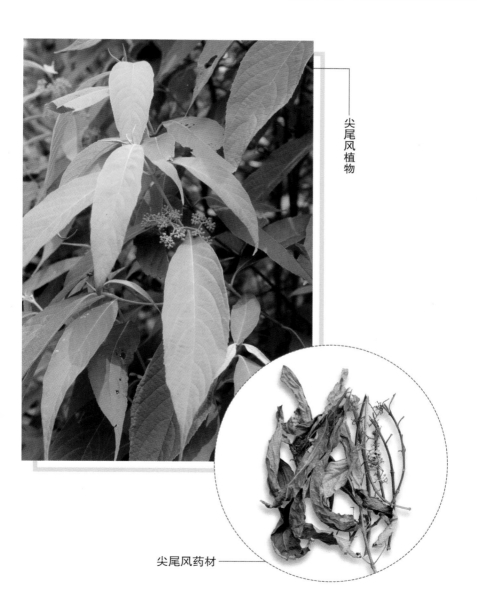

尖尾风植物

尖尾风药材

光萼猪屎豆

【别　　名】　光萼野百合、南美猪屎豆。

【来　　源】　为豆科植物光萼猪屎豆 *Crotalaria zanzibarica* Benth. 的全草。

【植物形态】　草本或亚灌木。茎枝圆柱形，具小沟纹，被短柔毛。托叶极细小；叶三出，小叶长椭圆形，两端渐尖，长 6~10cm，宽 1~3cm，先端具短尖，上面绿色，光滑无毛，下面青灰色，被短柔毛。总状花序顶生，苞片线形，小苞片与苞片同形，稍短小，生花梗中部以上；花梗在花蕾时挺直向上，开花时屈曲向下，结果时下垂；花萼近钟形，五裂，萼齿三角形，约与萼筒等长，无毛；花冠黄色，伸出萼外，旗瓣圆形，基部具胼胝体二枚，先端具芒尖，翼瓣长圆形，约与旗瓣等长，龙骨瓣最长，稍弯曲，中部以上变狭，形成长喙，基部边缘具微柔毛；子房无柄。荚果长圆柱形，幼时被毛，成熟后脱落，果皮常呈黑色，基部残存宿存花丝及花萼。种子肾形，成熟时朱红色。

【分　　布】　广西主要分布于南宁、武鸣、邕宁。

【采集加工】　全年均可采，鲜用或晒干。

【药材性状】　根圆柱形，表面土黄色，具侧根或侧根痕。茎圆柱形，黄绿色，质硬，可折断，断面髓部明显。叶皱缩，上表面黄绿色，下表面灰白色，展平小叶长椭圆形，两端渐尖，先端具短尖；叶柄长 3~5cm。气微，味稍苦。

【功效主治】　清热利湿，解毒散结。主治湿热腹泻，小便淋沥，小儿疳积，乳痈。

【用法用量】　内服：煎汤，6~15g。外用：适量，捣敷。

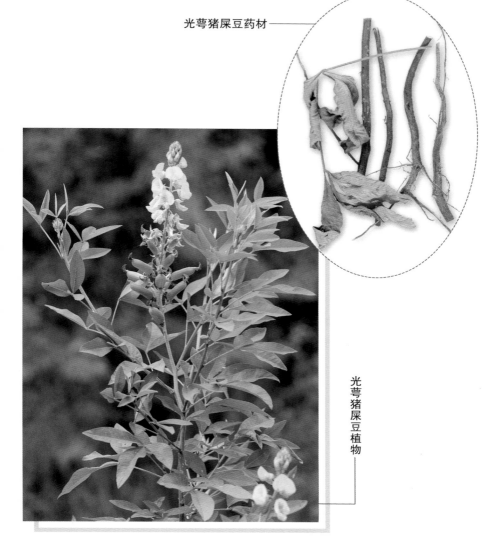

光萼猪屎豆药材

光萼猪屎豆植物

光棍树

【别　　名】　绿玉树、绿珊瑚、青珊瑚。

【来　　源】　为大戟科植物绿玉树 *Euphorbia tirucalli* L. 的茎、叶。

【植物形态】　小乔木。老时呈灰色或淡灰色，幼时绿色，上部平展或分枝；小枝肉质，具丰富乳汁。叶互生，长圆状线形，长7~15mm，宽0.7~1.5mm，先端钝，基部渐狭，全缘，无柄或近无柄，常生于当年生嫩枝上。总苞叶干膜质，早落。花序密集于枝顶，基部具柄；总苞陀螺状，内侧被短柔毛；腺体5枚，盾状卵形或近圆形。雄花数枚，伸出总苞之外；雌花1枚，子房柄伸出总苞边缘；子房光滑无毛；花柱3，中部以下合生；柱头2裂。蒴果棱状三角形，平滑，略被毛或无毛。种子卵球状，长与直径均约4mm，平滑；具微小的种阜。

【分　　布】　广西有栽培。

【采集加工】　全年均可采收，鲜用或晒干。

【药材性状】　茎呈圆柱形条状，略弯曲，表面褐色或棕褐色，具皱缩纵细纹，直径5~8mm。质坚，稍脆，折断面平整。叶小，常脱落，叶痕明显，椭圆形。气微，味淡。

【功效主治】　舒筋活络，祛痰止咳。主治流行性乙型脑炎，小儿麻痹后遗症，中风瘫痪，肺痨，小儿疳积。

【用法用量】　内服：煎汤，9~15g。

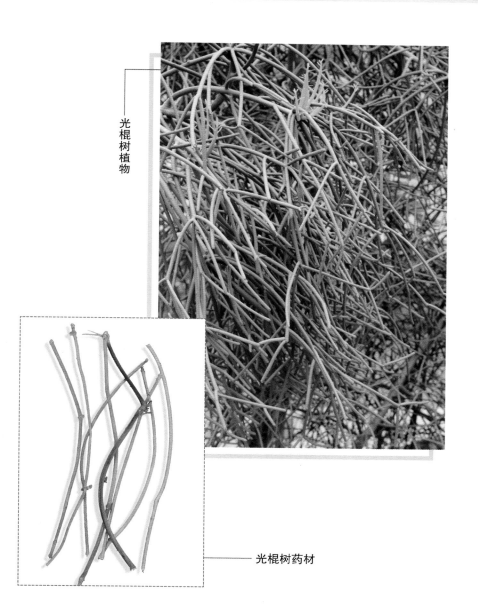

光棍树植物

光棍树药材

同色蓝猪耳

【别　　名】 倒胆草、蚌壳草、散胆草、老蛇药、蝴蝶花、灯笼草。

【来　　源】 为玄参科植物单色蝴蝶草 *Torenia concolor* Lindl. 的全草。

【植物形态】 匍匐草本。茎具四棱，节上生根。叶片三角状卵形或长卵形，稀卵圆形，长 1~4cm，宽 0.8~2.5cm，先端钝或急尖，基部宽楔形，边缘具锯齿，或带短尖的齿，无毛或疏被柔毛。花单朵或顶生，稀排成伞形花序；花梗果期延长；萼果期延长，具 5 枚宽翅，基部下延，萼齿 2，长三角形，果实成熟时裂成 5 枚小齿；花冠蓝色或蓝紫色，花冠筒状，5 裂，二唇形，上唇直立，先端微 2 裂，下唇 3 裂；雄蕊 4，后方 2 枚内藏，前方 2 枚着生于喉部，花丝长而弓曲；子房被短粗毛。蒴果长圆形，包于突萼内。种子多数，具蜂窝状皱纹。

【分　　布】 广西主要分布于全州、三江、乐业、田林、隆林、那坡、百色、田东、隆安、武鸣、南宁、龙州、桂平。

【采集加工】 夏、秋季采收，晒干。

【药材性状】 须根细而卷曲，表面棕灰色。茎稍皱缩，有纵纹，灰绿色或黄绿色。叶多皱缩卷曲，展平呈三角状卵形或长卵形，边缘具锯齿。有时可见单花或伞形花序，花冠蓝色或蓝紫色。质脆。气微，味苦。

【功效主治】 清热解毒，和胃止呕，止咳，止泻，活血化瘀。主治黄疸，血淋，发痧呕吐，腹泻，肺热咳嗽，蛇伤，疔疮，跌打损伤。

【用法用量】 内服：煎汤，6~9g。外用：鲜品适量，捣敷。

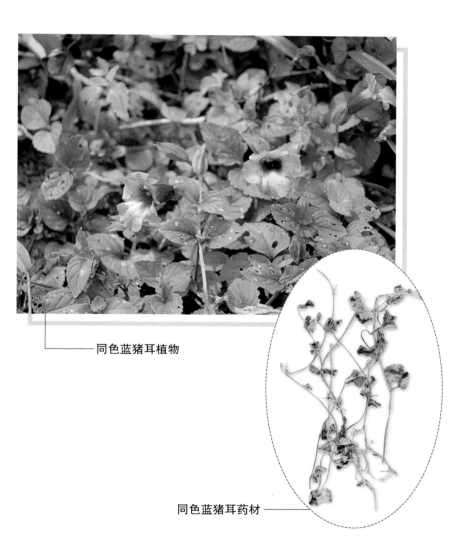

同色蓝猪耳植物

同色蓝猪耳药材

吊 兰

【别　　名】 桂兰、葡萄兰、钓兰、树蕉瓜、兰草、倒吊兰、丛毛吊兰。

【来　　源】 为百合科植物吊兰 *Chlorophytum comosum*（Thunb.）Baker 的全草。

【植物形态】 草本。根状茎短，根稍肥厚。叶剑形，绿色或有黄色条纹，长 10~30cm，宽 1~2cm，向两端稍变狭。花葶比叶长，有时长可达 50cm，常变为匍枝而在近顶部具叶簇或幼小植株。花白色，常 2~4 朵簇生，排成疏散的总状花序或圆锥花序；花梗长 7~12mm，关节位于中部至上部；花被片长 7~10mm，3 脉；雄蕊稍短于花被片；花药矩圆形，长 1~1.5mm，明显短于花丝，开裂后常卷曲。蒴果三棱状扁球形，长约 5mm，宽约 8mm，每室具种子 3~5 颗。

【分　　布】 广西有栽培。

【采集加工】 夏季采收，除去杂质，切段，晒干。

【药材性状】 须根圆柱状纺锤形，上有短根茎。完整叶片条形至条状披针形，长 20~30cm，直径 1~2cm，顶端渐尖，基部抱茎；色深绿，有的具黄色纵条纹或边缘为黄色。质较坚硬。有的尚具花梗及花序。气微，味淡。

【功效主治】 化痰止咳，散瘀消肿，清热解毒。主治小儿高热，肺热咳喘，吐血，跌打损伤，骨折，痈肿，痔疮，烧伤。

【用法用量】 内服：煎汤，6~15g；鲜品 15~30g。外用：适量，捣敷；或煎水洗。

吊兰药材——

——吊兰植物

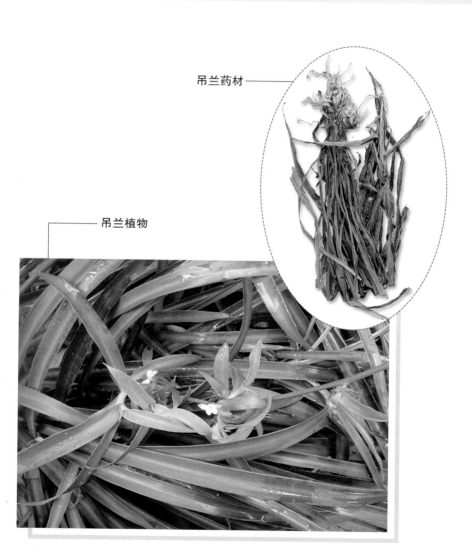

吊竹梅

【别　　名】 水竹草、吊竹菜、红竹仔草、水竹草、花叶竹节草、红鸭跖草。

【来　　源】 为鸭跖草科植物吊竹梅 *Zebrina pendula* Schnizl 的全草。

【植物形态】 草本。茎稍柔弱，半肉质，分枝，披散或悬垂。叶互生，无柄；叶片椭圆形、椭圆状卵形至长圆形，长 3~7cm，宽 1.5~3cm，先端急尖至渐尖或稍钝，基部鞘状抱茎，鞘口有时全部叶鞘均被疏长毛，上面紫绿色而杂以银白色，中部和边缘有紫色条纹，下面紫色，通常无毛，全缘。花聚生于 1 对不等大的顶生叶状苞内；花萼连合成 1 管，3 裂，苍白色；花瓣连合成 1 管，白色，裂片 3，玫瑰紫色；雄蕊 6，着生于花冠管的喉部，花丝被紫蓝色长细胞毛；子房 3 室，花柱丝状，柱头头状，3 圆裂。果为蒴果。

【分　　布】 广西有栽培。

【采集加工】 全年均可采收，洗净，晒干。

【药材性状】 茎皱缩具棱，基部节上具须根，淡黄色，直径约 1mm，具分枝。叶互生，无柄，基部鞘抱茎，鞘口及鞘基部常被长毛，叶片稍皱缩，展开呈椭圆形，淡黄色，长 3~5cm，宽 1.5~2.5cm，主脉处于上面明显凹下，于背面凸起。气微，味淡。

【功效主治】 清热利湿，凉血解毒。主治水肿，小便不利，淋证，痢疾，带下，咳嗽咯血，目赤肿痛，咽喉肿痛，疮痈肿毒，烧烫伤，毒蛇咬伤。

【用法用量】 内服：煎汤，15~30g；鲜品 60~90g；或捣汁。外用：适量，捣敷。

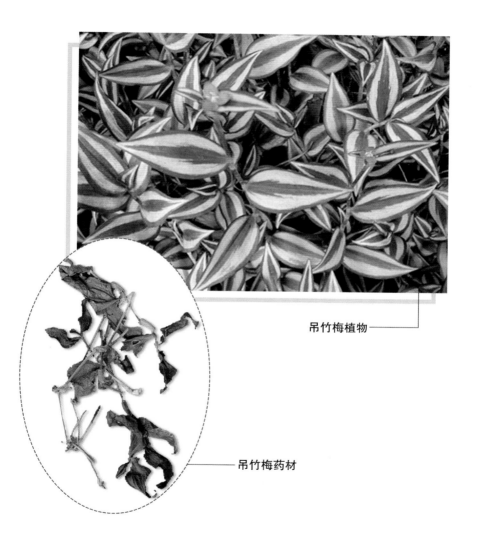

吊竹梅植物

吊竹梅药材

吊灯扶桑

【别　　名】　裂瓣朱槿、裂瓣槿、风铃佛桑花、五凤花、吐丝红、红花、南洋红花。

【来　　源】　为锦葵科植物吊灯扶桑 *Hibiscus schizopetalus*（Masters）Hook. f. 的叶、花。

【植物形态】　常绿直立灌木。小枝细瘦，常下垂，平滑无毛。叶互生；叶柄，上面被星状柔毛；托叶钻形，常早落；叶片椭圆形或长圆形，长 4~7cm，宽 1.5~4cm，先端短尖或短渐尖，基部钝或宽楔形，边缘具齿缺，两面均无毛。花单生于枝端叶腋间，花梗细瘦，下垂，平滑无毛或具纤毛，中部具节；小苞片 5，极小，披针形，被纤毛；花萼管状，疏被细毛，具 5 浅齿裂，常一边开裂；花瓣 5，红色，深细裂作流苏状，向上反曲；雄蕊柱长而突出，下垂；花柱 5，无毛。蒴果长圆柱形。

【分　　布】　广西有栽培。

【采集加工】　秋后或冬季采摘，晒干。

【药材性状】　叶多皱缩，破碎，灰绿色或黄绿色。叶片展开呈椭圆形或长圆形，长 4~6cm，宽 1.5~3cm，先端短尖，叶基多呈宽楔形，边缘具齿，两面均无毛。花柄细长，中部具节，表面常具短毛。花萼管状，长约 1.5cm，黄绿色，被短毛，常一边开裂。花瓣淡红色，多细分裂，皱缩。雄蕊柱细长，褐黄色，花柱 5 分枝。气香，味淡。

【功效主治】　拔毒生肌。主治疔疮，肿毒。

【用法用量】　外用：适量，鲜品捣敷；或干品研末，调敷。

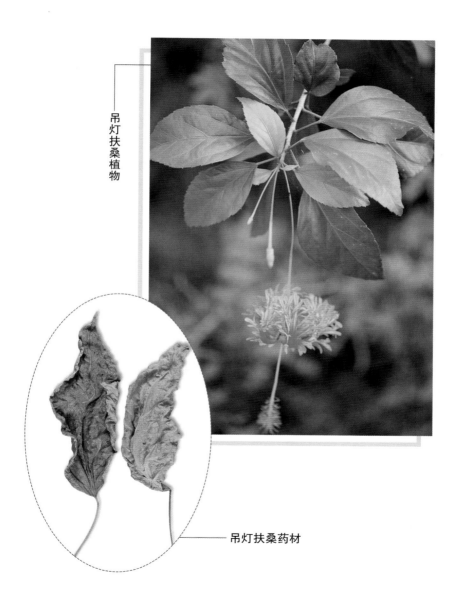

吊灯扶桑植物

吊灯扶桑药材

肉 桂

【别　　名】　菌桂、牡桂、桂、大桂、辣桂、玉桂。

【来　　源】　为樟科植物肉桂 *Cinnamomum cassia* Presl. 的树皮。

【植物形态】　常绿乔木。芳香，树皮灰褐色；枝条被灰黄色短柔毛。叶互生或近对生；叶片长椭圆形或近披针形，长 8~34cm，宽 4~9.5cm，先端尖或短渐尖，基部楔形，边缘内卷，上面绿色，有光泽，无毛，下面淡绿色，疏被黄色短绒毛，离基三出脉，近平行，革质。圆锥花序，花序分枝末端具 3 朵花作聚伞状排列。花白色；花被裂片卵状，先端钝或锐尖；能育雄蕊 9；退化雄蕊 3；子房卵球形。果实椭圆形，显紫色，无毛；果托浅杯状，有时略齿裂。

【分　　布】　多为栽培，广西以隆安、天等、大新、龙州、防城、博白、玉林、北流、容县、平南、岑溪、灌阳、金秀栽培多。

【采集加工】　春、秋季均可剥皮。将桂皮环剥，再截成条状。逐条从树上剥下，用地坑焖油法或箩筐外罩薄膜焖制法进行加工，晒干。

【药材性状】　槽状或卷筒状。外表面灰棕色，稍粗糙，有细皱纹、小裂纹及横向凸起的皮孔，有的带有灰白色地衣斑纹；内表面红棕色或暗红棕色，略平滑，有细纵纹，划之有油痕。质硬而脆，易折断。断面外侧棕色，内侧红棕色而油润。气芳香，味甜、微辛辣。

【功效主治】　补火助阳，引火归源，散寒止痛，温经通脉。主治肾阳不足，命门火衰之畏寒肢冷，腰膝酸软，阳痿遗精，小便不利或频数，短气喘促，水肿尿少诸证；下元虚冷，虚阳上浮之面赤足冷，头晕耳鸣，口舌糜破；脾肾虚寒，脘腹冷痛，食减便溏；肾虚腰痛；寒湿痹痛，寒疝疼痛；宫冷不孕，痛经经闭，产后瘀滞腹痛，阴疽流注。

【用法用量】　内服：煎汤，2~5g，不宜久煎；研末，0.5~1.5g，入丸剂。外用：适量，研末，调敷；或浸酒涂擦。

附：桂枝

发汗解表，温通经脉，助阳化气。主治风寒感冒，脘腹冷痛，胸痹，心悸，血寒经闭痛经，关节痹痛，癥瘕，痰饮，水肿，小便不利。内服：煎汤，3~9g。

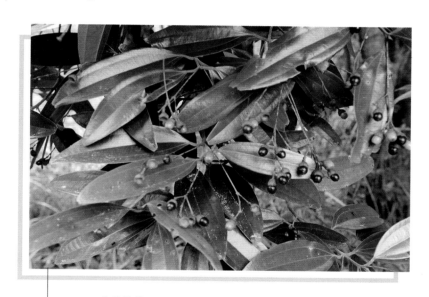

肉桂植物

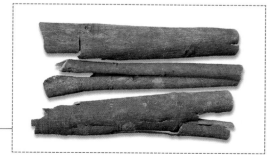

肉桂药材

朱顶兰

【别　　名】　朱顶红、百枝莲、绕带蒜。

【来　　源】　为石蒜科植物花朱顶红 *Hippeastrum vittaum*（L'Herit.）Herb. 的鳞茎。

【植物形态】　草本。鳞茎大，球形。叶 6~8 枚，通常花后抽出，带形，鲜绿色，长 30~40cm，宽 2~6cm。花茎中空；花序伞形，常有花 3~6 朵，大形，长 12~18cm；佛焰苞状总苞片 2 枚，披针形；花梗与总苞片近等长；花被漏斗状，红色，中心及边缘有白色条纹；花被管喉部有小型不显著的鳞片，花被裂片 6，倒卵形至长圆形，先端急尖；雄蕊 6，着生于花被管喉部，短于花被裂片，花丝丝状，花药线形或线状长圆形，"丁"字形着生；子房下位，3 室。花柱与花被等长或稍长，柱头深 3 裂。蒴果球形，3 瓣开裂。种子扁平。

【分　　布】　栽培。

【采集加工】　秋季采挖鳞茎，洗去泥沙，切片，鲜用或晒干。

【药材性状】　肉质鳞片脱落散在，皱缩，具黄白色边缘，中间褐黄色至黑色，有时基部呈少许红色。鳞茎盘短缩，黄白色，其上留有鳞片着生痕。气微，味辛。

【功效主治】　活血散瘀，解毒消肿。主治各种无名肿毒，跌打损伤，瘀血红肿疼痛等。

【用法用量】　外用：研末水调为膏涂敷患处。

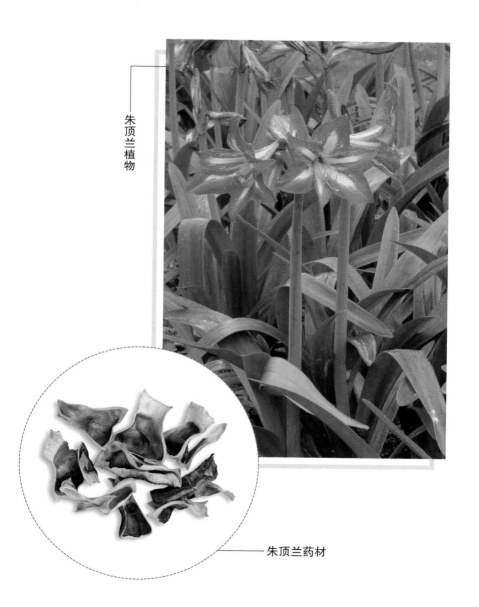

朱顶兰植物

朱顶兰药材

朱砂根

【别　　名】　硃砂根、土丹皮、小罗伞、紫金牛、八爪龙。

【来　　源】　为紫金牛科植物朱砂根 *Ardisia crenata* Sims. 的根。

【植物形态】　灌木。常无分枝。叶互生，叶片革质或坚纸质，椭圆状披针形至倒披针形，先端急尖或渐尖，基部楔形，长 7~75cm，宽 2~4cm，边缘具皱波状或波状齿，具明显的边缘腺点，有时背面具极小的鳞片；侧脉 12~18 对，构成不规则的边缘脉。伞形花序或聚伞花序；萼片长圆状卵形，具腺点；花瓣白色，略带粉红色，盛开时反卷，卵形，先端急尖，具腺点，里面有时近基部具乳头状凸起；雄蕊较花瓣短；雌蕊与花瓣近等长，子房具腺点。果球形，鲜红色，具腺点。

【分　　布】　广西各地有分布。

【采集加工】　秋季采挖，切片，晒干或鲜用。

【药材性状】　根簇生于略膨大的根茎上，呈圆柱形，略弯曲，直径 2~10mm，表面棕褐色或灰棕色，具多数纵皱纹及横向或环状断裂痕，皮部与木部易分离。质硬而脆，易折断，折断面不平坦，皮部厚，约占断面的一半，类白色或浅紫红色，木部淡黄色。气微，味微苦、辛，有刺舌感。

【功效主治】　清热解毒，活血止痛。主治咽喉肿痛，黄疸，痢疾，风湿热痹，跌打损伤，乳腺炎，睾丸炎。

【用法用量】　内服：煎汤，15~30g。外用：适量，捣敷。

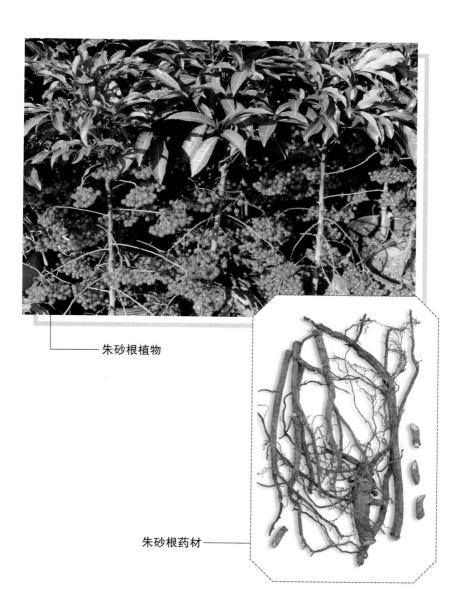

朱砂根植物

朱砂根药材

朱 槿

【别　　名】 大红花、吊丝红花、土红花、吊钟花、扶桑、紫花兰、状元红。

【来　　源】 为锦葵科植物朱槿 *Hibiscus rosa-sinensis* L. 的花。

【植物形态】 常绿灌木。小枝圆柱形，疏被星状柔毛。叶互生；叶柄被长柔毛；托叶线形，被毛；叶片阔卵形或狭卵形，长 4~9cm，宽 2~5cm，先端渐尖，基部圆形或楔形，边缘具粗齿或缺刻，两面除背面沿脉上有少许疏毛外均无毛。花单生于上部叶腋间，常下垂。花梗疏被星状柔毛或近平滑无毛，近端有节；小苞片 6~7，线形，疏被星状柔毛，基部合生；萼钟形，被星状柔毛，裂片 5，卵形至披针形；花冠漏斗形，玫瑰红或淡红、淡黄等色，花瓣倒卵形，先端圆，外面疏被柔毛；雄蕊柱平滑无毛，有缘。

【分　　布】 广西有栽培。

【采集加工】 花半开时采摘，晒干。

【药材性状】 花皱缩，呈长条状，长 5.5~7cm。小苞片 6~7 枚，线形分离。比萼短。花萼黄棕色，长约 2.5cm，有星状毛，5 裂，裂片披针形或尖三角形。花瓣 5，紫色或淡棕红色。有的为重瓣，花瓣顶端圆或具粗圆齿，雄蕊管长，突出于花冠之外。气清香，味淡。

【功效主治】 清热解毒，凉血，化湿。主治痈肿毒疮，肺热咳嗽，鼻衄，崩漏，白带，痢疾。

【用法用量】 内服：煎汤，15~30g。外用：适量，捣敷。

附：朱槿根

调经，利湿，解毒。主治急性结膜炎，白带，白浊，痈疮肿毒。内服：煎汤，15~30g。外用：适量，捣敷。

朱槿叶

清热利湿，解毒。主治疔疮肿毒，腮腺炎，乳腺炎，白带，淋证。内服：煎汤，15~30g。外用：适量，捣敷。

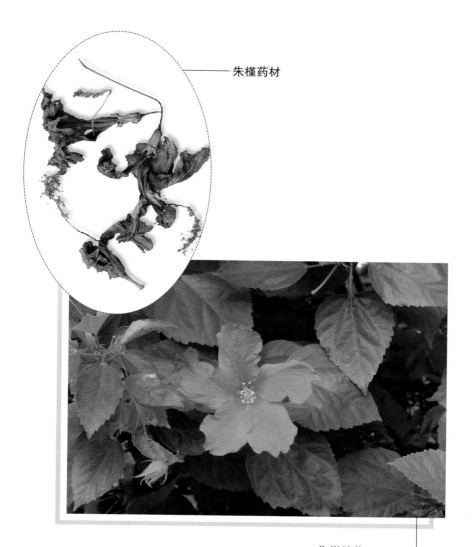

朱槿药材

朱槿植物

丢了棒

【别　　名】 咸鱼头、追风棍、赶风柴、刁了棒、大叶大青。

【来　　源】 为大戟科植物白桐树 *Claoxylon indicum*（Reinw. ex Bl.）Hassk. 的全株。

【植物形态】 小乔木或灌木。嫩枝被灰色短绒毛，小枝粗壮，灰白色，具散生皮孔。叶纸质，干后有时淡紫色，通常卵形或卵圆形，长 10~22cm，宽 6~13cm，顶端钝或急尖，基部楔形、圆钝或稍偏斜，两面均被疏毛，边缘具不规则的小齿或锯齿；叶柄顶部具 2 枚小腺体。雌雄异株，花序各部均被绒毛，苞片三角形；雄花序雄花 3~7 朵簇生于苞腋；雌花序雌花通常 1 朵生于苞腋；雄花：花萼裂片 3~4 枚；雄蕊 15~25 枚；雌花：萼片 3 枚，近三角形，被绒毛；花盘 3 裂或边缘浅波状；子房被绒毛，花柱 3 枚，具羽毛状突起。蒴果具 3 个分果爿，脊线凸起，被灰色短绒毛。种子近球形，外种皮红色。

【分　　布】 广西分布于平南、武鸣、邕宁、宁明、龙州、那坡。

【采集加工】 全年可采，切片或切段，晒干。

【药材性状】 茎圆柱形，嫩枝被短绒毛，小枝具散生皮孔。叶皱缩，灰绿色或有时淡紫色，展平常呈卵形或卵圆形，顶端钝或急尖，基部楔形、圆钝或稍偏斜，两面均被疏毛，边缘具不规则的小齿或锯齿；叶柄顶部具 2 枚小腺体。气淡，味苦。

【功效主治】 祛风除湿，散瘀止痛。主治风湿痹痛，跌打肿痛，脚气水肿，烧烫伤，外伤出血。

【用法用量】 内服：煎汤或浸酒，9~18g；鲜品 15~30g。外用：适量，煎水洗；或研粉撒；或捣敷。

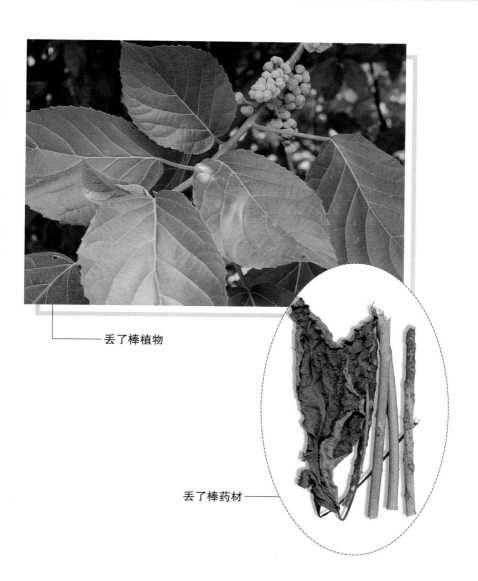

——丢了棒植物

丢了棒药材——

竹节王

【别　　名】 扭序花、疯狗草、青箭、柔刺草、竹节黄、鳄咀花、竹枝黄。

【来　　源】 为爵床科植物鳄嘴花 *Clinacanthus nutans*（Burm. f.）Lindau 的全株。

【植物形态】 高大草本，直立或有时攀援状。茎圆柱状，干时黄色，有细密的纵条纹，近无毛。叶纸质、披针形或卵状披针形，长5~11cm，宽1~4cm，顶端弯尾状渐尖，基部稍偏斜，近全缘，两面无毛；侧脉每边5或6条，干时两面稍凸起；叶柄长5~7mm或过之。花序长1.5cm，被腺毛；苞片线形，长约8mm，顶端急尖；萼裂片长约8mm，渐尖；花冠深红色，长约4cm，被柔毛。雄蕊和雌蕊光滑无毛。蒴果棒状，有短柄。

【分　　布】 广西主要分布于南宁、宁明、上思、龙州。

【采集加工】 夏、秋季采收，切段，晒干。

【药材性状】 茎圆柱状，黄色，有细密的纵条纹，近无毛，直径5~8mm。叶常皱卷破碎，完整者展开呈披针形或卵状披针形，长5~11cm，宽1~4cm，顶端弯尾状渐尖，基部稍偏斜，近全缘，两面无毛。偶见深红色花冠。气微，味淡。

【功效主治】 清热除湿，消肿止痛，散瘀。主治黄疸，风湿痹痛，月经不调，跌打损伤，骨折，刀伤，枪伤。

【用法用量】 内服：煎汤，15~30g。

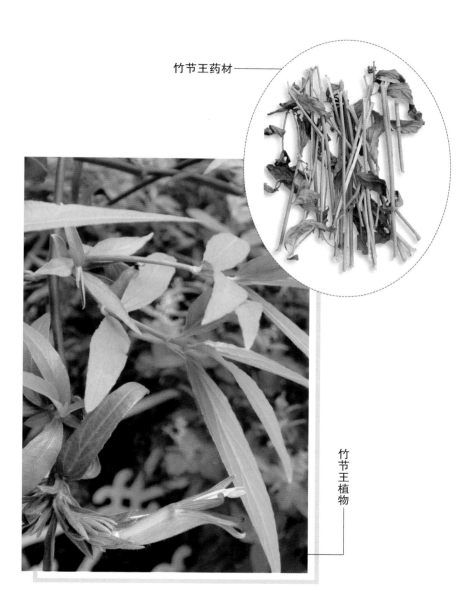

竹节王药材

竹节王植物

竹节蓼

【别　　名】　扁叶蓼、扁茎竹、百足草、扁竹、扁竹花、飞天蜈蚣、蜈蚣草、蜈蚣竹。

【来　　源】　为蓼科植物竹节蓼 *Homalocladium platycladum*（F. Muell.）Bailey 的茎、叶。

【植物形态】　直立草本。茎基部圆柱形，木质化，上部枝扁平，呈带状，宽 7~12mm，深绿色，具光泽，有显著的细线条，节处略收缩，托叶鞘退化成线状，分枝基部较窄，先端锐尖。叶多生于新枝上，互生，菱状卵形，长 4~20mm，宽 2~10mm，先端渐尖，基部楔形，全缘或在近基部有一对锯齿，羽状网脉，无柄。花小，两性，具纤细柄；苞片膜质，淡黄棕色；花被 4~5 深裂，裂片矩圆形，淡绿色，后变红色；雄蕊 6~7，花丝扁，花药白色；雌蕊 1，子房上位，花柱短，3 枚，柱头分叉。瘦果三角形，包于红色内质的花被内。

【分　　布】　广西分布于全区各地。

【采集加工】　全年可采，晒干或鲜用。

【药材性状】　带叶茎枝平滑无毛。枝扁平，宽 7~12mm，节明显，节间表面有细密平行条纹，浅绿色或褐绿色，质柔韧。叶片菱状卵形，长 0.4~2cm，宽 0.2~1cm，先端长渐尖，基部楔形，全缘；叶柄极短；托叶鞘退化为一横线条纹。气微，味微涩。

【功效主治】　行血祛瘀，消肿止痛。主治痈疮肿毒，跌打损伤，毒蛇及蜈蚣咬伤。

【用法用量】　内服：煎汤，鲜品 15~20g。外用：适量。

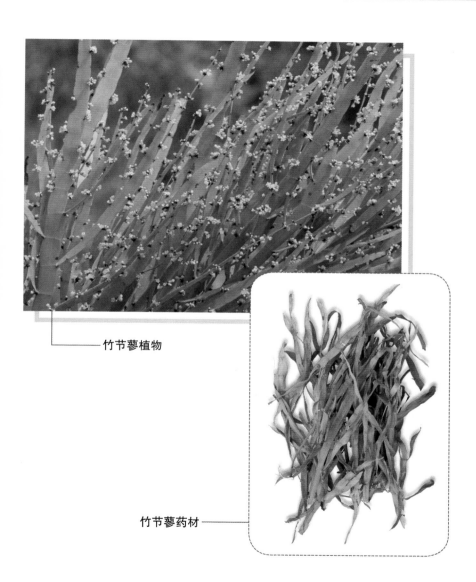

竹节蓼植物

竹节蓼药材

竹叶椒

【别　　名】　山椒、野花椒、臭花椒、山花椒、鸡椒、岩椒、狗花椒、菜椒。

【来　　源】　为芸香科植物竹叶椒 *Zanthoxylum arrnatum* DC. 的果实。

【植物形态】　灌木或小乔木。枝直出而扩展，有弯曲而基部扁平的皮刺，老枝上的皮刺基部木栓化，茎干上的刺基部为扁圆形垫状。奇数羽状复叶互生；叶轴无毛，具宽翼和皮刺。小叶无柄；小叶片3~5，披针形或椭圆状披针形，长5~9cm，先端尖，基部楔形，边缘有细小圆齿，两面无毛而疏生透明腺点，主脉上具针刺，侧脉不明显，纸质。聚伞状圆锥花序，腋生；花被片6~8，药隔顶部有腺点一颗；雌花心皮2~4，通常1~2个发育。菁葵果1~2瓣，稀3瓣，红色，表面有凸起的腺点。种子卵形，黑色，有光泽。

【分　　布】　广西各地有分布。

【采集加工】　秋季果实成熟时采收，晒干。

【药材性状】　小分果球形，直径4~5mm，顶端具细小喙尖，小果柄顶部具节，稍膨大。外表面红棕色，稀疏散布明显凸出成瘤状的油腺点。内果皮光滑，淡黄色，薄革质。果柄被疏短毛。种柄与果皮基部相连，果皮质较脆。种子圆球形，表面深黑色，光亮，密布小疣点。气香，味麻而凉。

【功效主治】　温中燥湿，散寒止痛，驱虫止痒。主治脘腹冷痛，寒湿吐泻，龋齿牙痛，蛔厥腹痛，湿疹，疥癣痒疮。

【用法用量】　内服：煎汤，6~9g；研末，1~3g。外用：适量，煎水洗或含漱；或乙醇浸泡外搽；或研粉塞入龋齿洞中；或鲜品捣敷。

附：竹叶椒根

祛风散寒，温中理气，活血止痛。主治感冒头痛，牙痛，风湿痹痛，胃脘冷痛，泄泻，痢疾，跌打损伤，顽癣。内服：煎汤，9~30g；鲜品60~90g；研末，3g；或浸酒。外用：适量，煎水洗或含漱；或浸酒搽；或研末调敷；或鲜品捣敷。

竹叶椒叶

理气止痛，活血消肿，解毒止痒。主治脘腹胀痛，跌打损伤，痈疮肿毒，毒蛇咬伤，皮肤瘙痒。内服：煎汤，9~15g。外用：适量，煎水洗；或研粉敷；或鲜品捣敷。

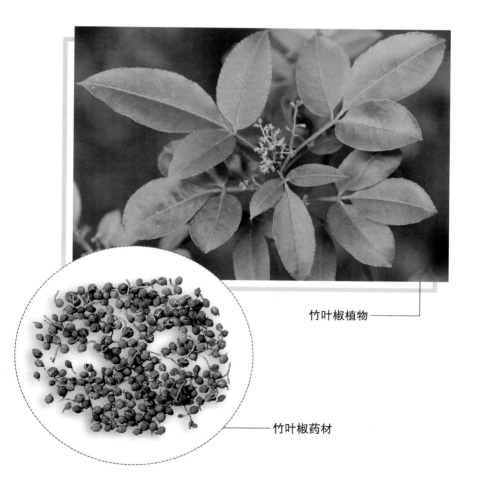

竹叶椒植物

竹叶椒药材

竹叶榕

【别　　名】　狭叶榕、水稻清、竹叶牛奶树。

【来　　源】　为桑科植物竹叶榕 *Ficus stenophylla* Hemsl 的气根。

【植物形态】　直立小灌木。小枝初时被毛，干后呈红褐色，粗糙，节间短。叶互生；托叶披针形，红色；叶片纸质，线状披针形，长5~13cm，宽8~16mm，先端渐尖，基部渐狭或圆形，上面略有光泽，下面有小凸点，干后通常红褐色，全缘；侧脉纤细，网脉下面明显。花序托卵球形，表面稍具棱纹，成熟时呈深红色，顶部脐状凸起，基生苞片三角形，宿存；雄花和瘿花着生于同一花序托内壁，雄花着生近口部，花被片3~4，雄蕊2，少有3；瘿花花被片3~4，子房退化，花柱极短，侧生；雌花生于另一植株花序托中，花被片4，少有5枚，条形，先端钝。子房倒卵形，花柱侧生。瘦果近球形，先端具棱。

【分　　布】　广西主要分布于永福、龙胜、防城、上思。

【采集加工】　全年可采，切片，晒干。

【药材性状】　气生根呈木质细条状，具分枝，表面红褐色，外皮多纵裂，具圆点状或椭圆状皮孔。质韧，皮部不易折断，断面木部棕色。气微，味苦、涩。

【功效主治】　祛痰止咳，活血行气，祛风除湿。主治咳嗽，胸痛，跌打肿痛，肾炎，风湿骨痛，乳少。

【用法用量】　内服：煎汤，1~6g。

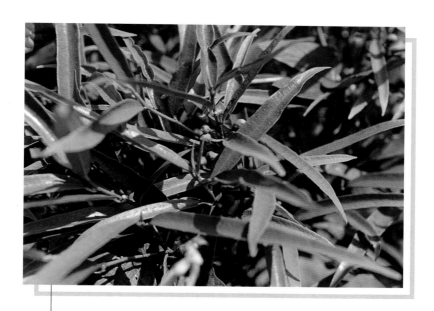

竹叶榕植物

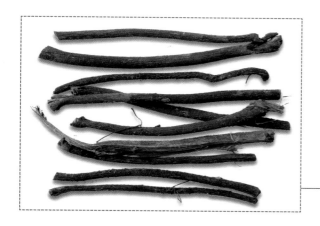

竹叶榕药材

竹　茹

【别　　名】 竹皮、青竹茹、淡竹茹、麻巴、竹二青。

【来　　源】 为禾本科植物撑篙竹 *Bambusa pervariabilis* McClure 的茎秆去外皮刮出的中间层。

【植物形态】 木本。尾梢近直立，下部挺直；竿壁厚；节处稍有隆起，竿基部数节于箨环之上下方各环生一圈灰白色绢毛。箨鞘早落，薄革质，背面无毛或有时被糙硬毛，新鲜时具黄绿色纵条纹；箨耳不相等，具波状皱褶，大耳倒卵状长圆形至倒披针形，小耳近圆形或椭圆形；叶片线状披针形，通常长 10~15cm，宽 1~1.5cm，先端渐尖具粗糙的钻状尖头，基部近圆形或宽楔形。假小穗以数枚簇生于花枝各节，线形；小穗含小花 5~10 朵，基部具芽苞片 2 或 3 片；颖仅 1 片，长圆形；外稃长圆状披针形；内稃与其外稃近等长或稍短，具 2 脊；鳞被 3，不相等，子房长圆形。颖果幼时宽卵球状，顶端被短硬毛，并有残留花柱和柱头。

【分　　布】 广西各地有分布。

【采集加工】 除去杂质，切揉成小团，将竹茹中的碎末过粗箩，收集粗粉。

【药材性状】 本品为卷曲成团的不规则丝条或呈长条形薄片状。宽窄厚薄不等，浅绿色或黄绿色。体轻松，质柔韧，有弹性。气微，味淡。

【功效主治】 清热除烦，清胃止呕，止血。主治热病烦渴，呕吐，小儿惊厥，吐血、衄血。

【用法用量】 内服：煎汤，6~15g。

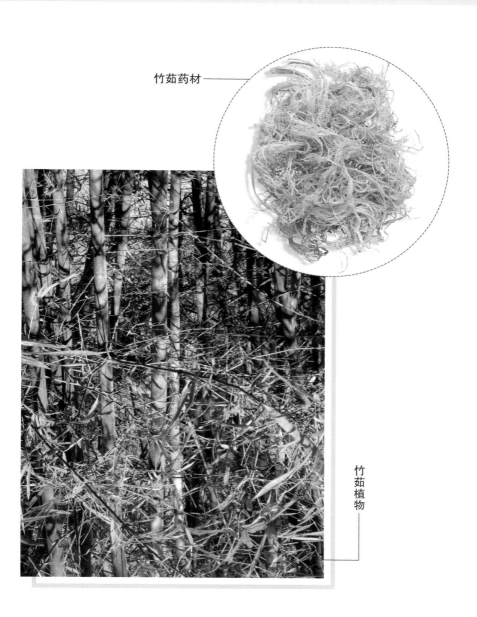

竹茹药材

竹茹植物

竹 柏

【别　　名】　大果竹柏、竹柏台湾罗汉松、青柏木、竹叶图、罗汉柴、铁甲树、山杉。

【来　　源】　为罗汉松科植物竹柏 *Podocarpus nagi*（Thunb.）Zoll. et Mor. ex Zoll. 的叶。

【植物形态】　常绿乔木。树干广圆锥形，树皮近光滑，红褐色或暗紫红色，成小块薄片脱落。叶交互对生或近对生，排成 2 列，厚革质，长卵形或椭圆状披针形，长 3.5~9cm，宽 1.5~2.8cm，无中脉而有多数并列细脉，上面深绿色，有光泽，下面浅绿色，先端渐窄，基部楔形，向下窄成柄状。雌雄异株；雄球花穗状，单生叶腋，梗较粗短；雌球花单生叶腋，稀成对腋生，基部有数枚苞片。种子球形，假种皮暗紫色，有白粉，上有苞片脱落的痕迹，骨质外种皮黄褐色，先端圆，基部尖，其上密被细小的凹点，内种皮膜质。

【分　　布】　广西主要分布于防城，鹿寨，临桂，龙胜。

【采集加工】　夏季采收，洗净，晒干。

【药材性状】　叶厚革质，多皱缩，展开后呈长卵形或椭圆状披针形。长 3~9cm，宽 1.5~2.5cm，无中脉而有多数细脉，上面灰黄色，有光泽，下面淡黄色，先端渐尖，基部楔形，向下成柄状。气微，味淡。

【功效主治】　止血，接骨。主治外伤出血，骨折。

【用法用量】　外用：适量，鲜品捣敷；或干品研末调敷。

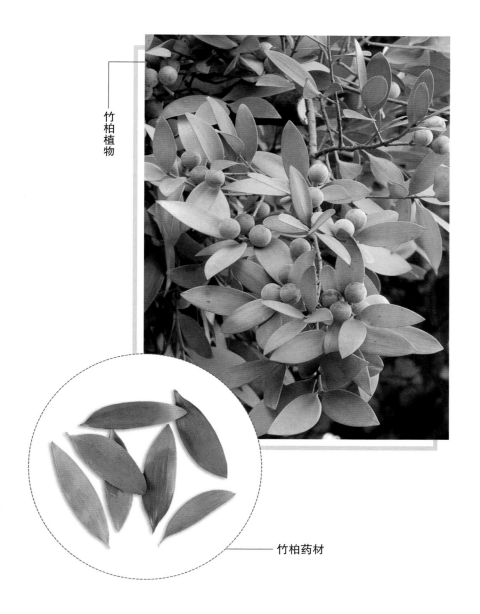

竹柏植物

竹柏药材

华山姜

【别　　名】 姜汇、箭杆风、山姜、小良姜、姜叶淫羊藿、九连姜。

【来　　源】 为姜科植物华山姜 *Alpinia chinensis*（Retz.）Rosc. 的根茎。

【植物形态】 草本。根茎匍匐，肉质。叶互生；叶柄鞘状抱茎；叶舌膜质，2 裂，具缘毛；叶片披针形或卵状披针形，长 20~30cm，宽 3~10cm，先端渐尖或尾状渐尖，基部渐狭，两面均无毛；总状圆锥花序顶生，分枝短，其上有花 2~4 朵；小苞片花时脱落；花白色萼管状，先端具 3 齿；花冠管略超出，花冠裂片长圆形，后方的一枚较大，兜状；唇瓣卵形，先端微凹，侧生退化雄蕊 2，钻状，子房无毛。果球形。

【分　　布】 广西各地有分布。

【采集加工】 秋季采挖，除去茎、叶，洗净，切段，晒干。

【药材性状】 根茎呈圆柱形或块状，长 7~10cm，直径 0.3~1cm，顶端渐尖细，多数有分枝。表面灰黄色或棕黄色，有明显的环节，节上有鳞片样的叶柄残基及须根痕，有纵皱纹。质硬而韧，不易折断，断面淡黄色，纤维性。气微香，味稍辛辣。

【功效主治】 温中消食，散寒止痛，活血，止咳平喘。主治胃寒冷痛，腹痛泄泻，消化不良，风湿关节冷痛，跌打损伤，风寒咳喘。

【用法用量】 内服：煎汤，6~15g；或浸酒。外用：适量，捣敷。

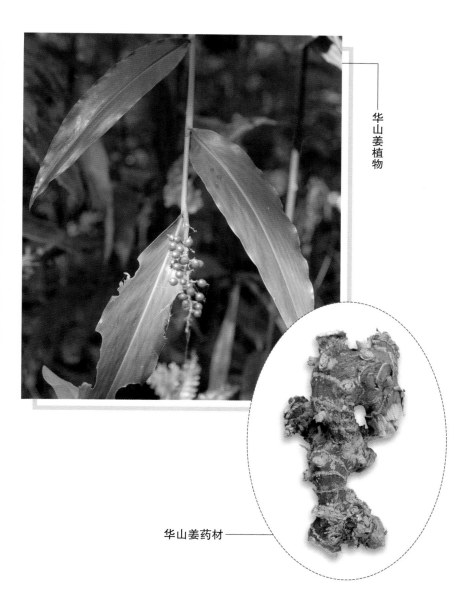

华山姜植物

华山姜药材

华凤仙

【别　　名】 水凤仙、水指甲花、象鼻花。

【来　　源】 为凤仙花科植物华凤仙 *Impatiens chinensis* L. 的全草。

【植物形态】 草本。茎下部匍匐，节生不定根，上部直立。单叶对生，条形至倒卵形，长 2~10cm，宽 0.5~1cm，顶端急尖或钝，基部圆形或近心形，边缘疏生小锯齿；无柄或近无柄。花单生于叶腋，少有 2~3 个聚生；萼片 2，条状；花粉红色或白色，旗瓣圆形，先端具小凸尖，翼瓣宽斧形，2 裂，唇瓣舟状，基部延长成内弯或旋卷的长距；雄蕊 5，花丝线形，扁，花药卵球形，顶端钝；子房纺锤形，直立，稍尖。蒴果椭圆形，中部膨大，顶端喙尖，无毛。种子数粒，圆球形，直径约 2mm，黑色，有光泽。

【分　　布】 广西主要分布于灵川、贺州、昭平、岑溪、陆川、北流、来宾、上林、武鸣、田东、靖西。

【采集加工】 全年可采。

【药材性状】 茎圆柱形，稍扁，黄色，直径 1~3mm，具纵沟，断面白色。叶对生，卷曲，展开后叶片呈条形或狭倒卵形，长 2~8cm，宽 0.5~1cm，正面绿色，背面灰白色，两面粗糙，无毛，近无柄。茎稍韧，叶脆易碎。气微，味微苦、辛。

【功效主治】 清热解毒，活血散瘀，消肿排脓。主治咽喉肿痛，热痢，蛇头疔，痈疮肿毒，肺痈。

【用法用量】 内服：煎汤，15~30g。外用：适量，鲜品捣敷。

华凤仙植物

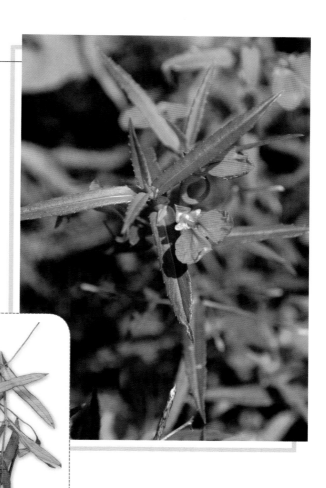

华凤仙药材

华石龙尾

【别　　名】 蛤胆草、过塘蛇、风肿草。

【来　　源】 为玄参科植物中华石龙尾 *Limnophila chinensis*（Osbeck）Merr. 的全草。

【植物形态】 草本。除叶和花冠外全株密被多细胞柔毛。根状茎长。下部匍匐而节上生根，茎上部单一或自茎部分枝。叶对生，偶有 3~4 枚轮生；无柄；叶片卵状披针形至条状披针形，稀为匙形，长 5~53mm，宽 2~15mm，先端钝，基部抱茎，边缘具锯齿，背面有小腺点。花单生叶腋或为少花的总状花序，腋生或顶生；花梗直挺，花萼钟状，5 裂，裂片三角状钻形；花冠紫红色、蓝色，稀为白色，上唇浅 2 裂，下唇 3 裂；雄蕊 4，药室稍分离。蒴果宽椭圆形，两侧扁，浅褐色。

【分　　布】 广西主要分布于平果、南宁、邕宁、防城、博白、北流、平南、岑溪。

【采集加工】 全年可采，洗净，切碎，鲜用或晒干。

【药材性状】 全草长 15~20cm。茎黄棕色，节膨大，略呈四方形，质脆，易折断。叶多皱缩卷曲，灰棕色，展开完整叶片卵状披针形至条状披针形，稀为匙形，长 5~53mm，宽 2~15mm，先端钝，基部抱茎，边缘具锯齿，背面有小腺点。气微，味微苦。

【功效主治】 清热利尿，凉血解毒。主治水肿，结膜炎，风疹，天疱疮，蛇虫咬伤。

【用法用量】 内服：煎汤，5~10g；鲜品 30~60g。外用：鲜全草捣烂外敷。

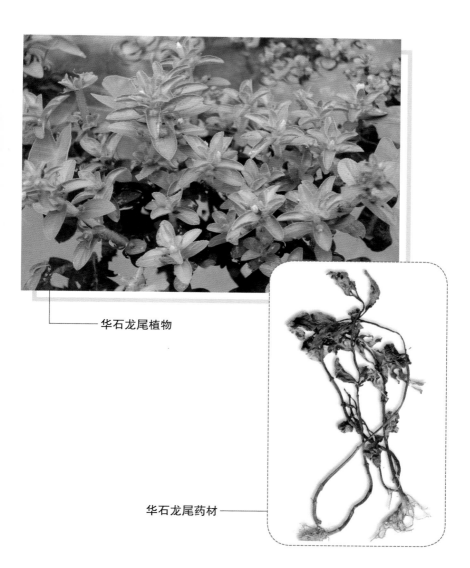

华石龙尾植物

华石龙尾药材

华佗豆

【别　　名】　天茄儿、天茄子、嫦娥奔月、天茄、月光花。

【来　　源】　为旋花科植物丁香茄 *Calonyction muriicatum*（L.）G. Don 的种子。

【植物形态】　粗壮缠绕草本。茎圆柱形，具侧扁的小瘤突，幼枝绿色，老枝污红色。叶心形，具长的锐尖头或长的尾状尖，上面草绿色，下面稍苍白色，具密集的露状小点，脉极突出；具长叶柄。花腋生，花梗粗厚，肉质，棒状，结果时具丰富的乳汁，果熟时极增粗；萼片卵形，肉质，背面龙骨状凸起，边缘苍白色膜质透明，外面 3 片具肉质的直立伸长的芒，内面 2 片较小，芒较短，果熟时萼显著增大；花冠较小，紫色或淡紫色，瓣上部宽展，冠檐漏斗状，花冠裂片三角形；雄蕊花丝长，花药大，基部心形；花盘浅杯状；子房 2 室，4 胚珠；柱头大，2 球状。蒴果球状卵形，具锐尖头。种子 4，大而平滑，三棱形，背拱，侧面平，黑色，无光泽。

【分　　布】　广西有栽培。

【采集加工】　秋季果实成熟时采收，整株割下晒干，打下种子，筛去灰屑。

【药材性状】　种子卵圆形，略扁。表面淡棕黄色，平滑光亮，中央微显纵沟，腹面为一棱线，棱的一端具明显圆形白色种脐。质硬。气微，味苦。

【功效主治】　祛风，止痛，解蛇毒。主治跌打损伤，毒蛇咬伤。

【用法用量】　内服：煎汤，10~15g。外用：适量，捣敷。

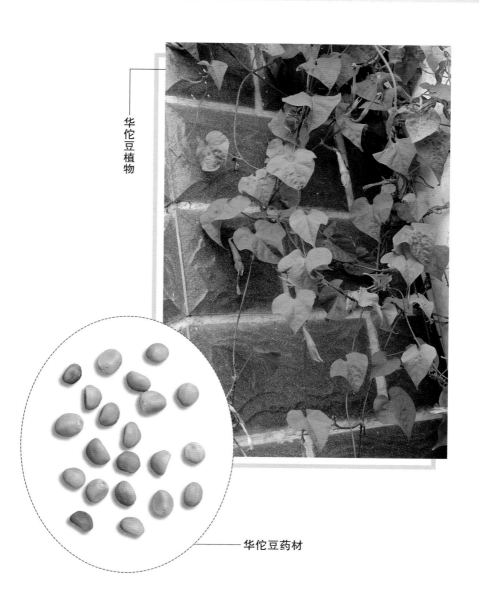

华佗豆植物

华佗豆药材

华泽兰

【别　　名】　广东土牛膝、六月霜、六月雪、飞机草、大泽兰。

【来　　源】　为菊科植物多须公 *Eupatorium chinense* L. 的根。

【植物形态】　草本或半灌木。根多数，细长圆柱形，根茎粗壮。茎上部或花序分枝被细柔毛。单叶对生；有短叶柄；叶片卵形、长卵形或宽卵形，长 3.5~10cm，宽 2~5cm，先端急尖、短尖或长渐尖，基部圆形或截形，边缘有不规则的圆锯齿，上面无毛，下面被柔毛及腺点。头状花序多数，在茎顶或分枝顶端排成伞房或复伞房花序；总苞狭钟状；总苞片 3 层，先端钝或稍圆；头状花序含 5~6 小花，花两性，筒状，白色，有时粉红色；花冠长 5mm。瘦果圆柱形，有 5 纵肋，被短毛及腺点，冠毛 1 列，刺毛状。

【分　　布】　广西分布于全区各地。

【采集加工】　秋季采挖，洗净，切段，晒干。

【药材性状】　根须状圆柱形，长 10~35cm，最长可达 50cm，直径 0.2~0.4cm，外表面黄棕色。质坚硬而脆，易折断，断面白色。略有甘草气，味淡。

【功效主治】　清热利咽，凉血散瘀，解毒消肿。主治咽喉肿痛，白喉、吐血、血淋、赤白下痢，跌打损伤，痈疮肿毒，毒蛇咬伤，水火烫伤。

【用法用量】　内服：煎汤，10~20g；鲜品 30~60g。外用：适量，捣敷；或煎水洗。

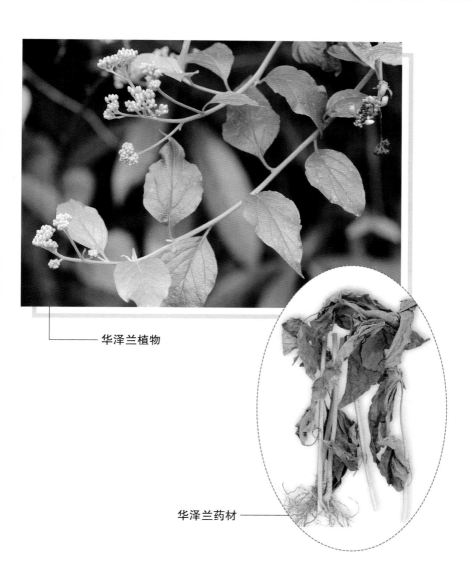

华泽兰植物

华泽兰药材

华南远志

【别　　名】　大金牛草、厚皮柑、银不换、金牛草、大金草、紫背金牛。

【来　　源】　为远志科植物华南远志 *Polygala glomerata* Lour. 的带根全草。

【植物形态】　草本。根粗壮，橘黄色。茎基部木质化，被卷曲短柔毛。单叶互生，被柔毛，叶纸质，倒卵形，椭圆形至披针形，长2.6~7cm，宽1~1.5cm，先端钝，基部楔形，全缘，微反卷。花两性，总状花序腋生；萼片5，宿存，外面3枚小，卵状披针形，里面2枚大，镰刀形，花瓣3，淡黄色，白色带淡红色，基部合生，龙骨瓣顶端背部具2束条裂的鸡冠状附属物；雄蕊8，下部合生成鞘；子房扁圆形，具缘毛，花柱先端马蹄状弯曲，柱头嵌入其内。蒴果圆形，具狭翅，缘毛。种子稍扁，长圆形，黑色，密被白色柔毛。

【分　　布】　广西分布于全区各地。

【采集加工】　春、夏、秋季采挖，除去泥沙，晒干。

【药材性状】　根橘黄色，少分枝，直径5~8mm。茎被柔毛，多数有分枝。叶片皱缩，完整叶呈椭圆形、长圆状披针形或卵圆形，长2~6cm，宽0.5~1.5cm，灰绿色或褐色，叶端常有一小凸尖，叶柄短，有柔毛。蒴果顶端内凹，边缘有缘毛，萼片宿存。气无，味淡。

【功效主治】　祛痰，消积，活血散瘀，解毒。主治咳嗽咽痛，瘰疬，小儿疳积，跌打损伤，痈肿，毒蛇咬伤。

【用法用量】　内服：煎汤，15~30g。外用：适量，捣敷；或研末调敷。

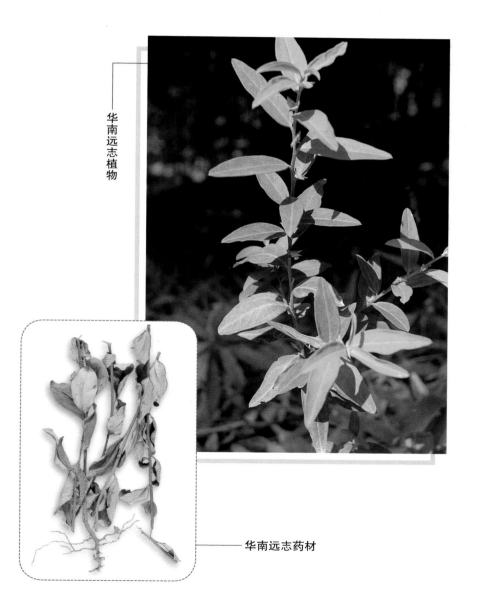

华南远志植物

华南远志药材

华南紫萁

【别　　名】　贯众、大凤尾蕨、马肋巴、中肋巴、鲁萁、牛利草。

【来　　源】　为紫萁科植物华南紫萁 *Osmunda Vachellii* Hook. 的根茎。

【植物形态】　陆生蕨类。具粗壮而直立的圆柱形根茎，有时高出地面。叶簇生，具二型羽片；叶柄长 40~70cm，腹面扁平，有浅纵沟；叶片狭长椭圆形，革质，光滑，幼时有棕色绵毛，长 40~120cm，宽 12~36cm，一回羽状；羽片 14~34 对，线形或线状披针形，先端渐尖，全缘，基部楔形，中羽片较大，近对生而略向上；叶脉羽状，侧脉二叉分枝。孢子叶羽片位于叶下部，紧缩成线形，深羽裂，裂片排列于羽轴两侧，两面沿叶脉密生孢子囊，并形成圆形小穗。

【分　　布】　广西主要分布于南宁、上林、金秀、融安、兴安、昭平。

【采集加工】　全年均可采收，去须根、绒毛，晒干或鲜用。

【药材性状】　根茎呈圆柱形，一端钝圆，另一端较尖，稍弯曲，直径 3~6cm。外表面黄棕色，其上密被叶柄残基及须根，无鳞片。叶柄残基呈扁圆柱形，背面稍隆起，边缘钝圆。质硬，不易折断。气微，味微苦。

【功效主治】　清热解毒，祛湿舒筋，驱虫。主治流感，痄腮，痈肿疮疖，妇女带下，筋脉拘挛，胃痛，肠道寄生虫病。

【用法用量】　内服：煎汤，30~60g。外用：适量，捣敷；或研末敷。

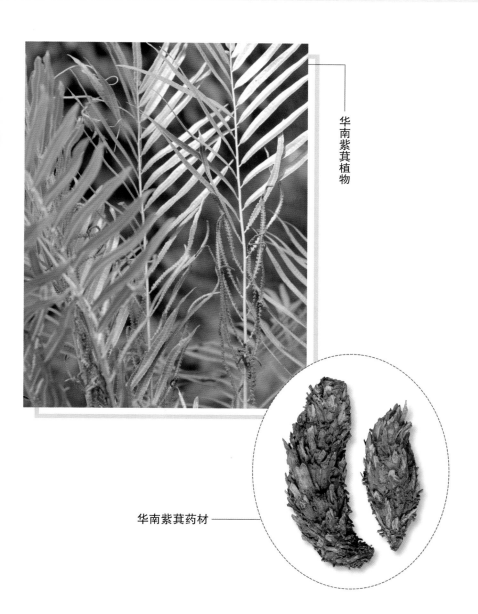

华南紫萁植物

华南紫萁药材

自消融

【别　　名】 十字珍珠草、通心草、大金不换、通心容、猪铃豆、野靛叶。

【来　　源】 为豆科植物大猪屎豆 *Crotalaria assamica* Benth. 的茎、叶。

【植物形态】 直立灌木状草本。茎和枝均有丝光质短柔毛。单叶互生，膜质；托叶小，钻状，宿存；叶片长圆形或倒披针状长圆形，长 5~12cm，宽 2~2.5cm，先端钝，有小尖头，基部楔形，上面无毛，下面有绢质短柔毛。总状花序顶生及腋生，花疏生，有花 20~30 朵；小苞片 2，线状披针形；花萼 5 深裂，裂片披针形；蝶形花冠，金黄色，伸出萼外；雄蕊 10，单体，花药异型；雌蕊 1，花柱长，弯曲。荚果长圆形，上部宽大，下部较狭。种子多数。

【分　　布】 广西多为栽培。

【采集加工】 夏、秋季采收，去净杂质，洗净，鲜用或晒干。

【药材性状】 茎枝表皮黄绿色，直径 4~8mm，有稍凸起的纵棱，质脆，易折断，断面木部淡黄色，中央具黄白色的髓。叶多破碎，完整叶片长圆形或倒披针状长圆形，上面灰褐色或灰绿色，背面灰色。枝上尚可见到宿存的小托叶，色黄，贴伏于叶柄下两旁。气微，味淡。

【功效主治】 清热解毒，凉血止血，利水消肿。主治牙痛，肺热咳嗽咯血，水肿，肾结石，膀胱炎，小儿头疮、口疮，风湿骨痛，外伤出血，跌打损伤。

【用法用量】 内服：煎汤，6~9g。外用：适量，煎水洗；或研末调敷；或捣烂敷。

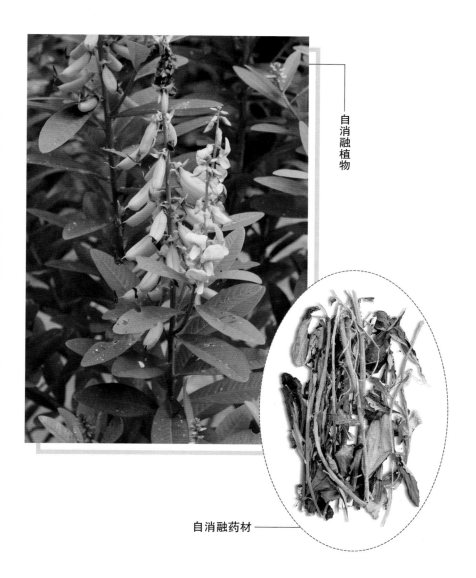

自消融植物

自消融药材

血见愁

【别　　名】　山藿香、假紫苏、肺形草、消炎草。

【来　　源】　为唇形科植物血见愁 *Teucrium viscidum* Bl. 的全草。

【植物形态】　直立草本。上部被混生腺毛的短柔毛。叶柄长约为叶片长的 1/4；叶片卵状长圆形，长 3~10cm，宽 1.5~4.5cm，两面近无毛或被极稀的微柔毛。假穗状花序顶生及腋生，顶生者自基部多分枝，密被腺毛；苞片全缘；花萼筒状钟形，5 齿近相等；花冠白色、淡红色或淡紫色、筒为花冠全长的 1/3 以上，檐部单唇形，中裂片最大，正圆形，侧裂片卵状三角形；雄蕊伸出；花盘盘状，浅 4 裂；花柱先端 2 裂。小坚果扁圆形，合生面超过果长的 1/2。

【分　　布】　广西主要分布于南宁、武鸣、宁明、龙州、上林、马山、百色、凌云、乐业、南丹、罗城等地。

【采集加工】　全年均可采收，洗净，切段，晒干。

【药材性状】　茎方柱形，表面黑褐色或灰褐色，被毛；节处有多数灰白色须状根。叶灰绿色或灰褐色，叶片皱缩，易碎，完整者展平后呈卵形或矩圆形，先端短渐尖或短尖，基部圆形或阔楔形，下延，边缘具粗锯齿，叶面常皱缩，两面均有毛，下面毛较密。偶见淡红色小花。气微香，味微辛、苦。

【功效主治】　凉血止血，解毒消肿。主治咯血，衄血，吐血，肺痈，痔疮肿痛，痈疽肿毒，漆疮，脚癣，跌打损伤。

【用法用量】　内服：煎汤，15~30g；鲜品加倍；或捣汁；或研末。外用：适量，捣敷；或水煎熏洗。

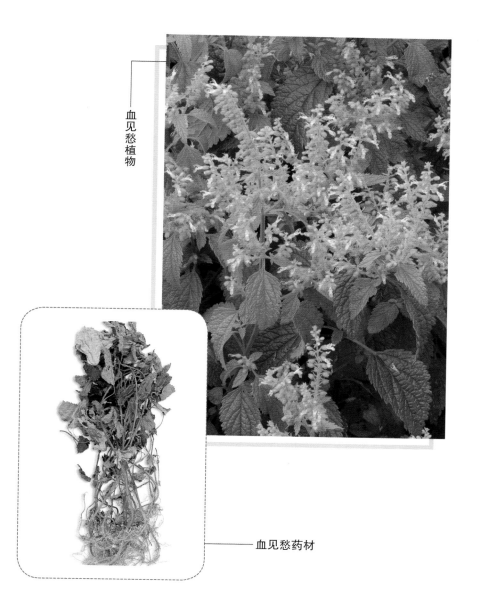

血见愁植物

血见愁药材

血风藤

【别　　名】　扁果藤、光果翼核果、光果翼核木、光果翼核藤、红蛇根、九重皮。

【来　　源】　为鼠李科植物翼核果 *Ventilago leiocarpa* Benth. 的根和根茎。

【植物形态】　藤状灌木。幼枝被短柔毛，小枝褐色，有条纹。叶薄草质，卵状矩圆形或卵状椭圆形，长 4~8cm，宽 1.5~3.2cm，顶端渐尖或短渐尖，稀锐尖，基部圆形或近圆形，边缘近全缘，有不明显的疏细锯齿。花小，两性，5 基数，单生或 2 至数个簇生于叶腋，少有排成顶生聚伞总状或聚伞圆锥花序；萼片三角形；花瓣倒卵形，顶端微凹，雄蕊略短于花瓣；花盘厚，五边形；子房球形，全部藏于花盘内，2 室，每室具 1 胚珠，花柱 2 浅裂或半裂。核果长 3~5cm，核直径 4~5mm，翅宽 7~9mm，顶端钝圆，有小尖头，基部 1/4~1/3 为宿存的萼筒包围，1 室，具 1 种子。

【分　　布】　广西主要分布于南宁、武鸣、梧州、苍梧、上思、金秀、扶绥、宁明、龙州。

【采集加工】　全年可采收，洗净，切片或段，晒干。

【药材性状】　根圆柱形，稍弯曲，极少分枝，直径 2~7cm，外皮红棕色，呈不规则鳞片状，易剥落。体轻，质硬。断面淡黄色，略呈纤维性，形成层环明显，射线放射状，木部可见数个同心环，导管针孔状。气微，味苦、微涩。

【功效主治】　补气血，强筋骨，舒经络。主治气血虚弱，月经不调，血虚经闭，风湿疼痛，跌打损伤，腰肌劳损，四肢麻木。

【用法用量】　内服：煎汤，15~20g。外用：适量。

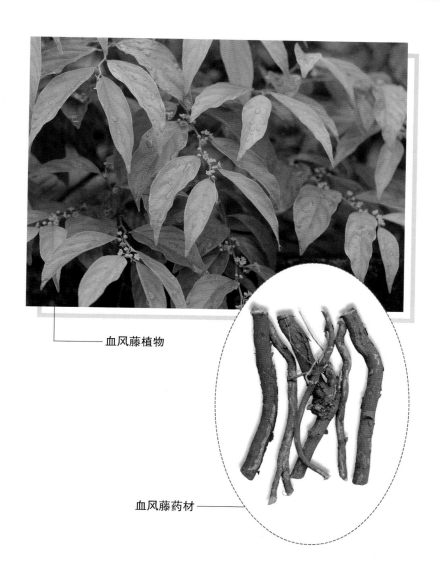

血风藤植物

血风藤药材

血 苋

【别　　名】 红叶苋、红洋苋。

【来　　源】 为苋科植物血苋 *Iresine herbstii* Hook. f. ex Lindl. 的全草。

【植物形态】 草本。茎粗壮，常带红色，有分枝，初有柔毛，后除节部外几无毛，具纵棱及沟。叶片宽卵形至近圆形，直径 2~6cm，顶端凹缺或 2 浅裂，基部近截形，全缘，两面有贴生毛，紫红色，具淡色中脉，如为绿色或淡绿色，则有黄色叶脉；叶柄有贴生毛或近无毛。雌雄异株，圆锥花序，由多数穗状花序形成，初有柔毛，后几无毛。苞片及小苞片卵形，宿存，无毛，无脉；花微小，有极短花梗；雌花：花被片矩圆形，绿白色或黄白色，外面基部疏生白色柔毛；不育雄蕊微小；子房球形，侧扁，花柱极短。雄花及果实未见。

【分　　布】 广西有栽培。

【采集加工】 春、夏季均可采收，晾干备用。

【药材性状】 茎圆柱形，基部可见棕黄色根，上部表面黑褐色。叶皱缩，展平呈长椭圆形，顶端凹缺或 2 浅裂，基部楔形，全缘，表面紫红色，直径 2~6cm，基部近截形。质脆，易碎。气微，味淡。

【功效主治】 清热解毒，调经止血。主治细菌性痢疾，痛经，月经不调，血崩，吐血，衄血，便血。

【用法用量】 内服：煎汤，15~30g。外用：适量。

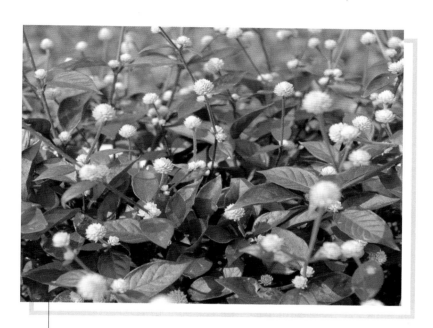

血苋植物

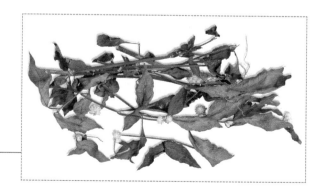

血苋药材

血 党

【别　　名】　细罗伞树、小罗伞、沿海紫金牛、铁雨伞。

【来　　源】　为紫金牛科植物九管血 *Ardisia brevicaulis* Diels 的全株。

【植物形态】　灌木或小灌木。茎幼时被细微柔毛。叶片革质或近坚纸质，长圆形至椭圆状披针形，顶端急尖或渐尖，基部楔形，长10~15cm，宽 2~3.5cm，近全缘或具微波状齿，齿尖具边缘腺点，边缘反卷，叶面无毛，中、侧脉微隆起，背面被细微柔毛。亚伞形花序，单生或稀为复伞形花序，花枝顶端下弯，且具少数退化叶或叶状苞片，被细微柔毛；花萼仅基部连合，被微柔毛，萼片长圆状披针形或卵形，顶端急尖，具腺点；花瓣白色，椭圆状卵形，顶端圆形，具明显的腺点，里面被微柔毛，外面无毛；雄蕊较花瓣略短，花药披针形，顶端具小尖头，背部具腺点；雌蕊与花瓣等长，子房卵珠形，被微柔毛，具腺点。果球形，深红色，微肉质，具疏腺点。

【分　　布】　广西主要分布于融水、阳朔、临桂、全州、兴安、龙胜、恭城、平南、贺州、昭平、金秀。

【采集加工】　全年均可采收，除去泥沙，晒干。

【药材性状】　根多呈圆柱形，略弯曲，直径 0.2~0.6cm，表面棕红色或棕褐色，具细皱纹及横裂纹，质脆易折断，皮与木部易分离，断面皮部厚，类白色，有紫褐色斑点散在。茎呈圆柱形，略弯曲，直径 0.2~1.0cm，表面灰棕色或棕褐色，质硬而脆，易折断，断面类白色，皮部菲薄，具髓部。叶片多皱缩，完整者展平后呈狭卵形或椭圆形至近长圆形，长 3~16cm，宽 1~4.5cm，顶端急尖，基部楔形或近圆形，近全缘，边缘有腺点。气微香，味淡。

【功效主治】　祛风湿，活血调经，消肿止痛。主治风湿痹痛，痛经、经闭，跌打损伤，咽喉肿痛，无名肿毒。

【用法用量】　内服：煎汤，9~15g。外用：适量。

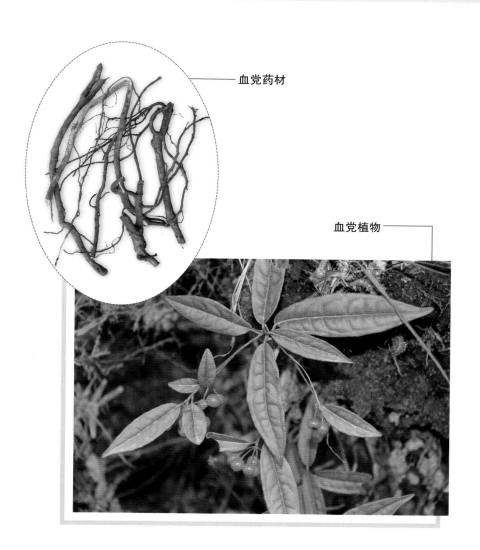

血党药材

血党植物

向日葵

【别　　名】　天葵子、葵子、葵花籽。

【来　　源】　为菊科植物向日葵 *Helianthus annuus* L. 的果实。

【植物形态】　高大草本。茎直立，粗壮，中心髓部发达，被粗硬刚毛。叶互生；有长柄；叶片宽卵形或心状卵形，长 10~30cm 或更长，宽 8~25cm，先端渐尖或急尖，基部心形或截形，边缘具粗锯齿，两面被糙毛，有三基出脉，有长柄。头状花序极大，单生于茎端或枝端，常下倾。总苞片多层，叶质，覆瓦状排列，卵形至卵状披针形，顶端尾状渐尖，被长硬毛或纤毛。花托平或稍凸，有半膜质托片。雌花舌状，多数，金黄色，舌片开展，长圆状卵形或长圆形，不结实；两性花筒状，极多数，棕色或紫色，有披针形裂片，结实；花托平，托片膜质。瘦果倒卵形或卵状长圆形，稍扁，白色、浅灰色、黑色、褐色、紫色，有细肋；冠毛具 2 鳞片，呈芒状，脱落。

【分　　布】　广西各地有栽培。

【采集加工】　秋季果实成熟时连果序一齐割下，晒半干，打出果实再晒干。

【药材性状】　果实倒卵形或卵状长圆形，稍扁，白色、浅灰色、黑色、褐色、紫色并有宽条纹、窄条纹、无条纹。果皮硬而厚。腔内具有离生的一粒种子，种子上有一层薄薄的种皮，种皮由外表皮及内表皮两层组成，呈白色薄膜。气微，味清香。

【功效主治】　平抑肝阳，截疟，清热解毒。主治肝阳上亢，头晕目眩，疟疾，痈疽疔疮。

【用法用量】　内服：煎汤，25~30g；鲜者加量。外用：适量，捣敷。

附：向日葵花

祛风，平肝，利湿。主治头晕，耳鸣，小便淋沥。内服：煎汤，15~30g。

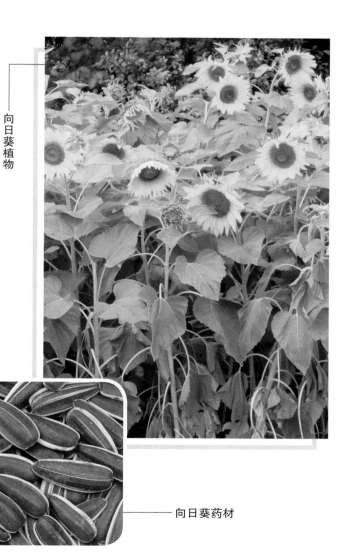

向日葵植物

向日葵药材

伞房花耳草

【别　　名】　水线草、丛花耳草、花耳草、伞花耳草、蛇舌草、细号蛇舌草。

【来　　源】　为茜草科植物伞房花耳草 *Hedyotis corymbosa*（L.）Lam. 的全草。

【植物形态】　柔弱披散草本。茎和枝方柱形。叶对生，近无柄，膜质，线形，长1~2cm，宽1~3mm，顶端短尖，基部楔形，干时边缘背卷，两面略粗糙或上面的中脉上有极稀疏短柔毛；中脉在上面下陷，在下面平坦或微凸；托叶膜质，鞘状，顶端有数条短刺。花序腋生，伞房花序式排列，有花2~4朵，具纤细的总花梗；苞片微小，钻形；花4数，有纤细的花梗；萼管球形，被极稀疏柔毛，基部稍狭，萼檐裂片狭三角形，具缘毛；花冠白色或粉红色，管形，花冠裂片长圆形；雄蕊生于冠管内，柱头2裂，裂片略阔，粗糙。蒴果膜质，球形，成熟时顶部室背开裂；种子有棱，种皮平滑，干后深褐色。

【分　　布】　广西主要分布于南宁、桂林、兴安、梧州、苍梧、合浦、钟山、金秀。

【采集加工】　全年可采，晒干或鲜用。

【药材性状】　茎呈四棱形，两侧纵棱明显，中间有凹陷的沟槽。叶条形或条状披针形，长1~2cm；托叶合生成鞘状，顶端近截形，有刚毛；花排列成伞房状花序，花梗细长毛发状。蒴果球形，略扁，2~5个腋生。种子细小卵形。气微，味淡。

【功效主治】　清热解毒。主治疟疾，肠痈，肿毒，烫伤。

【用法用量】　内服：煎汤，15~20g。外用：适量，煎水洗。

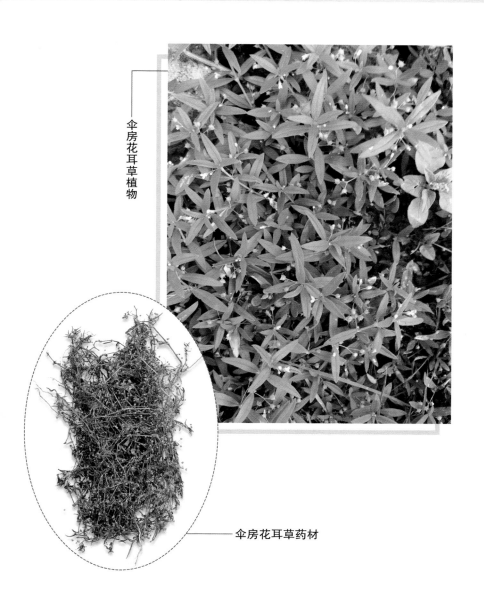

伞房花耳草植物

伞房花耳草药材

冰糖草

【别　　名】　土甘草、节节珠、米碎草、叶上珠、通花草。

【来　　源】　为玄参科植物野甘草 *Scoparia dulcis* L. 的全草。

【植物形态】　草本。茎直立，常分枝，淡绿色，无毛。叶对生或轮生；近无柄；叶片菱状卵形或菱状披针形，长 5~35mm，宽达 15mm，枝上部较小而多，顶端钝，基部长渐狭，全缘或前半部有齿，两面无毛。花单朵或成对生于腋；花梗细，无小苞片；萼分生，齿 4，卵状长圆形，先端钝，具睫花；花冠小，白色，喉部生有密毛，花瓣 4，上方 1 枚稍大，钝头，缘有细齿；雄蕊 4，近等长。蒴果卵圆形至球形，室间、室背均开裂，中轴胎座宿存。

【分　　布】　广西主要分布于武鸣、南宁、合浦、博白、北流、桂平、平南、藤县、岑溪。

【采集加工】　全年均可采收，洗净，切段，晒干。

【药材性状】　根圆柱形，表面淡黄色，有纵皱。质坚脆，断面破裂状，淡黄绿色，皮部甚薄，木部髓线较清晰。茎黄绿色，小枝有细条纹，光滑无毛。叶片多皱缩，展开呈菱状卵形或菱状披针形，长 8~35mm，宽 8~12mm。蒴果小球形，多开裂。气微，味甜。

【功效主治】　清热解毒，利尿消肿。主治肺热咳嗽，暑热泄泻，脚气水肿，小儿麻痹，湿疹，热痱，喉炎，丹毒。

【用法用量】　内服：煎汤，鲜品 100~150g。外用：适量，捣敷。

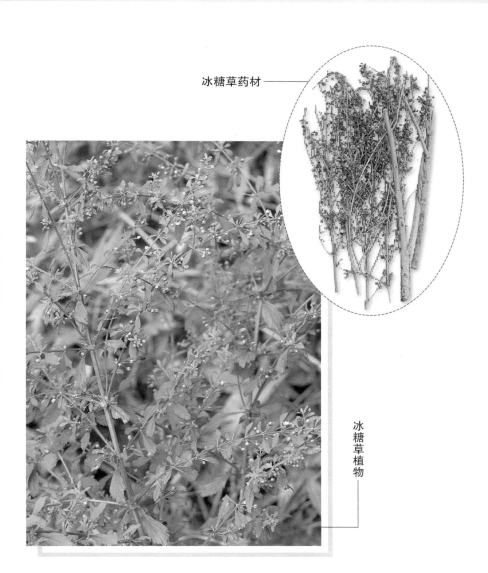

冰糖草药材

冰糖草植物

刘寄奴

【别　　名】 刘寄奴草、金寄奴、白花尾、炭包包、千粒米、斑枣子、细白花草。

【来　　源】 为菊科植物奇蒿 *Artemisia anomala* S. Moore 的全草。

【植物形态】 草本。茎直立，中部以上常分枝，上部有花序枝，被微柔毛。下部叶在花期时枯落；中部叶近革质，长圆状或卵状披针形，长 7~11cm，宽 3~4cm，先端渐尖，基部渐狭成短柄，不分裂，边缘有密锯齿，正面被微糙毛，下面色浅被蛛丝状微毛或近无毛；有 5~8 对羽状脉。头状花序极多数，无梗，密集于花枝上，在茎端及上部叶腋组成复总状花序；总苞近钟状，无毛；总苞片 3~4 层，长圆形，边缘宽膜质，带白色；花筒状，外层雌性，内层两性；聚药雄蕊 5；雌蕊 1。瘦果微小，长圆形。

【分　　布】 广西主要分布于全州、灌阳、罗城、灵川、桂林、平乐、富川、贺州、昭平、金秀、来宾、柳江、鹿寨、融安、宜山、环江。

【采集加工】 夏、秋季花开时采收，连根拔起，洗净，鲜用或晒干，打成捆备用，防夜露雨淋变黑。

【药材性状】 茎圆柱形，直径 2~4mm，通常弯折；表面棕黄色或棕绿色，被白色毛茸，具细纵棱；质硬而脆，易折断，折断面纤维性，黄白色，中央具白色而疏松的髓。叶棕绿色，通常皱缩或脱落，展开完整叶片呈长卵圆形，长 6~10cm，宽 3~4cm，叶缘有锯齿，下面密被白毛。头状花序集成穗状圆锥花序，枯黄色。气芳香，味淡。

【功效主治】 破瘀通经，止血消肿，消食化积。主治经闭，痛经，产后瘀滞腹痛，恶露不尽，癥瘕，风湿痹痛，便血，尿血，跌打损伤，痈疮肿毒，烫伤，食积腹痛，泄泻痢疾。

【用法用量】 内服：煎汤，5~10g；消食积单味可用至 15~30g；或入散剂。外用：适量，捣敷。

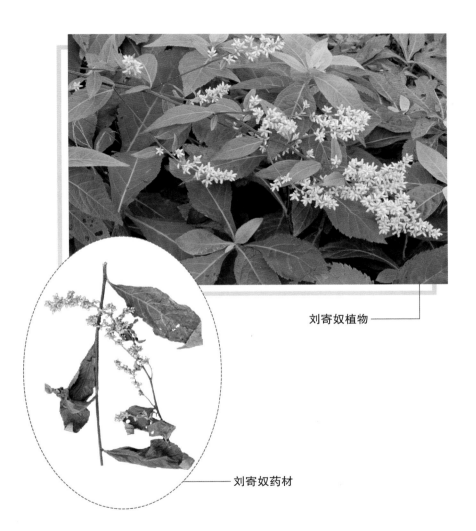

刘寄奴植物

刘寄奴药材

决明子

【别　　名】　草决明、羊明、羊角、马蹄决明、还瞳子、狗屎豆、钝叶决明、假绿豆。

【来　　源】　为豆科植物小决明 *Cassia tora* L. 的种子。

【植物形态】　半灌木状草本。叶互生；羽状复叶；叶无腺体，在叶轴两小叶之间有棒状腺体 1 个；小叶 3 对，膜质；托叶线形，被柔毛，早落；叶片倒卵形或倒卵状长椭圆形，长 2~6cm，宽 1.5~2.5cm，先端圆钝而有小尖头，基部渐狭，偏斜，上面被稀疏柔毛，下面被柔毛。花通常 2 朵生于叶腋；萼片 5，稍不等大，卵形或卵状长圆形，膜质，外面被柔毛；花黄色，花瓣 5，下面 2 片略长；雄蕊 10，能育雄蕊 7；子房线状，无柄，被白色细毛，花柱内弯。果纤细，近扁，呈弓形弯曲，被疏柔毛。种子多数，菱形，灰绿色，有光泽。

【分　　布】　广西各地有分布。

【采集加工】　秋末果实成熟、荚果变黄褐色时采收，将全株割下晒干，打下种子，去净杂质。

【药材性状】　种子短圆柱形，长 3~5mm，宽 2~2.5mm。棱线两侧各有 1 条宽广的浅黄棕色带。表面棕绿色或暗棕色，平滑，有光泽，背腹面各有 1 条凸起的棱线，棱线两侧各有 1 条从脐点向合点斜向的浅棕色线形凹纹。质坚硬。完整种子气微，破碎后有微弱豆腥气；味微苦，稍带黏性。

【功效主治】　清肝明目，润肠通便。主治目赤肿痛，羞明泪多，青盲，头痛头晕，视物昏暗，大便秘结。

【用法用量】　内服：煎汤，6~15g，大剂量可用至 30g；或研末；或泡茶饮。外用：适量，研末调敷。

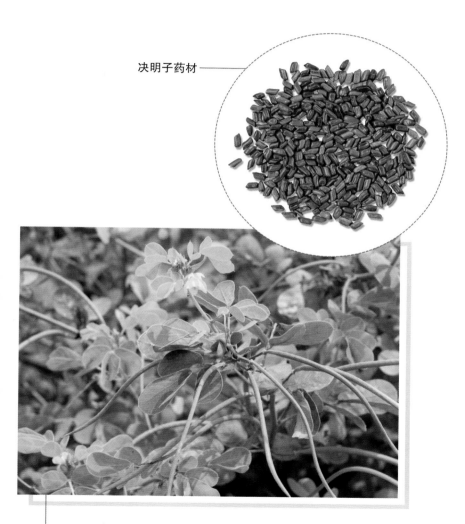

决明子药材

决明子植物

闭鞘姜

【别　　名】　观音姜、山冬笋、横柯、樟柳头。

【来　　源】　为姜科植物闭鞘姜 Costus speciosus（koen.）Smith. 的根茎。

【植物形态】　高大草本。茎基部近木质。叶片长圆形或披针形，长 15~20cm，宽 6~10cm，先端渐尖或尾尖，基部近圆形，全缘，平行羽状脉由中央斜出，下面密被绢毛；叶鞘封闭。穗状花序顶生，椭圆形或卵形；苞片卵形，红色，被短柔毛，具厚而锐利的短尖头，每一苞片内有花 1 朵；具小苞片；花萼革质，红色，3 裂，嫩时被绒毛；花冠白色或红色；唇瓣喇叭形，白色，先端具裂齿及皱波纹；雄蕊花瓣状，上面被短柔毛，白色，基部橙黄色。蒴果稍木质，红色。种子黑色，光亮。

【分　　布】　广西主要分布于凌云、百色、田东、平果、上林、南宁、龙州、防城、北流、桂平、平南、岑溪、苍梧、梧州、钟山。

【采集加工】　秋季采挖，去净茎叶、须根，切片，晒干。

【药材性状】　根茎呈指状分枝，表面浅黄棕色，具明显的环节，节间有鳞片样叶柄残基，有的有根和干瘪的须根，具纵皱。切面淡灰黄色，粗糙，有深棕黄色环及点状凸起的维管束。气微，味淡、微苦。

【功效主治】　利水消肿，清热解毒。主治水肿臌胀，淋证，白浊，痈肿恶疮。

【用法用量】　内服：煎汤，3~6g。外用：适量，煎水洗；或鲜品捣敷；或捣汁滴耳。

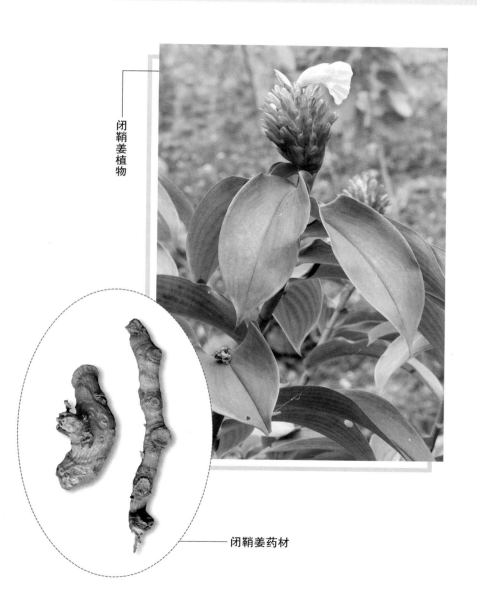

闭鞘姜植物

闭鞘姜药材

问 荆

【别　　名】 散生问荆、小木贼、小笔筒草。

【来　　源】 为木贼科植物披散木贼 *Equisetum diffusum* D. Don 的全草。

【植物形态】 中小型植物。根茎横走，直立或斜升，黑棕色，节和根密生黄棕色长毛或光滑无毛。地上枝当年枯萎。枝一型。高10~70cm，中部直径 1~2mm，节间长 1.5~6.0cm，绿色，但下部 1~3 节间黑棕色，无光泽，分枝多。主枝有脊 4~10 条，脊的两侧隆起成棱伸达鞘齿下部，每棱各有一行小瘤伸达鞘齿，鞘筒狭长，下部灰绿色，上部黑棕色；鞘齿 5~10 枚，披针形，先端尾状，革质，黑棕色，有一深纵沟贯穿整个鞘背，宿存。侧枝纤细，较硬，圆柱状，有脊 4~8 条，脊的两侧有棱及小瘤，鞘齿 4~6 个，三角形，革质，灰绿色，宿存。孢子囊穗圆柱状，顶端钝，成熟时柄伸长。

【分　　布】 广西主要分布于龙胜、靖西、那坡、凌云、乐业、隆林、天峨、凤山。

【采集加工】 全年可采，除去杂质，晒干。

【药材性状】 茎细弱，多分枝，直径约 2mm。表面灰绿色或黄绿色，具 4~10 条细纵棱，平直排列，棱脊上有 1 行细小疣状凸起。鞘齿 5~10 枚，披针形，先端尾状，革质，黑棕色，鞘片背面具 1 条纵沟。质脆，易折断。气微，味微涩。

【功效主治】 清热利尿，解表散寒，明目退翳，接骨。主治小儿疳积，感冒发热，石淋，疝气，月经过多，衄血，目翳，跌打骨折，关节痛。

【用法用量】 内服：煎汤，6~15g；鲜品 15~30g。外用：适量，捣敷；或煎水洗。

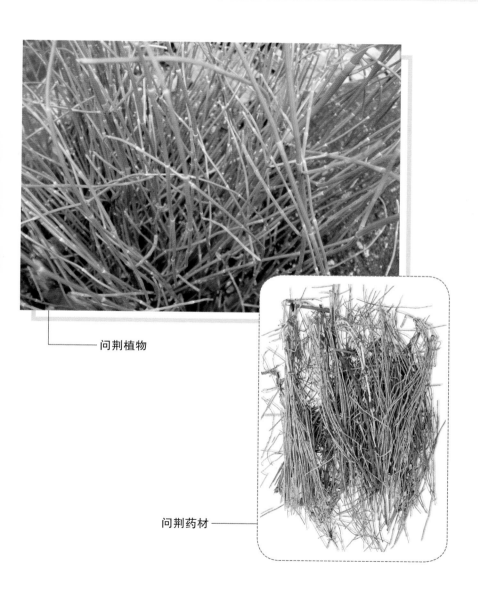

问荆植物

问荆药材

羊吊钟

【别　　名】 玉吊钟、锦蝶、极乐鸟、棒叶落地生根、窄叶落地生根。

【来　　源】 为景天科植物羊吊钟 *Kalanchoe verticillata* Elliot. 的全草。

【植物形态】 草本。茎直立，稍肉质，基部常半木质化。叶轮生或对生，绿褐色带紫褐色斑纹，细长棒状，肉质，无柄。先端具羽状排列的小齿尖，齿隙生长小植物体，落地即成一新植株。花两性，聚伞花序，顶生，花下垂，花梗细长；花冠圆筒状，下半部包围在萼筒内，上半部露出，先端4裂，肉红色至深红色。雄蕊8枚，花丝着生于花冠管基部，下部有鳞片4枚；子房上位，基部与花冠合生，上部渐狭成花柱。蓇葖果包在萼筒内。种子小，多数。

【分　　布】 广西有栽培。

【采集加工】 夏、秋两季采收，洗净，切段，晒干。

【药材性状】 茎呈圆柱形，表面黄棕色或黑棕色，基部有细纵纹及叶痕，嫩枝部分皱缩。叶多皱缩呈条状，灰褐色或灰白色。质脆。气微，味淡。

【功效主治】 清热解毒，收敛生肌。主治烧烫伤，外伤出血，疮痈肿毒。

【用法用量】 内服：煎汤，10~20g。外用：适量，捣烂外敷。

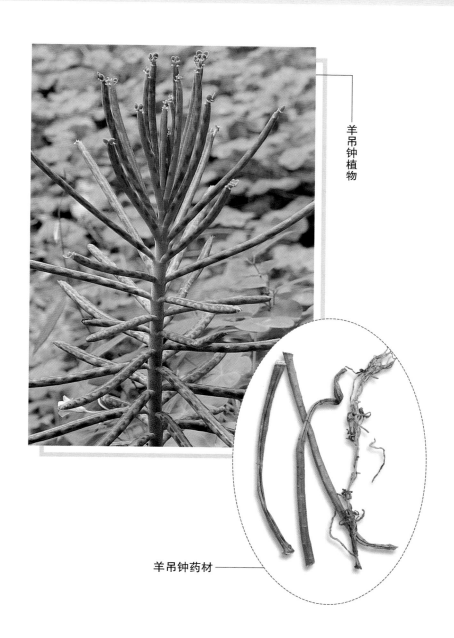

羊吊钟植物

羊吊钟药材

羊角扭

【别　　名】　羊角纽、羊角藕、大羊角扭蔃、菱角扭、打破碗花、鲤鱼橄榄、金龙角。

【来　　源】　为夹竹桃科植物羊角拗 *Strophanthus divaricatus*（Lour.）Hook. et Am. 的茎、叶。

【植物形态】　藤本。具乳汁，小枝密被灰白色皮孔。叶对生，具短柄；叶片厚纸质，椭圆形或长圆形，长 4~10cm，宽 2~4cm，先端短渐尖或急尖，基部楔形，全缘；侧脉每边通常 6 条、斜扭上升。花大型，黄白色，聚伞花序；苞片和小苞片线状被针形；萼片 5，披针形，先端长渐尖，绿色或黄绿色，内面基部有腺体；花冠黄色，漏斗形，花冠筒淡黄色，上部 5 裂，裂片基部卵状披针形，先端线形长尾状，裂片内面具由 10 枚舌状鳞片组成的副花冠，白黄色；雄蕊 5，花药箭形，基部具耳，花丝纺锤形，被柔毛；子房由 2 枚离生心皮组成。蓇葖果木质，双出扩展。

【分　　布】　广西主要分布于南宁、梧州、玉林等地。

【采集加工】　全年均可采收，切段，晒干。

【药材性状】　茎枝圆柱形，略弯曲，表面棕褐色，有明显的纵沟及纵皱纹，粗枝皮孔灰白色，横向凸起。嫩枝密布灰白色小圆点皮孔；质硬脆，断面黄绿色，木质，中央可见髓部。叶皱缩，展开后呈椭圆状长圆形，长 3~8cm，宽 2.5~3.5cm，全缘。气微，味苦，有大毒。

【功效主治】　祛风湿，通经络，解疮毒，杀虫。主治风湿痹痛，小儿麻痹后遗症，跌打损伤，痈疮，疥癣。

【用法用量】　外用：适量，煎水洗；或捣敷；或研末调敷。

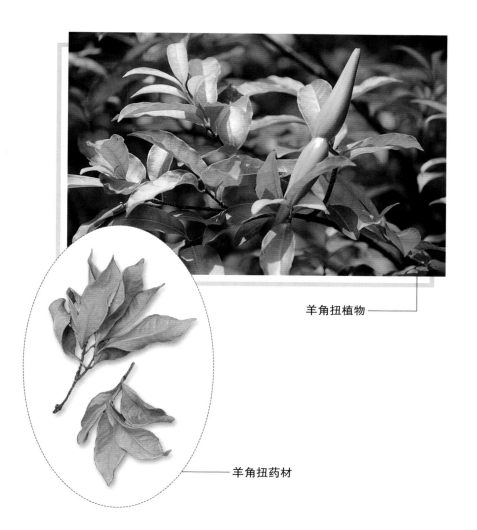

羊角扭植物

羊角扭药材

羊角菜

【别　　名】 金豆子、羊角豆、野扁豆、飞天蜈蚣、铁蜈蚣、凤凰草。

【来　　源】 为豆科植物望江南 *Cassia occidentalis* L. 的种子。

【植物形态】 灌木或半灌木。叶互生，偶数羽状复叶；叶柄离基部约 2mm 处有一枚大而褐色、圆锥形的腺体；小叶 4~5 对，叶片卵形至椭圆状披针形，长 4~9cm，宽 2~3.5cm，先端渐尖，有缘毛，基部近圆形，稍偏斜，全缘，上面密被细柔毛，下面无毛。伞房状总状花序顶生或腋生；苞片线状披针形或长卵形，早落；萼片不相等，5 片，分离；花瓣 5，黄色，倒卵形，先端圆形，基部具短狭的爪；雄蕊 10，发育雄蕊 7；子房线形而扁，被白色长毛，柱头截形。荚果扁平，线形，褐色。种子卵形，稍扁，淡褐色，有光泽，种子间有薄的横隔膜。

【分　　布】 广西主要分布于天峨、南丹、凤山、田阳、田东、德保、天等、龙州、邕宁、南宁、武鸣、上林、桂平、博白、北流、岑溪。

【采集加工】 夏季植株生长旺盛时采收，阴干。

【药材性状】 种子扁卵形或扁桃形，一端渐尖，向一侧偏斜，具种脐，另端微凹陷，长 3~5mm，宽 3~5mm，厚 1~2mm。表面灰绿色或灰棕色，稍有光泽，中央凹陷，凹陷部位长圆形或圆形，边缘有白色网状或放射状条纹。气清香，味微苦。

【功效主治】 肃肺止咳，清肝和胃，解毒消肿，利尿。主治咳嗽气喘，头痛目赤，血淋，痈肿疮毒。

【用法用量】 内服：煎汤，6~9g；鲜品 15~30g；或捣汁。外用：适量，鲜叶捣敷。

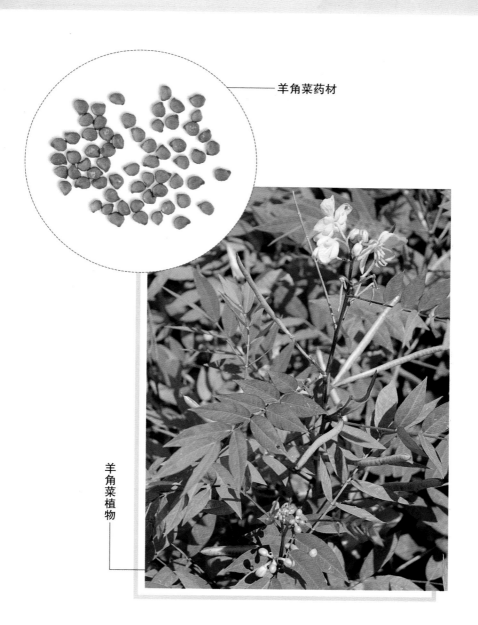

羊角菜药材

羊角菜植物

羊　蹄

【别　　名】　土大黄、水大黄、牛舌菜。

【来　　源】　为蓼科植物羊蹄 *Rumex japonicus* Houtt. 的根。

【植物形态】　草本。茎直立，上部分枝，具沟槽。基生叶长圆形或披针状长圆形，顶端急尖，基部圆形或心形，边缘微波状，下面沿叶脉具小凸起；茎上部叶狭长圆形；托叶鞘膜质，易破裂。花序圆锥状，花两性，多花轮生；花梗细长，中下部具关节；花被片 6，淡绿色，外花被片椭圆形，内花被片果时增大，宽心形，顶端渐尖，基部心形，网脉明显，边缘具不整齐的小齿，全部具小瘤，小瘤长卵形。瘦果宽卵形，具 3 锐棱，两端尖，暗褐色，有光泽。

【分　　布】　广西主要分布于龙胜、贺州、玉林、博白。

【采集加工】　秋季当叶变黄时挖出根部，洗净，切片，鲜用或晒干。全草，夏、秋季采收，洗净，鲜用或晒干。

【药材性状】　根类圆锥形，长 6~18cm，直径 0.8~1.8cm。根头部有残留茎基及支根痕。根表面棕灰色，具纵皱纹及横向凸起的皮孔样瘢痕。质硬，易折断，断面灰黄色颗粒状。气特殊，味微苦、涩。

【功效主治】　凉血解毒，杀虫止痒。主治肺痨咯血，胃出血，便血，出血性紫癜，烧烫伤，跌打损伤，癣，汗斑。

【用法用量】　内服：煎汤，6~9g。外用：适量，鲜品捣敷。

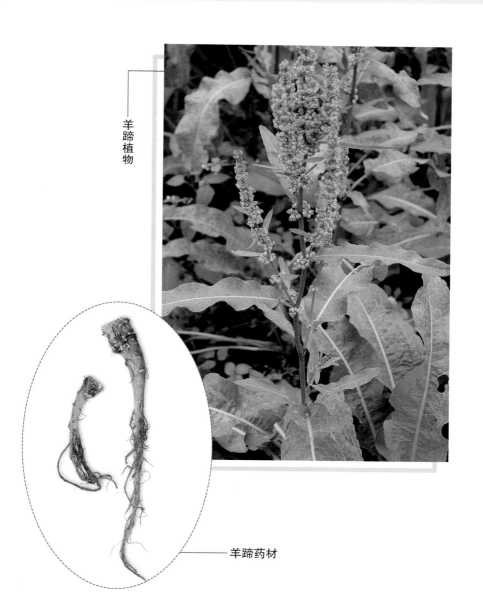

羊蹄植物

羊蹄药材

羊蹄甲

【别　　名】 洋紫荆、弯叶树、红花紫荆、红紫荆。

【来　　源】 为豆科植物羊蹄甲 *Bauhinia variegata* L. 的根。

【植物形态】 落叶乔木。树皮暗褐色，近光滑；幼嫩部分常被灰色短柔毛；枝广展，硬而稍呈之字曲折。单叶互生；叶形变化大，广卵形至近圆形，长 5~9cm，宽 7~11cm，先端 2 裂达叶长的 1/3，裂片阔，钝头或圆，基部浅至深心形；基出脉 9~15 条。总状花序极短缩，多少呈伞房花序式，少花，被灰色短柔毛；萼佛焰苞状，被短柔毛，一侧开裂；花瓣倒披针形或倒卵形，具瓣柄，紫红色或淡红色，杂以黄绿色及暗紫色的斑纹；能育雄蕊 5，退化雄蕊丝状，较短；子房具柄。荚果带状，扁平，具长柄及喙。种子 10~15 颗，近圆形，扁平。

【分　　布】 广西有栽培。

【采集加工】 全年均可采收，洗净，切片，晒干。

【药材性状】 根圆锥形，外皮棕褐色，稍皱缩。表层常裂开，具横向皮孔，直径 0.5~1.2cm，具分枝。质硬，不易折断，断面皮部薄，易与木部分离，木部宽，淡黄色。气微，味微苦。

【功效主治】 健脾祛湿，止血。主治消化不良，急性胃肠炎，肝炎，咳嗽咯血，关节疼痛，跌打损伤。

【用法用量】 内服：煎汤，10~30g。

附：羊蹄甲叶

止咳化痰，通便。主治咳嗽，支气管炎，便秘。内服：煎汤，10~15g。

羊蹄甲花

清热解毒，止咳。主治肺炎，气管炎，肺结核咯血，肝炎。内服：煎汤，9~15g。

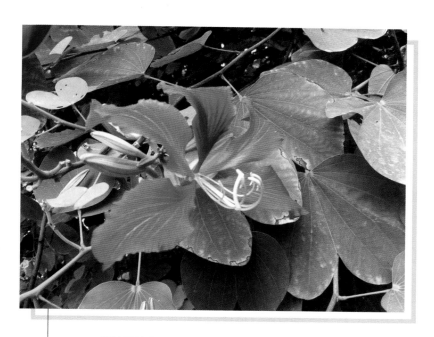

羊蹄甲植物

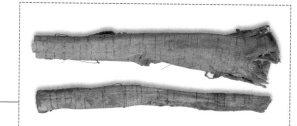

羊蹄甲药材

米仔兰

【别　　名】　树兰、鱼子兰、千里香、兰花米、珠兰、木珠兰、碎米兰、而子兰等。

【来　　源】　为楝科植物米仔兰 *Aglaia odorata* Lour. 的枝叶。

【植物形态】　常绿灌木或小乔木。茎多分枝，幼嫩部分常被星状锈色鳞片。奇数羽状复叶互生，长 5~12cm，叶轴有狭翅，有小叶 3~5 片；小叶对生，基部楔形，全缘，无毛，侧脉每边约 8 条。圆锥花序腋生；花杂性，雌雄异株；花萼 5 裂，裂片圆形；花瓣 5，黄色，长圆形至近圆形，极香；雄蕊 5，花丝合生成筒，筒较花瓣略短，先端全缘；花药 5，卵形，内藏；子房卵形，密被黄色粗毛，花柱极短，柱头有散生的星状鳞片。浆果卵形或近球形，幼时被散生的星状毛，后变无毛。种子有肉质假种皮。

【分　　布】　广西主要分布于阳朔、梧州、平南、玉林、钦州、宁明、龙州、扶绥、南宁、武鸣、上林、来宾、平果、田阳、靖西、百色、巴马、凌云、乐业。

【采集加工】　全年均可采，洗净，鲜用或晒干。

【药材性状】　细枝灰白色至绿色，直径 2~5mm，外表有浅沟纹，并有凸起的枝痕、叶痕及多数细小的疣状凸起。叶多卷缩，展开小叶片长椭圆形，长 2~6cm，先端钝，基部楔形而下延；上面有浅显的网脉，下面羽脉明显，叶缘稍反卷。厚纸质，稍柔韧。

【功效主治】　祛风湿，散瘀肿。主治风湿痹痛，跌打损伤，痈疽肿毒。

【用法用量】　内服：煎汤，6~12g。外用：适量，捣敷；或熬膏涂。

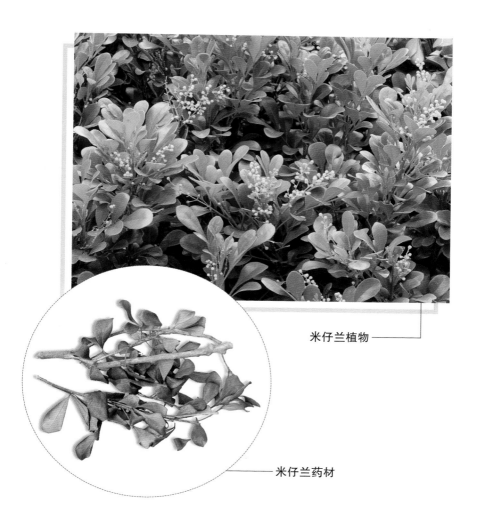

米仔兰植物

米仔兰药材

灯心草

【别　　名】 灯草、水灯心、虎须草。

【来　　源】 为灯心草科植物灯心草 *Juncus effusus* L. 的全草。

【植物形态】 草本。根状茎横走，密生须根；茎簇生，具乳白色髓心。基出叶，鞘状，紫红色或淡黄色，叶片退化为刺芒状。聚伞状花序假侧生，多花；总苞片似茎的延伸，长 5~20cm；花淡绿色；花被片 6，排成 2 轮，条状披针形，外轮稍长，边缘膜质；雄蕊 3，短于花被；子房上位，3 室，花柱极短，柱头 3。蒴果矩圆状，顶端钝或微凹；种子多数，卵状长圆形，褐色。

【分　　布】 广西主要分布于宾阳、那坡、罗城、南丹、金秀、玉林。

【采集加工】 秋季采收，晒干

【药材性状】 全草细圆柱形，长可达 90cm，直径 0.1~0.3cm。表面白色或淡黄白色，有细纵纹。体轻，质软，略有弹性，易拉断，断面白色。气微，无味。

【功效主治】 清心除烦，利尿通淋。主治心烦失眠，水肿，尿少涩痛，咽喉疼痛，口舌生疮，烦躁，小儿高热咳嗽，夜啼。

【用法用量】 内服：煎汤，1~3g。

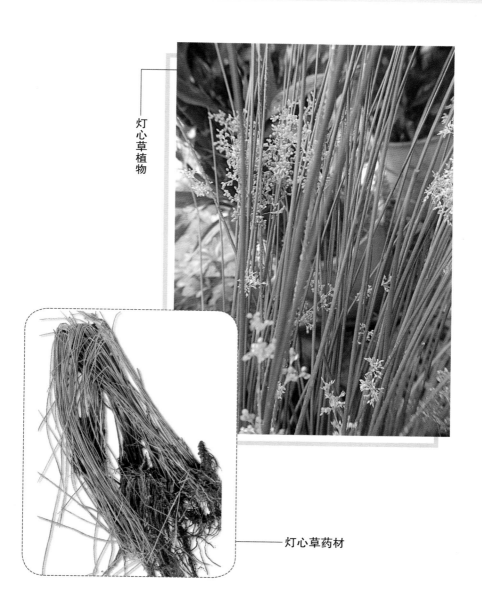

灯心草植物

灯心草药材

灯笼泡

【别　　名】　沙灯笼、灯笼草、打额泡、天泡草、黄灯笼、天泡果、天泡子。

【来　　源】　为茄科植物小酸浆 *Physlis minima* L. 的全草。

【植物形态】　草本。根细瘦。茎微卧或倾斜，多分枝，具短柔毛或近光滑。单叶生；叶柄细弱；叶片卵形或卵状披针形，长 2~3cm，宽 1~1.5cm，先端渐尖，基部斜楔形，全缘而波状或有少数粗齿。花单生于叶腋；花梗被短柔毛；花萼钟状，绿色，外被短柔毛，5 裂，裂片三角形，结果时萼增大如灯笼状包围在果实外面，具突出 5 棱；花冠钟形，黄色，5 浅裂；雄蕊 5，着生于花冠管基部，花药黄白色；雌蕊 1，子房圆形，2 室，胚珠多数。浆果球形，黄色。种子多数，扁圆形，绿白色。

【分　　布】　广西主要分布于柳江、贺州、平南、藤县、昭平、苍梧、梧州等地。

【采集加工】　全年均可采收，洗净，切段，晒干。

【药材性状】　茎圆柱形，多分枝，表面黄白色。叶互生，具柄；叶片灰绿色或灰黄绿色，干缩，展平后呈卵圆形或长圆形，先端渐尖，基部渐狭，叶缘浅波状或具不规则粗齿，两面被短茸毛，下面较密。叶腋处有灯笼状突破萼，呈压扁状，薄膜质，黄白色，内有近球形浆果。气微，味苦。

【功效主治】　清热利湿，化痰止咳，软坚散结。主治黄疸性肝炎，胆囊炎，感冒发热，咽喉肿痛，睾丸炎，痢疾，肠炎；外用治脓疱疮，湿疹，疮疖肿痛。

【用法用量】　内服：煎汤，15~30g。外用：适量，鲜品捣烂敷；或煎水洗；或研末调敷。

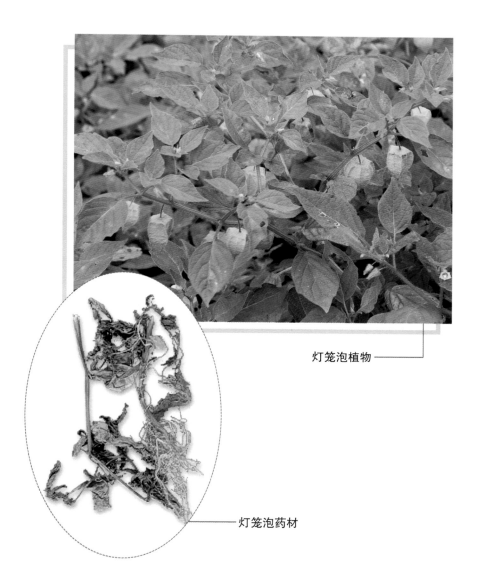

灯笼泡植物

灯笼泡药材

江南卷柏

【别　　名】　地柏、百叶草、山扁柏、石掌柏、石松柏、百叶卷柏。

【来　　源】　为卷柏科植物江南卷柏 Selaginella moellendorffii Hieron. 的全草。

【植物形态】　草本。茎直立。下部茎不分枝，其上叶疏生，贴伏，钻状卵圆形，具短芒；上部枝着生的叶较密，羽状分枝，卵状三角；叶小，排列成4行，两行侧叶的叶片两侧不对称，急尖，长约2.5mm，宽约1.7mm，叶平滑，上半部的叶半卵圆形，基部圆，边缘白色；下半部的叶半矩圆状披针形，边缘有疏齿，基部心脏形；两行中叶的叶片卵圆状椭圆形，渐尖，有芒，中脉明显，边缘白色。孢子囊穗单生于枝顶，4棱；孢子叶圆形至卵状钻形，渐尖，龙骨状，微有毛，上着生孢子囊，内含孢子。

【分　　布】　广西主要分布于龙州、邕宁、博白、北流、苍梧。

【采集加工】　7月前后拔取全草，抖净根部泥沙，洗净，鲜用或晒干。

【药材性状】　根茎灰棕色，屈曲，根自其左右发出，纤细，具根毛。茎禾秆色或基部稍带红色，直径1.5~2mm，下部不分枝，疏生钻状三角形叶，贴伏于上，上部分枝羽状，全角呈卵状三角形。叶多扭曲皱缩，上表面淡绿色，背面灰绿色，二型，枝上两侧的叶为卵状披针形，大小近于茎上叶，贴生小枝中央的叶形较小，卵圆形，先端尖。孢子囊穗少见。茎质柔韧，不易折断。叶质脆，易碎。气微，味淡。

【功效主治】　清热利湿，止血。主治肺热咯血、吐血、衄血、便血，痔疮出血，外伤出血，发热，小儿惊风，湿热黄疸，淋病，水肿，水火烫伤。

【用法用量】　内服：煎汤，15~30g，鲜品30~60g，大剂量可用至60g。外用：研末敷；或鲜品捣敷。

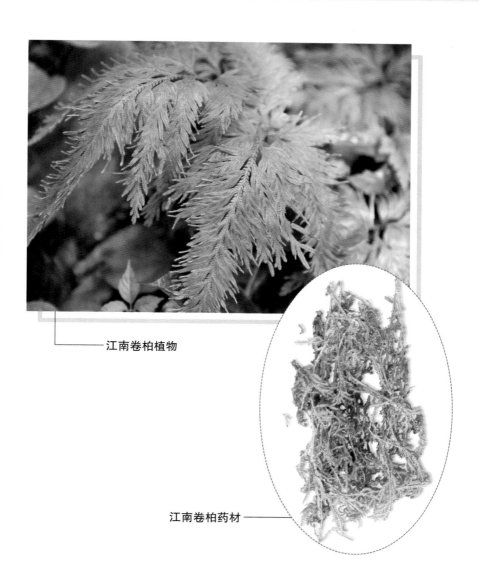

江南卷柏植物

江南卷柏药材

安息香

【别　　名】　白背安息香、白脉安息香、大青安息香、青山安息香、白花木。

【来　　源】　为安息香科植物中华安息香 *Styrax chinensis* Pierre 的树脂。

【植物形态】　乔木。树皮灰褐色，有不规则纵裂纹；枝稍扁，被褐色长绒毛，后变无毛。叶互生；柄长，密被褐色星状毛；叶片椭圆形、椭圆状卵形至卵形，长5~18cm，宽4~10cm，先端短渐尖，基部圆形或楔形，嫩叶脉上被星状毛，下面密被灰色星状绒毛，边全缘，幼叶有时具2~3个齿裂。顶生圆锥花序较大，花梗和花序梗密被黄褐色星状短柔毛；花萼杯状，5齿裂；花白色，5裂，花萼及花冠均密被白色星状毛；雄蕊10，下部联合成筒。果实近球形，外面密被星状绒毛。种子卵形，栗褐色，密被小瘤状突起和星状毛。

【分　　布】　广西主要分布于上思、上林、宁明、凭祥、龙州、大新、南丹、罗城、龙胜、金秀、博白。

【采集加工】　在夏、秋二季选晴天割脂，收集的液状树脂放阴凉处，自然干燥变白后，用纸包好贮藏。

【药材性状】　为不规则小块，常黏结成团，略扁平，表面橙黄色，有蜡样光泽（自然出脂）；亦有呈不规则圆球形或扁块状，表面灰白色至淡黄色（人工割脂）。质脆易碎，断面平坦，白色。放置后渐变为淡黄色至红棕色。气芳香，味微辛，嚼之有砂粒感。

【功效主治】　开窍醒神，豁痰辟秽，行气活血，止痛。主治中风痰厥，惊痫昏迷，产后血晕，心腹疼痛，风痹肢节痛。

【用法用量】　内服：研末，0.3~1.5g；或入丸、散。

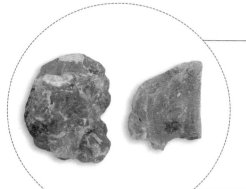

安息香药材

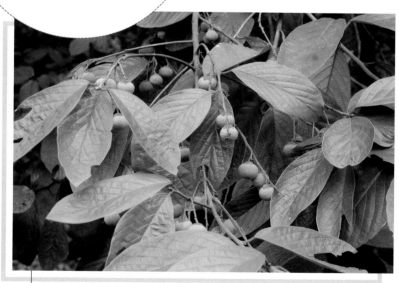

安息香植物

阳　桃

【别　　名】　杨桃、五敛子、羊桃、洋桃、五敛、酸五棱。

【来　　源】　为酢浆草科植物阳桃 *Averrhoa carambola* L. 的果实。

【植物形态】　乔木。幼枝被柔毛及小皮孔。奇数羽状复叶；总叶柄及叶轴被毛，具小叶 5~11 枚；小叶卵形至椭圆形，长 3~6cm，宽约 3cm，先端渐尖，基部偏斜。圆锥花序生于叶腋或老枝上；花萼 5，红紫色，覆瓦状排列；花冠近钟形，白色至淡紫色，花瓣倒卵形，旋转状排列；雄蕊 10，其中 5 枚较短且无花药，花丝基部合生；子房 5 室，具 5 棱槽，每室胚珠多数。浆果卵状或椭圆状，淡黄绿色，光滑，具 3~5 翅状棱。

【分　　布】　广西各地有栽培。

【采集加工】　8~9 月果呈黄绿色时采摘，鲜用或晒干。

【药材性状】　果实类圆形，5 棱，橙黄色，直径 3~5cm，先端钩状。果肉淡黄色，中部横切可见 5 个子房室，每室具种子 1 粒。种皮薄而易碎，但种子多脱落而中空。气微，味酸、微涩。

【功效主治】　清热生津，下气和中，利尿通淋。主治风热咳嗽，咽痛，烦渴，脘腹痞满，小便不利。

【用法用量】　内服：煎汤，15~30g（鲜品加倍）；或浸酒。

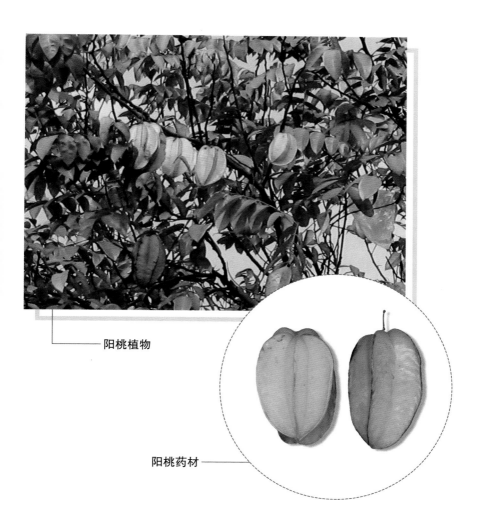

阳桃植物

阳桃药材

阴 香

【别　　名】 广东桂皮、小桂皮、山肉桂、山玉桂、假桂皮。

【来　　源】 为樟科植物阴香 *Cinnamomum burmannii*（C. G. et Th. Nees）Bl. 的茎皮。

【植物形态】 常绿乔木。树皮光滑，灰褐色或黑褐色，内皮红色。叶互生或近对生；叶片革质，卵圆形、长圆形或披针形，长5.5~10.5cm，宽2~5cm，先端短渐尖，基部宽楔形，全缘，上面绿色，光亮，下面粉绿色，离基三出脉，中脉和侧脉在叶上面明显，下面凸起。圆锥花序，密被灰白色微柔毛，少花疏散，最末花序轴有3朵花作聚伞状排列；花两性，绿白色，花梗被灰白色微柔毛；花被筒倒锥形；花被裂片6，长圆状卵形，先端锐尖；能育雄蕊9，中部有1对圆形腺体；退化雄蕊3，箭头形；子房近球形。果实卵形。

【分　　布】 广西分布于全区各地。

【采集加工】 夏季剥取，将树皮环剥，再截成条状，逐条从树上剥下，晒干。

【药材性状】 茎皮呈槽状或片状。外表面棕灰色，粗糙，有圆形凸起的皮孔和灰白色地衣斑块，有时外皮部分刮去而现凹下的皮孔痕；内表面棕色，平滑。质坚，断面内层呈裂片状。气香，味微甘、涩。

【功效主治】 温中止痛，祛风散寒，消肿，止血。主治胃寒腹痛，泄泻，食欲不振，风寒湿痹，腰腿疼痛，跌打损伤，创伤出血。

【用法用量】 内服：煎汤，4~9g；或研末服，每次1.5~3g。外用：适量，研末用酒调敷；或浸酒搽。

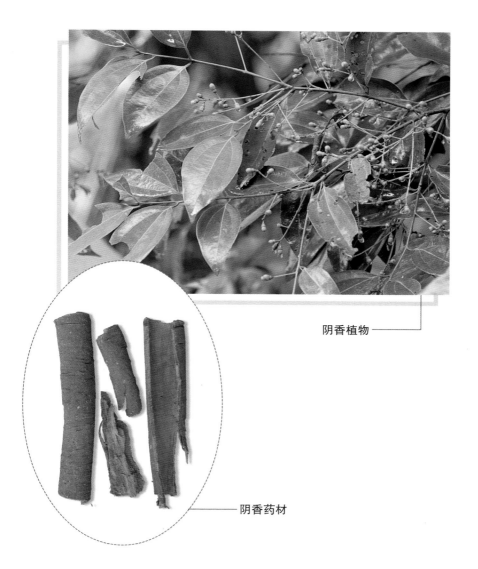

阴香植物

阴香药材

防风草

【别　　名】　落马衣、马衣叶、假紫苏、土防风、秽草、野苏。

【来　　源】　为唇形科植物广防风 *Epimeredi indica*（L.）Rothm. 的全草。

【植物形态】　草本。茎四棱形，密被白色贴生短柔毛。叶对生，苞片叶状，叶片阔卵圆形，长4~9cm，宽2.5~6.5cm，先端急尖，基部截状阔楔形，边缘具不规则的牙齿，两面均被毛。轮伞花序多花，密集，排列成密集的或间断的长穗状花序；苞片线形；花萼钟形，外面被长硬毛及腺柔毛和腺点，萼齿5，三角状披针形，边缘具纤毛，果时增大；花冠淡紫色，内面中部有毛环，上唇直伸，长圆形，全缘，下唇平展，3裂，中裂片倒心形，边缘微波状，内面中部具髯毛，侧裂片较小，卵圆形；雄蕊4，二强；子房无毛，柱头2浅裂。小坚果近圆球形，黑色，有光泽。

【分　　布】　广西主要分布于百色、武鸣、邕宁、桂平、平南、藤县、防城、合浦。

【采集加工】　夏、秋季割取全草，洗净，晒干或鲜用。

【药材性状】　茎呈四方柱形，有分枝，表面棕色或棕红色，被黄色向下卷曲的细柔毛，尤以棱角处较多；质硬，断面纤维性，中央有白色髓。叶多皱缩，展平后呈阔卵形，长4~9cm，宽2.5~5cm，边缘有锯齿，表面灰棕色，背面灰绿色，两面均密被淡黄色细柔毛；质脆，易破碎。有时可见密被毛茸的顶生假穗状花序，花多脱落，残留灰绿色花萼，往往包有1~4枚小坚果。气微，味微苦。

【功效主治】　祛风湿，解表，消疮毒。主治风湿痹痛，感冒发热，疮疡。

【用法用量】　内服：煎汤，9~15g，或浸酒。外用：适量，煎水洗；或鲜品捣敷。

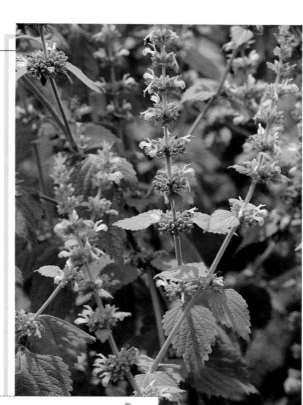

防风草植物

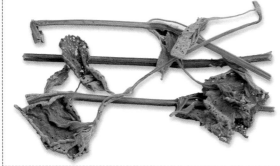

防风草药材

买麻藤

【别　　名】　买子藤、驳骨藤、大节藤、麻骨风、鹤膝风、竹节藤。

【来　　源】　为买麻藤科植物小叶买麻藤 *Gnetum parvifolium*（Warb.）C. Y. Cheng ex Chum 的茎、叶。

【植物形态】　木质缠绕藤本。常较细弱。茎枝圆形，土棕色或灰褐色，皮孔较明显，具膨大的关节状节。叶对生，革质；叶片狭椭圆形、长卵形或微呈倒卵状，有光泽，长 4~10cm，宽 2.5~4cm，先端急尖或渐尖而钝，稀钝圆，基部宽楔形至微圆，侧脉斜伸，背面网脉明显。雌雄同株；球花排成穗状花序，常腋，稀生枝顶；雄球花序不分枝或一次分枝，分枝三出或成两对，其上有 5~12 轮环状总苞；雌球花序多生于老枝上，每轮总苞内在雌花 5~8。种子核果状，长椭圆形或微呈倒卵形，熟时假种皮红色。

【分　　布】　广西主要分布于贺州、容县、上思、宾阳、上林、马山、宁明、龙州、天等、那坡、天峨、罗城。

【采集加工】　全年均可采收，鲜用或晒干。

【药材性状】　藤茎圆柱形，节部膨大，外皮灰褐色，断面皮部褐色，木部淡黄色。叶椭圆形或长倒卵形，长 4~10cm，宽 2.5~4cm。雄花序不分枝或一次分枝。气弱，味微苦。

【功效主治】　祛风除湿，活血止血，止咳化痰。主治风湿痹痛，腰痛，鹤膝风，跌打损伤，溃疡病出血，慢性气管炎。

【用法用量】　内服：煎汤，6~9g，鲜品 15~60g；或捣汁。外用：适量，研末调敷；或鲜品捣敷。

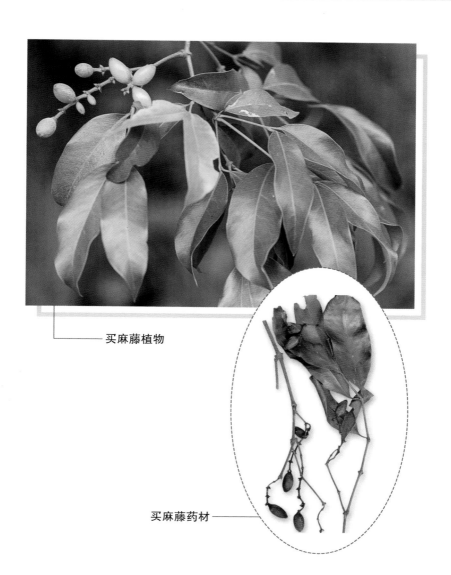

买麻藤植物

买麻藤药材

红山茶

【别　　名】　宝珠山茶、红茶花、宝珠花、一捻红、山茶花、白茶花。

【来　　源】　为山茶科植物山茶 *Camellia japonica* L. 的花。

【植物形态】　灌木或小乔木。树皮灰褐色，幼枝棕色，无毛。单叶互生；叶片革质，倒卵形或椭圆形，长 5~10cm，宽 2.5~6cm，先端渐尖而钝，基部楔形，边缘有细锯齿，上面深绿色，有光泽，下面淡绿色，叶干后带黄色。花两性，单生或对生于叶腋或枝顶，大红色，萼片 5，宽卵圆形，外被白色柔毛；花瓣 5~7，栽培品种多重瓣，有白、淡红等色，花瓣近圆形，先端有凹缺，基部稍连合；雄蕊多数，外轮花丝基部连合，附着于花瓣基部，内侧离生；子房上位，花柱先端 3 裂。蒴果近球形，果皮厚，室背开裂。种子近球形，有角棱，暗褐色。

【分　　布】　广西各地有栽培。

【采集加工】　花朵盛开期分批采收，晒干或烤干。在干燥过程中要少翻动，避免破碎或散瓣。

【药材性状】　花蕾卵圆形，开放的花呈不规则扁盘状，盘径 5~8cm。表面红色、黄棕色或棕褐色，萼片 5 片，棕红色，革质，背面密布灰白色绢丝样细绒毛。花瓣 5~7 或更多，上部卵圆形，先端微凹，下部色较深，基部连合成一体，纸质。雄蕊多数，2 轮，外轮花丝连合成一体。气微，味甘。

【功效主治】　凉血止血，散瘀消肿。主治咯血，吐血，衄血，便血，痔血，赤血痢，血淋，血崩，带下，烫伤，跌扑损伤。

【用法用量】　内服：煎汤，5~10g；或研末。外用：适量，研末麻油调涂。生用长于散瘀，炒用偏于止血。

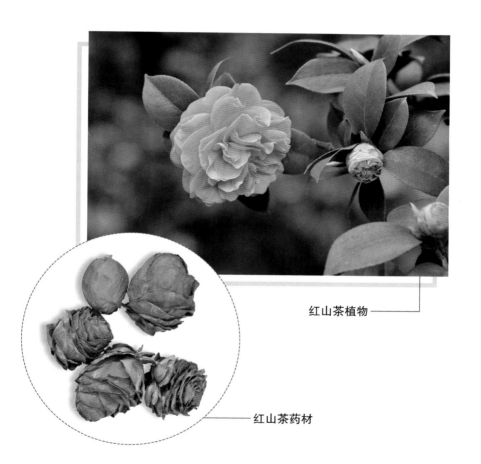

红山茶植物

红山茶药材

红子仔

【别　　名】 节节红花、小黑面叶、小叶青凡木、一叶一枝花、巩粉妹。

【来　　源】 为大戟科植物小叶黑面神 *Breynia vitis-idaea*（Burm. f.）C. E. C. Fisher 的全株。

【植物形态】 灌木。多分枝，全株无毛。小枝圆柱形。单叶互生；托叶卵状三角形，着生在叶柄基部的一侧；叶片膜质，二列，卵圆形、阔卵形或长椭圆形，长 2~3.5cm，宽 0.8~2cm，先端钝至圆形，基部钝，上面绿色，下面粉绿色或苍白色，全缘，中脉和侧脉在下面凸起，侧脉 3~5 对。花单性，单朵腋生或数朵组成总状花序；雄花花梗纤细，萼片 6；雄蕊 3，合生成柱状；雌花萼片 6，果期不增大。蒴果卵圆形，顶端压扁，萼宿存。

【分　　布】 广西分布于全区各地。

【采集加工】 全年均可采收，洗净，晒干。

【药材性状】 根圆锥形，直径 2~7mm；棕褐色，木部发达。茎表面灰棕至浅棕色，小枝具棱。单叶互生，叶片多皱缩，展开呈卵形或椭圆形，长 5~15mm，宽 5~10mm；先端钝，基部圆形，上面棕褐色，下面浅棕色，两面均无毛；叶片多已脱落，托叶极小，叶柄长 1~2mm。气微，味微涩。

【功效主治】 清热燥湿，解毒消肿。主治外感发热，咳喘，泄泻，风湿骨痛，蛇伤。

【用法用量】 内服：煎汤，15~30g。外用：适量，鲜根捣烂，酒炒敷。

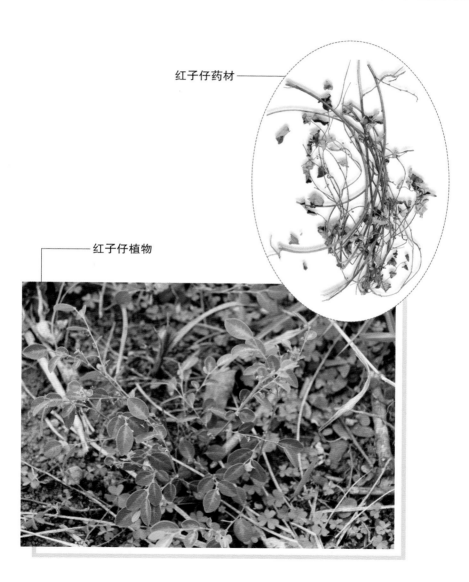

红子仔药材

红子仔植物

红马蹄草

【别　　名】　马蹄肺筋草、大雷公根、红石胡荽、大雷公藤、铜钱草、大马蹄草。

【来　　源】　为伞形科植物红马蹄草 *Hydrocotyle nepalensis* Hook. 的全草。

【植物形态】　草本。茎匍匐，斜上分枝，节上生根。单叶互生；托叶膜质，先端钝圆或有浅裂；叶片膜质，肾形，长2~5cm，宽3.5~6cm，边缘5~9浅裂，裂片三角形，有钝锯齿，基部心形，疏生短硬毛。伞形花序数个簇生于茎端叶腋，花序梗有柔毛；小伞形花序常密集成球形的头状花序；花柄极短；小总苞片倒卵形；无萼齿；花瓣卵形；白色，有时有紫红色斑点；花柱幼时内卷，花后向外反曲。双悬果近圆形，基部心形，两侧扁压，常有紫色斑点，成熟后常呈黄褐色或紫黑色，中棱和背棱显著。

【分　　布】　广西分布于全区各地。

【采集加工】　夏、秋季采收，洗净，鲜用或晒干。

【药材性状】　茎纤细柔软而弯曲，有分枝，被疏毛，节上生根。叶多皱缩成团，展开后长15~30cm，叶柄基部有叶鞘，被毛；完整叶呈圆肾形，5~9掌状浅裂，裂片先端钝，基部心形，边缘有缺齿，具掌状叶脉，两面被紫色短硬毛。质脆。气微，味淡。

【功效主治】　清热利湿，化瘀止血，解毒。主治感冒，咳嗽，痰中带血，痢疾，泄泻，痛经，月经不调，跌打伤肿，外伤出血，痈疮肿毒。

【用法用量】　内服：煎汤，6~15g；或泡酒。外用：适量，捣敷；或煎汤洗。

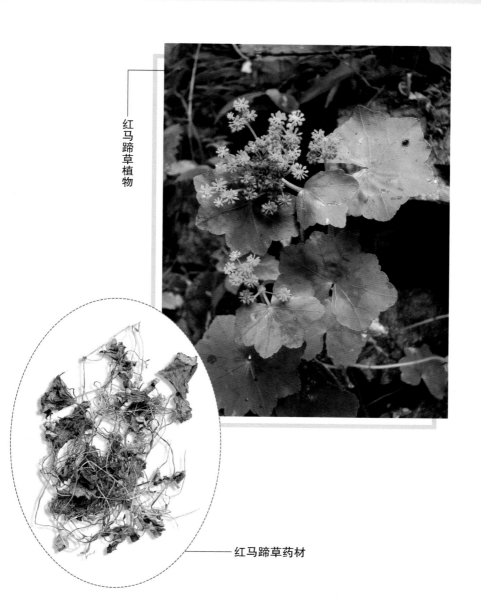

红马蹄草植物

红马蹄草药材

红云草

【别　　名】走马风、红铺地毯、麦氏紫金牛。

【来　　源】为紫金牛科植物心叶紫金牛 *Ardisia maclurei* Merr. 的全株。

【植物形态】近草质亚灌木或小灌木。具匍匐茎。直立茎幼时密被锈色长柔毛，后无毛。叶互生，稀近轮生，叶片坚纸质，长圆状椭圆形或椭圆状倒卵形，顶端急尖或钝，基部心形，长 4~6cm，宽 2.5~4cm，边缘具不整齐的粗锯齿及缘毛，两面均被疏柔毛，尤以中脉为多，侧脉约 6 对，尾端直达齿尖；叶柄被锈色疏柔毛。亚伞形花序，近顶生，被锈色长柔毛，每植株有花序 1~2 个；花萼仅基部连合，被锈色长柔毛，萼片披针形，顶端渐尖，具缘毛；花瓣淡紫色或红色，卵形，顶端渐尖；雄蕊较花瓣略短，花药卵形，顶端急尖，基部箭形；雌蕊与花瓣几等长，子房球形；胚珠 2 轮。果球形，暗红色。

【分　　布】广西主要分布于武鸣、马山、上林、苍梧、藤县、蒙山、河池、凤山、金秀。

【采集加工】全年均可采收，洗净，晒干。

【药材性状】根茎呈圆柱形，疏生须根，表面红棕色或棕褐色，直径 1~2mm。茎类圆柱形，纤细，棕褐色，密被锈色长柔毛。叶片灰绿色或灰黄色，略卷曲，完整者长圆状卵形或椭圆状倒卵形，长 3~6cm，宽 2.5~4cm，边缘具粗锯齿，有腺点，两面被疏柔毛。气微，味淡。

【功效主治】止咳化痰，凉血止血，祛风通痹，解毒消肿，利水渗湿。主治肿毒，痢疾，咯血，吐血，黄疸，淋证。

【用法用量】内服：煎汤，9~12g。外用：适量。

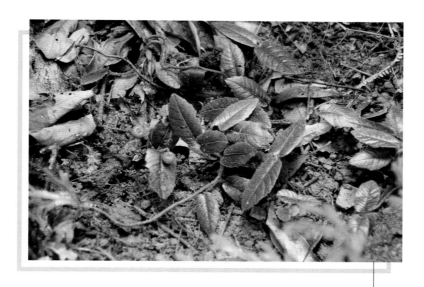

红云草植物

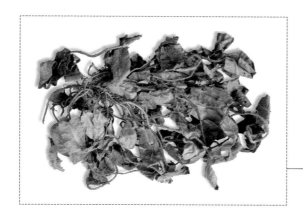

红云草药材

红毛毡

【别　　名】 红毛走马胎、红胆、红毛针、毛罗伞、老虎舌、铺地毡、红毡草。

【来　　源】 为紫金牛科植物虎舌红 *Ardisia mamillata* Hance 的全株。

【植物形态】 矮小灌木。具匍匐的木质根茎，幼时密被锈色卷曲长柔毛。叶互生或簇生于顶端；叶片坚纸质，倒卵形至长圆状倒披针形，长 7~14cm，宽 3~4cm，先端急尖或钝，基部楔形，边缘具不明显的疏圆齿，边缘腺点藏于毛中，两面绿色或暗紫红色，被锈色或有时为紫红色糙伏毛，毛基部隆起如小瘤，具腺点，以背面尤为明显。伞形花序，单 1，着生于侧生特殊花枝顶端，近顶端常有叶 1~2 片；萼片披针形或狭长圆状披针形，与花瓣等长或略短，具腺点，两面被长柔毛或里面近无毛；花瓣粉红色，卵形，具腺点；花药披针形，背部通常具腺点；子房球形。果球形，鲜红色，多少具腺点。

【分　　布】 广西主要分布于永福、阳朔、平乐、荔浦、贺州、昭平、蒙山、梧州、苍梧、藤县、岑溪、平南、北流、玉林、陆川、博白、桂平、上思、南宁、上林、马山。

【采集加工】 夏、秋季采收，洗净，切碎，晒干。

【药材性状】 根茎直径约 3mm，褐红色，木质。幼枝被锈色长柔毛，老枝几无毛。叶多生于茎中上部，近簇状，叶片展平后呈椭圆形或倒卵形，上下两面有黑色腺点和褐色长柔毛，边缘稍具圆齿；叶柄密被毛。有时具花序或球形果实。枝质稍韧，叶纸质。气弱，味淡，略苦、涩。

【功效主治】 祛除风湿，清解热毒，活血止血。主治风湿痹痛，黄疸，跌打损伤，乳痈，痢疾，咯血，吐血，便血，产后恶露不尽。

【用法用量】 内服：煎汤，9~15g；或泡酒。外用：适量，调敷。

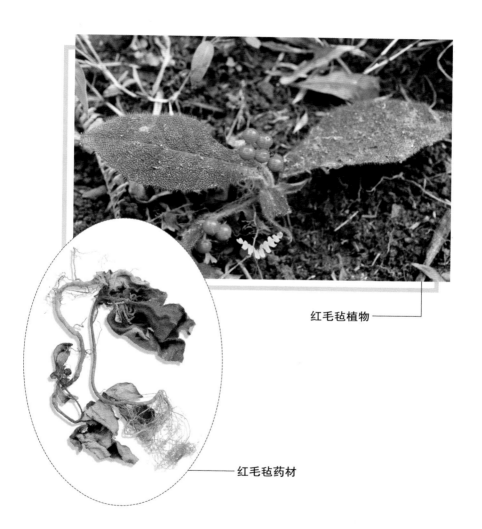

红毛毡植物

红毛毡药材

红乌柏

【别　　名】　红叶乌、山乌桕、红叶乌桕。

【来　　源】　为大戟科植物山乌桕 *Sapium discolor*（Champ.）Muell. Arg. 的根。

【植物形态】　落叶乔木或灌木。小枝灰褐色，有点状皮孔。叶互生；叶柄顶端有腺体 2；叶片纸质，椭圆状卵形，长 3~10cm，宽 2~5cm，全缘，下面粉绿色；侧脉 8~12 对。穗状花序顶生，单性，雌雄同序，无花瓣及花盘；雄花花萼杯状，先端不整齐齿状裂，雄蕊 2，极少 3；雌花生在花序的近基部，萼片 3，三角形，子房卵形，3 室，花柱 3，基部合生。蒴果球形，黑色，直径 1~1.5cm；种子近球形，外被蜡层。

【分　　布】　广西主要分布于隆林、乐业、田林、凌云、靖西、玉林、灌阳。

【采集加工】　全年均可采挖，洗净，切片，晒干。

【药材性状】　根圆柱形，微弯曲，直径 0.5~2cm。表面灰黄色或灰褐色，有纵皱纹及侧根痕。质坚硬，断面平整，皮部较薄，木部白色。气微，味苦。

【功效主治】　利水通便，消肿散瘀，解蛇虫毒。主治水肿，腹水，二便不通，白浊，疮痈，湿疹，跌打损伤，毒蛇咬伤。

【用法用量】　内服：煎汤，3~9g；或捣汁。外用：适量，捣敷；或煎汤洗。

附：红乌桕叶

活血，解毒，利湿。主治跌打损伤，缠腰火丹，乳痈，毒蛇咬伤，湿疹，过敏性皮炎。外用：适量，鲜品捣敷；或煎水洗。

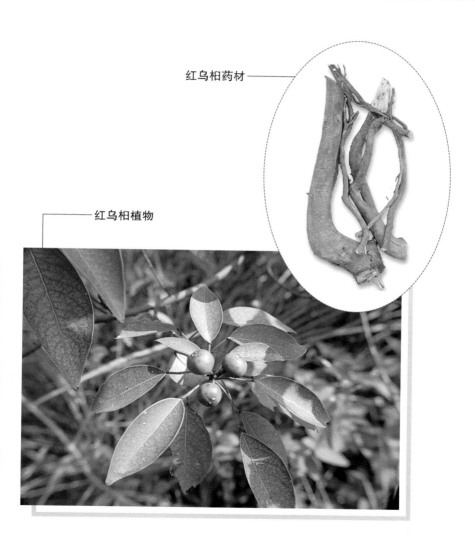

红乌桕药材

红乌桕植物

红叶藤

【别　　名】 牛见愁、荔枝藤、牛栓藤、霸王藤、伍藤、铁藤。

【来　　源】 为牛栓藤科植物红叶藤 *Rourea microphylla*（Hook. et Arn.）Planch 的茎、叶。

【植物形态】 藤状灌木。叶近革质，奇数羽状复叶，小叶通常 11~17，有时多至 27 片，但生于侧小枝上的叶有时减至 5~9，稀为 3 小叶；叶片卵形至卵状长圆形，长 2~4cm，宽 0.5~2cm，先端渐尖而钝，基部楔形至圆形，常偏斜，上面光亮，下面为粉绿色，全缘。圆锥花序生于叶腋；苞片及小苞片不显著；花小，白色，淡黄色或淡红色，芳香；萼片 5 裂，边缘被短缘毛；花瓣 5；雄蕊 10，花丝基部合生成 1 管；雌蕊心皮 5，离生，其中 4 个通常不发育，子房长圆形。蓇葖果椭圆形或斜卵形，熟时红色，无柄，略弯曲，腹面开裂。种子 1 颗，橙黄色，为膜质的假种皮所包围。

【分　　布】 广西主要分布于岑溪、平南、陆川、合浦、防城、上思、邕宁、武鸣、上林。

【采集加工】 夏、秋季采收，除去杂质，洗净，切段，晒干。

【药材性状】 茎圆柱形，深褐色，有纵纹，质硬，不易折断，断面红褐色。奇数羽状复叶互生，小叶 11~17 片，叶片多皱缩，展开后呈卵状披针形，长 2~4cm，宽 0.8~1.5cm，先端渐尖，基部偏斜，全缘，叶面棕黄色，光亮。气微，味辛。

【功效主治】 清热解毒，消肿止痛，止血。主治疮疖，跌打肿痛，外伤出血。

【用法用量】 外用适量，煎水洗；或鲜叶捣敷。

附：红叶藤根

活血通经，消肿止痛，止血。主治闭经，跌打肿痛，外伤出血。内服：煎汤，9~15g；外用：适量，煎水洗。

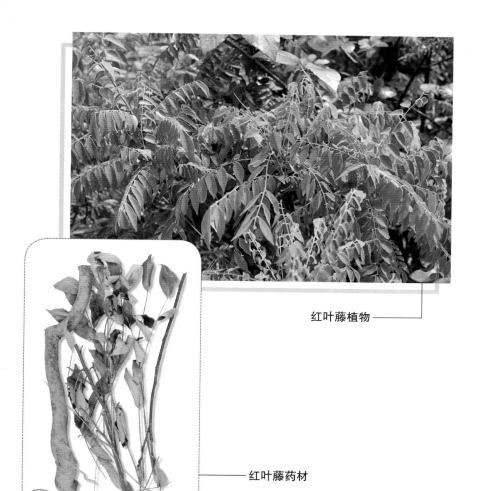

红叶藤植物

红叶藤药材

红　花

【别　　名】　草红、刺红花、杜红花、金红花、红蓝花。

【来　　源】　为菊科植物红花 *Carthamus tinctorius* L. 的不带子房的管状花。

【植物形态】　草本。茎直立，无毛，上部多分枝。叶长椭圆形或卵状披针形，长 4~12cm，宽 1~3cm，先端尖，无柄，基部抱茎，边缘羽状齿裂，齿端有尖刺，两面无毛；上部叶较小，呈苞片状围绕花序。头状花序顶生，排成伞房状；总苞片数层，外层绿色，卵状披针形，边缘具尖刺，内层卵状椭圆形，白色，膜质；全为管状花，初开时黄色，后转橙红色；瘦果椭圆形，无冠毛或冠毛鳞片状。

【分　　布】　广西有栽培。

【采集加工】　5~7 月间花冠由黄变红时择晴天早晨露水未干时采摘，阴干或晒干。

【药材性状】　管状花长 1~2cm，表面红黄色或红色。花冠筒细长，先端 5 裂，裂片狭条形，长 5~8mm；雄蕊 5，花药聚合成筒状，黄白色。柱头细长圆柱形，顶端微分叉。质柔软。气微香，味微苦。

【功效主治】　活血通经，祛瘀止痛。主治血瘀痛经，经闭，产后瘀滞腹痛，癥瘕积聚，跌打损伤，心腹瘀阻疼痛，血热瘀滞斑疹紫暗。

【用法用量】　内服：煎汤，3~10g。

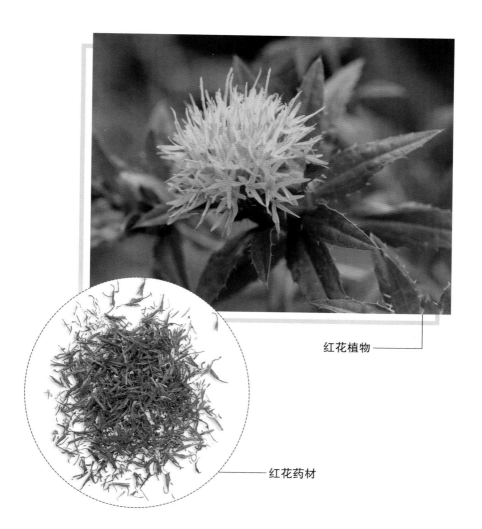

红花植物

红花药材

红花八角

【别　　名】野八角、石莽草。

【来　　源】为八角科植物红花八角 *Illicium dunnianum* Tutch. 的树皮。

【植物形态】常绿灌木。根粗壮，红褐色，有樟木香气。小枝纤细，棕褐色，具皱纹，老枝灰白色。单叶互生，常3~8片集生于枝顶；革质或薄革质，狭长披针形或狭长倒披针形，长4~10cm，宽0.8~2cm，先端尾状渐尖或急尖，基部窄楔形，全缘，干后稍后卷。花单生或2~3朵簇生于叶腋或近枝顶，花梗纤细；花被片12~20，粉红色或红色，最大一片椭圆形或近圆形；雄蕊通常24；心皮8~13。聚合果直径2~2.5cm，蓇葖果8~11，木质，有明显钻形尖头，稍反曲。种子亮褐色，有光泽。

【分　　布】广西主要分布于上思、金秀、融水、龙胜、全州、兴安。

【采集加工】秋季剥皮，晒干。

【药材性状】树皮不规则块状，大小不一，厚可达3mm。外表面灰棕色，有苔藓和地衣附着，皮孔明显，多数横向，栓皮较易剥落，内表面棕色。质较硬，有樟木气，嚼之有黏感，味辛、甜。

【功效主治】祛风除湿，散瘀消肿，止痛。主治风湿痹痛，跌打损伤，筋伤骨折。

【用法用量】外用：适量，研粉酒调敷；或浸酒搽。

红花八角药材 ——

红花八角植物 ——

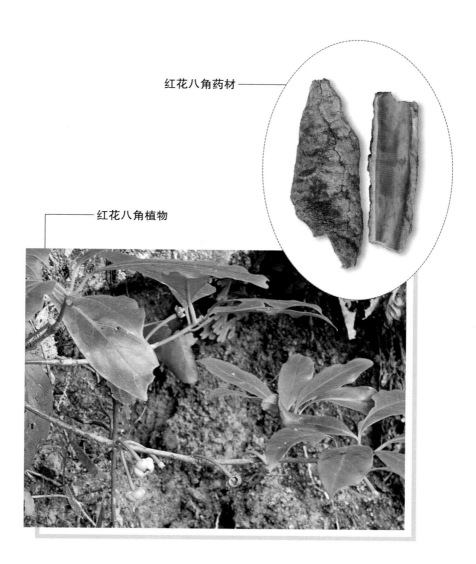

红花夹竹桃

【别　　名】 桃叶桃、水甘草、大节肿、白羊桃、洋桃、柳叶桃。

【来　　源】 为夹竹桃科植物红花夹竹桃 *Nerium indicum* Mill. 的叶。

【植物形态】 大灌木。全株含水液。枝条灰绿色，叶 3~4 枚轮生，下枝为对生，叶柄扁平，基部稍宽；叶片窄披针形，长 11~15cm，宽 2~2.5cm；先端急尖，基部楔形，叶缘反卷，表面深绿色，背面淡绿色，有多数洼点，侧脉扁平，密生而平行，每边达 120 条，直达叶缘。顶生聚伞花序；苞片披针形，花萼 5 深裂，内面基部具腺体；花芳香；深红色或粉红色，单瓣或重瓣，花冠筒内被长柔毛，花冠裂片 5，倒卵形；副花冠鳞片状，先端撕裂；雄蕊 5，着生于花冠筒中部以上；心皮 2，离生，长圆形，两端较窄，具细纵条纹。种皮被锈色短柔毛，先端具黄褐色绢质种毛。

【分　　布】 广西全区均有栽培。

【采集加工】 全年可采。晒干备用。

【药材性状】 叶窄披针形，长可达 15cm，宽约 2cm，先端渐尖，基部楔形，全缘稍反卷，上面深绿色，下面淡绿色，主脉于下面凸起，侧脉细密而平行；叶柄长约 5mm。厚革质而硬。气特异，味苦，有毒。

【功效主治】 强心利尿，祛痰定喘，祛瘀止痛。主治心力衰竭，喘咳，癫痫，跌打肿痛，血瘀经闭。

【用法用量】 内服：煎汤，0.3~0.9g；研末，0.05~0.1g。外用：适量，捣敷或制成酊剂外涂。

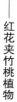

红花夹竹桃植物

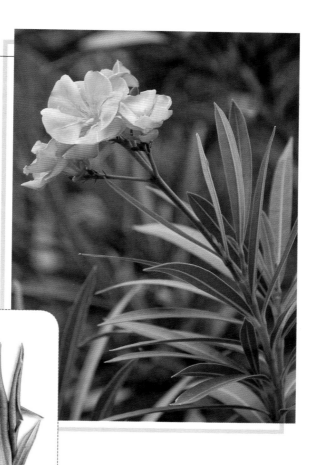

红花夹竹桃药材

红花青藤

【别　　名】 三姐藤、三姐妹藤、毛青藤。

【来　　源】 为莲叶桐科植物红花青藤 *Illigera rhodantha* Hance 的茎。

【植物形态】 藤本。茎具沟棱，幼枝被金黄褐色绒毛，指状复叶互生，小叶 3；叶柄密被金黄褐色绒毛。小叶纸质，卵形至倒卵状椭圆形或卵状椭圆形，长 6~11cm，宽 3~7cm，先端钝，基部圆形或近心形，全缘，上面中脉被短柔毛，下面中脉稍被毛或无毛，侧脉约 4 对，两面显著；小叶柄密被金黄褐色绒毛。聚伞花序组成腋生的圆锥花序，狭长，较叶柄长，密被金黄褐色绒毛，萼片紫红色，长圆形，外面稍被短柔毛；花瓣与萼片同形，稍短，玫瑰红色；雄蕊 5，被毛；附属物花瓣状，膜质，先端齿状，背部张口状，具柄；子房下位，花柱被黄色绒毛，柱头波状扩大成鸡冠状；花盘上腺体 5，小。果具 4 翅，翅较大的舌形或近圆形。

【分　　布】 广西各地有分布。

【采集加工】 夏、秋季采收，洗净，切段，晒干。

【药材性状】 茎藤圆柱形，有少数分枝，直径 3~7mm。表面灰棕色至棕褐色，具明显的纵向沟纹，幼枝被金黄褐色绒毛，老枝无毛。质硬，断面不整齐，外皮薄，棕褐色，木心淡黄棕色。气微，味淡、微苦。

【功效主治】 祛风止痛，散瘀消肿。主治风湿性关节疼痛，跌打肿痛，蛇虫咬伤，小儿麻痹症后遗症。

【用法用量】 内服：煎汤，9~15g；或浸酒。外用：适量，浸酒擦。

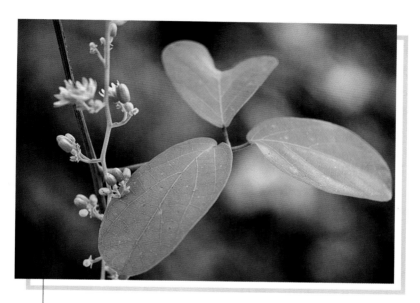

———— 红花青藤植物

红花青藤药材 ————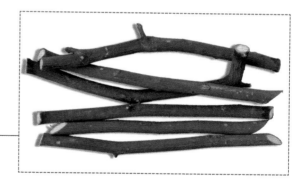

红花寄生

【别　　名】　红花寄、柏寄生、桃树寄生、红花桑寄生、寄脏匡、寄居花童。

【来　　源】　为桑寄生科植物红花寄生 *Scurrula parasitica* L. 的带叶茎枝。

【植物形态】　灌木。嫩枝、叶密被锈色星状毛，稍后毛全脱落变无毛；小枝灰褐色，具皮孔。叶对生或近对生，厚纸质；叶片卵形至长卵形，长 5~8cm，宽 2~4cm，先端钝，基部阔楔形；侧脉 5~6 对，两面均明显。总状花序，各部分均被褐色毛，具花 3~5 朵，花红色，密集；苞片三角形；花托陀螺状；副萼环状，全缘；花冠花蕾时管状，稍弯，下半部膨胀，顶部椭圆状，开花时顶部 4 裂，裂片披针形，反折；花柱线状，柱头头状。浆果梨形，下半部骤狭呈长柄状，红黄色，果皮平滑。

【分　　布】　广西主要分布于龙州、邕宁、南宁、武鸣、靖西、那坡、田阳、凌云、凤山、南丹、都安、罗城、桂林、阳朔、平乐、蒙山、苍梧、北流、博白、上思。

【采集加工】　全年均可采收，切片，晒干。

【药材性状】　茎枝圆柱形，直径约 1cm，表面粗糙，老枝红褐色或深褐色；小枝及枝梢赭红色，幼枝有的有棕褐色星状毛；表面有点状和黄褐色或灰褐色横向皮孔以及不规则、粗而密的纵纹。质坚脆，易折断，断面不平坦，皮部菲薄，易与木部分离，木部宽阔，淡黄色，有放射状纹理，髓部深黄色。叶易脱落；叶片多破碎，卷缩；完整者卵形至长卵形，黄褐色或茶褐色，全缘，厚纸质而脆。气清香，味微涩而苦。

【功效主治】　祛风除湿，强壮筋骨，活血化瘀，清热解毒。主治风湿痹痛，腰膝酸痛，跌打损伤，疮疡肿毒，胃痛，产后乳少。

【用法用量】　内服：煎汤，30~60g。外用：嫩枝叶适量，捣敷。

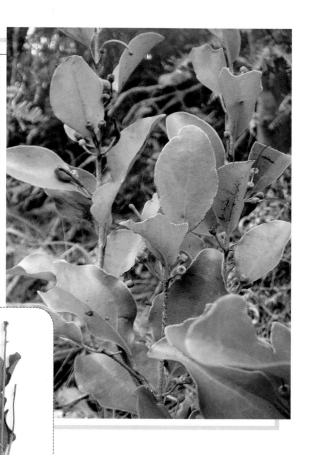

红花寄生植物

红花寄生药材

红花酢浆草

【别　　名】 大酸味草、紫酢浆草、大叶酢浆草。

【来　　源】 为酢浆草科植物红花酢浆草 *Oxalis corymbosa* DC. 的全草。

【植物形态】 草本。多数小鳞茎聚生在一起，鳞片褐色，有三条纵棱。叶基生，掌状三出叶；被毛，小叶阔倒心形，长 3.5~5cm，宽 3.5~5.3cm，先端凹缺，叶缘及叶背被毛。伞形花序有花 6~10 朵；萼片 5，绿色，椭圆状披针形，先端有 2 条褐色斑纹，外面被白色毛；花瓣 5，淡紫色，基部绿黄色，有深色条纹，倒披针形，先端钝或截形；雄蕊 10 枚，5 长 5 短，花丝基部合生，被白色短柔毛；子房由 5 心皮组成，具 5 棱，柱头头状，深绿色。蒴果角果状，具毛。

【分　　布】 广西各地有分布。

【采集加工】 全年均可采收，洗净、晒干备用。

【药材性状】 全株被疏毛。根呈圆锥形，表面黄褐色，直径 0.8~1.5cm。叶基生，长 20~30cm，叶片多卷曲或皱缩，完整者展开后呈类圆形，宽 3.8~7cm；深三裂，叶薄，草质，黄绿色。质韧，不易折断，气微，味酸。

【功效主治】 散瘀消肿，清热利湿，解毒。主治跌打损伤，痈肿疮疖，烧烫伤，咽喉肿痛，月经不调，湿热泄泻，痢疾，水肿，白带，淋浊。

【用法用量】 内服：煎汤，15~30g；或浸酒、炖肉。外用：适量、捣烂敷。

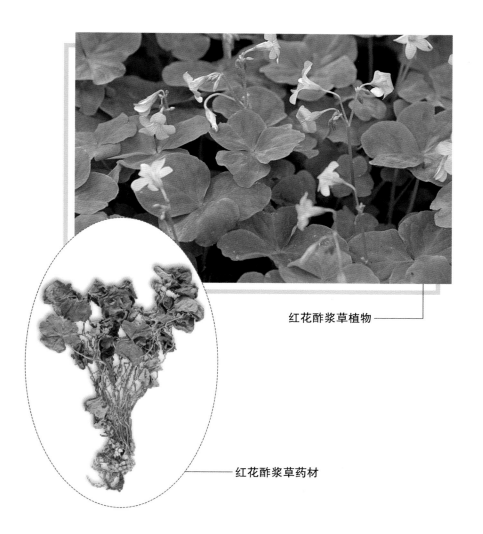

红花酢浆草植物

红花酢浆草药材

红杜仲藤

【别　名】　藤杜仲、藤仲、土杜仲、牛腿子藤、白皮胶藤、假杜仲、红及藤。

【来　源】　为夹竹桃科植物红杜仲藤 *Parabarium chunianum Tsiang* 的茎皮。

【植物形态】　攀援灌木。幼枝有纵长细条纹，老时光滑，圆柱形；幼枝、总花梗、花梗及花萼外面具长硬毛，老枝无毛，有皮孔。叶腋间及腋内腺体。叶纸质，椭圆形或卵圆状长圆形，短渐尖，基部楔形，下延至叶柄，长 4.5~7cm，宽 2.2~3cm，幼时叶背具白霜，具散生黑色乳头状圆点。聚伞花序；苞片长圆状披针形；花萼 5 深裂，裂片覆瓦状排列，卵圆状长圆状，顶端钝，外面具有蜡质点，内面基部有腺体，腺体顶端齿状；花冠近坛状，花冠裂片卵圆形，花开后向右覆盖；雄蕊着生于花冠筒的基部，花药箭头状；子房被长柔毛，半埋于花盘中。蓇葖双生，线状披针形，中间略大。种子长圆形，种毛白色绢质。

【分　布】　广西主要分布于融水、岑溪、防城、上思。

【采集加工】　全年均可采收，洗净，切段，晒干。

【药材性状】　树皮呈不规则卷筒状或槽状，厚 1~3mm。外表面紫褐色或黑褐色，有皱纹及横向裂纹，皮孔稀疏，呈点状，刮去栓皮显紫红色或红褐色。内表面紫红褐色，具细密纵纹。折断面有白色胶丝相连，稍有弹性。

【功效主治】　祛风活络，壮腰膝，强筋骨。主治风湿痹痛，腰膝酸软，肾虚腰痛，跌打损伤。

【用法用量】　内服：煎汤，6~9g；或浸酒。外用：适量，捣敷或研末撒。

附：红杜仲藤叶

接骨，止血。主治跌打骨折，外伤出血。外用：适量，捣敷；或研末撒。

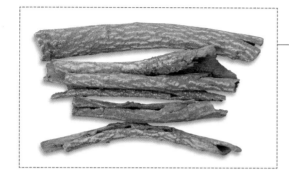

红杜仲藤药材

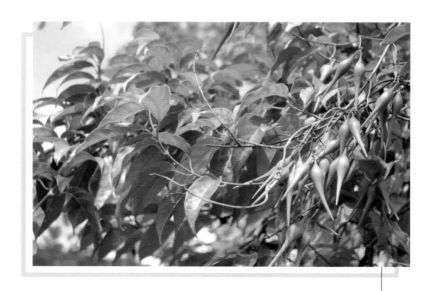

红杜仲藤植物

红豆树

【别　　名】 鄂西红豆树、江阴红豆树、何氏红豆。

【来　　源】 为豆科植物红豆树 *Ormosia hosiei* Hemsl. et Wils. 的种子。

【植物形态】 乔木。树皮灰绿色，平滑；小枝绿色，幼时有黄褐色细毛；冬芽有褐黄色细毛。奇数羽状复叶，小叶 1~4 对，薄革质，卵形或卵状椭圆形，长 3~10.5cm，宽 1.5~5cm。先端急尖或渐尖，基部圆形或阔楔形，上面深绿色，下面淡绿色，全缘。圆锥花序顶生或腋生，下垂；花疏，有香气；花萼钟形，浅裂，萼齿三角形，紫绿色，密被褐色短柔毛；花冠白色或淡紫色，旗瓣倒卵形，翼瓣与龙骨瓣均为长椭圆形；雄蕊 10，花药黄色；子房无毛，内有胚珠 5~6，花柱紫色，线状，弯曲，柱头斜生。荚果近圆形，扁平，先端有短喙。种子近圆形，红色。

【分　　布】 广西主要分布于隆林、田阳、天峨、桂林。

【采集加工】 种子成熟时，打下果实，晒到果荚开裂后，筛出种子，再晒至全干。

【药材性状】 种子椭圆形或近圆形，长 1.3~1.8cm，表面鲜红色或暗红色，有光泽，侧面有条状种脐，长约 8mm。种皮坚脆。子叶发达，2 枚富油性。气微。

【功效主治】 清热解毒，消肿止痛。主治急性肝炎，急性热病，跌打损伤，痈疮肿痛，风火牙痛，烧烫伤。

【用法用量】 内服：煎汤，6~9g。外用：适量，鲜叶捣敷；或根熬膏涂。

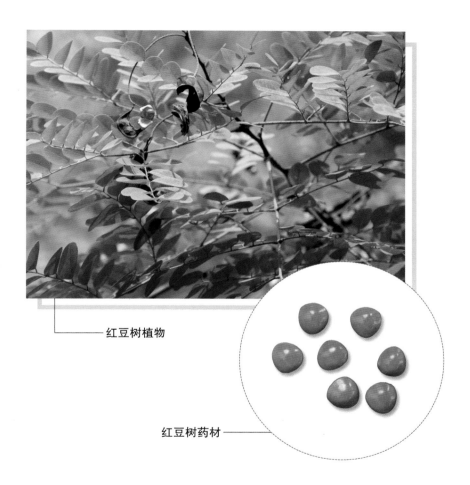

红豆树植物

红豆树药材

红豆蔻

【别　　名】 大高良姜、红扣、红蔻、良姜子。

【来　　源】 为姜科植物红豆蔻 *Alpinia galanga*（L.）Willd. 的果实。

【植物形态】 草本。根茎粗壮，棕红色并略有辛辣味。叶2列；叶片长圆形或宽披针形，长30~50cm，宽6~10cm，先端急尖，基部楔形，边缘钝，两面无毛或背面有长柔毛；叶舌先端钝。圆锥花序顶生，花序轴上密生柔毛；总苞片线形；小苞片披针形或狭长圆形；花绿白色；花萼管状，顶端不等的3浅裂，有缘毛；花冠管与萼管略等长，裂片3，长圆形，唇瓣倒卵形至长圆形，基部成爪状，有红色条纹；雄蕊1，花药长圆形，退化雄蕊2，披针形，着生于唇瓣基部；子房下位，无毛，花柱细长，柱头略膨大。蒴果长圆形，中部稍收缩，熟时橙红色。种子多角形，棕黑色。

【分　　布】 广西主要分布于隆林、百色、田东、天峨、凤山、马山、上林、南宁、邕宁、龙州、防城、桂平、平南、容县、岑溪、藤县、昭平。

【采集加工】 于11~12月果实刚呈红色时采收，将果穗割回。摊放于阴凉通风处4~7天，待果皮变成深红色时脱粒，去掉枝杆，扬净，晒干。

【药材性状】 果实长圆形，中部稍收缩，表面红棕色或淡红棕色，光滑或皱缩，先端有突出的花被残基，基部有果柄痕；果实薄，易碎。种子团长圆形或哑铃形，每室有种子2粒；种子呈不规则状四面体，表面暗棕色或褐棕色，微有光泽，具不规则皱纹，外被淡黄色或灰黄色假种皮。气芳香而浓，味辛、辣。

【功效主治】 温中燥湿，醒脾消食。主治脘腹冷痛，食积腹胀，呕吐泄泻，噎膈反胃。

【用法用量】 内服：煎汤，3~6g；或研末。外用：适量，研末搐鼻；或调搽。

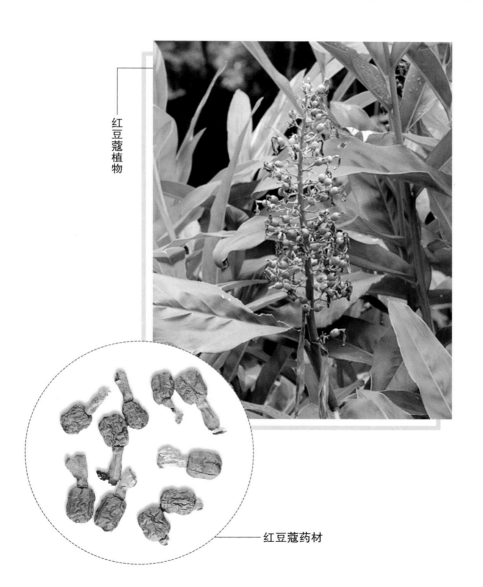

红豆蔻植物

红豆蔻药材

红鱼眼

【别　　名】　烂头钵、龙眼睛、山兵豆。

【来　　源】　为大戟科植物小果叶下珠 *Phyllanthus reticulatus* Poir. 的根及茎。

【植物形态】　直立或稍攀援状灌木。枝柔弱。叶互生；托叶褐红色。后期变厚，略呈刺状；叶片纸质，形状和大小变异很大，通常卵形或椭圆状长圆形，长 1.5~5cm，宽 0.7~3cm，先端钝或短尖，基部钝、浑圆或心脏形，全缘，背面粉绿。花单性同株，单生或数朵雄花和 1 朵雌花同生于每一叶腋内。具纤柄，绿而染紫；雄花萼片 5~6 枚，雄蕊 5，其中 3 枚较长，花丝合生，花盘腺体 5，鳞片状；雌花萼片同雄花，花盘腺体 5~6，子房 4~12 室，花柱与之同数。果扁球形，肉质，平滑，红色；有宿存萼。种子 8~16 颗。

【分　　布】　广西主要分布于南宁、邕宁、武鸣、龙州。

【采集加工】　全年均可采收，洗净，切段，晒干。

【药材性状】　根椭圆形，少分枝，直径 2~4cm，外皮浅褐色至棕褐色，有不规则的块状及纵纹。质硬，易折断，断面木部灰褐色。茎圆柱形，直径 1.5~3cm，外皮薄，浅褐色至黄褐色，有不规则的纵纹。质硬，易折断，断面木部浅黄色。中央具黄白色髓部。气微，味微涩。

【功效主治】　活血散瘀，祛风，利湿。主治风湿关节痛，跌打损伤，泄泻，痢疾。

【用法用量】　内服：煎汤，9~15g；或浸酒。外用：适量，捣敷。

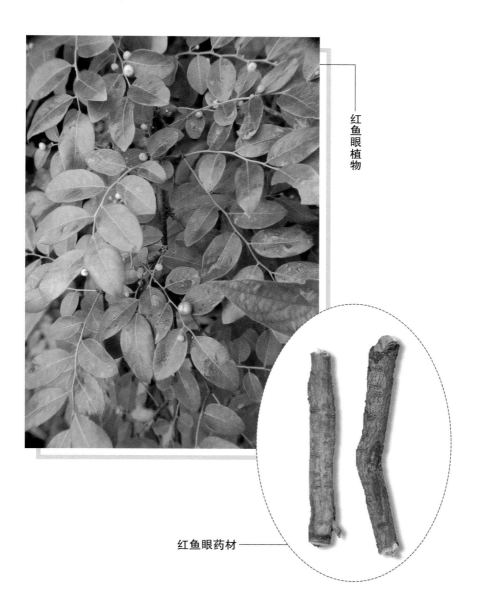

红鱼眼植物

红鱼眼药材

红泡刺

【别　　名】　七爪风，深裂悬钩子、蛇泡簕、蛇包芳、绣毛莓、锈毛木莓。

【来　　源】　为蔷薇科植物深裂锈毛莓 *Rubus reflexus* Ker var. *lanceolobus* Metc. 的根。

【植物形态】　攀援灌木。枝被锈色绒毛状毛，有稀疏小皮刺。单叶，叶片心状宽卵形或近圆形，长 8~13cm，宽 7~12cm，上面有明显皱纹，下面密被锈色绒毛，沿叶脉有长柔毛，边缘 3~5 裂，有不整齐的粗锯齿或重锯齿，基部心形，顶生裂片长大，披针形或卵状披针形，裂片顶端钝或近急尖；叶柄被绒毛并有稀疏小皮刺；托叶宽倒卵形，长宽各 1~1.4cm，被长柔毛，梳齿状或不规则掌状分裂，裂片披针形或线状披针形。花数朵团集成短总状花序；总花梗和花梗密被锈色长柔毛；苞片与托叶相似；花萼外密被锈色长柔毛和绒毛；萼片卵圆形，外萼片顶端常掌状分裂，裂片披针形，内萼片常全缘；花瓣长圆形至近圆形，白色；雄蕊短，花丝宽扁；雌蕊无毛。果实近球形，深红色。

【分　　布】　广西主要分布于 融水、阳朔、临桂、兴安、容县、陆川、博白、金秀、扶绥、龙州。

【采集加工】　秋、冬季采挖，除去茎秆和须根，洗净，切片，晒干。

【药材性状】　根圆柱形，常扭曲，直径 0.1~2cm，具多数须根，表面浅红色棕色。质硬，不易折断。断面黄白色，有裂隙。气微，味淡。

【功效主治】　祛风湿，强筋骨。主治风湿性关节疼痛，四肢麻痹，中风偏瘫，痢疾。

【用法用量】　内服：煎汤，15~30g。外用：适量。

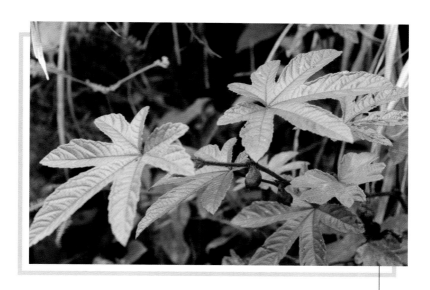

红泡刺植物

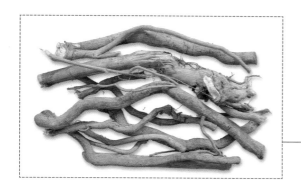

红泡刺药材

红茴香

【别　　名】 红毒茴根、狭叶茴香、山木蟹、木蟹、山桂花、大茴。

【来　　源】 为八角科植物红茴香 *Illicium henryi* Diels 的根。

【植物形态】 常绿灌木或小乔木。树皮灰白色，幼枝褐色。单叶互生；叶柄近轴面有纵沟，上部有不明显的窄翅；叶片革质，长披针形、倒披针形或倒卵状椭圆形，长 10~16cm，宽 2~4cm，先端长渐尖，基部楔形，全缘，边缘稍反卷；上表面深绿色，有光泽及透明油点，下表面淡绿色。花红色，腋生或近顶生，单生或 2~3 朵集生；花被片 10~14，最大一片椭圆形或宽椭圆形；雄蕊 11~14，排成一轮；心皮 7~8，花柱钻形。聚合果径 1.5~3cm，蓇葖果 7~8，果先端长尖，略弯曲，呈鸟喙状。种子扁卵形，棕黄色，平滑有光泽。

【分　　布】 广西主要分布于融水、龙胜、贺州。

【采集加工】 根全年可采，洗净，晒干。

【药材性状】 根圆柱形，常不规则弯曲，直径通常 2~3cm，表面粗糙，棕褐色，具明显的横向裂纹和因干缩所致的纵皱，少数栓皮易剥落现出棕色皮部。质坚硬，不易折断。断面淡棕色，外圈红棕色，木部占根的大部分，并可见同心环。气香，味辛涩。

【功效主治】 活血止痛，祛风除湿。主治跌打损伤，风寒湿痹，腰腿疼痛。

【用法用量】 内服：煎汤，根 3~6g，根皮 1.5~4.5g；或研末 0.6~0.9g。外用：适量，研末调敷。

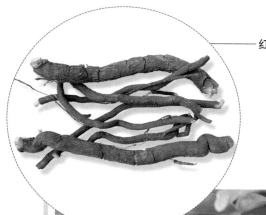

红茴香药材

红茴香植物

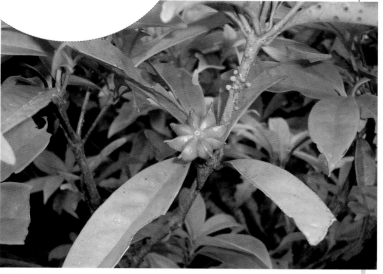

红背桂

【别　　名】 金锁玉、箭毒木、叶背红、天青地红。

【来　　源】 为大戟科植物红背桂花 *Excoecaria cochinchinensis* Lour. 的全株。

【植物形态】 灌木。小枝具皮孔，光滑无毛。叶对生，稀 3 枚轮生，稀互生；托叶小，近三角形，边缘具稍显著撕裂小齿；叶片薄，长圆形或倒披针状长圆形，长 5~13cm，宽 1.5~4cm，先端渐尖，基部钝或楔形，边缘疏生浅细锯齿，上面深绿色，下面紫红色。花单性异株；雄花序苞片卵形，基部两侧各具 1 枚腺体，小苞片 2 枚，线形，基部具 2 枚腺体；萼片 3，披针形，边缘具撕裂状小齿，花丝分离；雌花序极短；苞片卵形；小苞片与雄花同；雌花萼片 3，阔卵形，边缘具小齿，子房球形，花柱 3，分离，基部多少连合，外弯而先端卷曲，紧贴于子房上。蒴果球形，顶部凹陷，基部截平，红色，带肉质。种子卵形，光滑。

【分　　布】 广西有栽培。

【采集加工】 全年均可采，洗净，晒干或鲜用。

【药材性状】 茎光滑无毛，黄褐色，质硬，不易折断，断面不平坦，浅黄色，可见有细小的髓。叶对生，稀互生，长圆形或倒披针状长圆形，长 5~13cm，宽 1.5~4cm，边缘疏生浅细锯齿，叶面黄褐色，叶背紫红色。质脆，易碎。气微，味辛、微苦。

【功效主治】 祛风湿，通经络，活血止痛。主治风湿痹痛，腰肌劳损，跌打损伤。

【用法用量】 内服：煎汤，3~6g。外用：适量，鲜品捣敷。

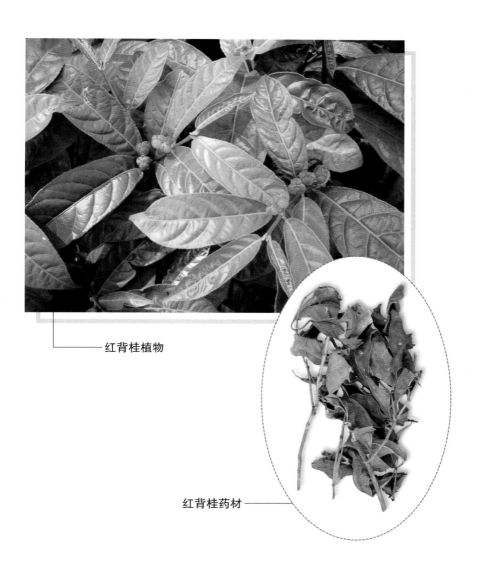

红背桂植物

红背桂药材

红背菜

【别　　名】　红菜、血皮菜、红背三七、血匹菜、玉枇杷。

【来　　源】　为菊科植物红凤菜 *Gynura bicolor*（Roxb.）DC. 的全草。

【植物形态】　草本。全株带肉质。根粗壮。茎直立，多分枝，带紫色，有细棱，嫩茎被微毛，后变无毛。单叶互生。茎下部叶有柄，紫红色，上部叶几无柄；叶片椭圆形或卵形，长 6~10cm，宽 1.6~3cm，先端渐尖或急尖，基部下延，边缘有粗锯齿，有时下部具 1 对浅裂片，上面绿色，被微毛，下面红紫色。头状花序，外层近条形，似小苞片状，长为内层的 1/3~1/2，内层条形，边缘膜质；全为两性管状花，花冠黄色；花药基部钝，先端有附片；花柱分枝，具长钻形有毛的附属器。瘦果长圆形，扁，有纵线条，被微毛；冠毛白色，绢毛状。

【分　　布】　广西主要分布于平乐、贺州、蒙山、北流、富川、灵山、防城、上思、马山。

【采集加工】　全年均可采收，鲜用或晒干。

【药材性状】　茎圆柱形，带紫色，有细棱。嫩茎被微毛，叶互生，多皱缩，绿褐色，背面带紫色，完整叶展平后，叶片呈椭圆状披针形，长 6~9cm，宽 1.5~3cm，先端尖，基部楔形，下延成耳状，边缘具不整齐锯齿，叶柄短，带紫褐色。有时可见头状花序。瘦果红棕色，冠毛多。气微，味微苦。

【功效主治】　清热凉血，解毒消肿。主治咯血，崩漏，痛经，痢疾，外伤出血，跌打损伤，溃疡久溃不敛，疮疡肿毒。

【用法用量】　内服：煎汤，10~30g，鲜品 30~90g。外用：适量，鲜品捣敷；或研末撒。

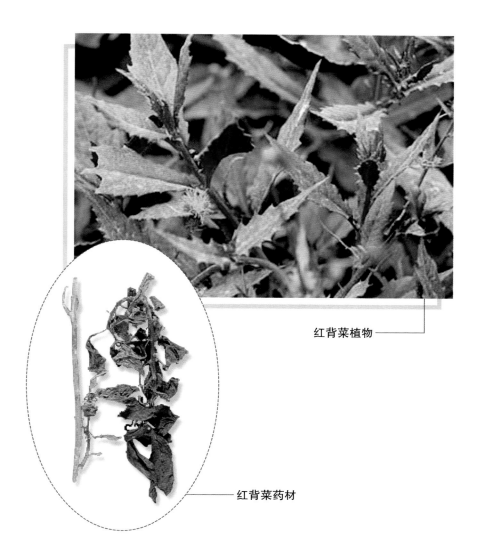

红背菜植物

红背菜药材

红球姜

【别　　名】　风姜。

【来　　源】　为姜科植物红球姜 *Zingiber zerumbet*（L.）Smith. 的根茎。

【植物形态】　根茎块状，内部淡黄色。叶片披针形至长圆状披针形，无毛或背面被疏长柔毛；无柄或具短柄。总花梗被 5~7 枚鳞片状鞘；花序球果状，顶端钝，苞片覆瓦状排列，紧密，近圆形，初时淡绿色，后变红色，边缘膜质，被小柔毛，内常贮有黏液；花萼膜质，一侧开裂；花冠管纤细，裂片披针形，淡黄色，后方的一枚长。唇瓣淡黄色，中央裂片近圆形或近倒卵形，顶端 2 裂，侧裂片倒卵形；雄蕊药隔附属体喙状。蒴果椭圆形。种子黑色。

【分　　布】　广西主要分布于田东、隆安、上思、钦州、容县。

【采集加工】　全年均可采挖，洗净，除去须根，切片，晒干。

【药材性状】　根茎块状，直径 1~2cm。节常膨大，节上有多数圆形须根痕，节间较长，具多数纵向皱纹，外皮淡黄绿色，内部淡黄色。质韧，不易折断。初尝似姜，后转苦。味辛，性温。

【功效主治】　活血祛瘀，行气止痛，温中止泻，消积导滞。主治各种瘀血证，气滞胃痛，腹痛，痛经，中焦虚寒泄泻，食滞。

【用法用量】　内服：煎汤，9~15g。

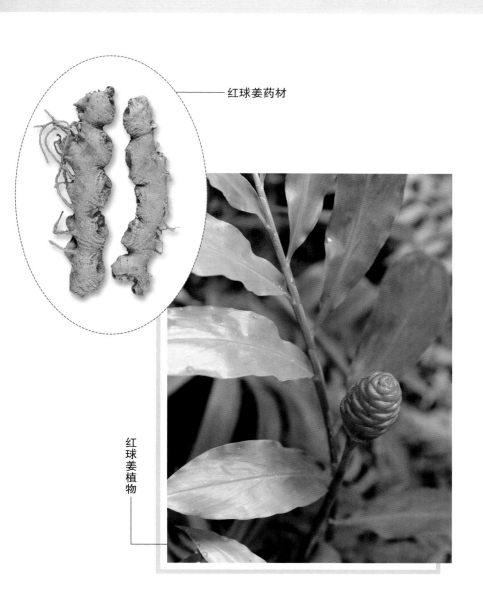

红球姜药材

红球姜植物

红接骨草

【别　　名】　矮脚甘松，石上莲。

【来　　源】　为苦苣苔科植物肥牛草 *Chirita hedyotidea*（Chun）W. T. Wang 的全草。

【植物形态】　草本。具长根状茎。叶基生；无柄或具柄，柄扁；叶片干时革质，长圆状披针形，长 6.5~10cm，宽 0.9~2.4cm。常镰刀状弯曲，两端渐狭，边缘全缘，两面密被伏贴灰黄色绒毛。花序 2~3 条，每花序有多花；苞片对生，狭椭圆形，被柔毛；花萼钟状，外面被极短柔毛，5 裂至中部，裂片三角形；花冠白色至淡红色，内面被极短柔毛，5 裂至中部，裂片三角形；花冠白色至淡红色，内面有紫红色斑纹，外面被短柔毛，花冠下部细管状，冠檐上唇 2 裂，下唇 3 裂；雄蕊 4，2 枚发育，花丝基部具柔毛，退化雄蕊 2；花盘杯状；子房密被短柔毛，花柱被短柔毛，柱头 2 裂。蒴果线形，密被短柔毛。种子小，椭圆形，平滑。

【分　　布】　广西主要分布于宁明，龙州，邕宁，武鸣。

【采集加工】　夏、秋季采收，洗净，鲜用或晒干。

【药材性状】　具长根状茎，淡黄色，干后皱缩，顶端常留叶痕，无柄或具柄，柄扁；叶片干后革质，常脱落，展平后呈长圆状披针形，长 6.5~10cm，宽 0.9~2.4cm，常镰刀状弯曲，两端渐狭，边缘全缘，两面密被伏贴灰黄色绒毛。气微，味淡。

【功效主治】　活血化瘀，消肿止痛。主治跌打损伤，痈疮疖肿。

【用法用量】　内服：煎汤，9~30g；或浸酒服。外用：适量，捣敷；或浸酒擦。

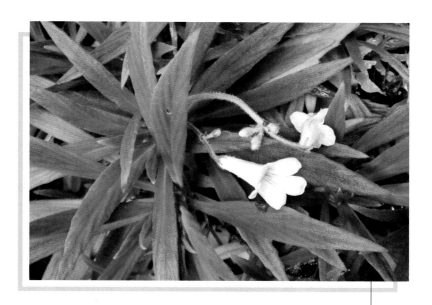

红接骨草植物

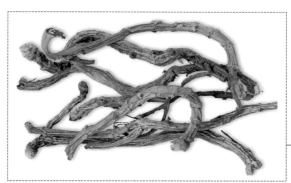

红接骨草药材

红　葱

【别　　名】小红蒜。

【来　　源】为鸢尾科植物红葱 *Eleutherine plicata* Herb. 的全草。

【植物形态】草本。鳞茎卵圆形，直径约 2.5cm，鳞片肥厚，紫红色，无膜质包被。根柔嫩，黄褐色。叶宽披针形或宽条形，长 25~40cm，宽 1.2~2cm，基部楔形，顶端渐尖，纵脉平行而凸出，使叶表面呈现明显的皱褶。花茎高 30~42cm，上部有 3~5 个分枝，分枝处生有叶状的苞片，苞片长 8~12cm，宽 5~7mm；伞形花序状的聚伞花序生于花茎的顶端；花下苞片 2，卵圆形，膜质；花白色，无明显的花被管，花被片 6，2 轮排列，内、外花被片近于等大，倒披针形；雄蕊 3，花药"丁"字形着生，花丝着生于花被片的基部；花柱顶端 3 裂，子房长椭圆形。

【分　　布】广西有栽培。

【采集加工】秋、冬季采挖，除去杂质，晒干备用。

【药材性状】鳞茎长圆锥形，直径 1~2cm，基部较粗，有时带有须根。表面被 1~2 层红棕色外皮，薄革质，较脆，除去外皮后为灰白色较肥厚的鳞叶，层层包合，鳞片内面基部有数个叶芽。气微，味辛。

【功效主治】清热解毒，活血止痛，痛经。主治吐血，咯血，痢疾，经闭腹痛，风湿痹痛，跌打损伤，疮疖。

【用法用量】内服：煎汤，6~15g；鲜品 25~50g。外用：适量，捣敷；或煎水洗。

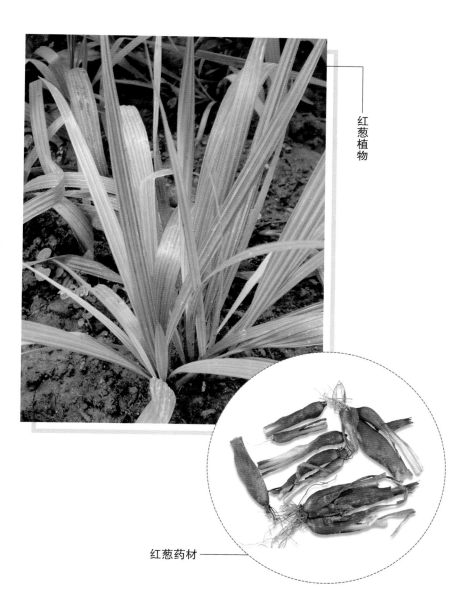

红葱植物

红葱药材

红紫珠

【别　　名】 小红米果、白金子风、漆大伯、空壳树、对节树、复生药。

【来　　源】 为马鞭草科植物红紫珠 *Callicarpa rubella* Lindl. 的叶及嫩枝叶。

【植物形态】 灌木。小枝被黄褐色星状毛及多细胞腺毛。单叶对生；近无柄；叶片倒卵形或倒卵状椭圆形，长 10~20cm，宽 3~10cm，先端尾尖或渐尖，基部心形、近耳形或偏斜，边缘具细腺毛及黄色腺点；侧脉 6~10 对。聚伞花序腋生，4~6 次分歧，被毛与小枝同；苞片细小，卵圆形；花萼杯状，萼齿不显著或钝三角形，被星状毛或腺毛及黄色腺点；花冠紫红色、黄绿色或白色，先端 4 裂，裂片钝圆，被腺毛及黄色腺点；雄蕊 4，长为花冠的 2 倍；子房有毛。果实紫红色。

【分　　布】 广西主要分布于全州、罗城、灵川、昭平、梧州、陆川、防城、平果、田林、凌云、环江。

【采集加工】 夏、秋季采收，晒干或鲜用。

【药材性状】 嫩枝呈圆柱形，直径 0.4~0.9cm，表面灰褐色，被黄褐色星状毛及多细胞腺毛，质脆，易折断，断面髓部明显。叶多卷曲皱缩，完整者展平后呈倒卵形或卵状椭圆形，长 8~20cm，宽 3~9cm；先端较尖，基部略呈心形，边缘有三角状锯齿，上表面暗棕色，下表面有黄色腺点，两面均有柔毛；叶柄极短，长仅约 0.3cm。气微，味微苦、涩。

【功效主治】 凉血止血，解毒消肿。主治衄血，吐血，咯血，痔血，跌打损伤，外伤出血，痈肿疮毒。

【用法用量】 内服：煎汤，15~30g。外用：适量，捣敷；或研末撒。

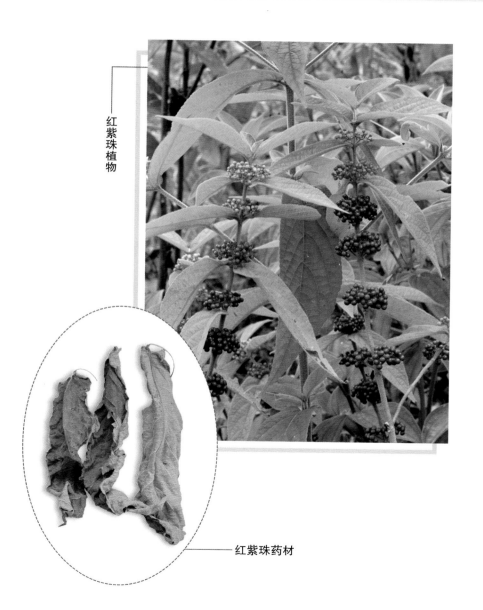

红紫珠植物

红紫珠药材

红帽顶

【别　　名】　红背娘、红背叶、红罗裙。

【来　　源】　为大戟科植物红背山麻杆 *Alchornea trewioides*（Benth.）Muell. Arg. 的叶。

【植物形态】　灌木或小乔木。幼枝被毛。叶互生；叶柄老时变为紫红色，越至上部越短；叶片卵圆形或阔三角状卵形或阔心形，长6~15cm，宽4~12cm，先端长渐尖，基部近平截或浅心形，边缘有不规则的细锯齿，上面近无毛，下面被柔毛；基出脉3条，基部有红色腺体和2枚线状附属体。雄花序腋生，总状，苞片披针形，腋内有花4~8朵聚生，萼片2~3，雄蕊8；雌花序顶生，花密集，萼片6~8，子房卵形，花柱3。蒴果球形，被灰白色毛。

【分　　布】　广西主要分布于梧州、桂平、防城、宾阳、武鸣、凌云、平果。

【采集加工】　春、夏季采叶，洗净，鲜用或晒干。

【药材性状】　叶多卷缩，黄绿色，完整叶展开多圆心形，叶背叶脉突起，网脉清晰。叶尖长渐尖，基部平截或浅心形，在叶柄相连处有红色腺体和两枚线状附属体。上面叶无毛，下面沿叶脉被疏柔毛，边缘有不规则的细锯齿。叶柄多为红色。气微，味微苦涩。

【功效主治】　清热利湿，凉血解毒，杀虫止痒。主治痢疾，热淋，石淋，血尿，崩漏，带下，风疹，湿疹，疥癣，压疮（褥疮）。

【用法用量】　内服：煎汤，15~30g。外用：适量，鲜叶捣敷；或煎水洗。

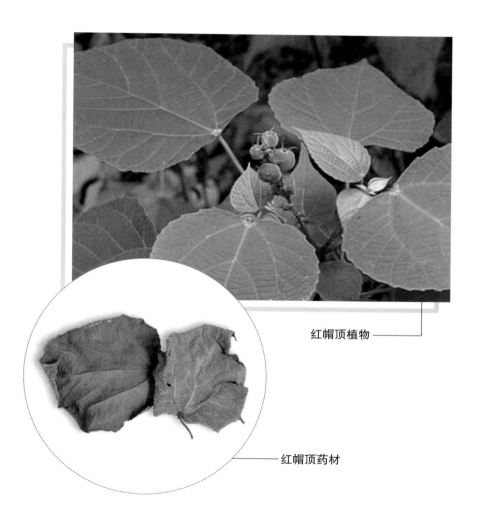

红帽顶植物

红帽顶药材

红 蓝

【别　　名】 红丝线、观音草、大叶辣椒草、对叶接骨草、绿骨大青、山蓝、青红线。

【来　　源】 为爵床科植物观音草 *Peristrophe roxburghiana*（Schult.）Brem. 的全草。

【植物形态】 草本。被灰白色毛。茎直立，纤细，有浅槽，节间较长。叶对生；有短柄；叶片卵形或长圆状披针形，长 3~10cm，宽 1.5~4cm，先端渐尖，基部楔形，全缘，侧脉约 5 对。花单生、淡红色，腋生或顶生；苞片 2，椭圆形，萼 5 裂，裂片披针形；花冠筒细长，长为裂片的两倍以上，冠檐二唇形，上唇全缘，下唇 3 浅裂或近全缘；雄蕊 2，着生于花冠筒内，雄蕊伸出花冠外，花丝有毛，花药 2 室，1 室在下；花柱丝状，柱头 2 裂。蒴果椭圆形，具毛。种子 4 颗，黑色，卵圆形而扁，表面有凸起小点。

【分　　布】 广西有栽培。

【采集加工】 全年可采，洗净，切段，晒干。

【药材性状】 基部茎上可见须根，茎四方形，直径 1~2mm。表面墨绿色，具浅凹槽，可见短毛，节常膨大，节间较长，质脆，易折断，断面髓部明显，白色。叶对生，常皱缩，褐绿色，展开呈长椭圆形，表面具短毛。气微，味苦。

【功效主治】 清热解毒，凉血息风，散瘀消肿。主治咽喉红肿，口舌生疮，肺热咳嗽，肺痨咯血，吐血，小儿惊风，小便淋痛，痈肿疮疖，瘰疬，跌打肿痛，外伤出血，毒蛇咬伤。

【用法用量】 内服：煎汤，9~15g；鲜品倍量。外用：适量，鲜品捣敷；或煎汤洗；或捣汁滴耳。

红蓝药材 —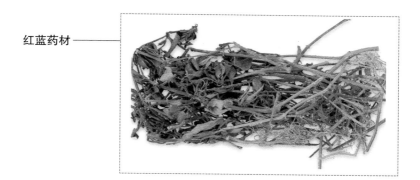

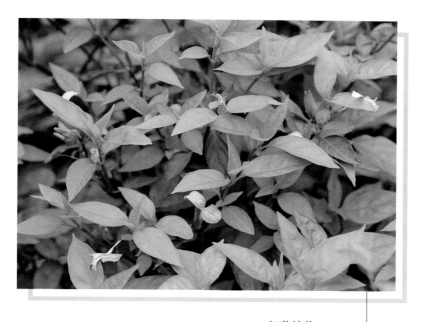

红蓝植物

麦 冬

【别　　名】 麦门冬、马粪草、家边草、韭叶麦冬、沿阶草。

【来　　源】 为百合科植物麦冬 *Ophiopogon japonicus*（L. f.）Ker-Gawl. 的块根。

【植物形态】 草本。须根中部或先端常膨大形成肉质小块根。叶丛生；叶柄鞘状，边缘有薄膜；叶片窄长线形，基部有多数纤维状的老叶残基，叶长 15~40cm，宽 1.5~4mm，先端急尖或渐尖，基部绿白色并稍扩大。花葶较叶为短，总状花序穗状，小苞片膜质，每苞片腋生 1~3 朵花；花梗关节位于中部以上或近中部；花小，淡紫色，略下垂，花被片 6，不展开，披针形；雄蕊 6，花药三角状披针形；子房半下位，3 室。浆果球形，早期绿色，成熟后暗蓝色。

【分　　布】 广西主要分布于南丹、罗城、龙胜、钟山、贺州、藤县。

【采集加工】 夏季采挖，洗净，反复曝晒，堆置至七八成干，去须根干燥。

【药材性状】 块根纺锤形，长 1.5~3.5cm，中部直径 3~7mm。表面土黄色或黄白色，有较深的不规则细纵纹，有时一端有细小中柱外露。质韧，断面类白色，中央有细小圆形中柱，新鲜时可抽出。气微香，味微甘、涩，嚼之微有黏性。

【功效主治】 滋阴润肺，益胃生津，清心除烦。主治阴虚劳嗽，肺燥干咳，肺痈，咽喉疼痛、津伤口渴，消渴，心烦失眠，肠燥便秘。

【用法用量】 内服：煎汤，6~15g；或入丸、散、膏。

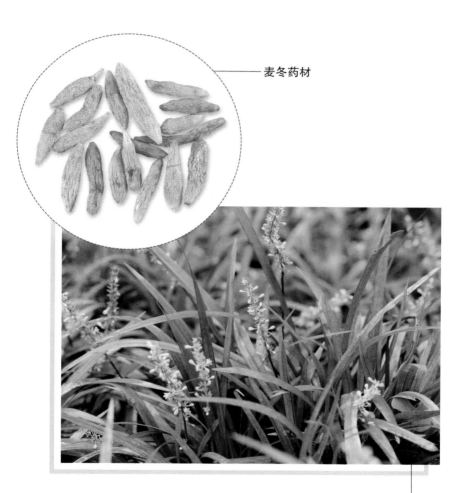

麦冬药材

麦冬植物

扶芳藤

【别　　名】　千斤藤、山百足、过墙风、爬行卫矛、小藤仲。

【来　　源】　为卫矛科植物扶芳藤 *Euonymus fortunei*（Turcz.）Hand.-Mazz. 的带叶茎枝。

【植物形态】　常绿灌木。匍匐或攀援，茎枝常有多数细根及小瘤状凸起。单叶对生；具短柄；叶片薄革质，椭圆形、椭圆状卵形至长椭圆状倒卵形，长 2.5~8cm，宽 1~4cm，先端尖或短尖，边缘具细齿，基部宽楔形，聚伞花序腋生，呈两歧分枝；萼片4，花瓣4，绿白色，近圆形；雄蕊4，着生于花盘边缘；子房与花盘相连。蒴果黄红色，近球形，稍有4凹线。种子被橙红色假种皮。

【分　　布】　广西主要分布于那坡、宁明、上林、罗城、永福、兴安、恭城。

【采集加工】　茎叶全年均可采，清除杂质，切碎，晒干。

【药材性状】　茎枝圆柱形，表面灰绿色，多生细根，并具小瘤状凸起。质脆易折，断面黄白色，中空。叶多皱缩，展开叶片呈椭圆形，长 2~8cm，宽 1~4cm，先端尖或短锐尖，基部宽楔形，边缘有细锯齿，质较厚或稍带革质，上面叶脉稍凸起。气微弱，味辛。

【功效主治】　益肾壮腰，舒筋活络，止血消瘀。主治肾虚腰膝酸痛，风湿痹痛，小儿惊风，咯血，吐血，血崩，月经不调，子宫脱垂，创伤出血，跌打骨折。

【用法用量】　内服：煎汤，15~30g；或浸酒；或入丸、散。外用：适量，研粉调敷；或捣敷；或煎水熏洗。

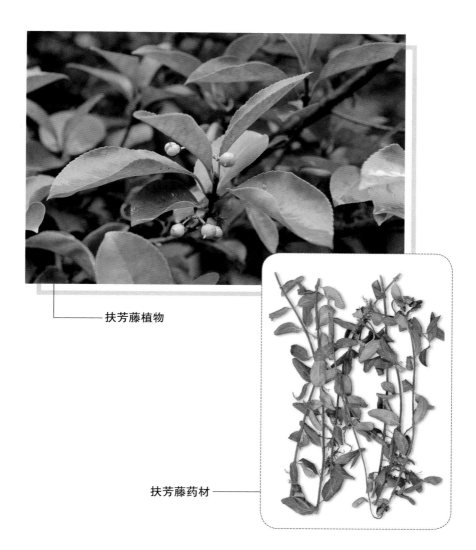

扶芳藤植物

扶芳藤药材

走马胎

【别　　名】 大发药、走马风、山鼠、血枫、九丝马、马胎、山猪药。

【来　　源】 为紫金牛科植物走马胎 *Arclisia gigantifolia* Stapf. 的根。

【植物形态】 大灌木。具粗厚根茎；茎粗壮，常无分枝，幼嫩被微柔毛。叶通常簇生于茎顶；叶柄具波状狭翅；叶片膜质，椭圆形至倒卵状披针形，长 25~48cm，宽 9~17cm，先端钝急尖，基部楔形，下延至叶柄，边缘具密啮蚀状细齿，背面叶脉上被细微柔毛，具疏腺点。总状圆锥花序；每花序有花 9~15 朵；萼片狭三角状卵形，被疏微柔毛，具腺点；花瓣白色或粉红色，卵形，具疏腺点；雄蕊为花瓣长的 2/3，花药卵形；雌蕊与花瓣几等长，子房被微柔毛。果球形，红色，具纵肋，多少具腺点。

【分　　布】 广西主要分布于上思、上林、天等、那坡、凌云、隆林、罗城、金秀。

【采集加工】 秋季采挖，洗净，鲜用或切片晒干。

【药材性状】 根呈不规则圆柱形，略呈串珠状膨大，长短不一，直径 2.5~4cm，表面灰褐色或带暗紫色，具纵沟纹，皮部易剥落。质坚硬，不易折断，断面皮部淡红色，有紫红色小点，木部黄白色，可见细密放射状"菊花纹"。气微，味淡、略辛。

【功效主治】 祛风湿，活血止痛，化毒生肌。主治风湿痹痛，产后血瘀，痈疽溃疡，跌打肿痛。

【用法用量】 内服：煎汤，9~15g，鲜品 30~60g；或浸酒。外用：适量，研末调敷。

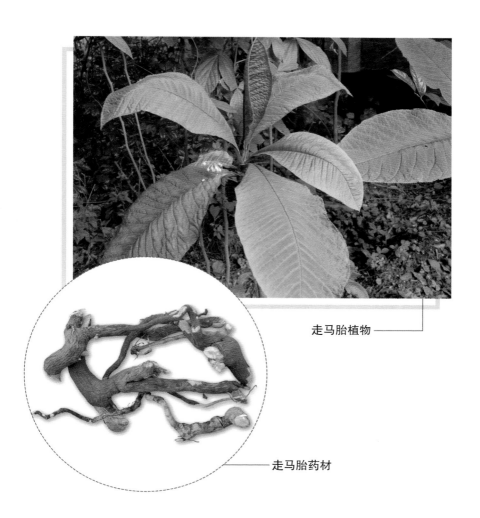

走马胎植物

走马胎药材

赤 车

【别　　名】 小锦枝、天门草、猴接骨、岩下青、拔血红、风湿草、半边山、见血青。

【来　　源】 为荨麻科植物赤车 Pellionia radicans（Sieb. et Zucc）Wedd. 的全草。

【植物形态】 草本。茎肉质，上部渐升，下部铺地生不定根，无毛或疏生微柔毛。叶具短柄或无柄，不对称；叶片狭卵形或卵形，长1.4~4.5cm，宽 0.7~2cm，先端短渐尖至长渐尖，基部在较狭一侧楔形，在较宽一侧耳形，边缘在基部或中部以上疏生浅牙齿，下面无毛或沿脉疏生微柔毛。雌雄异株；雄花序分枝稀疏，花被片 5，倒卵形，具角，雄蕊 5；雌花序无柄或具短柄，近球形，具多数密集的花。瘦果卵形，有小疣点。

【分　　布】 广西主要分布于防城、宁明、南宁、武鸣、罗城、融水、龙胜、兴安、灵川、临桂、平乐、桂平。

【采集加工】 夏、秋季拔起全草，洗净，鲜用或晒干。

【药材性状】 根茎呈圆柱形，细长，长短不一，直径约 1mm，表面棕褐色。叶互生，皱缩卷曲多破碎，完整叶展平后呈狭卵形或卵形，基部不对称，上表面绿色，下表面灰绿色，质脆易碎。有的可见小花序。气微，味微苦、涩。

【功效主治】 祛风胜湿，活血祛瘀，解毒止痛。主治风湿骨痛，跌打肿痛，骨折，疮疖，牙痛，骨髓炎，毒蛇咬伤，烧烫伤，丝虫病引起的淋巴管炎，肝炎，支气管炎。

【用法用量】 内服：煎汤，15~30g。外用：适量，鲜品捣敷；或研末调敷。

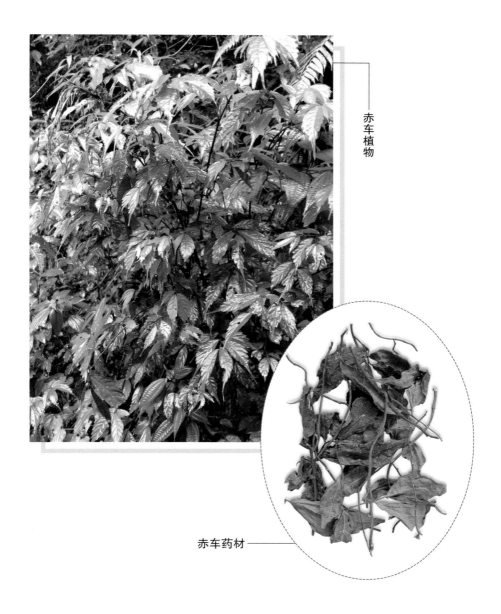

赤车植物

赤车药材

赤 楠

【别　名】　牛金子、鱼鳞木、山石榴、瓜子柴、赤楠蒲桃、瓜子木、假黄杨。

【来　源】　为桃金娘科植物赤楠 *Syzygium buxifolium* Hook. et Arn. 的枝叶。

【植物形态】　灌木。茎多分枝，树皮茶褐色，小枝四方形。叶革质，对生，偶有 3 片轮生，倒卵形或阔卵形，长 1~3cm，宽 0.5~3cm，先端钝，基部楔形，全缘，羽状侧脉细小，下面隆起，无毛，具散生腺点，叶具短柄。聚伞花序顶生或腋生；花白色；萼倒圆锥形，裂片 4，短而钝；花瓣 4，分离；雄蕊多数。浆果卵圆形，成熟时紫黑色，顶端冠以宿存萼檐；内有种子 1 颗。

【分　布】　广西主要分布于钦州、南宁、宜州、柳州、梧州等地。

【采集加工】　夏、秋季采收，切段，晒干。

【药材性状】　茎枝圆柱形，表皮红褐色或黑褐色，有棱，质脆，易折断，断面木部淡黄色。叶片革质，稍皱缩，完整者倒卵形或阔卵形，上表面灰绿色，下表面色浅。叶柄长约 2mm。气微香，味淡。

【功效主治】　平喘止咳，活血消肿，祛风除湿，清热解毒。主治喘咳，水肿，淋浊，石淋，黄疸，肝炎，子宫下垂，风湿痹痛，疝气，睾丸炎，痔疮肿痛，痈肿，水火烫伤，跌打肿痛，解江河蟹毒。

【用法用量】　内服：煎汤，15~30g。外用：适量，捣敷；或研末撒。

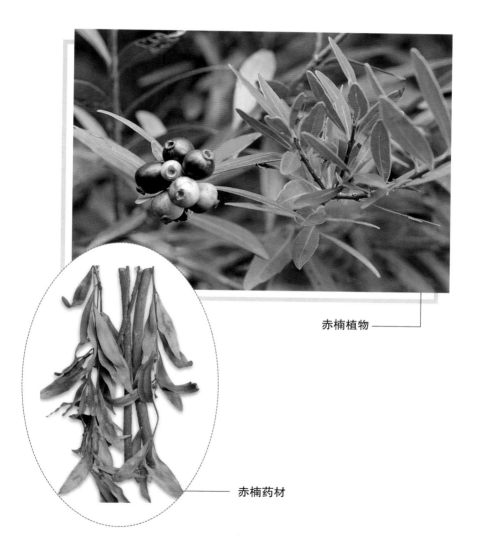

赤楠植物

赤楠药材

扭曲草

【别　　名】　珊瑚枝、红雀珊瑚、百足草、玉带根、止血草、蚕豆七。

【来　　源】　为大戟科植物红雀珊珊 *Pedilanthus tithymaloides*（L.）Poir. 的全草。

【植物形态】　肉质大草本。茎直立，常作"之"字形扭曲，内质。绿色或深绿色，有乳液。单叶互生；近无柄；叶片卵形至卵状披针形，长 5~10cm，先端渐尖，全缘或微波状，中脉于叶背隆起。杯状聚伞花序成密集顶生的复聚伞花序；总苞鲜红色或紫色，顶裂片稍有睫毛，上侧基部成一短距，状如拖鞋，基部上有腺体；雄花与雌花均凸出总苞之外；雄花：每花仅具 1 雄蕊，花梗纤细无毛，与花丝极相似，为关节所连接；花药球形。雌花：着生于总苞中央而斜伸出于总苞之外；花梗远粗于雄花；子房纺锤形，花柱大部分合生，柱头 3，2 裂。

【分　　布】　广西多为栽培。

【采集加工】　全年可采，多鲜用。

【药材性状】　茎暗棕色，呈"之"字形弯曲，断面皮部薄，木质部黄色，具缝隙，中央白色，疏松。单叶互生，叶痕明显，节间长 1~4cm。叶片为暗绿色，卵状披针形，中脉突出在下面呈龙骨状，质脆而薄，多已脱落。气微，味淡。

【功效主治】　清热解毒，散瘀消肿，止血生肌。主治疮疡肿毒，疥癣，跌打肿痛，骨折，外伤出血。

【用法用量】　内服：煎汤，3~9g。外用：适量，捣敷。

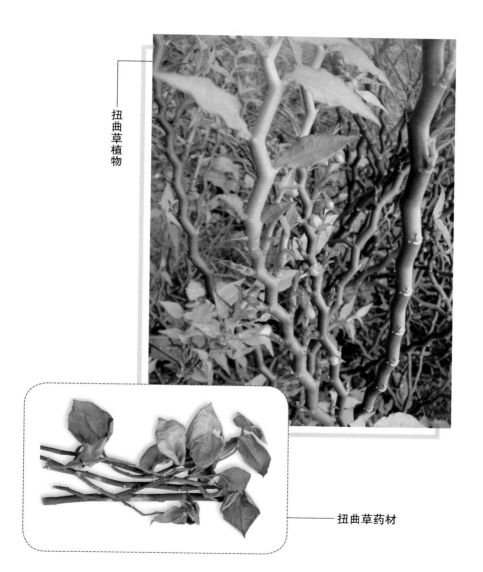

扭曲草植物

扭曲草药材

扭肚藤

【别　　名】 断骨草、白花茶、毛毛茶。

【来　　源】 为木犀科植物扭肚藤 *Jasminum amplexicaule* Buch.-Ham. ex G. Don 的茎、叶。

【植物形态】 常绿藤状灌木。幼枝节明显，圆柱形，被黄色柔毛。单叶对生，纸质至薄革质，卵形、狭卵形或卵状披针形，长2~6cm，宽1~3cm，先端短尖，基部圆形或微心形，全缘，不平展，常呈波浪状，两面微被柔毛；叶柄极短。聚伞花序密集，顶生或腋生，通常着生于侧枝顶端，有花3~9；苞片线形或卵状披针形，花梗短，密被黄色绒毛或疏被短柔毛；花白色，芳香；萼片8，锥形；花冠高脚碟状，裂片6~9枚，披针形，先端锐尖。果长圆形或卵圆形，熟时紫蓝色。

【分　　布】 广西各地均有分布。

【采集加工】 夏、秋季采收嫩枝叶，切段，晒干。

【药材性状】 茎呈圆柱形，黄绿色，直径3~5mm，密被黄色柔毛；幼枝结明显；质稍韧，断面淡黄色，具髓心。单叶对生，黄绿色，两面密被短柔毛，边缘稍反卷，展开后完整叶呈卵状披针形，长2~6cm，宽1~3cm，顶端短长，基部微心形。气微香，味微甘。

【功效主治】 清热解毒，利湿止泻，收敛止血。主治湿热腹痛，痢疾，风湿热痹，四肢麻痹肿痛，疥疮，出血等。

【用法用量】 内服：煎汤，15~30g；鲜品30~60g。外用：适量，捣敷；或煎水洗。

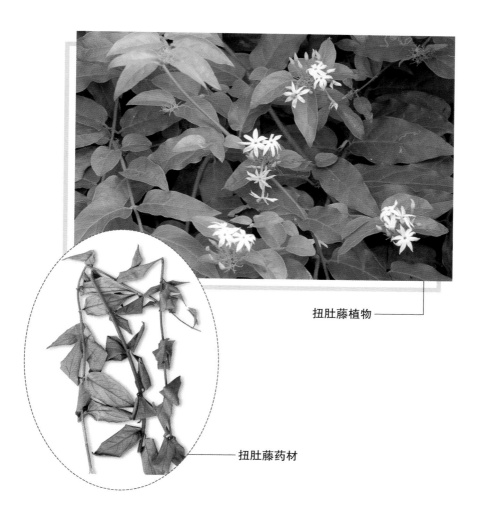

扭肚藤植物

扭肚藤药材

把天门

【别　　名】 马胡须、苗长根。

【来　　源】 为豆科植物美丽胡枝子 *Lespedeza formosa*（Vogel）Koehne 的茎、叶。

【植物形态】 灌木。小枝幼时密被短柔毛。三出复叶，互生；顶生小叶较大，侧生小叶近于无柄；叶片卵形、卵状椭圆形或椭圆状披针形，长 1.5~9cm，宽 1~5cm，先端圆钝，有短尖，基部楔形，全缘，上面绿色无毛，下面被生短柔毛。总状花序腋生、单生或数个集成圆锥花序，被生短柔毛；花萼钟状，5 齿，萼齿与萼管近等长或较长，被生短柔毛；花冠蝶形，紫红色，翼瓣和旗瓣通常比龙骨瓣短；雄蕊 10，二体；子房有 1 个胚珠。荚果卵形、椭圆形、倒卵形或披针形，稍偏斜，有短尖及锈色短柔毛。

【分　　布】 广西各地有分布。

【采集加工】 全年均可采收，洗净，切段，晒干。

【药材性状】 茎圆柱形，棕色至棕褐色，小枝常有纵沟，幼枝密被短柔毛。复叶 3 小叶，多皱缩，小叶展平后呈卵形、卵状椭圆形或椭圆状披针形，长 1.5~9cm，宽 1~5cm；偶见花序。荚果近卵形，有短尖及锈色短柔毛。气微清香，味淡。

【功效主治】 清热利水，祛风除湿，散瘀消肿。主治肺痈，风湿疼痛，小便不利，水肿，骨折，扭伤，跌打损伤，痈疮肿毒，乳痈。

【用法用量】 内服：煎汤，15~30g；鲜品加倍。外用：适量，鲜根和酒糟捣烂敷患处。

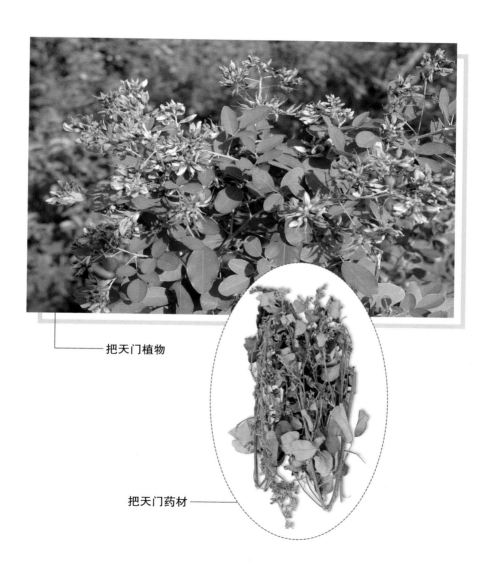

把天门植物

把天门药材

芙蓉菊

【别　　名】 蕲艾、玉芙蓉、香菊、白艾、白香菊、白芙蓉、海芙蓉、岩头白。

【来　　源】 为菊科植物芙蓉菊 *Crossostephium chinense*（L.）Makino ex Cham. et Schltr. 的茎、叶。

【植物形态】 半灌木。茎直立，多分枝，枝、叶具密生的白色细绒毛而呈灰绿色。叶互生；叶片狭匙形或狭倒卵形，长 2~3cm，宽 5~8mm，先端 3~5 齿裂或分裂，基部渐狭，边缘无锯齿，两面密被灰白色短柔毛。头状花序黄绿色，盘状，有梗，生枝端的叶腋，多数头状花序在枝端排成总状；总苞片 2~3 层，花冠先端 2~3 齿裂，中央的花两性，花冠先端 5~ 短裂。瘦果有 5 棱角，先端有撕裂状的鳞片。

【分　　布】 广西有栽培。

【采集加工】 全年均可采，洗净，鲜用或晒干。

【药材性状】 茎圆柱形，表面灰黄褐色，多分枝，下部枝上叶常脱落。叶多皱缩成团，灰白色，展开呈狭匙形或狭倒卵形，先端 3~5 齿裂或分裂，基部渐狭，两面密被灰白色短柔毛。质脆。气微，味苦。

【功效主治】 祛风除湿，化痰止咳，解毒消肿。主治外感表证，麻疹，风湿痹痛，百日咳，淋证，带下，痈疽疔疖等。

【用法用量】 内服：煎汤，干品 10~15g；鲜品 15~24g。外用：适量，鲜品捣敷。

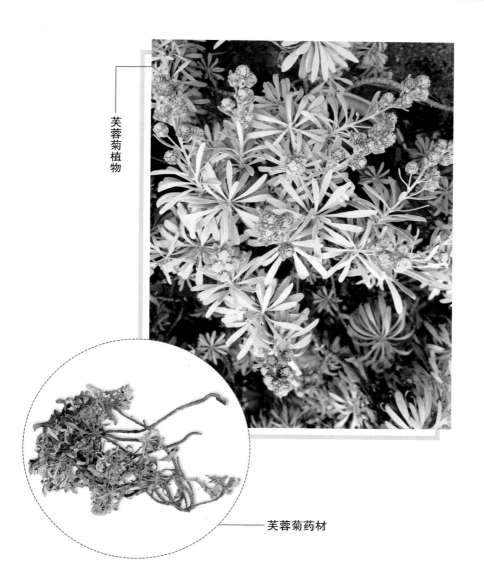

芙蓉菊植物

芙蓉菊药材

芫荽

【别　　名】 香菜、香荽、胡菜、原荽、园荽、胡绥、莞荽、胡荽子。

【来　　源】 为伞形科植物芫荽 *Coriandrum sativum* L. 的全草。

【植物形态】 草本。有强烈香气。根细长，有多数纤细的支根。茎直立，多分枝，有条纹。基生叶一至二回羽状全裂；羽片广卵形或扇形半裂，长 1~2cm，宽 1~1.5cm，边缘有钝锯齿、缺刻或深裂；上部茎生叶三回至多回羽状分裂，末回裂片狭线形，先端钝，全缘。伞形花序顶生或与叶对生；无总苞；伞辐 3~8；小总苞片 2~5，线形，全缘；小伞形花序有花 3~10，花白色或带淡紫色，萼齿卵状三角形；花瓣倒卵形，先端有内凹的小舌片；花柱于果成熟时向外反曲。果实近球形。

【分　　布】 广西各地多有栽培。

【采集加工】 全年均可采收，洗净，晒干。

【药材性状】 多卷缩成团，茎、叶枯绿色，茎直径约 1mm。叶多脱落或破碎，完整的叶一至二回羽状分裂。根呈须状或长圆锥形，表面类白色。具浓烈的特殊香气，味淡、微涩。

【功效主治】 发表透疹，消食开胃，解毒。主治风寒感冒，头痛，麻疹、痘疹透发不畅，食积腹胀，呕恶，脱肛。

【用法用量】 内服：煎汤，9~15g，鲜品 15~30g；或捣汁。外用：适量，煎汤洗；或捣敷；或绞汁服。

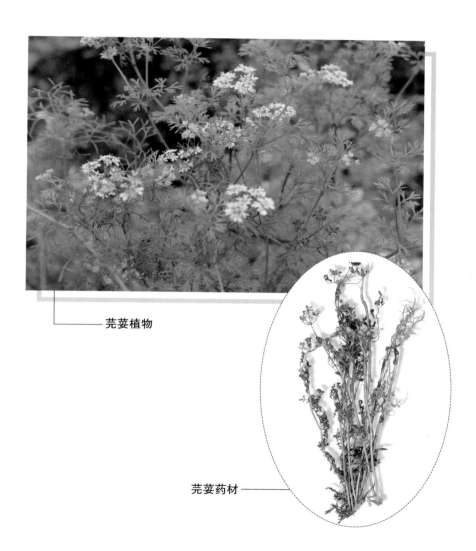

芫荽植物

芫荽药材

芸 香

【别　　名】　臭草、香草、百应草、小叶香。

【来　　源】　为芸香科植物芸香 *Ruta graveolens* L. 的茎、叶。

【植物形态】　植株高达 1m，各部有浓烈特殊气味。叶二至三回羽状复叶，长 6~12cm，末回小羽裂片短匙形或狭长圆形，长 5~30mm，宽 2~5mm，灰绿或带蓝绿色。花金黄色，花径约 2cm；萼片 4 片；花瓣 4 片；雄蕊 8 枚，花初开放时与花瓣对生的 4 枚贴附于花瓣上，与萼片对生的另 4 枚斜展且外露，较长，花盛开时全部并列一起，挺直且等长，花柱短，子房通常 4 室，每室有胚珠多颗。果长 6~10mm，由顶端开裂至中部，果皮有凸起的油点；种子甚多，肾形，长约 1.5mm，褐黑色。

【分　　布】　广西主要分布于南宁、柳州、全州、梧州、苍梧、桂平、玉林、来宾、宁明。

【采集加工】　全年可采，洗净阴干或鲜用。

【药材性状】　茎圆柱形，灰绿白色，有纵细皱纹，直径 0.3~0.8cm，质脆，易折断，断面髓部较大，灰白色。叶多皱缩，展开二至三回羽状复叶，长 6~12cm，末回小羽裂片短匙形或狭长圆形，长 5~30mm，宽 2~5mm，花金黄色。气浓烈、特殊，味微苦、辛。

【功效主治】　清热解毒，凉血散瘀。主治感冒发热，风火牙痛，头痛，月经不调，小儿湿疹，跌打扭伤。

【用法用量】　内服：煎汤，6~15g。外用：适量，鲜品捣烂敷患处。

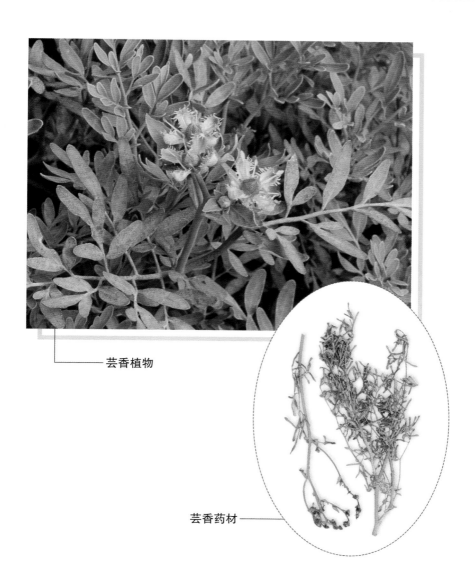

芸香植物

芸香药材

苋 菜

【别　　名】　苋菜、红人苋、雁来红、老少年、老来少、三色苋、青香苋、老来变。

【来　　源】　为苋科植物苋 *Amaranthus tricolor* L. 的茎、叶。

【植物形态】　草本。茎直立，粗壮，绿色或红色，分枝较少。叶互生；叶柄绿色或红色；叶片卵形、菱状卵形或披针形，长 4~12cm，宽 3~7cm，绿色或常呈红色、紫色或黄色，或部分绿色夹杂其他颜色，钝头或微凹，基部广楔形，全缘或波状，无毛。花簇腋生，球形，花序在下部者呈球形，上部呈稍断续的穗状花序，花黄绿色，单性，雌雄同株；苞片及小苞片卵状披针形，先端芒状，膜质，透明；萼片 3，披针形，膜质，先端芒状；雄蕊 3；雌蕊 1，柱头 3 裂。胞果卵状长圆形，长于果实，熟时环状开裂，上半部呈盖状脱落，包于宿存花被片内。种子黑褐色，近于扁圆形，两面凸，平滑有光泽，边缘钝。

【分　　布】　广西有栽培。

【采集加工】　春、夏季采收，洗净，鲜用或晒干。

【药材性状】　茎绿色或红色，常分枝。叶互生，叶片皱缩，展平后呈菱状卵形至披针形，长 4~10cm，宽 2~7cm，先端钝或尖凹，具凸尖，绿色或红色、紫色、黄色，或绿色带有彩斑；叶柄长 2~6cm。穗状花序。胞果卵状矩圆形，盖裂。气微，味淡。

【功效主治】　清热解毒，通利二便。主治痢疾，疮毒，蛇虫蜇伤，便秘，癃闭。

【用法用量】　内服：煎汤，30~60g；或煮粥。外用：适量，捣敷或煎液熏洗。

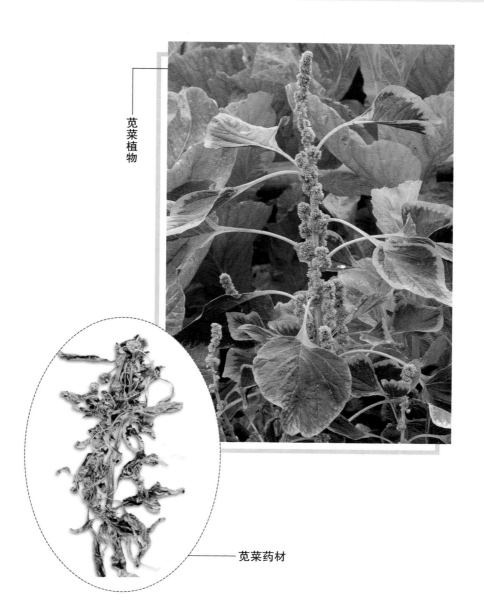

苋菜植物

苋菜药材

芥 子

【别　　名】　大芥、皱叶芥、黄芥、霜不老、冲菜、小芥子。

【来　　源】　为十字花科植物芥菜 *Brassica juncea*（L.）Czern. et Coss. 的种子。

【植物形态】　草本。无毛，有时具刺毛，常带粉霜。茎有分枝。基生叶叶柄有小裂片；叶片宽卵形至倒卵形，长 15~35cm，宽 5~17cm，先端圆钝，不分裂或大头羽裂，边缘有缺刻或齿牙；下部叶较小，边缘有缺刻，有时具圆钝锯齿，不抱茎；上部叶窄披针形至条形，具不明显疏齿或全缘。总状花序花后延长；花淡黄色；花瓣 4，鲜黄色，宽椭圆形或宽楔形，先端平截，全缘，基部具爪；雄蕊 6，4 长 2 短；雄蕊 1，子房圆柱形，花柱细，柱头头状。长角果条形，具细喙。种子近球形，鲜黄色至黄棕色，少数为暗红棕色，表面具网纹。

【分　　布】　为广西各地栽培的常用蔬菜。

【采集加工】　6~7 月果实成熟变黄色时，割取全株，晒干，打下种子，除去杂质即得。

【药材性状】　种子近球形，直径 1~2mm。表面黄色至黄棕色，少数暗红棕色。具细网纹，种脐点状。种皮薄而脆，子叶折叠，有油性。气微，研碎后加水湿润，则产生辛烈的特异臭气。味极辛辣。

【功效主治】　温中散寒，豁痰利窍，通络消肿。主治胃寒呕吐，心腹冷痛，咳喘痰多，口噤，耳聋，喉痹，风湿痹痛，肢体麻木，经闭，痈肿，瘰疬。

【用法用量】　内服：煎汤，3~9g；或入丸、散。外用：适量，研末调敷。

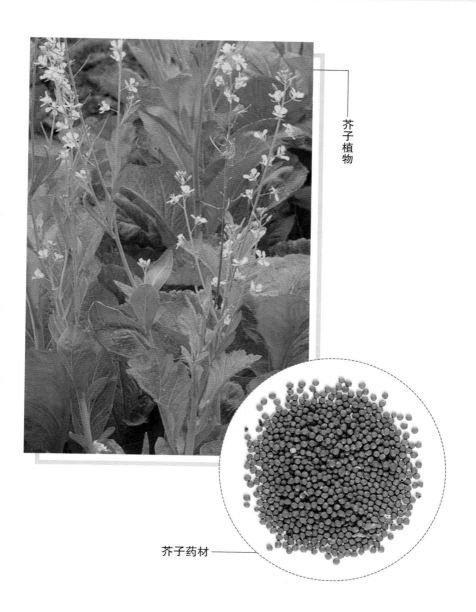

芥子植物

芥子药材

苍耳子

【别　　名】 粘粘葵、白痴头婆、狗耳朵草、苍子棵、青棘子、菜耳。

【来　　源】 为菊科植物苍耳 *Xanthium sibiricum* Patr. 带总苞的果实。

【植物形态】 草本。茎直立，下部圆柱形，上部有纵沟，被灰白色糙伏毛。叶互生；有长柄；叶片三角状卵形或心形，近全缘，或有3~5不明显浅裂，长4~9cm，宽5~10cm，先端尖或钝，基出三脉，上面绿色，下面苍白色，被粗糙或短白伏毛。头状花序近于无柄，聚生，单性同株；雄花序球形，总苞片小，密生柔毛，花托柱状，托片倒披针形，小花管状，先端5齿裂，雄蕊5，花药长圆状线形；雌花序卵形，总苞片结成囊状，外面有倒刺毛，顶有2四锥状的尖端，小花2朵，无花冠，子房在总苞内，每室有1花，花柱线形，突出在总苞外。成熟的瘦果具坚硬的总苞片，外面疏生具钩的刺；瘦果2，倒卵形。瘦果内含1颗种子。

【分　　布】 广西各地有分布。

【采集加工】 秋季采收，晒干。

【药材性状】 带总苞的果实纺锤形或椭圆形，长1~1.5cm，直径0.4~0.7cm，表面黄棕色或黄绿色，有钩刺。顶端有2枚粗刺，基部有梗痕。质硬而韧，横切面中央有纵隔膜2室，各有1枚瘦果，瘦果纺锤形，顶端有一凸起的花柱基，果皮薄，灰黑色，具纵纹。种皮膜质，浅灰色。气微，味微苦。

【功效主治】 散风寒，通鼻窍，祛风湿，止痒。主治鼻塞不通，风寒头痛，风湿痹痛，风疹，湿疹，疥癣。

【用法用量】 内服：煎汤，3~10g；或入丸、散。外用：适量，捣敷；或煎水洗。

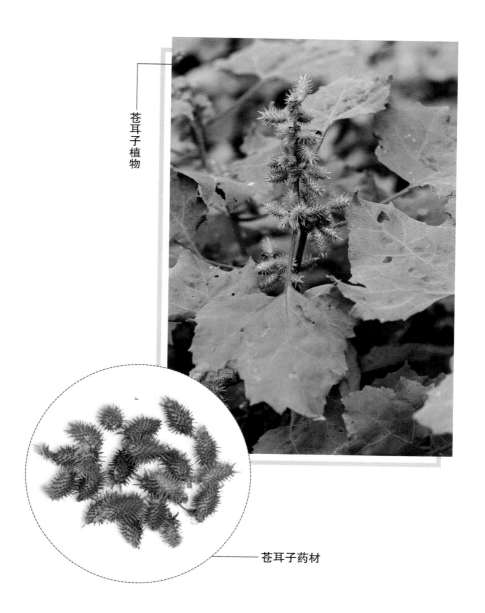

苍耳子植物

苍耳子药材

苎叶蒟

【别　　名】　大肠风、苎叶蒌、顶花胡椒、十八症、苎叶胡椒。

【来　　源】　为胡椒科植物苎叶蒟 Piper boehmeriaefolium (Miq.)C. DC. var. tonkinense C. DC. 的全株。

【植物形态】　直立亚灌木。叶薄纸质，有密细腺点，形状多变异，长椭圆形、长圆形或长圆状披针形，长 12~23cm，宽 2.5~8cm，顶端渐尖至长渐尖，基部偏斜不等，一侧圆，另一侧狭短尖，背面沿脉上或在脉的基部被疏毛，间有两面均无毛者；侧脉通常有 2 对离基从中脉发出，最上 1 对互生，在叶片 1/3 或中部从中脉发出，小脉横走而分枝，网状脉明显；叶鞘长约为叶柄之半。花单性，雌雄异株，聚集成与叶对生的穗状花序。雄花序短于叶片；总花梗远长于叶柄；苞片圆形，具短柄，盾状；雄蕊 2 枚，花药肾形，2 裂，花丝短。雌花序总花梗与雄花序的相同，花序轴被撕裂状疏毛；苞片与雄花序的相同，但较小。浆果近球形，离生，密集成长的柱状体。

【分　　布】　广西主要分布于桂南、桂中。

【采集加工】　全年可采，干燥。

【药材性状】　根为须根状，表面土黄色至灰褐色；质硬，不易折断。茎呈扁圆柱形，直径 0.3~1.5cm，表面黑褐色，光滑，具纵棱，茎节明显膨大；质脆，易折断；断面灰黄色至灰棕色，纤维性，中空。叶片多皱缩，展平后呈卵状长圆形，黑色，顶端渐尖，两侧不等宽，基部歪斜，全缘。气香，味辛、麻。

【功效主治】　祛风散寒，活血调经，消肿止痛。主治风寒感冒，风湿痹痛，脘腹冷痛，牙痛，月经不调，痛经，跌打肿痛，蛇虫咬伤。

【用法用量】　内服：煎汤，3~15g；研末 1~5g。外用：适量，捣敷。

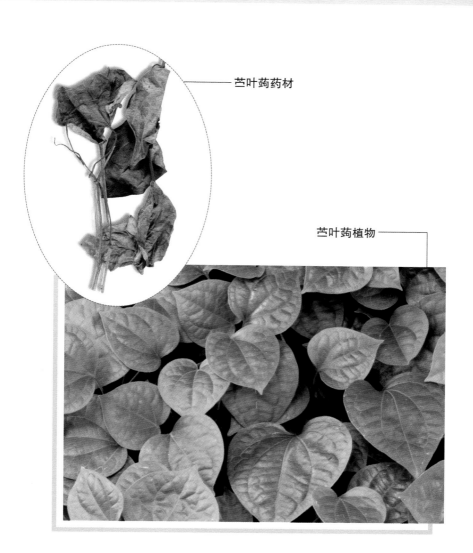

苎叶蒟药材

苎叶蒟植物

苎 麻

【别　　名】　苎根、野苎根、苎麻茹、苎麻根。

【来　　源】　为荨麻科植物苎麻 *Boehmeria nivea*（L.）Gaud. 的根及根茎。

【植物形态】　半灌木。茎直立，圆柱形，多分枝，青褐色，密生粗长毛。叶互生；托叶 2，分离，早落；叶片宽卵形或卵形，长7~15cm，宽 6~12cm，先端渐尖或近尾状，基部宽楔形或截形，边缘密生齿牙，上面绿色，粗糙，并散生疏毛，下面密生交织的白色柔毛，基出脉 3 条。花单性，雌雄通常同株；花序呈圆锥状，腋生，雄花序通常位于雌花序之下；雄花小，无花梗，黄白色，花被片 4，雄蕊 4，有退化雌蕊；雌花淡绿色，簇球形，花被管状，宿存，花柱 1。瘦果小，椭圆形，密生短毛，为宿存花被包裹，内有种子 1 颗。

【分　　布】　广西有栽培。

【采集加工】　冬、春季采挖，除去地上茎和泥土，晒干。一般选择食指粗细的根，太粗者不易切片，药效亦不佳。

【药材性状】　根茎呈不规则圆柱形，稍弯曲，直径 0.4~5cm；表面灰棕色，有纵纹及多数皮孔，并有多数疣状凸起及残留须恨；质坚硬，不易折断，折断面纤维性，皮部棕色，木部淡棕色，有的中间有数个同心环纹，中央有髓或中空。根略呈纺锤形，直径 1~1.3cm；表面灰棕色，有纵皱纹及横长皮孔；断面粉性。气微，味淡，有黏性。

【功效主治】　凉血止血，清热安胎，利尿，解毒。主治血热妄行所致的咯血、吐血、衄血、血淋、便血、崩漏、紫癜，胎动不安，胎漏下血，小便淋沥，痈疮肿毒，虫蛇咬伤。

【用法用量】　内服：煎汤，5~30g；或捣汁。外用：适量，鲜品捣敷；或煎汤熏洗。

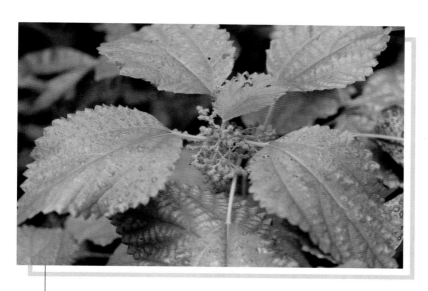

——苎麻植物

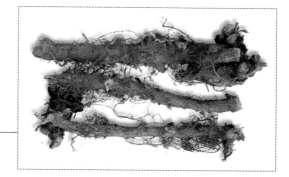

苎麻药材——

芦 竹

【别　　名】 芦荻头、楼梯杆。

【来　　源】 为禾本科植物芦竹 *Arundo donax* L. 的根茎。

【植物形态】 草本。具根茎，须根粗壮。秆直立，常具分枝。叶鞘较节间为长，无毛或颈部具长柔毛，叶舌膜质，截平，先端具短细毛；叶片扁平，长 30~60cm，宽 2~5cm，嫩时表面及边缘微粗糙。圆锥花序较紧密，分枝稠密，斜向上升，小穗含 2~4 花；颖披针形，具 3~5 脉；外稃亦具 3~5 脉，中脉延伸成长短芒，背面中部以下密被略短于稃体的白柔毛，基盘长约 0.5mm，内稃长约为外稃的一半。

【分　　布】 广西主要分布于南宁、邕宁、武鸣、金秀、永福、梧州、藤县。

【采集加工】 夏季拔取全株，砍取根茎，洗净，剔除须根，切片或整条晒干。

【药材性状】 根茎呈弯曲扁圆条形，粗 2~2.5cm，黄棕色，有纵皱纹，一端稍粗大，有大小不等的笋子芽苞凸起，基部周围有须根断痕；有节，节上有淡黄色的叶鞘残痕，或全为叶鞘包裹。质坚硬，不易折断。气微，味淡。

【功效主治】 清热生津，泻火除烦，利尿。主治热病烦渴，虚劳骨蒸，吐血，风火牙痛，小便不利，热淋。

【用法用量】 内服：煎汤，15~30g；或熬膏。外用：适量，捣敷。

芦竹药材

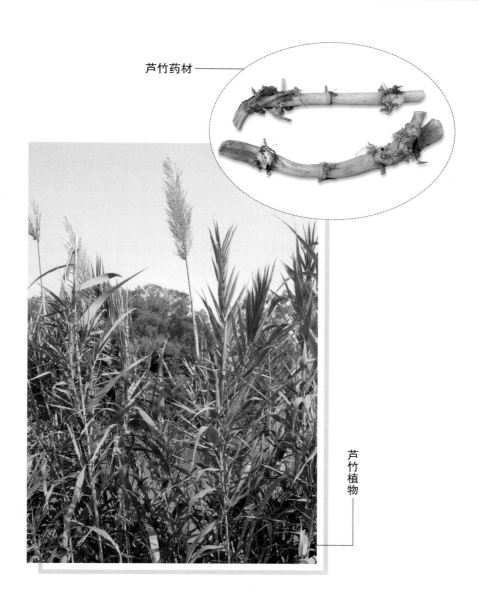

芦竹植物

芦荟

【别　　名】 油葱、卢会、奴会、劳伟。

【来　　源】 为百合科植物斑纹芦荟 *Aloe vera* L. var. *chinensis*（Haw.）Berger 的叶汁经浓缩的干燥品。

【植物形态】 肉质草本。根系须状。茎短或无茎。叶簇生，螺旋状排列，直立，肥厚；叶片狭披针形，长 10~20cm，宽 1.5~2.5cm，厚 5~8mm，先端渐尖，基部阔而包茎，边缘有刺状小齿，下面有斑纹。花茎单生或分枝；总状花序疏散；花黄色或有紫色斑点，具膜质苞片；花被筒状，6 裂，裂片稍向外弯；雄蕊 6，有时突出；子房上位，3 室，花柱线形。蒴果三角形。

【分　　布】 广西有栽培。

【采集加工】 将采收的鲜叶片切口向下直放于盛器中，取其流出的液汁干燥即成。也可将叶片洗净、横切成片，加入与叶片同等量的水，煎煮 2~3 小时，过滤，将滤液浓缩成黏稠状，烘干或晒干，即得芦荟膏。

【药材性状】 呈不规则的块状，大小不一。老芦荟显黄棕色、红棕色或棕黑色；质坚硬，不易破碎，断面蜡样，无光泽，遇热不易熔化。新芦荟显棕黑色而发绿，有光泽，黏性大，遇热易熔化；质松脆，易破碎，破碎面平滑而具玻璃样光泽；有显著的酸气，味极苦。

【功效主治】 泻下，清肝，杀虫。主治热结便秘，肝火头痛，目赤惊风，虫积腹痛，疥癣，痔瘘。

【用法用量】 内服：入丸、散或研末入胶囊，0.6~1.5g；不入汤剂。外用：适量，研末敷。

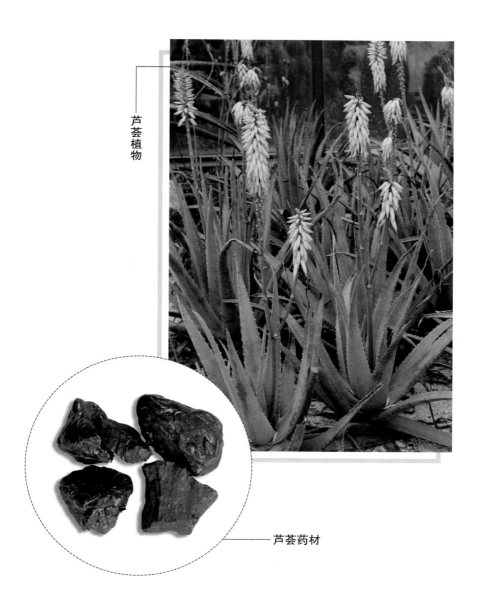

芦荟植物

芦荟药材

芦 根

【别　　名】　苇、芦竹、蒲苇、苇子草。

【来　　源】　为禾本科植物芦苇 *Phragmites communis* Trin. 的根茎。

【植物形态】　高大草本。地下茎粗壮，横走，节间中空，节上有芽。茎直立，中空。叶2列，互生；叶鞘圆筒状，叶舌有毛；叶片扁平，长15~45cm，宽1~3.5cm，边缘粗糙。穗状花序排列成大型圆锥花序，顶生，微下垂，下部梗腋间具白色柔毛；小穗通常有4~7花；第1花通常为雄花，颖片披针形，不等长，第1颖片长为第2颖片之半或更短；外稃长于内稃，光滑开展；两性花，雄蕊3，雌蕊1，花柱2，柱头羽状。颖果椭圆形，与内稃分离。

【分　　布】　广西主要分布于南宁、北流、永福、隆安、上思、防城、合浦等地。

【采集加工】　春、夏季采收，洗净，鲜用或晒干。

【药材性状】　根茎呈压扁的长圆柱形。长短不一，直径1~2cm。表面黄白色，表面有光泽，黄白色。节处较硬，红黄色节间有纵皱纹。折断面黄白色，中空，壁厚1~2mm，有小孔排列成环。无臭，味甘。

【功效主治】　清热生津，除烦止呕，利尿。主治热病烦渴，胃热呕吐，肺热咳嗽，肺痈吐脓，热淋涩痛。

【用法用量】　内服：煎汤，20~30g。

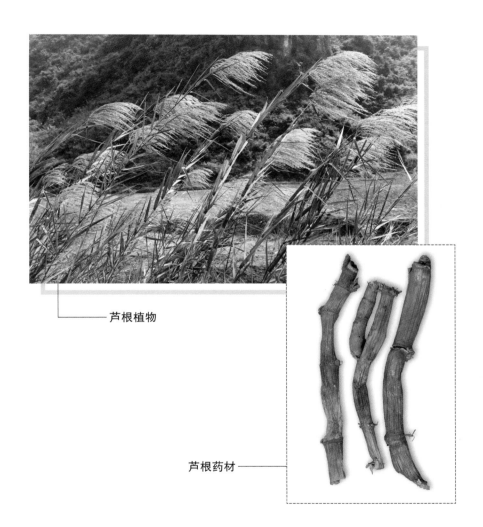

芦根植物

芦根药材

芦 笋

【别　　名】 小百部、细叶百部、芦筍、露笋、龙须菜、索罗罗。

【来　　源】 为百合科植物石刁柏 *Asparagus officinalis* L. 的块根。

【植物形态】 直立草本。根稍肉质。茎上部在后期常俯垂，分枝较柔弱，无毛。叶状枝每 3~6 枚成簇，近圆柱形，纤细，稍压扁，多少弧曲，长 0.5~3cm，叶鳞片状，基部具刺状短距或近无距。花 1~4 朵腋生，单性，雌雄异株，绿黄色，关节位于花梗上部或近中部；雄花花被片 6，花丝中部以下贴生于花被片上，花药长圆形；雌花较小，具 6 枚退化雄蕊。浆果球形，成熟时红色，具种子 2~3 颗。

【分　　布】 广西桂北石山有野生，南宁市有栽培。

【采集加工】 秋季采挖，鲜用或切片晒干。

【药材性状】 块根数个或数十个成簇，亦有单个散在者。呈长圆柱形，长 10~25cm，直径约 4mm，外表黄白色或土黄色，有不规则沟槽。质地柔韧，断面肉质，淡黄白色，中柱椭圆形，黄色。气微，味甘。

【功效主治】 温肺，止咳，杀虫。主治风寒咳嗽，百日咳，肺痨，老年咳喘，疥癣。

【用法用量】 内服：煎汤，6~9g；或入丸、散。外用：适量，煎水熏洗；或捣汁涂。

芦笋植物

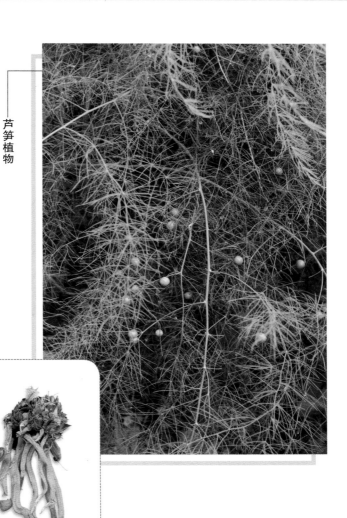

芦笋药材

苏　木

【别　　名】　红苏木、苏枋、红柴。

【来　　源】　为豆科植物苏木 *Caesalpinia sappan* L. 的心材。

【植物形态】　灌木或小乔木。树干有刺。小枝灰绿色，具圆形凸出的皮孔，新枝被柔毛。二回羽状复叶，羽片 7~13 对，对生，叶轴被柔毛；小叶 9~17 对，圆形至长圆状菱形，长约 14mm，宽约 6mm，先端钝形微凹，基部歪斜，全缘，下面具腺点，中脉偏斜。圆锥花序顶生或腋生，长约与叶相等，被短柔毛；苞片大，披针形，早落；萼片 5，下面 1 片较大，兜状；花瓣黄色，阔倒卵形，最上面 1 片基部带粉红色，具柄；雄蕊 10；子房有灰色绒毛，花柱被毛，柱头截平。荚果木质，红棕色，不开裂。种子长圆形，稍扁，褐黄色。

【分　　布】　广西主要分布于那坡、平果、天等、龙州、南宁、北流、陆川。

【采集加工】　把树干砍下，削去外围的白色边材，截成每段长 60cm，粗者对半剖开，阴干后，扎捆置阴凉干燥处贮藏。

【药材性状】　心材呈长圆柱形或对剖半圆柱形，直径 3~12cm。表面黄红色至红棕色，具刀削痕和枝痕，常见纵向裂缝。横断面略具光泽，年轮明显，有的可见暗棕色、质松、带亮点的髓部。质坚硬。无臭，味微涩。

【功效主治】　活血祛瘀，消肿定痛。主治妇女血滞经闭、痛经、产后瘀阻疼痛，痈肿，跌打损伤。

【用法用量】　内服：煎汤，3~9g；或研末。外用：适量，研末撒。

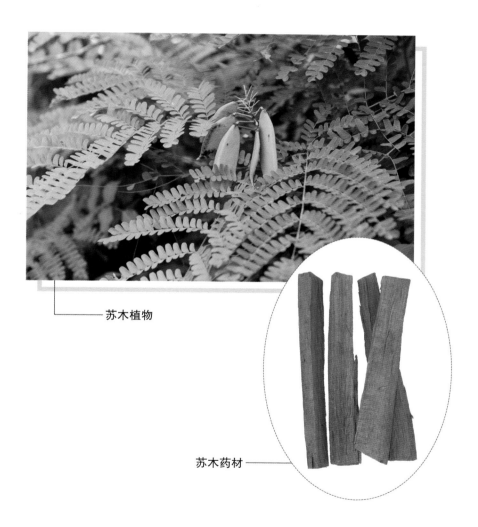

苏木植物

苏木药材

苏 铁

【别　　名】 凤尾蕉花、铁树花、梭罗花。

【来　　源】 为苏铁科植物苏铁 *Cycas revoluta* Thunb. 的大孢子叶。

【植物形态】 常绿木本，不分枝。密被宿存的叶基和叶痕，羽状叶从茎的顶部生出，基部两侧有刺，羽片达 100 对以上，条形，厚革质，长 10~20cm，宽 5~8mm，先端锐尖，边缘显著向下卷曲，基部狭，两侧不对称，上面深绿色，有光泽，中央微凹，下面浅绿色，中脉显著隆起。雌雄异株，雄球花圆柱形；小孢子叶长方状楔形，有急尖头，下面中肋及先端密生褐色或灰黄色长绒毛；大孢子叶扁平，密生淡黄色或淡灰黄色绒毛，上部顶片宽卵形，边缘羽状分裂，其下方两侧着生数枚近球形的胚珠。种子卵圆形，微扁，顶凹，熟时朱红色。

【分　　布】 广西有栽培。

【采集加工】 夏季采摘，鲜用或阴干备用。

【药材性状】 大孢子叶略呈匙状，上部扁宽，下部圆柱形，长 10~20cm，宽 5~8cm。全体密被褐黄色绒毛，扁宽部分两侧羽状深裂为细条形，下部圆柱部分两侧各生 1~5 枚近球形的胚珠。气微，味淡。

【功效主治】 理气止痛，化瘀止血，消肿解毒。主治肝胃气滞疼痛，经闭，便血，吐血，外伤出血，跌打损伤，疮痈肿毒。

【用法用量】 内服：煎汤，9~15g。外用：适量，烧灰或煅存性，研末敷。

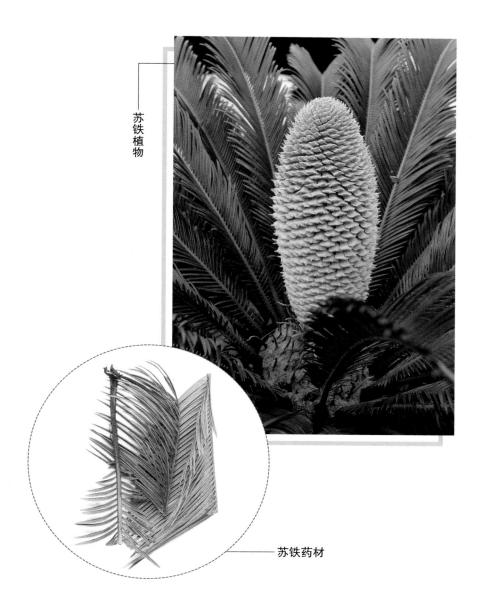

苏铁植物

苏铁药材

杜 仲

【别　　名】　思仙、石思仙、扯丝皮、丝连皮、玉丝皮。

【来　　源】　为杜仲科植物杜仲 *Eucommia ulmoides* Oliv. 的树皮。

【植物形态】　落叶乔木。树皮灰褐色，粗糙，折断拉开有多数细丝。幼枝有黄褐色毛，后变无毛，老枝有皮孔。单叶互生；叶柄上面有槽，被散生长毛；叶片椭圆形、卵形或长圆形，长 6~15cm，宽 3.5~6.5cm，先端渐尖，基部圆形或阔楔形，边缘有锯齿。花单性，雌雄异株，雄花无花被，花梗无毛；雄蕊无毛；雌花单生，子房 1 室，先端 2 裂，子房柄极短。翅果扁平，长椭圆形，先端 2 裂，基部楔形，周围具薄翅；坚果位于中央，与果柄相接处有关节。

【分　　布】　广西主要在桂北栽培。

【采集加工】　用刀将树皮剥下，以内皮相对层叠放在已垫好的稻草上，周围上下均用稻草盖好，压紧，使之"发汗"。经 6~7 天，见内皮黑绿色或黑褐色时取出晒干，再将表面粗皮刮去即可。

【药材性状】　树皮呈扁平的板块状、卷筒状或两边稍向内卷的块片，大小不一。外表面淡灰棕色或灰褐色，平坦或粗糙，有明显的纵皱纹或不规则的纵裂槽纹，未刮去粗皮者有斜方形、横裂皮孔，有时可见淡灰色地衣斑。内现面暗紫褐色或红褐色，光滑。质脆，易折断，折断面粗糙，有细密银白色并富弹性的橡胶丝相连。气微，味稍苦，嚼之有胶状残余物。

【功效主治】　补肝肾，强筋骨，安胎。主治腰膝酸痛，阳痿，尿频，风湿痹痛，胎动不安，习惯性流产。

【用法用量】　内服：煎汤，6~15g；或浸酒；或入丸、散。

杜仲药材 ——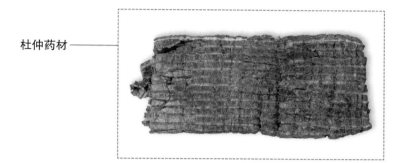

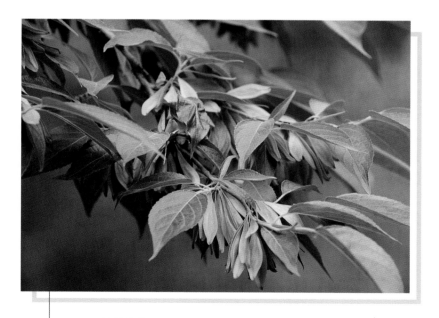

—— 杜仲植物

杜 若

【别　　名】 水芭蕉、山竹壳菜。

【来　　源】 为鸭跖草科植物杜若 *Pollia japonica* Thunb. 的全草。

【植物形态】 草本。根状茎长而横走。茎直立或上升，粗壮，不分枝，被短柔毛。叶鞘无毛；叶无柄或叶基渐狭，而延成带翅的柄，叶片长椭圆形，基部楔形，顶端长渐尖，近无毛，上面粗糙。蝎尾状聚伞花序，常多个成轮排列；花序总梗远远长于上部叶子，各级花序轴和花梗被密钩状毛；总苞片披针形；萼片 3 枚，无毛，宿存；花瓣白色，倒卵状匙形，长约 3mm；雄蕊 6 枚全育，近相等，或有时 3 枚略小些，偶有 1~2 枚不育者。果球状，果皮黑色，每室有种子数颗，种子灰色带紫色。

【分　　布】 广西主要分布于武鸣、那坡、凌云、临桂、阳朔、上林。

【采集加工】 夏、秋季采收，洗净，鲜用或晒干。

【药材性状】 全草长可达 80cm，黄绿色，老茎略呈方形，被短柔毛。叶互生；叶柄抱茎，质薄脆，易碎；完整叶片展平后呈长椭圆形，长 9~25cm，宽 2~6cm，基部楔形，顶端长渐尖。聚伞花序或圆锥花序，总苞片卵状披针形。气微，味微苦。

【功效主治】 清热利尿，解毒消肿。主治小便黄赤，热淋，疔痈疖肿，蛇虫咬伤。

【用法用量】 内服：煎汤，6~12g。外用：适量，捣敷。

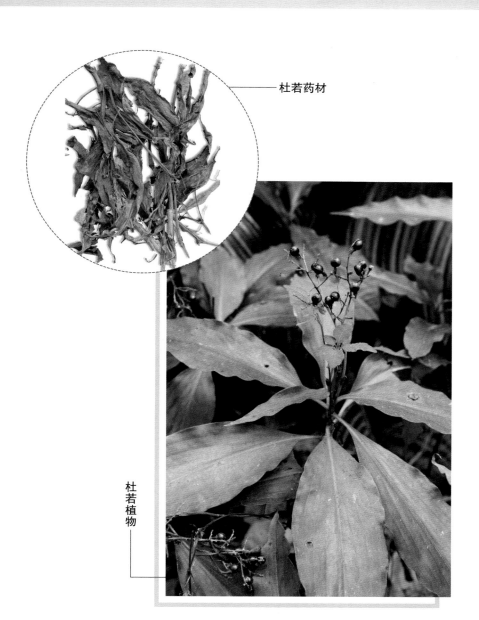

杜若药材

杜若植物

杜茎山

【别　名】　水麻叶、胡椒树、金砂根、白茅茶、白花茶、野胡椒、山桂花、水光钟。

【来　源】　为紫金牛科植物杜茎山 *Maesa japonica*（Thunb.）Moritzi. 的茎、叶。

【植物形态】　灌木。小枝具细条纹，疏生皮孔。叶互生；叶片革质，椭圆形至披针状椭圆形，长约 10cm，宽约 3cm，先端渐尖、急尖或钝，有时尾状渐尖，基部楔形、钝或圆形，几全缘或中部以上具疏锯齿；背面中脉明显、隆起。侧脉 5~8 对，尾端直达齿尖。总状花序，单 1 或 2~3 个腋生；苞片卵形，小苞片广卵形或肾形；花萼卵形，具明显的脉状腺条纹，裂片卵形或肾形；雄蕊着生于花冠中部，内藏；花丝与花药等长，花药卵形，背部具腺点；柱头分裂。果球形，肉质，具脉状腺条纹，宿存萼包果先端，常带宿存花柱。

【分　布】　广西全区均有分布。

【采集加工】　夏、秋季采收，洗净，切段，晒干。

【药材性状】　茎类圆柱形，长短不一，直径 0.5~1cm，表面黄褐色，具细条纹及疏生的皮孔。叶片多破碎，完整者展平后呈椭圆形、椭圆状披针形、倒卵形或长圆状卵形，先端尖或急尖，基部楔形或圆形，边缘中部以上有疏齿。气微，味苦。

【功效主治】　祛风邪，解疫毒，消肿胀。主治热性传染病，身痛，烦躁，口渴，水肿，跌打肿痛，外伤出血。

【用法用量】　内服：煎汤，15~30g。外用：适量，煎水洗；或捣敷。

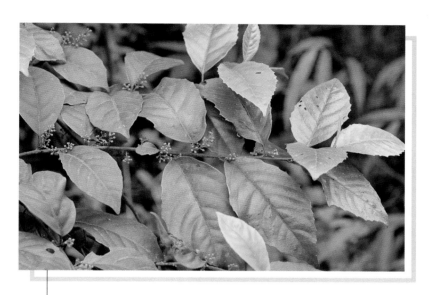

杜茎山植物

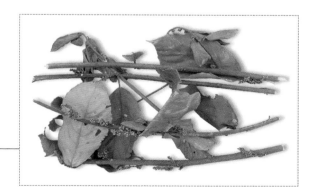

杜茎山药材

杜虹花

【别　　名】　紫荆，紫珠草，粗糠仔，止血草，雅目草，紫珠叶，白毛紫。

【来　　源】　为马鞭草科植物杜虹花 *Callicarpa formosana* Rolfe 的叶。

【植物形态】　灌木。小枝、叶柄和花序均密被灰黄色星状毛和分枝毛。单叶对生；叶片卵状椭圆形或椭圆形，长 6~19cm，宽 3~9cm，先端渐尖，基部钝圆或截形，边缘有细锯齿，表面被短硬毛。背面被灰黄色星状毛和细小黄色腺点；侧脉 8~12 对。聚伞花序腋生。花序梗长 1.5~2.5cm；具细小苞片；花萼杯状，被灰黄色星状毛，萼齿钝二角形；花冠紫色至淡紫色，无毛，裂片 4，钝圆；雄蕊 4；子房无毛。果实近球形，紫色。

【分　　布】　广西主要分布于天峨、南丹、罗城、全兴、兴安、灵川、桂林、灌阳、富川、岑溪。

【采集加工】　7~8 月采收，晒干。

【药材性状】　叶多皱缩卷曲，有的破碎，完整叶片展平后呈卵状椭圆形，长 4~19cm，宽 2.5~9cm，光端渐尖或钝圆，基部宽楔形或钝圆，边缘有细锯齿，近基部全缘。上表面灰绿色或棕绿色，在放大镜下可见星状毛和短粗毛，下表面淡绿色或淡棕绿色，被棕黄色分枝茸毛，主脉和侧脉突起，侧脉 8~12 对，小脉伸入齿端；叶柄长 0.5~1.5cm。嫩枝灰黄色。有时可见细小白色点状的皮孔。气微，味微苦、涩。

【功效主治】　清热止血。主治咯血，吐血，血证，痈疮、痈肿。

【用法用量】　内服：煎汤，10~15g，鲜品 30~60g；或研末。外用：适量，鲜品捣敷；或研末撒。

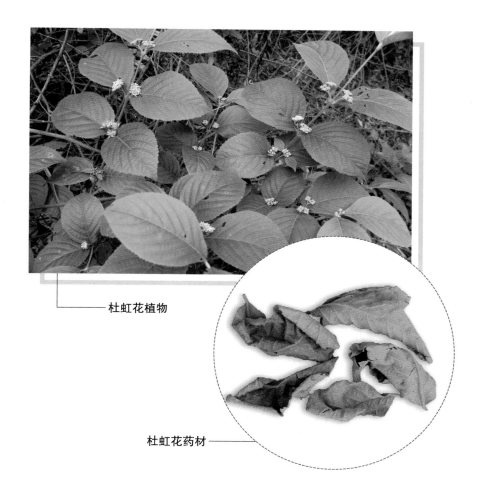

杜虹花植物

杜虹花药材

杜鹃花

【别　　名】　映山红、杜鹃、艳山红、艳山花、满山红、迎山红、红花杜鹃。

【来　　源】　为杜鹃花科植物杜鹃花 *Rhododendron simsii* Planch. 的花。

【植物形态】　落叶或半常绿灌木。多分枝，幼枝密被红棕色或褐色扁平糙伏毛，老枝灰黄色，无毛，树皮纵裂。叶二型；春叶纸质，较短，夏叶革质，较长，卵状椭圆形或长卵状披针形，长3~6cm，宽2~3cm，先端锐尖，具短尖头，基部楔形，全缘，表面疏被淡红棕色糙伏毛，背面密被棕褐色糙伏毛，脉上更多。花2~6朵，呈伞形花序，簇生枝端；花萼5深裂，裂片卵形至披针形，外面密被糙伏毛和睫毛；花冠宽漏斗状，玫瑰色至淡红色，5裂，裂片近倒卵形，上方一瓣及近侧两瓣里面有深红色斑点；雄蕊10；子房卵圆形，密被扁平长糙毛，花柱细长。蒴果卵圆形，密被棕色糙毛，花萼宿存。

【分　　布】　广西分布于全区各地。

【采集加工】　春季开花时采摘，除去叶片、杂质，晒干。

【药材性状】　花梗、花萼均密被银色的糙状毛或睫毛，花萼5枚，花冠皱缩，暗紫色，5裂，裂片近圆形；未见雄蕊，雌蕊子房卵圆形，5室，长3~6mm，密被扁长糙毛，花柱细长，柱头圆形，不开裂，质稍柔。气微，味微酸。

【功效主治】　和血，调经，止咳，祛风湿，解疮毒。主治吐血、衄血，崩漏，月经不调，咳嗽，风湿痹痛，痈疖疮毒。

【用法用量】　内服：煎汤，9~15g。外用：适量，捣敷。

附：杜鹃花根

和血止血，消肿止痛。主治月经不调，吐血，衄血，便血，崩漏，痢疾，脘腹疼痛，风湿痹痛，跌打损伤。内服：煎汤，15~30g；或浸酒。外用：适量，研末敷；或鲜根皮捣敷。孕妇忌服。

杜鹃花叶

清热解毒，止血，化痰止咳。主治痈肿疮毒，荨麻疹，外伤出血，支气管炎。内服：煎汤，10~15g。外用适量，鲜品捣敷；或煎水洗。孕妇忌服。

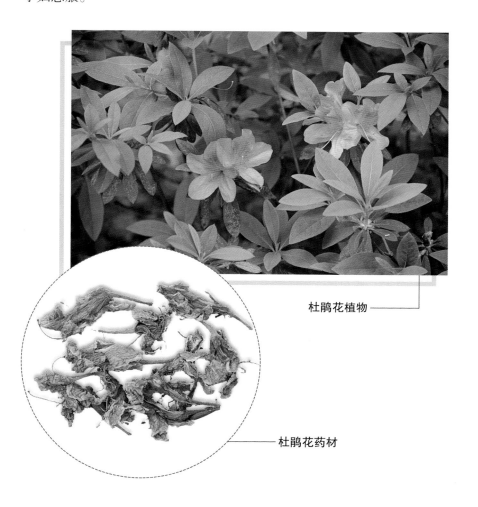

杜鹃花植物

杜鹃花药材

杠板归

【别　　名】扛板归、犁头刺藤、老虎利、蛇不过、有刺粪箕笃、大蝻脚、蛇王藤。

【来　　源】为蓼科植物杠板归 *Polygonum perfoliatum* L. 的全草。

【植物形态】蔓生草本。全株无毛；茎有棱，棱上有倒钩刺，叶互生；叶柄盾状着生，几与叶片等长；托叶鞘叶状，圆形或卵形，抱茎，叶片近三角形，长、宽均为 2~5cm，淡绿色，下面叶脉疏生钩刺，有时叶缘也散生钩刺。短穗状花序顶生或生于上部叶腋，两性花；花小，多数，具苞，苞片圆形，花被白色或淡红色，5 裂，裂片卵形，果时增大，肉质，变为蓝色；雄蕊 8；花柱三叉状，瘦果球形，暗褐色，有光泽。

【分　　布】广西主要分布于隆安、马山、天峨、昭平、北流、博白等地。

【采集加工】秋、冬季采收，洗净，切段，晒干。

【药材性状】茎细长，略呈方柱形，直径 1~5mm；表面棕黄色或黄绿色，生有倒生钩状刺；节略膨大，具托叶鞘脱落后的环状痕；质脆，易折断，断面黄白色，有髓部或中空。叶片多皱缩或破碎，完整者近等边三角形，淡棕色或灰绿色，叶缘，叶背主脉及叶柄疏生倒钩状刺。气微，味微酸。

【功效主治】清热解毒，利湿消肿，散瘀止血。主治疔疮痈肿，丹毒，痄腮，乳腺炎，感冒发热，肺热咳嗽，泻痢，黄疸，臌胀，水肿，淋浊，带下，跌打肿痛，吐血，便血，蛇虫咬伤。

【用法用量】内服：煎汤，10~45g；鲜品 20~45g。外用：适量，捣敷；或研末调敷；或煎水熏洗。

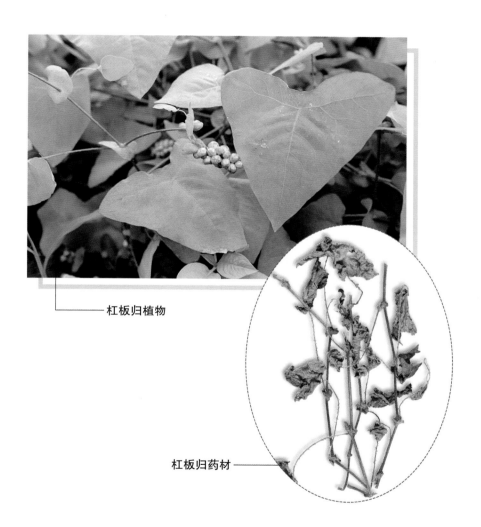

杠板归植物

杠板归药材

杉 木

【别　　名】 杉、杉树、正杉、刺杉、天蜈蚣、千把刀。

【来　　源】 为杉科植物杉木 *Cunninghamia lanceolata*（Lamb.）Hook. 的心材。

【植物形态】 常绿乔木。树皮灰褐色，裂成长条片脱落。大枝平展，小枝近对生或轮生。叶在主枝上辐射伸展，在侧枝上排成二列状，条状披针形，革质，微弯，坚硬，长 2~6cm，边缘有细齿，上面中脉两侧有窄气孔带、下面沿中脉两侧各有 1 条白粉气孔带。雌雄同株；雄球花圆锥状，簇生枝顶；雌球花单生或 2~4 个集生枝顶，卵圆形，苞鳞与珠鳞结合而生，珠鳞先端 3 裂，腹面具 3 胚珠。珠果近球形或卵圆形，苞鳞三角状宽卵形，宿存。种子长卵形，扁平，暗褐色，两侧有窄翅。

【分　　布】 广西各地广泛栽培。

【采集加工】 四季均可采收，晒干。

【药材性状】 不规则木块，外表面呈淡黄褐色。横断面可清楚看到年轮，木材纹理通直，中心部位心材常浅栗褐色，质轻而硬。香气浓厚。

【功效主治】 降逆气，活血止痛，辟恶除秽，除湿散毒。主治心腹胀痛，奔豚，脚气肿满，跌打肿痛，创伤出血，风湿毒疮，烧烫伤。

【用法用量】 内服：煎汤，15~30g。外用：适量，煎水熏洗；或烧存性，研末调敷。

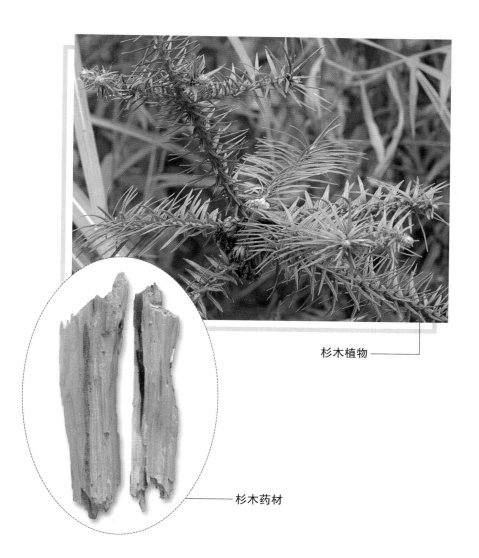

杉木植物

杉木药材

杧果叶

【别　　名】 杧果、芒果、庵罗果、香盖、蜜望、望果。

【来　　源】 为漆树科植物杧果 *Mangifera indica* Linn. 的叶。

【植物形态】 常绿大乔木。树皮灰褐色，小枝褐色，无毛。单叶互生，聚生枝顶；叶形和大小变化较大，薄革质，通常为长圆形或长圆状披针形，长 12~30cm，宽 3.5~65cm，先端渐尖，长渐尖或急尖，基部楔形或近圆形，边缘皱波状，叶面略具光泽；侧脉斜生，两面突起，网脉不显。圆锥花序多花密集，有柔毛；花小，杂性，黄色或淡黄色；萼片 5，卵状披针形，有柔毛，花瓣 5，长约为萼的 2 倍；花盘肉质，5 浅裂；雄蕊 5，仅 1 枚发育；子房斜卵形。核果椭圆形或肾形，微扁，成熟时黄色，果核坚硬。

【分　　布】 广西主要栽培于田东、田阳、百色、平果、南宁、宁明、凭祥、龙州、大新。

【采集加工】 全年均可采收，晒干或鲜用。

【药材性状】 叶柄粗壮，腹面具槽。叶片多皱缩或破碎，完整者展平后长卵形，长椭圆形或狭卵状披针形，边缘皱波状，叶 2 级脉多直行夹角较大，高级脉多不隐藏，侧脉斜生，两面凸起，网脉不显。质脆，易碎。气微，味微酸。

【功效主治】 清热化痰，止咳平喘，行气化滞。主治肺热咳嗽，气滞腹痛，湿疹瘙痒。

【用法用量】 内服：煎汤，15~30g。外用：适量，煎水洗或捣敷。

附：杧果

益胃生津，止呕，止咳。主治口渴，食少，呕吐，咳嗽。内服：适量。

杧果核

健胃消食，化痰行气。主治饮食积滞，食欲不振，咳嗽，疝气，睾丸炎。内服：煎汤，6~12g；或研末。

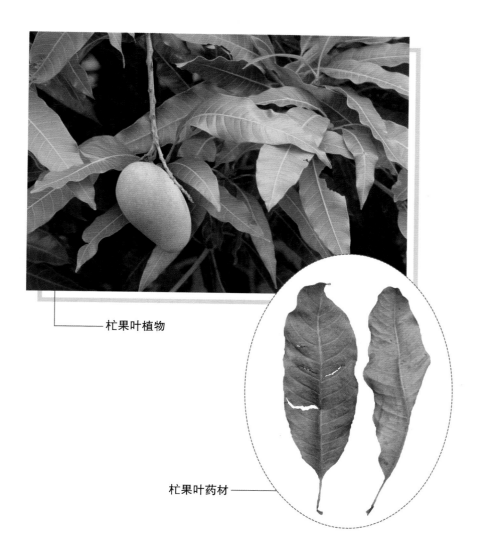

杧果叶植物

杧果叶药材

杨 梅

【别　　名】　山杨梅、火杨梅。

【来　　源】　为杨梅科植物杨梅 *Myrica esculenta* Buch.-Ham. 的树皮。

【植物形态】　常绿乔木。树皮灰褐色，纵浅裂；小枝粗壮，近于无毛，皮孔少，不显著。单叶互生，革质，倒卵形或卵状披针形，长5~15cm，宽1~4cm，先端钝或微尖，基部渐狭，叶面深绿色，有光泽，叶背浅绿色。花单性异株；雄花序穗状，单生或数条丛生叶腋；小苞片半圆形，雄蕊4~6；雌花序单生叶腋，密生覆瓦状苞片，每苞片有1雌花，雌花有小苞片4；子房卵形。核果球形，有乳头状凸起，熟时深红或紫红色，味甜酸。

【分　　布】　广西主要分布于隆林、北流、南丹、天峨、博白、梧州、藤县、防城。

【采集加工】　春初，剥取树皮，晒干备用。

【药材性状】　树皮呈卷曲筒状或槽状，长3~6cm，厚3~5mm，边缘稍整齐。外表面粗糙，灰褐色或褐绿色，有疣状凸起，具不规则裂纹，干后易剥落；内表皮棕红色，可见圆形或椭圆形皮孔痕。质稍硬，可折断，断面淡黄色。气微香，味苦、微甘。

【功效主治】　涩肠止泻，止血，止痛。主治泄泻，痢疾，崩漏，胃痛。

【用法用量】　内服：煎汤，9~15g。

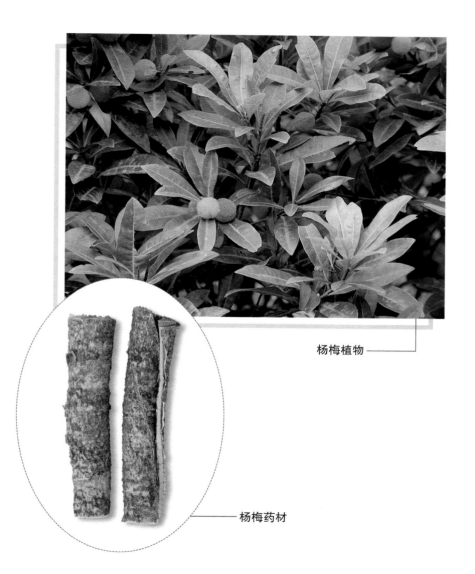

杨梅植物

杨梅药材

豆 梨

【别　　名】　野梨、鹿梨、棠梨、鸟梨、铁梨树、棠梨树。

【来　　源】　为蔷薇科植物豆梨 *Pyrus calleryana* Decne 的根。

【植物形态】　木本。小枝幼时有绒毛，后脱落。叶片宽卵形或卵形，少数长椭圆状卵形，长 4~8cm，宽 3~6cm，顶端渐尖，基部宽楔形至近圆形，边缘有细钝锯齿，两面无毛。花先于叶开放，花呈伞形总状花序，白色花瓣 5，卵形、基部具短爪，雄蕊 20、稍短于花瓣。花 6~12 朵；花序梗、花柄无毛；花白色；萼筒无毛，萼片外面无毛，内有绒毛；花柱 2，少数 3，无毛。梨果较小，近球形，褐色，有斑点，萼片脱落。

【分　　布】　广西主要分布于乐业、隆林、大新、龙州、宁明、邕宁、隆安、马山、宾阳、北流、贺州。

【采集加工】　根全年均可采收，除去杂质，洗净，切段，晒干。

【药材性状】　根圆柱形，表面灰褐色，具不规则细纵皱纹，有侧根或侧根痕。质硬，不易折断，切断面皮部褐色，较薄，木部黄白色。气微，味淡。

【功效主治】　润肺止咳，清热解毒。主治肺燥咳嗽，疮疡肿痛。

【用法用量】　内服：煎汤，9~15g。外用：适量，捣敷。

附：豆梨果

健脾消食，涩肠止泻。主治饮食积滞，泻痢。内服：煎汤，15~30g。

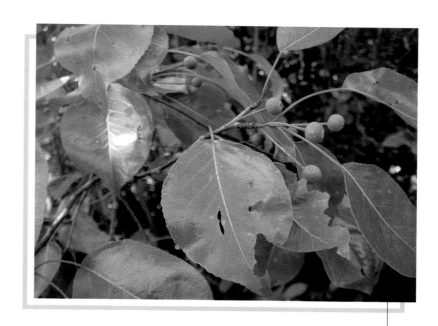

豆梨植物

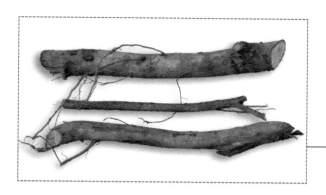

豆梨药材

豆瓣绿

【别　　名】 豆瓣鹿衔草、豆瓣如意草、岩豆瓣、豆瓣草、圆叶瓜子菜。

【来　　源】 为胡椒科植物豆瓣绿 *Peperomia tetraphylla*（Forst. f.）Hook. et Arn 的全草。

【植物形态】 簇生草本。茎肉质，基部匍匐，多分枝，下部常生不定根，节间有粗纵棱。叶密集，3~4 片轮生；叶片椭圆形或近圆形，长 9~12mm，宽 5~9mm，两端钝或圆，无毛或幼叶被疏柔毛，叶脉 3 条，细弱，通常不明显；叶带肉质，有透明腺点，干时变淡黄色，并显皱纹。穗状花序单生；总花梗稍较花序轴短细，而花序轴密被毛；苞片近圆形，有短柄，盾状；花小，两性，无花被，与苞片同生于花序轴凹陷处；雄蕊 2，花丝短，花药近椭圆形；子房卵形，1 室，柱头顶生，近头状，被短柔毛。浆果卵状球形，先端尖。

【分　　布】 广西主要分布于乐业、隆林、西林、那坡、桂平。

【采集加工】 夏、秋季采收，洗净，晒干或鲜用。

【药材性状】 茎表面具粗纵棱，下部节上有不定根。叶肉质，干时皱缩，展平后呈阔椭圆形或近圆形，形似豆瓣，长 8~12mm，宽 4~8mm，表面淡黄色，有透明腺点，叶脉不甚明显；叶柄甚短。枝顶或叶腋常有穗状花序，花序轴密被毛茸。气微，味淡。

【功效主治】 舒筋活血，祛风除湿，化痰止咳。主治风湿筋骨痛，跌打损伤，疮疖肿毒，咽喉炎，口腔炎，痢疾，水泻，宿食不消，小儿疳积，劳伤咳嗽，哮喘，百日咳。

【用法用量】 内服：煎汤，10~15g；浸酒或入丸、散。外用：适量，鲜品捣敷或绞汁涂；或煎汤熏洗。

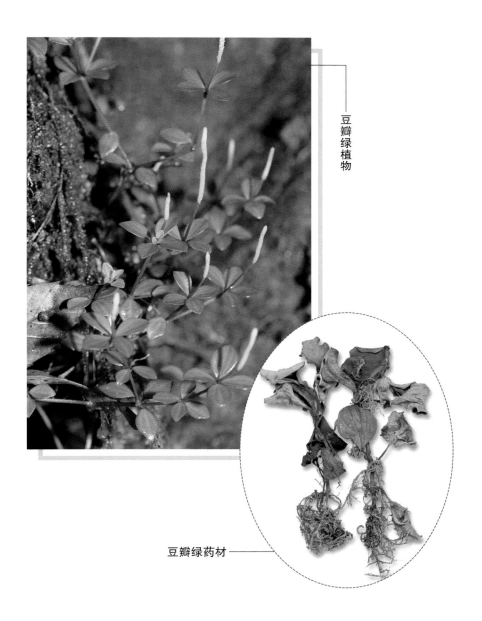

豆瓣绿植物

豆瓣绿药材

两面针

【别　　名】 蔓椒、猪椒、花椒刺、出山虎、入山虎、光叶花椒。

【来　　源】 为芸香科植物两面针 *Zanthoxylum nitidum*（Roxb.）DC. 的根。

【植物形态】 常绿木质藤本。幼枝，叶轴背面和小叶两面中脉上都有钩状皮刺。奇数羽状复叶互生；小叶 3~11，卵形至卵状长圆形，长 4~11cm，宽 2.5~6cm，先端钝或短尾状，基部圆形或宽楔形，近全缘或有疏离的圆锯齿，革质而有光泽。伞房状圆锥花序，腋生；萼片 4，宽卵形；花瓣 4，卵状长圆形；雄花的雄蕊 4；雌花的退化雄蕊极短小，心皮 4。成熟心皮 1~4。蓇葖果成熟时紫红色，有粗大腺点。种子卵圆形，黑色光亮。

【分　　布】 广西主要分布于邕宁、武鸣、龙州、防城、博白、容县、桂平、平南。

【采集加工】 春、夏季采收，洗净，鲜用或晒干。

【药材性状】 根圆柱形，稍弯曲，直径 0.7~5cm 或更粗。表面深黄棕色至浅棕色，具粗纵皱纹，有时具横向裂隙，皮孔突起，类圆形，鲜黄色或黄褐色。横断面栓皮薄，皮部浅棕色，有稍具光泽的深黄色斑点。木部灰黄色，可见同心性环纹及密集的小孔。质坚硬，气微香，味辛辣麻舌而苦。

【功效主治】 祛风通络，胜湿止痛，消肿解毒。主治风寒湿痹，筋骨疼痛，咽喉肿痛，牙痛，胃痛，疝痛，跌打骨折，疮痈，烫伤。

【用法用量】 煎汤：5~10g；研末，1.5~3g；或浸酒。外用：适量，煎水洗；或含漱；或鲜品捣敷。

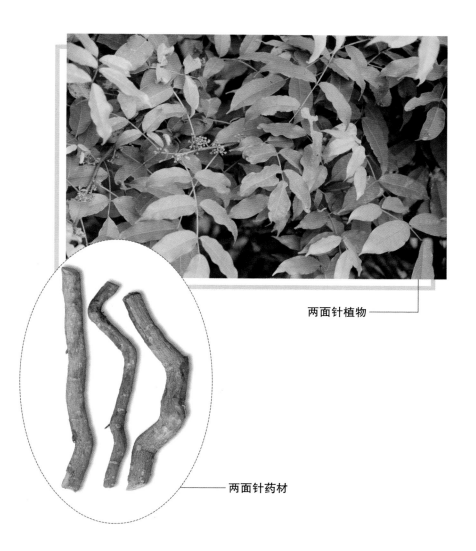

两面针植物

两面针药材

还魂草

【别　　名】　一把抓、老虎爪、长生草、万年松、九死还魂草。

【来　　源】　为卷柏科植物卷柏 *Selaginella tamariscina*（P. Beauv.）Spring 的全草。

【植物形态】　草本。主茎短或长，直立，下着须根。各枝丛生，直立，干后拳卷，密被覆瓦状叶，各枝扇状分枝至二至三回羽状分枝。叶小，异形，交互排列；侧叶披针状钻形，长约 3mm，基部龙骨状，先端有长芒，远轴的一边全缘，宽膜质，近轴的一边膜质缘极狭，有微锯齿；中叶两行，卵圆披针形，长 2mm，先端有长芒，斜向，左右两侧不等，边缘有微锯齿，中脉在叶上面下陷。孢子囊穗生于枝顶，四棱形；孢子叶三角形，先端有长芒，边缘有宽的膜质；孢子囊肾形，大小孢子的排列不规则。

【分　　布】　广西主要分布于阳朔、临桂、全州、龙胜、资源、藤县、蒙山、贵港、平南、桂平、玉林、容县、北流、贺州、钟山、富川。

【采集加工】　全年均可采收，除去须根及泥沙，晒干。

【药材性状】　全草卷缩似拳状，长 5~10cm。枝丛生，扁而有分枝，绿色或棕黄色，向内卷曲，枝上密生鳞片状小叶，叶先端具长芒，中叶两行，卵状矩圆形，斜向上排列，叶缘膜质，有不整齐的细锯齿。背叶背面的膜质边缘常呈棕黑色。基部残留棕色至棕褐色须根，散生或聚生成短干状。质脆，易折断。无臭，味淡。

【功效主治】　活血通经，化瘀止血。主治经闭，癥瘕，跌打损伤，吐血，衄血，便血，尿血。

【用法用量】　内服：煎汤，5~10g。外用：适量，研末敷。

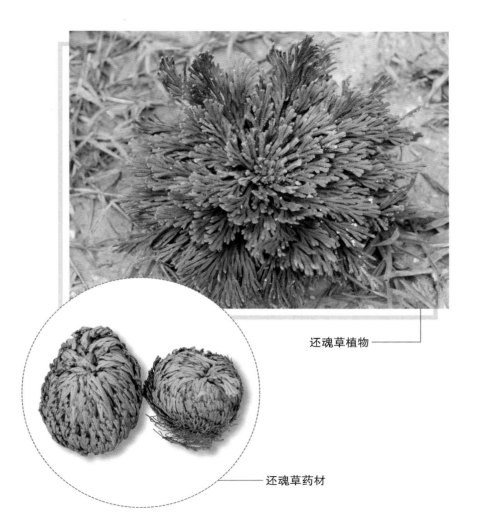

还魂草植物

还魂草药材

旱田草

【别　　名】 锯齿草、地下茶、剪席草、短果泥花草。

【来　　源】 为玄参科植物旱田草 *Lindernia ruellioides*（Colsm.）Pennell 的全草。

【植物形态】 草本。茎四棱形，基部常伏地，节上生不定根。叶对生，基部多少抱茎；叶片矩圆形、椭圆形、卵状矩圆形或圆形，长 1~3cm，宽 0.5~2cm，先端圆钝或急尖，基部阔楔形，下延边缘有整齐而急尖的细锯齿。顶生总状花序；苞片披针状条形，花梗短，向顶端渐粗而连于萼，花萼裂片几乎完全分生，钻状，果时增长；花冠紫红色，上唇直立，2 裂，下唇开展，3 裂；前方雄蕊 2 枚不育，后方 2 枚能育，蒴果圆柱形，向顶端渐尖，比宿萼长约 2 倍。种子椭圆形，有格状瘤突，褐色。

【分　　布】 广西各地有分布。

【采集加工】 全年可采，洗净，晒干备用。

【药材性状】 茎呈圆柱形或近四棱形，直径 1~1.5mm，无毛，多分枝，伏地节常生不定根。叶黄绿色，皱折，对生，展开后叶片呈倒卵状矩圆形，长 1~2.5cm，宽 0.5~1.5cm，两面无毛，边缘有整齐的细锯齿。蒴果披针形。质轻，稍脆。气微，味稍甘。

【功效主治】 理气活血，解毒消肿。主治月经不调，痛经，闭经，胃痛，乳痈，瘰疬，跌打损伤，痈肿疼痛，毒蛇咬伤，狂犬咬伤。

【用法用量】 内服：煎汤，15~30g。外用：适量，捣敷。

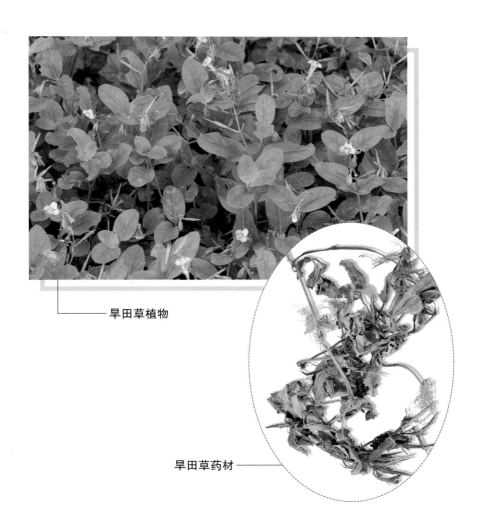

旱田草植物

旱田草药材

旱 芹

【别　　名】 云芎，南芹菜，香芹，蒲芹，和蓝鸭儿芹，药芹，水英。

【来　　源】 为伞形科植物芹菜 *Apium graveolens* L. 的全草。

【植物形态】 一年生或多年生草本。有强烈香气。根细圆锥形，土黄色，支根多数。茎直立，光滑，下部分枝，丛生，细而硬，斜上开展。根生叶有柄，基部扩大成膜质鞘；叶片轮廓为长圆形至倒卵形，长 7~20cm，宽 3.5~8cm，通常 3 裂达中部或 3 全裂，裂片近菱形，边缘有圆锯齿或锯齿，叶脉两面突起；较上部的茎生叶有短柄，叶片轮廓为阔三角形，通常分裂为 3 小叶，小叶倒卵形，中部以上边缘疏生钝锯齿以致缺刻。复伞形花序顶生或与叶对生，通常无总苞片或小总苞片；伞辐细弱，3~16，小伞形花序有花 7~29；萼齿小或不明显；花瓣白色或黄绿色，圆卵形，先端有内折的小舌片；花柱基扁压，花柱向外反曲。分生果圆形或长椭圆形，果棱尖锐，合生面略收缩，每棱槽内有油管 1，合生面油管 2。

【分　　布】 广西各地均有栽培。

【采集加工】 夏末秋初栽培和春播者、早熟种生长期 100 天左右采收；9 月播种者 120~140 天采收；秋末播种者 130~150 天采收。除早秋播种间拔采收外，一般均一次采收完毕，鲜用或晒干。

【药材性状】 根细圆锥形，土黄色，支根多数。叶柄基部扩大成膜质鞘，叶柄长约 20cm，皱缩，柔软，淡黄色。叶片皱缩，灰绿色，展开为长圆形至倒卵形，3 裂达中部或 3 全裂。裂片近菱形，边缘有圆锯齿。气香，味甘。

【功效主治】 平肝，清热，祛风，利水，止血，解毒。主治肝阳眩晕，风热头痛，咳嗽，黄疸，小便淋痛，尿血，崩漏，带下，疮疡肿毒。

【用法用量】 内服：煎汤，9~15g，鲜品 30~60g；或绞汁；或入丸剂。外用：适量，捣敷；或煎水洗。

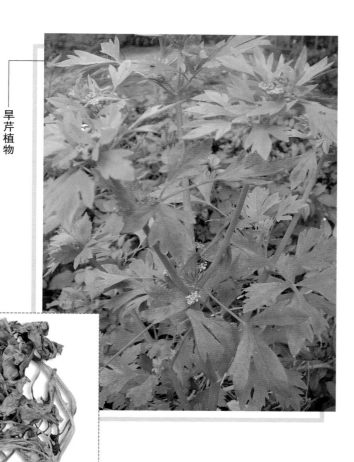

旱芹植物

旱芹药材

旱金莲

【别　　名】　金莲花、吐血丹、荷叶七、旱莲花。

【来　　源】　为旱金莲科植物旱金莲 *Tropaeolum majus* L. 的全草。

【植物形态】　肉质草本，蔓生。叶互生；叶柄向上扭曲，盾状，着生于叶片的近中心处；叶片圆形，有主脉9条，由叶柄着生处向四面放射，边缘为波浪形的浅缺刻，背面通常被疏毛或有乳凸点。单花腋生，花柄长，花黄色，花托杯状；萼片5，长椭圆状披针形，基部合生，边缘膜质，其中一片延长成一长距；花瓣5，通常圆形，边缘有缺刻，上部2片通常全缘，着生在距的开口处，下部3片基部狭窄成爪，近爪处边缘具睫毛；雄蕊8，长短互间，分离；子房3室，花柱1枚，柱头3裂，线形。瘦果，扁球形。

【分　　布】　广西有栽培。

【采集加工】　生长盛期，割取全草，鲜用或晒干。

【药材性状】　茎光滑无毛，黄绿色，具纵向皱纹。质脆，易断。叶多皱缩或破碎，完整叶展平后呈盾状近圆形，宽5~10cm，边缘有波状钝角，下面通常被毛或有乳凸点。花为金黄色，花瓣5，果扁球形。气微，味淡。

【功效主治】　清热解毒，凉血止血。主治目赤肿痛，结膜炎，支气管炎，疮疖，吐血，咯血。

【用法用量】　内服：煎汤，10~15g；鲜品15~30g。外用：适量，捣烂敷；或煎水洗。

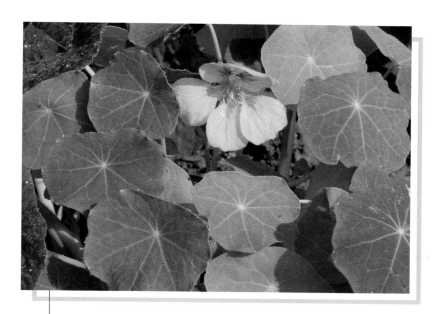

旱金莲植物

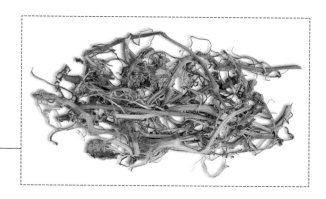

旱金莲药材

旱莲草

【别　　名】　黑墨草、墨旱莲、旱莲子、白旱莲、旱莲蓬、莲草、金陵草。

【来　　源】　为菊科植物鳢肠 *Eclipta prostrate*（L.）Linn. 的全草。

【植物形态】　草本。全株被白色粗毛，折断后流出的汁液数分钟后即呈蓝黑色。茎直立或基部倾伏，着地生根，绿色或红褐色。叶对生；叶片线状椭圆形至披针形，长 3~10cm，宽 0.5~2.5cm，全缘或稍有细齿，两面均被白色粗毛。头状花序腋生或顶生，总苞钟状，总苞片 5~6 片，花托扁平，托上着生少数舌状花及多数管状花；舌状花雌性，花冠白色，发育或不发育；管状花两性，黄绿色，全发育。瘦果黄黑色，无冠毛。

【分　　布】　广西各地有分布。

【采集加工】　采收全株后去根，除净泥沙，晒干或阴干。

【药材性状】　全体被白色粗毛。根须状。茎圆柱形，直径 2~7mm，表面灰绿色或稍带紫，有纵棱，质脆，易折断，断面黄白色，中央为白色疏松的髓部，有时中空。叶多卷缩或破碎，墨绿色，完整叶片展平后呈披针形。头状花序单生于枝端，花冠多脱落。气微香，味淡、微咸涩。

【功效主治】　补益肝肾，凉血止血。主治肝肾不足，头晕目眩，须发早白，吐血，咯血，衄血，便血，血痢，崩漏，外伤出血。

【用法用量】　内服：煎汤，9~30g；或熬膏；或捣汁；或入丸、散。外用：适量，捣敷；或捣绒塞鼻；或研末敷。

旱莲草药材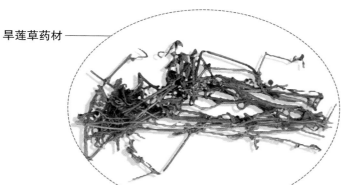

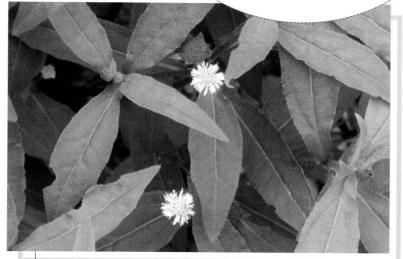

旱莲草植物

吴茱萸

【别　　名】　茶辣、食茱萸、吴萸。

【来　　源】　为芸香科植物吴茱萸 *Evodia rutaecarpa*（Juss.）Benth. 的果实。

【植物形态】　常绿灌木或小乔木。树皮青灰褐色，幼枝紫褐色，有细小圆形的皮孔；幼枝、叶轴及花轴均被锈色绒毛。奇数羽状复叶对生；小叶 5~9，椭圆形至卵形，长 5.5~15cm，宽 3~7cm，先端骤狭成短尖基部楔形至广楔形或圆形，两面均被淡黄褐色长柔毛。雌雄异株，聚伞圆锥花序顶生；苞片 2 枚；萼片 5，广卵形；花瓣 5，白色，长圆形；雄花具 5 雄蕊；雌花的花瓣较雄花瓣大，退化雄蕊鳞片状，心皮 5，有粗大的腺点，花柱粗短，柱头先端 4~5 浅裂。果实扁球形，紫红色，表面有粗大油腺点。每分果有种子 1 个，黑色，有光泽。

【分　　布】　广西主要分布于田林、凌云、乐业、天峨、都安、融水、龙胜、全州、灵川、阳朔、武鸣、邕宁、南宁。

【采集加工】　选晴天剪下果序，晒干或晾干，簸去枝梗及杂质即可。

【药材性状】　果实类球形或略呈五角状扁球形，直径 2~5mm。表面暗绿黄色至褐色，粗糙，有多数点状凸起或凹下油点。顶端有五角星状的裂隙，基部有花萼及果柄，被有黄色茸毛。质硬而脆。气芳香浓郁，味辛辣而苦。

【功效主治】　散寒止痛，疏肝下气，温中燥湿。主治厥阴头痛，脘腹冷痛，疝痛，痛经，脚气肿痛，寒湿泄泻。

【用法用量】　内服：煎汤，1.5~5g；或入丸、散。外用：适量，研末调敷；或煎水洗。

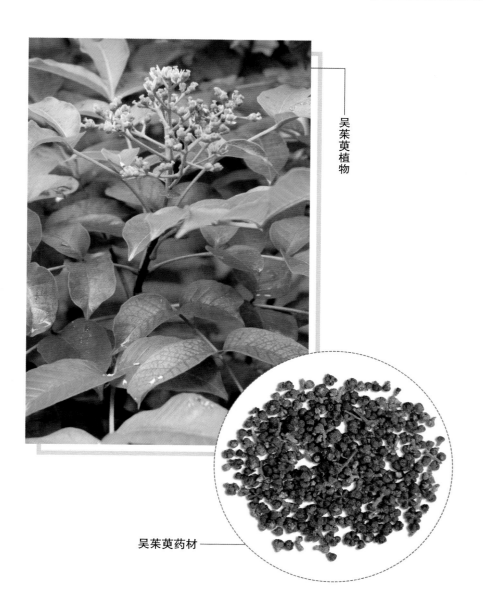

吴茱萸植物

吴茱萸药材

围涎树

【别　　名】　木耳木、鸡心树、洗头树、猴耳环。

【来　　源】　为豆科植物围涎树 *Pithecellobium clypearia*（Jack）Benth. 的枝、叶。

【植物形态】　乔木。小枝有明显的棱角，密被黄褐色柔毛。二回羽状复叶，羽片 4~6 对；叶柄中部以下具 1 个凸出腺体，在叶轴上每对羽片之间具有 1 个凸出的腺体；小叶轴上面通常在 3~5 对小叶间具 1 腺体；小叶 6~16 对，对生，叶片近不等的四边形，长 1.3~8.5cm，宽 7~32mm，先端渐尖或急尖，基部近楔形，偏斜，上面光亮，两面被短硬毛，背面毛较密。头状花序排列成聚伞状；苞片披针形；花萼钟状，萼 5 齿裂，基部合生。白色或淡黄色，中部以下合生，裂片披针形；雄蕊基部合生；子房有毛和柄。荚果条形，旋卷呈杯状。种子椭圆形，黑色。种柄丝状，种子皱缩。

【分　　布】　广西主要分布于上思、邕宁、南宁、宁明、龙州、那坡、罗城。

【采集加工】　夏、秋季采收，除去杂质，洗净，切段，晒干。

【药材性状】　嫩枝有纵棱，略呈方柱形，直径 0.5~2cm，棕色至棕褐色。完整叶，二回羽状复叶，羽片 4~6 对，有的可达 11 对；小叶常卷缩或破碎，易脱落，展平后呈菱形，顶生小叶最大，长 2~6cm，上面深绿色至棕黄色，微有光泽，下面色较浅。气微，味微涩。

【功效主治】　清热解毒，凉血消肿。主治肠风下血，痔疮，疮痈疖肿，烧烫伤，湿疹。

【用法用量】　内服：煎汤，9~15g。外用：适量，干品研粉油调涂；或鲜品捣敷。

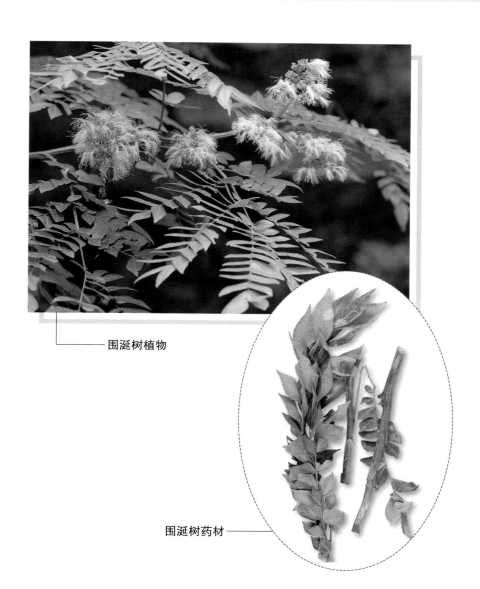

围涎树植物

围涎树药材

岗　松

【别　　名】　观音扫、长松、沙松、扫把枝、松毛枝、鸡儿松。

【来　　源】　为桃金娘科植物岗松 *Baeckea frutescens* L. 的枝叶。

【植物形态】　灌木或小乔木。嫩枝纤细，多分枝。叶小，对生；叶片狭线形或线形，长 5~10mm，宽约 1mm，先端尖，上面有沟，下面突起，有透明油腺点；中脉 1 条，无侧脉。花小，白色，单生于叶腋内；苞片早落；萼管钟状，萼齿 5，细小三角形；花瓣 5，圆形，基部狭窄成短柄；雄蕊 10 枚或稍少，成对与萼齿对生；子房下位，3 室，花柱短，宿存。蒴果小。种子扁平，有角。

【分　　布】　广西主要分布于南宁、武鸣、博白、北流、贵港、岑溪、藤县、苍梧。

【采集加工】　夏、秋季收割，洗净，晒干。

【药材性状】　为附有少量短嫩枝的叶。叶线形或线状锥形，黄绿色，长 5~10mm，宽 0.5~0.8mm，全缘，先端尖，基部渐狭，叶面有槽，背面凸起，侧脉不明显，具透明的油点，无柄或具短柄。气微香，味苦、涩。

【功效主治】　化瘀止痛，清热解毒，利尿通淋，杀虫止痒。主治跌打瘀肿，肝硬化，热泻，热淋，小便不利，阴痒，脚气，湿疹，皮肤瘙痒，疥癣，水火烫伤。

【用法用量】　内服：煎汤，10~30g。外用：适量，捣敷；或煎汤洗。

附：岗松根

祛风除湿，解毒利尿。主治感冒发热，风湿痹痛，胃痛，肠炎，黄疸，小便淋痛，脚气，湿疹，虫蛇咬伤。内服：煎汤，9~30g。外用：适量，捣敷或煎汤洗。脾胃虚弱者慎服。

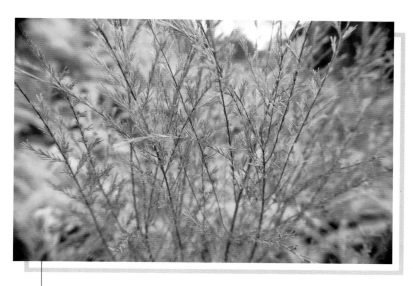

岗松植物

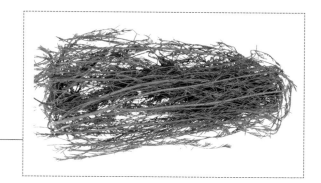

岗松药材

岗 柃

【别　　名】　米碎木、蚂蚁木。

【来　　源】　为山茶科植物岗柃 *Eurya groffzi* Merr. 的叶。

【植物形态】　灌木或小乔木。嫩枝圆柱形，有黄褐色长丝毛。单叶互生；叶片薄革质，披针形，长 4.5~10cm，宽 1.2~2.2cm，先端渐尖，基部宽楔形或近圆形，边缘有细锯齿，下面有长毛，侧脉常不凹陷。花单性，雌雄异株，常簇生于叶腋；花白色、绿色或黄色；萼片卵圆形，宿存，有短柔毛；雄花花瓣倒卵形，雄蕊 20，退化子房有或无；雌花花瓣披针形，无雄蕊，子房无毛，花柱先端 3 深裂。浆果圆球形。

【分　　布】　广西分布于全区各地。

【采集加工】　全年均可采收，鲜用或晒干。

【性状鉴别】　叶薄革质，脆，易破碎。完整叶呈披针形，长 4~10cm，宽 1~2cm；先端渐尖，基部楔形，边缘有细锯齿；表面灰绿或绿褐色，下面可见毛茸。叶柄极短。气微，味微苦、涩。

【功效主治】　祛痰止咳，解毒消肿。主治肺痨咳嗽，无名肿毒，脓疱疮，跌打损伤，骨折。

【用法用量】　内服：煎汤，10~15g。外用：适量，鲜品捣敷；或煎汤洗。

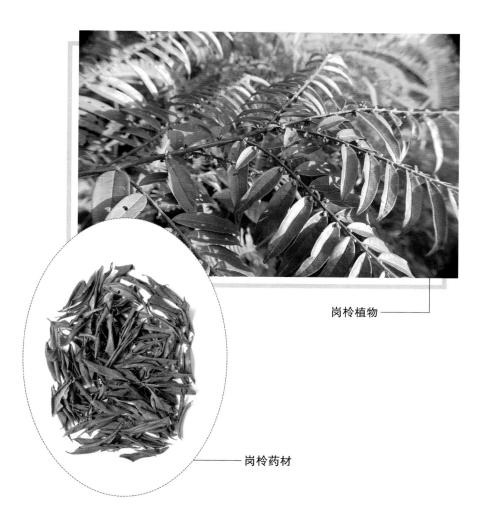

岗枪植物

岗枪药材

岗梅根

【别　　名】 金包银、点秤根、天星根、七星蓈、山梅根、乌皮柴。

【来　　源】 为冬青科植物秤星树 *Ilex asprella*（Hook. f. et Arn.）Champ. ex Benth. 的根。

【植物形态】 落叶灌木。小枝无毛，绿色，干后褐色，长枝纤细，均是明显的白色皮孔。叶互生；叶片膜质，卵形或卵状椭圆形，长 3~7cm，宽 1.5~3cm，先端渐尖成尾状，基部宽楔形，边缘具钝锯齿，中脉上面稍凹下，侧脉 6~8 对，网脉不明显，上面或仅脉上有微毛。花白色，雌雄异株，雄花 2~3 朵簇生或单生叶腋或鳞片腋内，花萼盘状，裂片 4~5，阔三角形或圆形，基部合生，花冠白色，辐状，瓣 4~5，近圆形；雌花单生叶腋或鳞片腋内，花萼裂片 4~6，边缘具缘毛；花冠辐状，瓣 4~6，近圆形，基部合生；退化雄蕊的败育花药箭头状；子房球状卵形，花柱明显，柱头盘状。果球形，熟时黑紫色。

【分　　布】 广西各地有分布。

【采集加工】 秋季采挖根部，洗去泥土，晒干。

【药材性状】 根略呈圆柱形，稍弯曲，有分枝，直径 1.5~3cm。表面灰黄色至灰褐色，有纵皱纹及须根痕。质坚硬，不易折断。断面皮部较薄，木部较宽广，浅黄色，可见放射状纹理及多数不规则环纹。气微，味先苦后甜。

【功效主治】 清热解毒，生津止渴，散瘀消肿。主治感冒，头痛，眩晕，热病烦渴，痧气，热泻，肺痈，百日咳，咽喉肿痛，痔血，淋病，疔疮肿毒，跌打损伤。

【用法用量】 内服：煎汤，30~60g。外用：适量，捣敷。

　　附：岗梅叶

　　发表清热，消肿解毒。主治感冒，跌打损伤，痈肿疔疮。 内服：煎汤，鲜品 30~60g。外用：适量，捣敷。

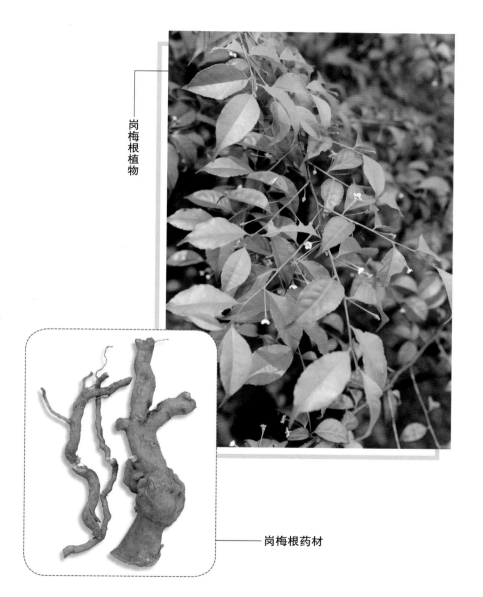

岗梅根植物

岗梅根药材

秃叶黄柏

【别　　名】　黄皮、黄檗皮、台湾黄檗、峨眉黄皮树、云南黄皮树、镰刀叶黄皮树。

【来　　源】　为芸香科植物秃叶黄皮树 *Phellodendron chinensis* Schneid.var.*glabriusculum* Schneid. 的树皮。

【植物形态】　落叶乔木。树皮外层灰褐色，表面有纵裂纹和椭圆形的皮孔，内皮黄色；嫩枝通常暗红褐色或紫棕色。叶对生，单数羽状复叶，小叶 7~15 片，有短柄，叶片有不甚明显的小腺点，卵形至披针形，长 7~13cm，宽 3~6cm，先端渐尖，基部广楔形或近圆形，通常两侧不等，上面暗绿色，仅中脉被短毛，下面淡绿色，有甚小的棕色鳞片状体，边缘浅波状或有浅裂齿或全缘。花序圆锥形，花单性，雌雄异株；萼片 5，卵形；花瓣 5，长圆形；雄花的雄蕊 5，超出花瓣之外甚多；雌花退化，雄蕊短小，雌花 1；子房上位；浆果状核果球形，熟后紫黑色。

【分　　布】　广西主要分布于全州、资源、龙胜、兴安、融水、金秀、罗城。

【采集加工】　3~6 月采收。选 10 年生以上的树，轮流剥取部分树皮，除去粗皮，晒干。

【药材性状】　皮呈圆筒状或浅槽状，长短不一，厚 2~5mm。外表面黄褐色，较平坦，具纵沟纹，有的可见皮孔痕及残存的灰褐色粗皮；内表面暗黄色或黄棕色，具细密的纵棱纹。体轻，质硬，断面纤维性，呈裂片状分层，深黄色。气微，味极苦，嚼之有黏性。

【功效主治】　清热燥湿，泻火除蒸，解毒疗疮。主治湿热泻痢，黄疸，带下，热淋，脚气，痿躄，骨蒸劳热，盗汗，遗精，疮疡肿毒，湿疹瘙痒。盐黄柏滋阴降火，用于阴虚火旺，盗汗骨蒸。

【用法用量】　内服：煎汤，3~12g。外用：适量。

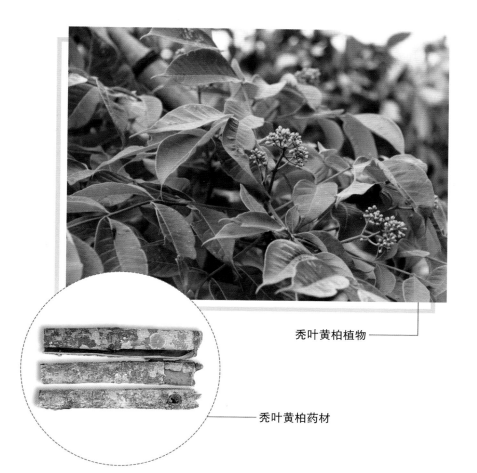

秃叶黄柏植物

秃叶黄柏药材

牡 荆

【别　　名】 小荆实、牡荆实、荆条果、黄荆子、铺香、午时草、土常山、蚊香草。

【来　　源】 为马鞭草科植物牡荆 *Vitex negundo* L. var. *cannabifolia*（Sieb. et Zucc.）Hand.-Mazz. 的叶。

【植物形态】 落叶灌木或小乔木。多分枝，具香味。小枝四棱形，绿色，被粗毛，老枝褐色，圆形。掌状复叶。对生；小叶5，稀为3，中间一枚最大；叶片披针形或椭圆状披针形，长4~9cm，宽1.4~3.5cm，基部楔形，边缘具粗锯齿，先端渐尖，表面绿色，背面淡绿色，通常被柔毛。圆锥花序顶生；花萼钟状，先端5齿裂；花冠淡紫色，先端5裂，二唇形。果实球形，黑色。

【分　　布】 广西主要分布于南宁、梧州、防城、钦州、合浦等地。

【采集加工】 秋季采收，除去杂质，晒干。

【药材性状】 叶为掌状复叶，多皱缩，卷曲，展平后小叶3~5枚，中间3小叶披针形，基部楔形，先端长尖，边缘有粗锯齿；两侧小叶略小，卵状披针形。上表面灰褐色或黄褐色，下表面黄褐色，被稀疏毛。羽状脉于背面隆起。总叶柄密被黄色细毛。气特异，味微苦。

【功效主治】 解表化湿，祛痰平喘，解毒。主治伤风感冒，咳嗽气喘，胃痛，暑湿泻痢，风疹瘙痒，脚癣。

【用法用量】 内服：煎汤，9~15g，鲜者可用至30~60g；或捣汁饮。外用：适量，捣敷；或煎水熏洗。

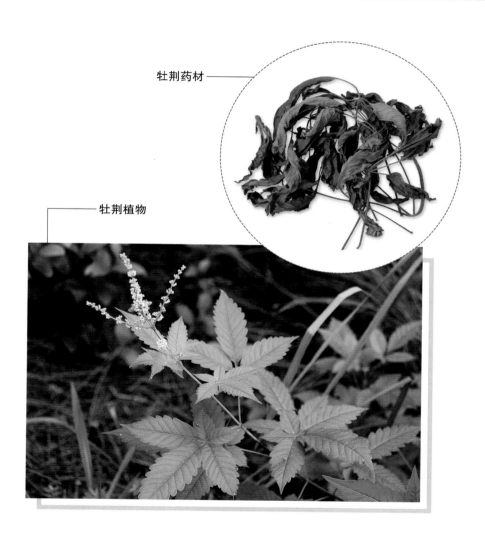

牡荆药材

牡荆植物

牡 蒿

【别　　名】 齐头蒿、水辣菜、布菜、土柴胡、猴掌草、流尿蒿、臭艾、碗头青。

【来　　源】 为菊科植物牡蒿 *Artemisia japonica* Thunb. 的全草。

【植物形态】 草本。根状茎粗壮。茎直立，常丛生，上部的分枝被微柔毛或近无毛。下部叶倒卵形或宽匙形，长 3~8cm，宽 1~2.5cm，下部渐狭，有条形假托叶，上部有齿或浅裂；中部叶匙形，长 2.5~4.5cm，宽 0.5~2cm，上端有 3~5 枚浅裂片或深裂片，每裂片上端有 2~3 枚小锯齿或无；上部叶近条形，三裂或不裂；苞片叶长椭圆形、披针形，先端不裂或偶有浅裂。头状花序多数，卵球形或近球形，于分枝端排成复总状，有短梗及条形苞叶；总苞球形或长圆形；总苞片 3~4 层，边缘宽膜质；雌花 3~8 朵，内层为两性花 5~10 朵，不育。瘦果小，倒卵形。

【分　　布】 广西分布于全区各地。

【采集加工】 夏、秋季采收全草，晒干或鲜用。

【药材性状】 茎圆柱形，直径 0.1~0.3cm，表面黑棕色或棕色；质坚硬，折断面纤维状，黄白色，中央有白色疏松的髓。残留的叶片黄绿色至棕黑色，多破碎不全，皱缩卷曲，质脆易脱。可见黄绿色花序，种子数枚，长椭圆形褐色。气香，味微苦。

【功效主治】 清热凉血，解毒。主治夏季感冒，肺痨潮热，咯血、衄血、便血、崩漏、带下、黄疸、丹毒。

【用法用量】 内服：煎汤，10~15g；鲜品加倍。外用：适量，煎水洗；或鲜品捣烂敷。

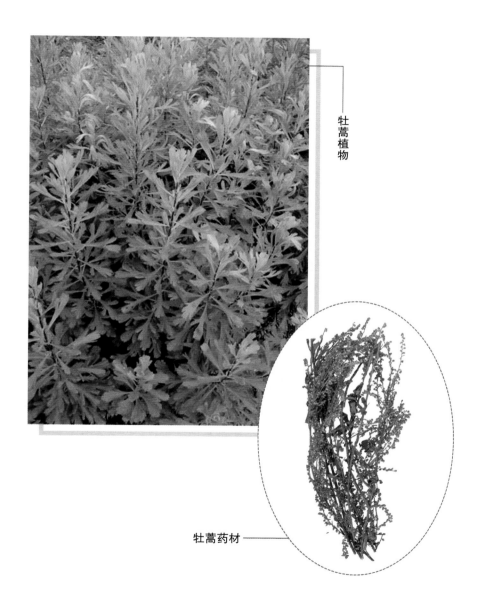

牡蒿植物

牡蒿药材

何首乌

【别　　名】 地精、山精、血娃娃、铁秤砣、赤首乌、山首乌、首乌、九真藤。

【来　　源】 为蓼科植物何首乌 *Polygonum multiflorum* Thunb. 的块根。

【植物形态】 缠绕藤本。根细长，末端成肥大的块根，外表红褐色至暗褐色。茎基部略呈木质，中空。叶互生；具长柄；托叶鞘膜质，褐色；叶片狭卵形或心形，长 4~8cm，宽 2.5~5cm，先端渐尖，基部心形或箭形，全缘或微带波状，上面深绿色，下面浅绿色，两面均光滑无毛。圆锥花序。小花梗具节，基部具膜质苞片；花小，花被绿白色，5 裂，大小不等，外面 3 片的背部有翅；雄蕊 8，不等长，短于花被；雌蕊 1，柱头 3 裂，头状。瘦果椭圆形，有 3 棱，黑色，光亮，外包宿存花被，花被具明显的 3 翅。

【分　　布】 广西主要分布于南宁、武鸣、崇左、那坡、百色、乐业、南丹、平乐、富川、钟山、贺州、昭平、藤县。

【采集加工】 春、秋二季采挖，洗净，个大的切块，晒干。生用或用黑豆汁制。

【药材性状】 块根纺锤形或团块状，略弯曲，长 5~15cm，直径 4~10cm。表面红棕色或红褐色，凹凸不平，有不规则的纵沟和致密皱纹，并有横长皮孔及细根痕。质坚硬，不易折断。断面淡黄棕色或淡红棕色，粉性，皮部有类圆形的异型维管束环状排列，中央木部较大，有的呈木心。气微，味微苦而甘涩。

【功效主治】 养血滋阴，润肠通便，截疟，祛风，解毒。主治血虚头昏目眩、心悸、失眠，肝肾阴虚之腰膝酸软、须发早白、耳鸣、遗精、肠燥便秘，久疟体虚，风疹瘙痒，疮痈，瘰疬，痔疮。

【用法用量】 内服：煎汤，10~20g；熬膏、浸酒或入丸、散。外用：适量，煎水洗，研末撒；或调涂。

附：夜交藤（首乌藤）

养心，安神，通络，祛风。主治失眠，劳伤，多汗，血虚身痛，痈疽，瘰疬，风疮疥癣。内服：煎汤，10~20g。外用：煎水洗或捣敷。

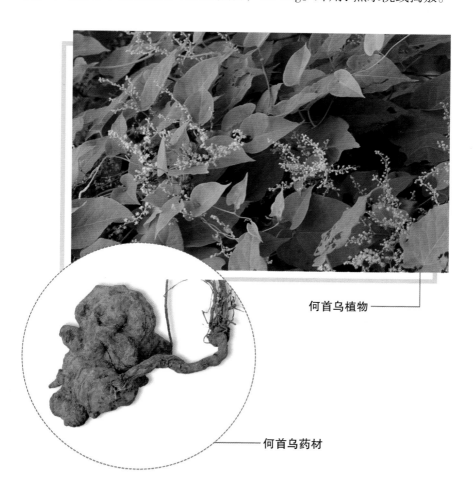

何首乌植物

何首乌药材

皂 荚

【别　　名】 长皂夹、皂角、大皂夹、大皂角。

【来　　源】 为豆科植物皂荚 *Gleditsia sinensis* Lam. 的果实。

【植物形态】 乔木。刺粗壮，通常分枝，圆柱形。小枝无毛。一回偶数羽状复叶，长 12~18cm；小叶 6~14 片，长卵形、长椭圆形至卵状披针形，长 3~8cm，宽 1.5~3.5cm，先端钝或渐尖，基部斜圆形或斜楔形，边缘有细锯齿，无毛。花杂性，排成腋生的总状花序；花萼钟状，有 4 枚披针形裂片；花瓣 4，白色；雄蕊 6~8；子房条形，沿缝线有毛。荚果条形，微厚，黑棕色，被白色粉霜。

【分　　布】 广西主要分布于阳朔。

【采集加工】 采摘果实后，晒干即可。

【药材性状】 果实略弯曲，长 15~20cm，宽 2~3.5cm，厚 0.8~1.5cm；表面深紫棕色至黑棕色，被灰色粉霜，种子所在处隆起，有短果柄或果柄痕，两侧有明显的纵棱线；质硬，果皮断面黄色，纤维性。种子多数，扁椭圆形，黄棕色，光滑。气特异，有强烈刺激性，粉末嗅之有催嚏性，味辛辣。

【功效主治】 祛顽痰，开窍通闭，祛风杀虫，散结消痈。主治顽痰咳喘，中风，癫痫，疮痈疔肿未溃，癣症。

【用法用量】 内服：煎汤，1.5~5g；焙焦研末服，1~1.5g。外用：适量，研末调敷。

附：皂角刺

拔毒，消肿，溃脓，下乳。主治疮疖痈肿，恶疮，痰核，产后乳汁不下。内服：煎汤，3~9g；或入丸、散，1~1.5g。外用：研末调敷。

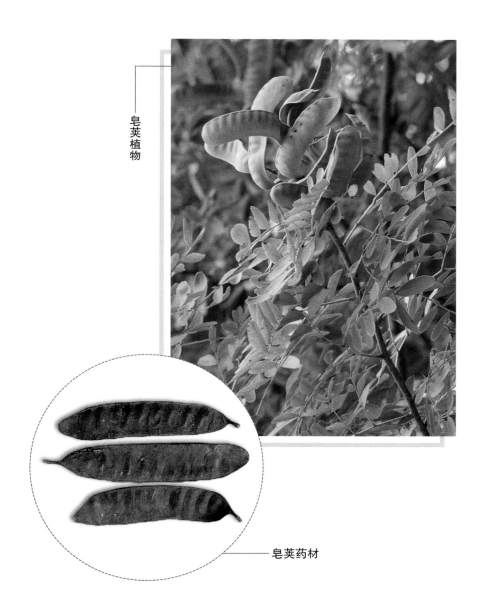

皂荚植物

皂荚药材

佛 手

【别　　名】　金佛手、金华佛手、九爪木、五指柑。

【来　　源】　为芸香科植物佛手 *Citrus medica* L. var. *sarcodactylis*（Noot.）Swingle 的果实。

【植物形态】　常绿小乔木或灌木。枝有短硬棘刺，带紫红色。叶互生；具短柄，无叶翼或略有痕迹，与叶片间无明显关节；叶片长圆形或倒卵状长圆形，长 8~15cm，宽 3.5~6.5cm，先端钝或有时凹缺，基部宽楔形，边缘有锯齿，具半透明的油腺点。总状花序，花生于叶腋；两性花或因雌蕊退化成雄花，花萼浅杯状，上端 5 浅裂；花瓣 5，内面白色，外面淡紫色；雄蕊 30~60；雌蕊 1，子房 10~13 室，每室有胚珠多数，花柱肥大，宿存，柱头头状。果长圆形，先端分裂如拳或张开如指，果皮粗糙或平滑，熟时柠檬黄色，芳香、瓤囊小。种子卵圆形，表面平滑。

【分　　布】　广西各地多有栽培。

【采集加工】　采摘果实后，置席上翻晒，日光不可太烈，晒干即可。

【药材性状】　果实圆形或长圆形，直径 3~10cm。横切面边缘略呈波状，外果皮黄绿色或浅橙黄色，散有凹入的油点；中果皮厚1.5~3.5cm，黄白色，较粗糙，有不规则的网状凸起。瓤囊 11~16 瓣，有时可见棕红色皱缩的汁胞残留；种子 1~2 颗。中轴明显。质柔韧。气清香，味微甜而苦辛。

【功效主治】　疏肝理气，和胃化痰。主治肝气郁结之胁痛、胸闷，肝胃不和、脾胃气滞之脘腹胀痛、嗳气、恶心，久咳痰多。

【用法用量】　内服：煎汤，3~10g；或泡茶饮。

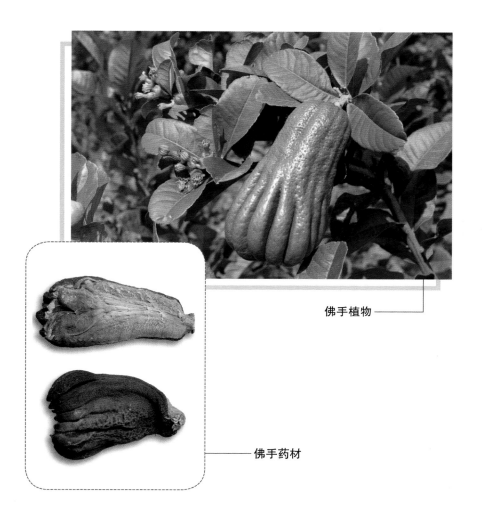

佛手植物

佛手药材

佛手瓜

【别　　名】 梨瓜、洋丝瓜、拳头瓜、合掌瓜、福寿瓜、隼人瓜、菜肴梨。

【来　　源】 为葫芦科植物佛手瓜 *Sechium edule*（Jacq.）Swartz 的果实。

【植物形态】 藤本。根块状，茎攀援。卷须粗壮，分3~5叉；叶片膜质，长宽均为10~20cm，基部弯缺较深，上面粗糙，下面有短柔毛，全缘或有小齿。雌雄同株；雄花生于总花梗的上部成总状花序，雌花单生或双生；花托短；花冠辐状，裂片卵状披针形，有5脉；雄蕊3，花丝合生，花药分离，药室"S"形折曲；子房1室，仅具1枚下垂胚珠。果实淡绿色，倒卵形，有5条纵沟，具1枚种子，种子卵形，压扁状。

【分　　布】 广西有栽培。

【采集加工】 秋季果实成熟时采摘，切片晒干或鲜用。

【药材性状】 果实极度皱缩，表面呈红黑色，基部小，端部大，有韧性，不易折断。切片中央白色。气微，味微甘。

【功效主治】 疏肝理气，和胃化痰。主治肝气郁结之胁痛，胸闷，肝胃不和、脾胃气滞之脘腹胀痛，嗳气，恶心，咳嗽痰多。

【用法用量】 内服：煎汤，3~10g；或泡茶饮。

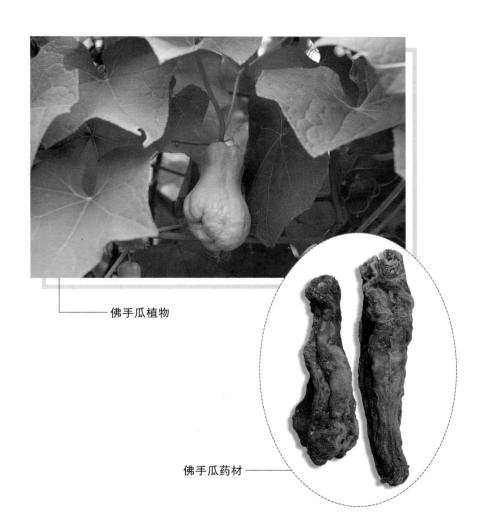

佛手瓜植物

佛手瓜药材

佛甲草

【别　　名】 马牙半支、佛指甲、铁指甲、猪牙齿、土三七、尖叶小石指甲、鼠牙半枝莲。

【来　　源】 为景天科植物佛甲草 *Sedum lineare* Thunb. 的茎、叶。

【植物形态】 肉质草本。根多分枝，须根状。茎纤细倾卧，着地部分节节生根。叶 3~4 片轮生，少数对生或互生；近无柄；叶片条形至披针形，长 2~2.5cm，宽约 2mm，质肥厚，先端钝尖，基部有短距。聚伞花序，顶生，有 2~3 分枝；花细小，疏生，无梗；萼片 5，线状披针形，不等长；花瓣 5，黄色，长圆状披针形，先端急尖，基部渐狭；雄蕊 10，2 轮，均较花瓣短；鳞片 5，宽楔形至四方形，上端截形或微缺；心皮 5，开展。蓇葖果，成熟时呈五角星状。种子细小，卵圆形，具小乳状凸起。

【分　　布】 广西主要分布于南宁、武鸣、隆安等地。

【采集加工】 秋、冬季采收，洗净，切段，晒干。

【药材性状】 茎弯曲，直径约 1mm；表面淡褐色至棕褐色，有明显的节，偶有残留的不定根。叶轮生，无柄；叶片皱缩卷曲，多脱落，展平后呈条形或条状披针形，长 1~2cm，宽约 1mm。聚伞花序顶生；花小，浅棕色。果为蓇葖果。气微，味淡。

【功效主治】 清热解毒，利湿，止血。主治目赤肿痛，咽喉肿痛，热毒痈肿，疔疮，丹毒，缠腰火丹，烫火伤，黄疸，湿热泻痢，外伤出血，便血，崩漏。

【用法用量】 内服：煎汤 9~15g，鲜品 20~30g；或捣汁。外用：适量，鲜品捣敷；或捣汁含漱、点眼。

佛甲草药材

佛甲草植物

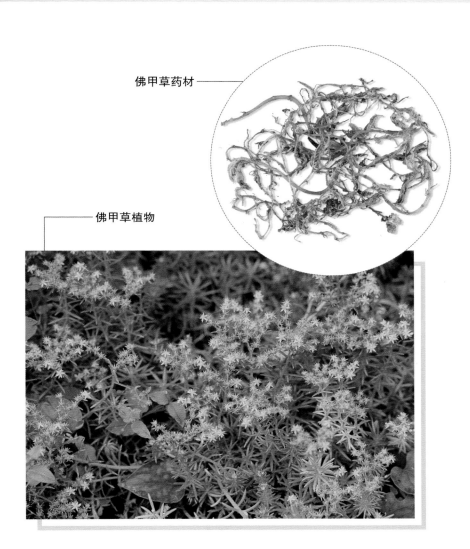

伽蓝菜

【别　　名】 青背天葵、鸡爪三七、五爪三七、假川连、五爪田七、高凉菜、土三七。

【来　　源】 为景天科植物伽蓝菜 *Kalanchoe laciniata*（L.）DC. 的全草。

【植物形态】 肉质草本。粗壮，少分枝，全株蓝绿老枝变红，无毛。叶对生；叶片三角状卵形或长圆状倒卵形，长 8~15cm；中部叶羽状深裂，叶片条形或条状披针形，边缘有浅锯齿或浅裂；顶生叶较小，披针形。聚伞花序圆锥状或伞房状，顶生；苞片线形；萼片 4 深裂，线状披针形；花冠高脚碟状，黄色或橙红色，花冠管伸出花萼外，膜质，裂片急尖；雄蕊 8，2 轮，花丝短，着生在花冠管喉部；鳞片 4，线形；心皮 4，披针形。蓇葖果，长圆形。种子多数。

【分　　布】 广西有栽培。

【采集加工】 全年均可采，多鲜用。

【药材性状】 全草常不规则弯曲，暗棕色或紫棕色。基部具根数条。茎圆柱形，有纵棱，质脆，易折断。叶对生，叶片皱缩，展平多呈条形或条状披针形。质脆，易碎。气微，味微苦。

【功效主治】 散瘀止血，清热解毒。主治跌打损伤，扭伤，外伤出血，咽喉疼痛，烧烫伤，湿疹，痈疮肿毒，毒蛇咬伤。

【用法用量】 内服：煎汤，10~15g。外用：适量，捣敷；或捣汁涂。

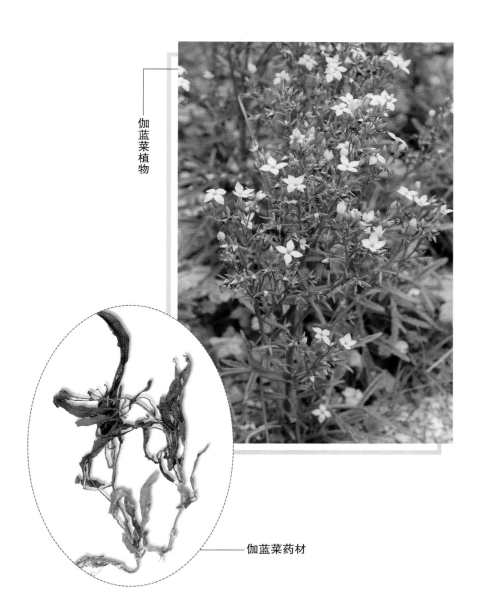

伽蓝菜植物

伽蓝菜药材

余甘子

【别　　名】 牛甘子、喉甘子、鱼木果、油甘子。

【来　　源】 为大戟科植物余甘子 *Phyllanthus emblica* L. 的果实。

【植物形态】 落叶小乔木或灌木。树皮灰白色。叶互生于细弱的小枝上，2列，密生，极似羽状复叶；近无柄；落叶时整个小枝脱落；托叶线状披针形；叶片长方线状或线状长圆形，长1~2cm，宽3~5mm。花簇生于叶腋，花小，黄色；单性，雌雄同株；每花簇有1朵雌花，花萼5~6，无花瓣；雄花花盘有6个极小的腺体，雄蕊3，合生成柱；雌花花盘杯状，边缘撕裂状，子房半藏其中。果实肉质，圆而略带6棱，初为黄绿色，成熟后呈赤红色，味先酸涩而后回甜。

【分　　布】 广西主要分布于南宁、百色等地。

【采集加工】 秋季果实成熟后采摘，晾干。

【药材性状】 果实球形或扁球形，直径1.2~2cm。表面棕褐色至墨绿色，有淡黄色颗粒状凸起，具皱纹及不明显的6棱，果肉厚1~4mm。质硬而脆。内果皮白色，硬核样，表面略有6棱，背缝线的偏上部有数条维管束，干后裂成6瓣。气微，味酸涩，回甜。

【功效主治】 清热利咽，润肺化痰，生津止渴。主治感冒发热，咽痛，咳嗽，烦热口渴，高血压。

【用法用量】 内服：煎汤，15~30g；或鲜品取汁。

附：余甘子叶

清热解毒，利湿消肿。主治口疮，疔疮，湿疹，皮炎，水肿，跌打损伤。内服：煎汤，15~30g。外用：适量，捣敷；或煎水洗。

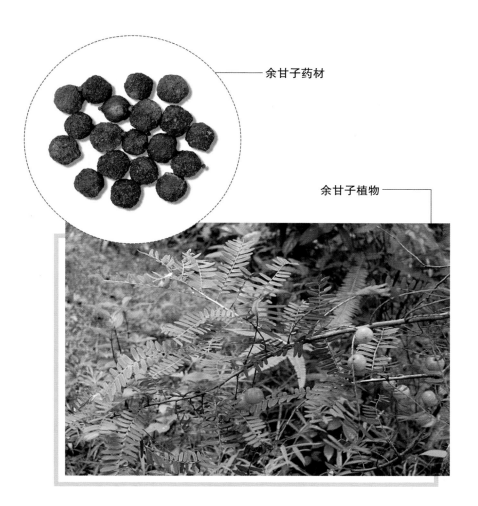

余甘子药材

余甘子植物

谷 芽

【别　　名】白米、粳粟米、稻米、稻谷、谷子、硬米。

【来　　源】为禾本科植物稻 *Oryza sativa* L. 发芽的果实。

【植物形态】草本。秆直立，丛生。叶鞘无毛，下部长于节间；叶舌膜质而较硬，披针形，基部两侧下延与叶鞘边缘相结合，幼时具明显的叶耳；叶片扁平，披针形至条状披针形，长 30~60cm，宽 6~15mm。圆锥花序疏松，成熟时向下弯曲，分枝具角棱，常粗糙；小穗长圆形，两侧压扁，含 3 小花，下方两小花退化仅存极小的外稃而位于一两性小花之下；颖极退化，在小穗柄之顶端呈半月形的痕迹；退化外稃长 3~4mm，两性小花外稃，有 5 脉，常具细毛，有芒或无芒，内稃 3 脉，亦被细毛；鳞被 2，卵圆形；雄蕊 6；花柱 2 枚，筒短，柱头帚刷状，自小花两侧伸出。颖果平滑。

【分　　布】广西全区均有栽培。

【采集加工】将稻谷用水浸泡后，保持适宜的温度、湿度，待须根长至约 1cm 时，干燥。

【药材性状】干燥的谷芽，呈长椭圆形而扁，两端略尖，长 7~9mm，宽 3~4mm，外稃包围果实，表面黄色，坚硬，具短细毛，有脉 5 条。基部有白色线形的浆片 2 枚，其中由一个浆片的内侧伸出 1~3 条淡黄色弯曲的须根（初生根）。剥去外稃，内含白米 1 粒，质坚，断面白色，有粉性。气无，味微甘。

【功效主治】消食化积，健脾开胃。主治食积停滞，胀满泄泻，脾虚少食，脚气水肿。

【用法用量】内服：煎汤，10~15g，大剂量 30g；或研末。

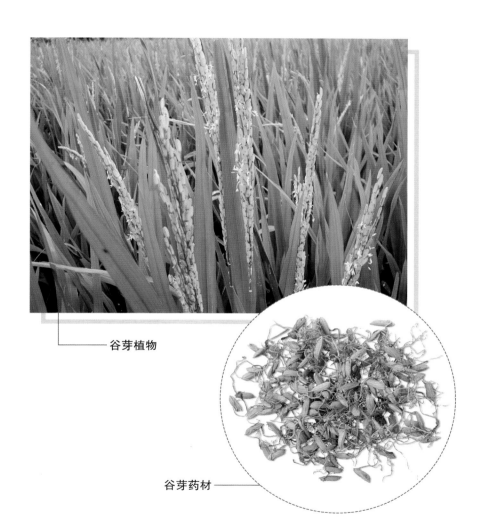

谷芽植物

谷芽药材

谷沙藤

【别　　名】　斑沙藤、藤葡蟠、黄皮藤、剥皮藤、构皮麻、乳藤草、葡蟠根。

【来　　源】　为桑科植物藤构 Broussonetia kaempferi Sieb. var. australis Suzuki 的根。

【植物形态】　落叶灌木。枝显著地伸长而呈蔓生，有乳汁。单叶互生；叶片卵形或卵状椭圆形，长 3~13cm，宽 2~5cm，先端渐尖，基部心形或近心形，有 2~3 个乳头状腺体，不裂或 2~3 深裂，上面绿色，被伏毛或近无毛，下面淡绿色，被细柔毛，边缘有细锯齿；基出脉 3 条。花单性，雌雄同株；雄花序为圆柱状葇荑花序；雄花花被 4 裂；雄蕊 4；雌花序为头状；雌花具短梗或近无梗，花被管先端有 2~3 锐齿；子房倒卵形，花柱近侧生，柱头线形。聚花果球形，肉质，成熟时红色。小核果椭圆形，表面有疣。

【分　　布】　广西各地有分布。

【采集加工】　4~11 月采挖，洗净，切片，晒干或鲜用。

【药材性状】　根圆柱形，直径 0.5~6cm，表面深棕色至黄色，具浅皱纹及支根，皮孔呈横向凸起，狭长，鲜黄色或黄褐色。难折断，横断面栓皮厚，皮部浅黄绿色，木部浅黄色，可见同心性环纹及密集的小孔。质柔韧。气微，嚼之唾液为黄色。

【功效主治】　祛风除湿，散瘀消肿。主治风湿痹痛，痢疾，黄疸，水肿，痈疖。

【用法用量】　内服：煎汤，30~60g。

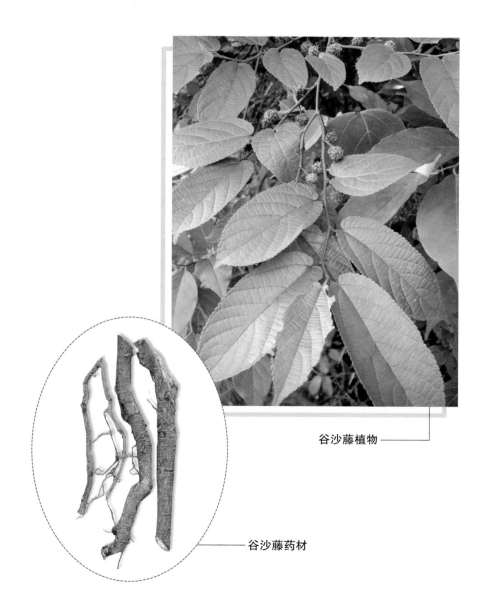

谷沙藤植物

谷沙藤药材

谷精草

【别　　名】　耳朵刷子、挖耳朵草、珍珠草、鼓槌草、衣钮草、谷精珠。

【来　　源】　为谷精草科植物谷精草 *Eriocaulon buergerianum* Koern. 的带花茎的头状花序。

【植物形态】　草本。叶簇生，线状披针形，长 8~18cm，中部宽 3~4mm，先端稍钝，无毛，花茎多数，簇生，鞘部筒状，上部斜裂；头状花序半球形，总苞片倒卵形，苞片膜质，楔形，于背面的上部及边缘密生白色棍状短毛；花单性，生于苞片腋内，雌雄花生于同一花序上，有短花梗；雄花少数，生于花序中央，萼片愈合成佛焰苞状，倒卵形，侧方开裂。先端 3 浅裂，边缘有短毛；花瓣连合成倒圆锥形的管，先端 3 裂，裂片卵形，上方有黑色腺体 1 枚，雄蕊 6，花药圆形，黑色；雌花多数，生于花序周围，几无花梗，花瓣 3，离生，匙状倒披针形，上方的内面有黑色腺体 1 枚，质厚；子房 3 室，各室具 1 胚珠。蒴果 3 裂。

【分　　布】　广西主要分布于资源、阳朔、岑溪。

【采集加工】　秋季采收，将花序连同花茎拔出，晒干。

【药材性状】　头状花序呈半球形，直径 4~5mm；底部有苞片层层紧密排列，苞片淡黄绿色，有光泽，上部边缘密生白色短毛；花序顶部灰白色。揉碎花序，可见多数黑色花药及细小黄绿色未成熟的果实。花茎纤细，淡黄绿色，有数条扭曲的棱线。质柔软。无臭，味淡。

【功效主治】　发散风热，明目退翳。主治目翳，雀盲，头痛，齿痛，喉痹，鼻衄。

【用法用量】　内服：煎汤，15~20g；或入丸、散。外用：适量，烧存性研末撒。

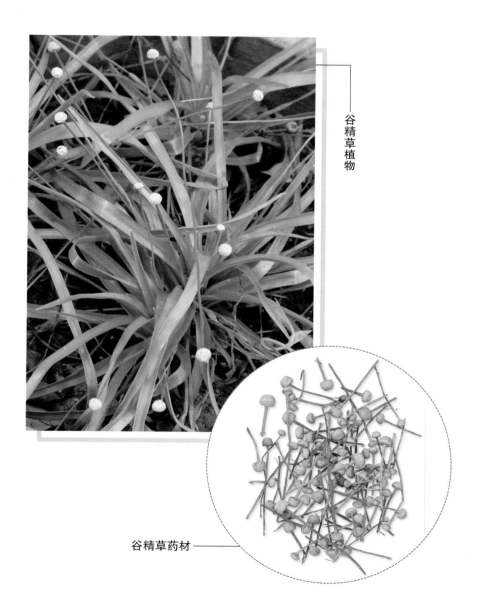

谷精草植物

谷精草药材

含 笑

【别　　名】 茶连木、香蕉花、含笑梅、笑梅。

【来　　源】 为木兰科植物含笑花 *Michelia figo*（Lour.）Spreng. 的花蕾。

【植物形态】 常绿灌木。树皮灰褐色，分枝很密。芽、幼枝、花梗和叶柄均密生黄褐色绒毛。叶革质，狭椭圆形或倒卵状椭圆形，长4~10cm，宽1.8~4cm，先端渐尖或尾状渐尖，基部楔形，全缘，上面有光泽，无毛，下面中脉上有黄褐色毛，托叶痕长达叶柄顶端。花单生于叶腋，淡黄色而边缘有时红色或紫色，芳香；花被片6，长椭圆形；雄蕊药隔顶端急尖。聚合果蓇葖状卵圆形或圆形，顶端有短喙。

【分　　布】 广西主要分布于融水、全州。广西各地有栽培。

【采集加工】 春季花尚未开放时采摘，晾干。

【药材性状】 花蕾椭圆形，长12~20mm，宽6~11mm，淡黄色而边缘有时红色或紫色，具甜浓的芳香。苞片外表面密被灰白色或灰褐色绒毛。雄蕊和雌蕊多数，螺旋状排列。基部常具短梗，密被黄褐色绒毛。体轻，质脆。气芳香，味稍苦。

【功效主治】 活血祛瘀。主治月经不调。

【用法用量】 内服：煎汤，10~15g。

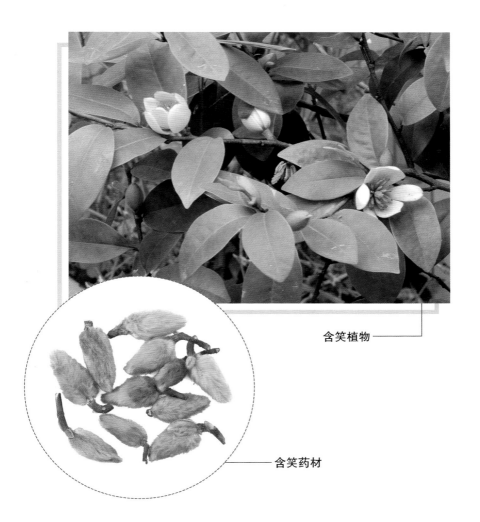

含笑植物

含笑药材

含羞草

【别　　名】　知羞草、怕羞草、喝呼草、惧内草、怕丑草、望江南、感应草。

【来　　源】　为豆科植物含羞草 *Mimosa pudica* L. 的全草。

【植物形态】　披散半灌木状草本。有散生、下弯的钩刺及倒生刚毛。叶对生，羽片常 4；托叶披针形，有刚毛。小叶 10~20 对，触之即闭合而下垂；小叶片线状长圆形，长 8~13mm，先端急尖，基部近圆形，略偏斜，边缘有疏生刚毛。头状花序具长梗；花小，淡红色；苞片线形，边缘有刚毛；萼漏斗状，极小，短齿裂；花冠钟形，上部 4 裂，裂片三角形，外面有短柔毛；雄蕊 4，基部合生，伸出花瓣外；子房有短柄，花柱丝状，柱头小。荚果扁平弯曲，先端有喙，有 3~4 节，每节有 1 颗种子，荚果边缘波状，具刺毛，成熟时荚节脱落。种子阔卵形。

【分　　布】　广西各地有分布。

【采集加工】　秋，冬季采收，洗净，切段，晒干。

【药材性状】　茎枝圆柱形，直径 0.5~1cm，表面棕黄至棕褐色，被钩刺及倒生刚毛。偶数羽状复叶，小叶线状长圆形，长 0.8~1.3cm，边缘有疏生刚毛。头状花序，淡红色，具长梗。气微，味淡。

【功效主治】　凉血解毒，清热利湿，镇静安神。主治劳伤咯血，鼻衄，血尿，感冒，小儿高热，支气管炎，肝炎，胃炎，肠炎，结膜炎，泌尿系结石，水肿，失眠，疮疡肿毒，带状疱疹，跌打损伤。

【用法用量】　内服：煎汤，15~30g，鲜品 30~60g；或炖肉。外用：适量，捣敷。

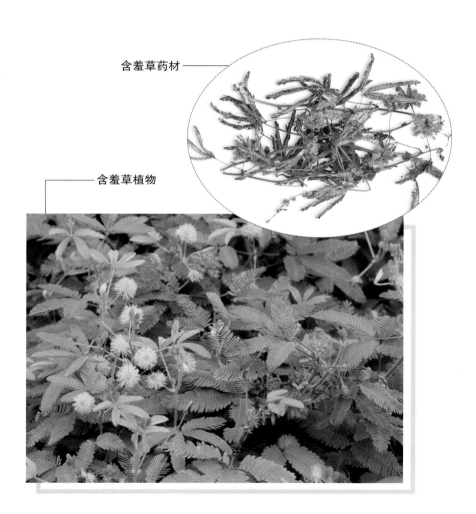

含羞草药材

含羞草植物

迎春花

【别　　名】 金腰带花、清明花、金梅花。

【来　　源】 为木犀科植物迎春花 *Jasminum nudiflorum* Lindl. 的花。

【植物形态】 落叶灌木，直立或匍匐。小枝四棱形，棱上多少具狭翼。叶对生，三出复叶，小枝基部常具单叶；叶轴具狭翼；小叶片卵形、长卵形或椭圆形，长 1~3cm，先端锐尖或钝，具短尖头，基部楔形，叶缘反卷；顶生小叶片较大，无柄或基部延伸成短柄，侧生小叶片无柄或基部延伸成短柄；单叶，卵形或椭圆形。花单生于小枝的叶腋，稀生于小枝顶端；苞片小叶状，披针形、卵形或椭圆形；花萼绿色，裂片 5~6 枚，窄披针形，先端锐尖；花冠黄色，花冠管向上渐扩大，裂片 5~6 枚，长圆形或椭圆形，先端锐尖或圆钝；雄蕊 2，着生于花冠筒内；子房 2 室。

【分　　布】 广西全区均有栽培。

【采集加工】 春季花开时采摘，拣去杂质，晒干。

【药材性状】 花皱缩成团，展开后，可见狭窄的黄绿色叶状苞片；萼片 5~6 枚，条形或长圆状披针形，与萼筒等长或较长。花冠棕黄色，直径约 2cm。花冠筒长 1~1.5cm，裂片通常 6 枚，倒卵形或椭圆形，约为冠筒长的 1/2。气清香，味微涩。

【功效主治】 清热解毒，活血消肿。主治发热头痛，咽喉肿痛，小便热痛，恶疮肿毒，跌打损伤。

【用法用量】 内服：煎汤，10~15g；或研末。外用：适量，捣敷；或调麻油搽。

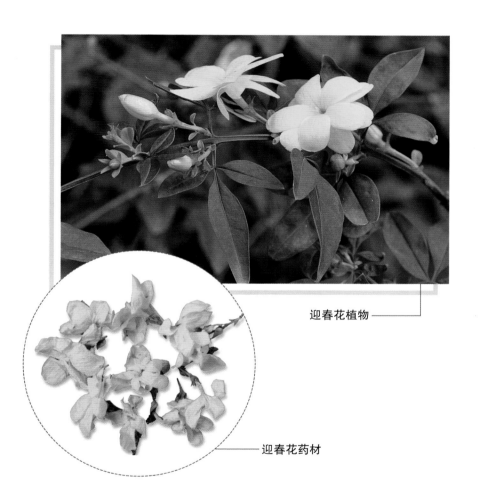

迎春花植物

迎春花药材

冷饭团

【别　　名】　大钻、臭饭团、过山龙藤。

【来　　源】　为木兰科植物黑老虎 Kadsura coccinea（Lem.）A. C. Smith 的根。

【植物形态】　常绿攀援灌木。叶互生，长椭圆形至卵状披针形，长 8~17cm，宽 3~6~8cm，先端尖，基部楔形至钝形，全缘，革质，近无毛，侧脉每边 6~7 条。花红色或黄色带红色，单性，雌雄同株，单生于叶腋；雄花花被 10~16 片，最外的最小，卵形，最大的长椭圆形至卵状椭圆形，雄蕊 14~48，2~5 轮排列；雌花花被与雄花相似，雌蕊群卵形至近球形，心皮 50~80，5~7 轮排列。聚合果近球形，熟时红色或黑紫色。

【分　　布】　广西各地均有分布。

【采集加工】　全年可采，洗净，晒干备用。

【药材性状】　根圆柱形，略扭曲，直径 1~4cm。表面深棕色至灰黑色，有多数纵皱纹及横裂纹，弯曲处裂成横沟。质坚韧，不易折断，断面粗纤维性，栓皮深棕黑色，皮部宽厚，棕色，易剥离，嚼之有生番石榴味。木质部浅棕色，质硬，密布导管小孔。气微香，味微甘、后微辛。

【功效主治】　行气止痛，散瘀通络，利湿消肿，舒筋活血。主治胃痛，风湿麻木，尿路感染，泌尿系结石，肾炎水肿，跌打损伤，痛经，产后瘀血腹痛，疝气，痢疾。

【用法用量】　内服：煎汤，9~15g。外用：煎水洗。

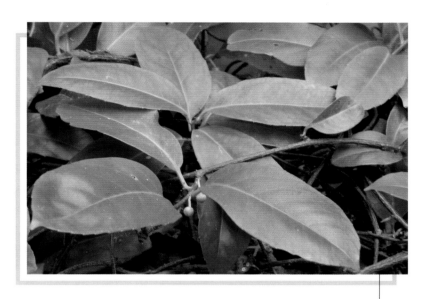

冷饭团植物

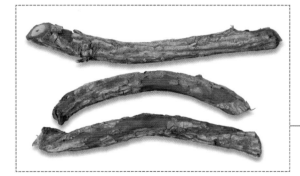

冷饭团药材

辛 夷

【别　　名】 木笔花、望春花、木兰、紫玉兰、白玉兰、二月花、广玉兰。

【来　　源】 为木兰科植物紫花玉兰 *Magnolia liliflora* Desr. 的花蕾。

【植物形态】 落叶大灌木。树皮灰白色。单叶互生，椭圆形或倒卵状椭圆形，长 10~18cm，宽 6~10cm，先端渐尖，基部楔形，全缘。春季花先于叶开放或长叶时开放，单生于枝顶，大型，钟状，芳香；苞片 2~3 层，每层 2 片，两层苞片间有小鳞芽，苞片外表面密被灰白色长茸毛，内表面棕褐色。花被片 9,3 轮，棕褐色，外轮花被片条形，呈萼片状；雄蕊多数，螺旋状着生于花托下部，花丝扁平，花药线形；雌蕊多数，螺旋状着生于花托上部；花萼 3，花瓣 6，外面紫色，内面稍带白色，雌雄蕊均多数，螺旋状排列。蓇葖果，长圆形。种子有红色的外种皮。

【分　　布】 广西全区均有栽培。

【采集加工】 早春花蕾未开放时采收，剪去花梗，文火烘干或晒干。

【药材性状】 花蕾长卵形，似毛笔头，长 1.2~2.5cm，直径 0.8~1.5cm。基部常具木质短梗，梗上有类白色点状皮孔。苞片 2~3 层，每层 2 片，两层苞片间有小鳞芽，苞片外表面密被灰白色长茸毛，内表面棕褐色。花被片 9,3 轮，棕褐色，外轮花被片条形，呈萼片状。体轻，质脆。气芳香，味辛凉而稍苦。

【功效主治】 散风寒，通鼻窍。主治风寒感冒之头痛、鼻塞、流涕、鼻渊。

【用法用量】 内服：煎汤，3~10g，宜包煎；或入丸、散。外用：适量，研末搐鼻；或以其蒸馏水滴鼻。

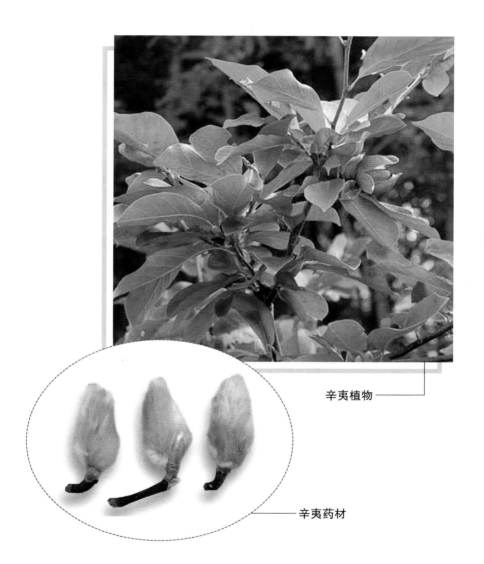

辛夷植物

辛夷药材

沙 针

【别　　名】 小青皮、山苏木、土檀香、干檀香根。

【来　　源】 为檀香科植物沙针 *Osyris wightiana* Wall. ex Wight 的根。

【植物形态】 灌木或小乔木。枝细长，嫩时呈三棱形。叶片薄革质，灰绿色，椭圆状披针形或椭圆状倒卵形，长 2.5~6cm，宽 0.6~2cm，先端尖，有短尖头，基部渐狭，下延而成短柄。花小；雄花 2~4 朵集成小聚伞花序；花被裂片 3；花盘肉质，弯缺；雄蕊 3，花丝很短，不育子房呈微小的凸起，位于花盘中央；雌花单生，偶 4 或 3 朵聚生；苞片 2 枚；花梗顶部膨大；花盘、雄蕊如同雌花，但雄蕊不育；两性花外形似雌花，但具发育的雄蕊；胚珠通常 3 枚，柱头 3 裂。核果近球形，先端有圆形花盘残痕，成熟时橙黄色至红色，干后浅黑色。

【分　　布】 广西主要分布于南宁、邕宁、隆安、武鸣、上林、马山。

【采集加工】 根全年均可采挖，洗净，切片，晒干。

【药材性状】 根圆柱形，有的略弯曲，直径 1~3cm。表面灰黄色，可见纵向皱缩和横向裂纹。有时可见整块皮脱落，露出木部表面为黄色。质硬，易折断，断面木部淡黄色，木部外为棕褐色。气清香，味微苦。

【功效主治】 清热解毒，消肿止痛，安胎，止血，接骨。主治咳嗽，胃痛，胎动不安，外伤出血，骨折，疥疮，疮痈肿毒。

【用法用量】 内服：煎汤，9~15g。外用：适量，煎水洗；或捣敷。

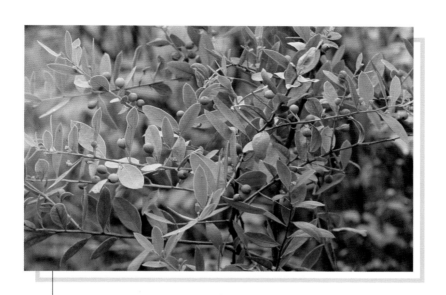

沙针植物

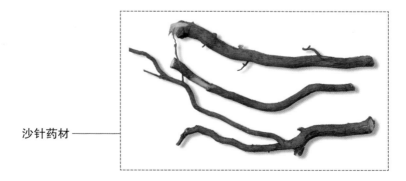

沙针药材

沙 姜

【别　　名】　三柰子、三赖、山辣、三藾、山柰。

【来　　源】　为姜科植物山柰 *Kaempferia galangal* L. 的根茎。

【植物形态】　草本。根茎块状，单个或数个相连，绿白色，芳香。叶 2~4，贴地生长，近无柄；叶片近圆形或宽卵形，长 7~20cm，宽 4~12cm，先端急尖或近钝形，基部宽楔形或圆形，上面绿色，有时叶缘及先端紫色，幼叶被短柔毛，后变无毛或背面被长柔毛；叶基部具苞状退化叶，膜质，长圆形。穗状花序自叶鞘中抽出，花 5~12；小苞片披针形，白色；侧生退化雄蕊花瓣状，倒卵形，白色，喉部紫红色；能育雄蕊 1，无花丝，药隔附属体正方形，2 裂；子房下位，3 室，花柱细长，基部具 2 细长棒状物，柱头盘状，具缘毛。蒴果。

【分　　布】　广西全区均有栽培。

【采集加工】　冬季采挖，洗净，去须根，切片，干燥。

【药材性状】　根茎圆形或近圆形，直径 1~2cm，有时 2~3 个相连。外皮皱缩，浅褐色或黄褐色，有根痕及残存须根。切面类白色，富粉性，常略凸起。质坚脆，易折断。气芳香，味辛辣。

【功效主治】　温中止痛，行气消食。主治脘腹冷痛，胸膈胀满，饮食不消，寒湿吐泻，风湿痹痛。

【用法用量】　内服：煎汤，6~9g；或入丸、散。外用：适量，捣敷；或研末调敷。

【使用注意】　阴虚血亏及胃有郁火者禁服。

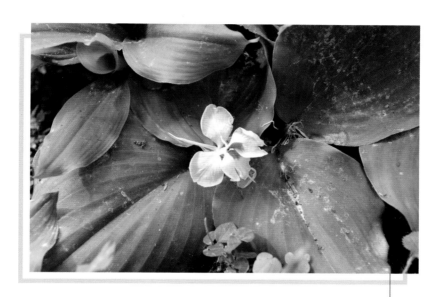

沙姜植物

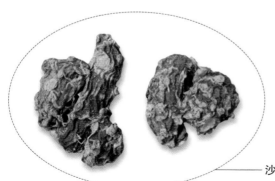

沙姜药材

沙 梨

【别　　名】　麻安梨、快果、果宗、玉乳、蜜文。

【来　　源】　为蔷薇科植物沙梨 *Pyrus pyrifolia*（Burm. f.）Nakai 的果实。

【植物形态】　乔木。树冠开展；小枝粗壮。幼时被柔毛；二年生枝紫褐色，具稀疏皮孔。托叶膜质，边缘具腺齿，叶片卵形或椭圆形，长 5~11cm，宽 3.5~6cm，先端渐尖或急尖，基部宽楔形，边缘有带刺芒尖锐齿，微向内合拢，幼时两面均有绒毛，老叶无毛。叶片基部圆形或近心形，伞形总状花序，有花 7~10 朵，总花梗和花梗幼时有绒毛，花瓣卵形，先端呈啮齿状，基部具有短爪；雄蕊 20，长约为花瓣的一半；雌蕊花柱 5 或 4，离生。果实褐色，果实卵形或近球形，先端萼片脱落，基部具肥厚果梗，黄色，有细密斑点。种子倒卵形，微扁，褐色。

【分　　布】　广西全区均有栽培。

【采集加工】　秋季果实成熟后采摘，洗净，晒干。

【药材性状】　果实近球形，先端微向下陷，先端无宿萼。表面浅褐色或棕褐色，有浅色斑点。横切面可见灰白色斑点稀疏散在。果肉厚，占片面的大部分，黄棕色，粗糙，略呈颗粒状，横切片的中部可见 5 室。每室 1 颗黑褐色种子，有时种子脱落而呈空洞状。质稍软，微具糖性。气微，味甜。

【功效主治】　清肺化痰，生津止渴。主治肺燥咳嗽，热病烦躁，津少口干，消渴，目赤，疮疡，烫火伤。

【用法用量】　内服：煎汤，15~30g；或生食，1~2 枚；或捣汁；或蒸服；或熬膏。外用：适量，捣敷；或捣汁点眼。

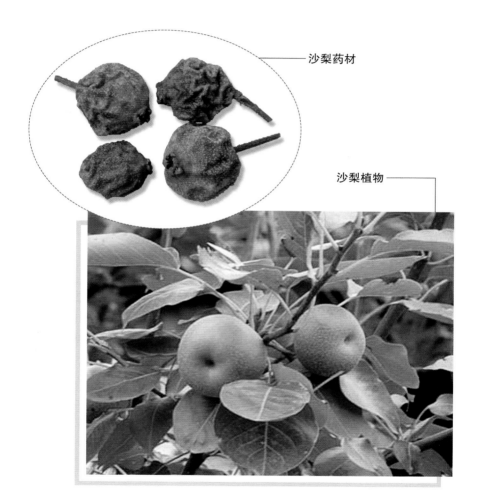

沙梨药材

沙梨植物

诃 子

【别　　名】 诃黎勒、诃黎、诃梨、随风子。

【来　　源】 为使君子科植物诃子 *Terminalia chebula* Retz. 的果实。

【植物形态】 乔木。枝近无毛，皮孔细长，白色或淡黄色，幼枝黄褐色，被绒毛。叶互生或近对生；叶柄粗壮，顶端有腺体；叶片卵形或椭圆形，长 7~14cm，宽 4.5~8.5cm，先端短尖，基部钝圆或楔形，偏斜，全缘或微波状。两面无毛，密被细瘤点。穗状花序，有时又组成圆锥花序；花两性；花萼管杯状，淡绿带黄色，5 齿裂，三角形。外面无毛，内面被黄棕色的柔毛；花瓣缺；雄蕊 10，高出花萼，花药小，椭圆形；子房下位，圆柱形，被毛，干时变黑褐色，花柱长而粗，锥尖。核果，卵形或椭圆形，青色，粗糙，无毛，成熟时变黑褐色，通常有 5 条钝棱。

【分　　布】 广西有栽培。

【采集加工】 秋、冬季采收，烘干或晒干。

【药材性状】 果实呈长圆形或卵圆形，长 2~4cm，直径 2~2.5cm。表面黄棕色或暗棕色，略具光泽，有 5~6 条纵棱线及不规则的皱纹，基部有圆形果梗痕。质坚实。果肉厚 0.2~0.4cm，黄棕色或黄褐色。果核浅黄色，粗糙，坚硬。气微，味酸涩后甜。

【功效主治】 涩肠，敛肺，下气，利咽。主治久泻，久痢，脱肛，喘咳痰嗽，久咳失音。

【用法用量】 内服：煎汤，3~6g；或入丸、散。敛肺清火宜生用，涩肠止泻宜煨用。

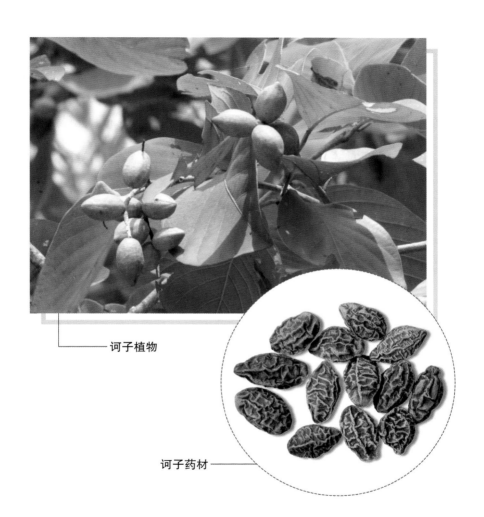

诃子植物

诃子药材

补骨脂

【别　　名】　胡韭子、婆固脂、破故纸、补骨鹅、黑固脂。

【来　　源】　为豆科植物补骨脂 *Psoralea corylifolia* Linn. 的果实。

【植物形态】　草本。枝坚硬，具纵棱；全株被白色柔毛和黑褐色腺点。单叶互生，有时枝端侧生有小叶；叶柄被白色绒毛；托叶成对，三角状披针形，膜质；叶片阔卵形，长 5~9cm，宽 3~6cm，先端钝或圆，基部心形或圆形，边缘具粗锯齿，两面均具显著黑色腺点。花多数密集成穗状的总状花序，腋生；花萼钟状，基部连合呈管状，先端 5裂，被黑色腺毛；花冠蝶形，淡紫色或黄色，旗瓣倒阔卵形，翼瓣阔线形，龙骨瓣长圆形，先端钝，稍内弯；雄蕊 10，雌蕊 1，子房上位，倒卵形，花柱丝状。荚果椭圆形，不开裂，果皮黑色，与种子粘贴。种子 1 颗，有香气。

【分　　布】　广西各地均有栽培。

【采集加工】　秋季采收，晒干。

【药材性状】　果实扁圆状肾形，一端略尖。表面黑棕色或棕褐色，具微细网纹。少有宿萼，宿萼基部连合，上端 5 裂，灰黄色，具毛茸，并密布褐色腺点。质较硬脆。气芳香特异，味苦、微辛。

【功效主治】　补肾助阳，纳气平喘，温脾止泻。主治肾阳不足，下元虚冷，腰膝冷痛，阳痿滑精，尿频，遗尿；肾不纳气，虚喘不止；脾肾两虚，大便久泻；白癜风、斑秃、银屑病。

【用法用量】　内服：煎汤，6~15g；或入丸、散。外用：适量，酒浸涂患处。

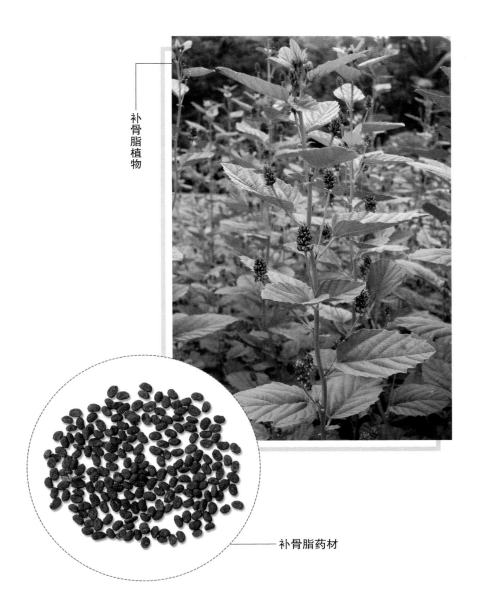

补骨脂植物

补骨脂药材

灵 芝

【别　　名】 三秀、茵、芝、灵芝草、木灵芝、菌灵芝。

【来　　源】 为多孔菌科真菌赤芝 *Ganoderma lucidum*（Leyss. ex Fr.）Karst 的子实体。

【植物形态】 担子果，有柄，栓质。菌盖半圆形或肾形，直径 10~20cm，盖肉厚 1.5~2cm，盖表褐黄色或红褐色，盖边渐趋淡黄，有同心环纹，微皱或平滑，有亮漆状光泽，边缘微钝。菌肉乳白色，近管处淡褐色。管口近圆形，初白色，后呈淡黄色或黄褐色。菌柄圆柱形，侧生或偏生，偶中生，长 10~19cm，粗 1.5~4cm，与菌盖色泽相似。皮壳部菌丝呈棒状，顶端膨大。菌丝系统三体型，生殖菌丝透明，薄壁；骨架菌丝黄褐色，厚壁，近乎实心；缠绕菌丝无色，厚壁弯曲，均分枝。孢子卵形，双层壁，顶端平截，外壁透明，内壁淡褐色，有小刺。

【分　　布】 广西主要分布于西林、隆林、那坡、靖西。

【采集加工】 子实体开始释放孢子前可套袋收集孢子，待菌盖外缘不再生长，菌盖下面管孔开始向外喷射担孢子，表示已成熟，即可采收，从菌柄下端拧下整个子实体，晾干或低温烘干收藏，注意通风，防止霉变。

【药材性状】 子实体伞形，菌盖坚硬木栓质，半圆形或肾形，宽 12~20cm，厚约 2cm，皮壳硬坚。初黄白色，渐变为红褐色，有光泽，具环状梭纹及辐射状皱纹，边缘薄而平截，常稍内卷。菌肉近白色至淡褐色；菌盖下表面菌肉白色至浅棕色，有无数细密管状孔洞。菌柄侧生，表面红褐色至紫褐色，有漆样光泽。气微，味淡。

【功效主治】 安神补虚，祛痰止咳。主治头晕，心悸，失眠，多梦，神疲乏力，咳喘痰多，矽肺，冠心病，肿瘤。

【用法用量】 内服：煎汤，10~15g；研末，2~6g；或浸酒。

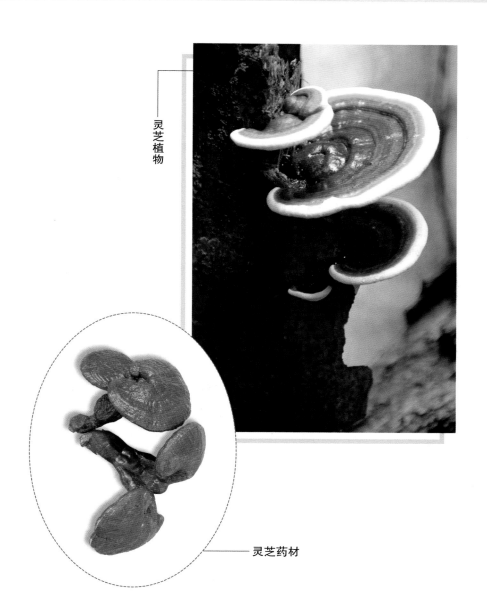

灵芝植物

灵芝药材

灵香草

【别　　名】　蒙州零陵香、排草、香草、零陵香、广零陵香、熏草、熏衣草。

【来　　源】　为报春花科植物灵香草 *Lysimachia foenum-graecum* Hance 的地上部分。

【植物形态】　草本。茎具棱，棱边有时呈狭翅状，绿色。叶互生，位于茎端的通常较下部的大 1~2 倍；叶柄具狭翅；叶片广卵形至椭圆形，长 4~11cm，宽 2~6cm，先端锐尖或稍钝，具短骤尖头，基部渐狭或为阔楔形，边缘微皱呈波状，草质，干时两面密布极不明显的下陷小点和稀疏的褐色无柄腺。花单生叶腋；花梗纤细；花萼淡绿色，5 深裂，裂片卵状披针形或披针形，先端渐尖，草质，两面多少被褐色无柄腺体；花冠黄色，5 深裂，裂片长圆形，先端圆钝；雄蕊 5，花丝基部与花冠合生；子房上位，1 室，胚珠多数。蒴果近球形。种子细小，多数，黑褐色，有棱角。

【分　　布】　广西主要分布于龙胜、临桂、富川、金秀、德保、那坡、凌云。

【采集加工】　冬季采收，从根部 4~5cm 处割取地上部分，烘干或阴干。

【药材性状】　茎呈类圆柱形，表面灰绿色或暗绿色，直径约 3mm，有纵纹及棱翅，茎下部节上生有细根；质脆，易折断，断面类圆形，黄白色。叶片多皱缩，展平后呈卵形、椭圆形。叶腋有时可见球形蒴果。气浓香，味微辛、苦。

【功效主治】　祛风解表，行气止痛，驱蛔虫。主治感冒头痛，咽喉肿痛，牙痛，胸腹胀满，蛔虫病。

【用法用量】　内服：煎汤，9~15g；或煎水含漱。

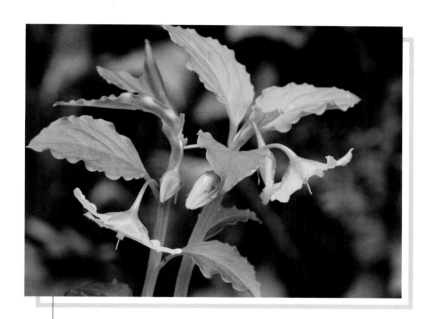

灵香草植物

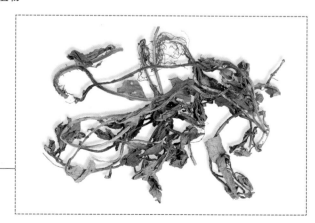

灵香草药材

陈 皮

【别　　名】 茶枝柑、柑橘、宽皮橘、蜜橘、黄橘。

【来　　源】 为芸香科植物柑橘 *Citrus reticulata* Blanco 的果皮。

【植物形态】 小乔木。分枝多，枝扩展或略下垂，刺较少。单身复叶，翼叶通常狭窄，或仅有痕迹，叶片披针形，椭圆形或阔卵形，大小变异较大，顶端常有凹口，中脉由基部至凹口附近成叉状分枝，叶缘至少上半段通常有钝或圆裂齿。花单生或 2~3 朵簇生；花萼不规则浅裂；花瓣通常长 1.5cm 以内；雄蕊 20~25 枚，花柱细长，柱头头状。果形通常扁圆形至近圆球形，果皮甚薄而光滑，或厚而粗糙，淡黄色，朱红色或深红色，易剥离，橘络呈网状，易分离，中心柱大而常空，囊壁薄或略厚，柔嫩或颇韧，汁胞通常纺锤形，短而膨大。种子常卵形。

【分　　布】 广西有栽培。

【采集加工】 采摘成熟果实，剥取果皮，晒干或低温干燥。

【药材性状】 果皮边缘略向内卷曲，外表面黄绿色至棕黄色，有时呈微金黄色，极粗糙，有多数凹下的圆点及凸起的油点，内表面白色，稍软而有弹性，呈棉絮状。质柔软。气香，味辛、苦。

【功效主治】 理气调中，燥湿化痰。主治脾胃气滞，脘腹胀满，湿痰、寒痰咳嗽。

【用法用量】 内服：煎汤，6~10g。

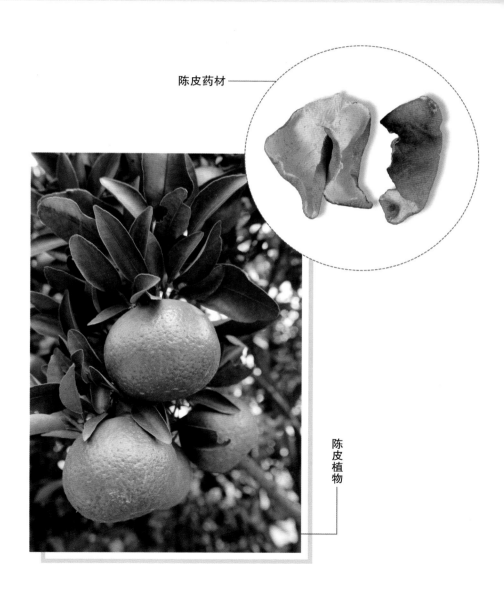

陈皮药材

陈皮植物

附 子

【别　　名】 乌头、天雄、乌喙、侧子。

【来　　源】 为毛茛科植物乌头 *Aconitum carmichaeli* Debx. 的根。

【植物形态】 草本。块根通常 2 个连生，纺锤形至倒卵形，外皮黑褐色。茎直立或稍倾斜，下部光滑无毛，上部散生贴伏柔毛。叶互生，革质，有柄；叶片卵圆形，宽 5~12cm，3 裂几达基部，两侧裂片再 2 裂，中央裂片菱状楔形，先端再 3 浅裂，裂片边缘有粗齿或缺刻。总状圆锥花序，花序轴有贴伏的柔毛；萼片 5，蓝紫色，外被微柔毛，上萼片盔形，侧萼片近圆形；花瓣 2，无毛；雄蕊多数，花丝下半部扩张成宽线形的翅；心皮 3~5 个，离生，密被灰黄色的短绒毛。蓇葖果长圆形，具横脉，花柱宿存，芒尖状。

【分　　布】 广西主要分布于凌云、乐业、南丹、三江、资源、全州

【采集加工】 6 月下旬至 7 月上旬挖出全株，抖去泥沙，摘取子根（附子），去掉须根，即是泥附子，需立即加工。

【药材性状】 根圆锥形，长 4~7cm，直径 3~5cm。表面灰黑色，顶端有凹陷的芽痕，周围有瘤状突起的支根或支根痕。体重。气微，味苦而麻，刺舌。

【功效主治】 回阳救逆，补火助阳，散寒除湿。主治亡阳欲脱，肢冷脉微，阳痿宫冷，心腹冷痛，虚寒吐泻久痢，水肿，阳虚外感，风寒湿痹，阴疽疮疡。

【用法用量】 内服：煎汤，3~9g（炮制品），回阳救逆可用 18~30g，宜先煎、久煎；或入丸、散。外用：多用生品，适量，研末调敷；或切成薄片盖在患处或穴位上，用艾炷灸之。

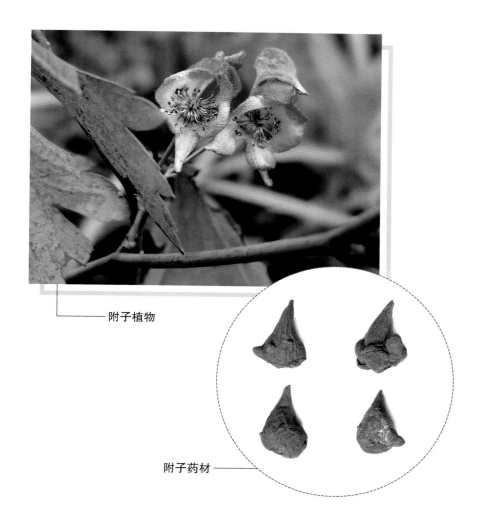

附子植物

附子药材

忍冬藤

【别　　名】　忍冬，银花藤，金银藤。

【来　　源】　为忍冬科植物忍冬 *Lonicera japonica* Thunb.、华南忍冬 *Lonicera confusa*（Sweet）DC.、毛花柱忍冬 *Lonicera dasystyla* Rehd. 或红腺忍冬 *Lonicera hypoglauca* Miq. 等的茎枝。

【植物形态】　忍冬：半常绿缠绕本质藤本。茎中空，多分枝，幼枝密被短柔毛和腺毛。叶对生，纸质，叶片卵形、长圆状卵形或卵状披针形，长 2.5~8cm，宽 1~5.5cm，先端短尖、渐尖或钝圆，基部圆形或近心形，全缘，两面和边缘均被短柔毛。花成对腋生，苞片 2 枚，叶状，广卵形或椭圆形；小苞片被短毛及腺毛；花萼短小，萼筒 5 齿裂，裂片卵状三角形或长三角形，先端尖，外面和边缘密被毛；花冠唇形，花冠筒细长，外面被短毛和腺毛，上唇 4 裂片先端钝形，下唇带状而反曲，花初开时为白色，后变金黄色；雄蕊 5，着生于花冠内面筒口附近，伸出花冠外；雌蕊 1，子房下位，花柱细长，伸出。浆果球形，成熟时蓝黑色，有光泽。

【分　　布】　广西主要分布于桂林、临桂、全州、龙胜。

【采集加工】　秋、冬二季采割，晒干。

【药材性状】　本品呈长圆柱形，多分枝，常缠绕成束，直径 1.5~6mm。表面棕红色至暗棕色，有的灰绿色，光滑或被茸毛；外皮易剥落。枝上多节，节间长 6~9cm，有残叶及叶痕。质脆，易折断，断面黄白色，中空。无臭，老枝味微苦，嫩枝味淡。

【功效主治】　清热解毒，疏风通络。主治温病发热，热毒血痢，痈肿疮疡，风湿热痹。

【用法用量】　内服：煎汤，10~30g；或入丸、散；或浸酒。外用：适量，煎水熏洗；或熬膏贴；或研末调敷；或鲜品捣敷。

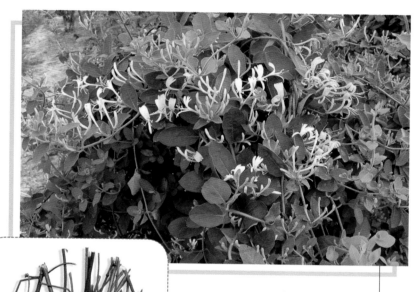

忍冬藤植物

忍冬藤药材

鸡爪簕

【别　　名】　痧麻木、九耳木、凉粉木。

【来　　源】　为茜草科植物鸡爪簕 *Oxyceros sinensis* Lour. 的全株。

【植物形态】　有刺灌木。枝粗壮，嫩枝和叶柄密被污色短硬毛；刺粗壮，近平展。叶对生；托叶阔三角形，基部稍合生；叶片长圆形至长圆状卵形，长 4~10cm，宽 1.5~4cm，先端短尖或钝，基部阔楔形或楔形，全缘，上面无毛，下面被小柔毛或沿脉上有疏粗毛。聚伞花序顶生，稠密而多花；总花梗被毛；花大，白色。有短梗；花萼钟形，被粗毛；花冠高脚碟状，花冠筒外面无毛，喉部被长柔毛，先端 5 裂，裂片广展；花药条状长圆形，露出。浆果近球形，初时被毛，熟时无毛，先端有脱落的环状瘢痕。

【分　　布】　广西主要分布于北海、崇左、宁明、龙州、大新、隆安、武鸣。

【采集加工】　全年均可采收，洗净，切段，晒干。

【药材性状】　茎近方形，直径 1~1.5cm，在节处着生一对粗壮的刺，刺呈平展状，绿色，密被灰黄色毛，质坚硬，折断面不平坦，灰白色。叶互生，上面浅绿色，下面黄绿色；托叶阔三角形；叶片长圆形至长圆状卵形。质硬，不易碎。气微，味甘、涩、微苦。

【功效主治】　清热解毒，祛风除湿，散瘀消肿。主治疮疡肿毒，风湿疼痛，痢疾，跌打肿痛。

【用法用量】　内服：煎汤，10~15g。外用：适量，捣敷。

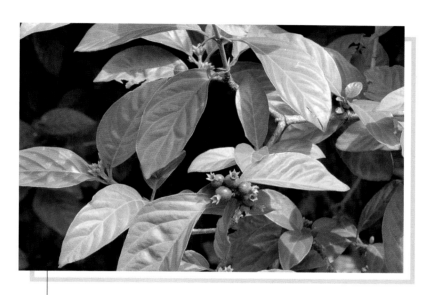

鸡爪簕植物

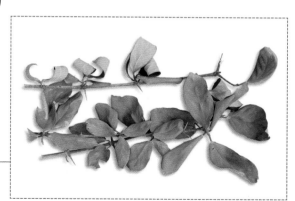

鸡爪簕药材

鸡血藤

【别　　名】　血风藤、九层风、红藤、活血藤、大血藤、过岗龙、五层血。

【来　　源】　为豆科植物密花豆 *Spatholobus suberectus* Dunn 的藤茎。

【植物形态】　木质藤本。老茎砍断时可见数圈偏心环，鸡血状汁液从环处渗出。三出复叶互生；顶生小叶阔椭圆形，长 12~20cm，宽 7~15cm，先锐尖，基部圆形或近心形，上面疏被短硬毛，背面脉间具黄色短髯毛，侧生小叶基部偏斜；小托叶针状。圆锥花序腋生，大型，花多而密，花序轴、花梗被黄色柔毛；花萼肉质筒状，5 齿，上面 2 齿合生，两面具黄色柔毛；花冠白色，肉质，旗瓣近圆形，具爪，翼瓣与龙骨瓣具爪及耳；雄蕊 10，2 组，花药 5 大 5 小；子房具白色硬毛。荚果舌形，有黄色柔毛；种子 1 颗，生荚果先端。

【分　　布】　广西主要分布于防城、上思、北流、凌云、田林。

【采集加工】　秋季采收茎藤，除去枝叶，锯成段，晒干。或鲜时切片，晒干。

【药材性状】　茎藤呈扁圆柱形，稍弯曲，直径 2~7cm。表面灰棕色，有时可见灰白色斑，栓皮脱落处显红棕色，有明显的纵沟及小形点状皮孔。质坚硬，难折断，断面皮部有树脂状分泌物，呈红棕色至黑棕色，并与木部相间排列成 3~10 个偏心性半圆形或圆形环。髓小，偏于一侧。气微，味涩。

【功效主治】　活血补血，通经活络。主治贫血，月经不调，风湿痹痛，四肢麻木，关节疼痛。

【用法用量】　内服：煎汤，9~15g。

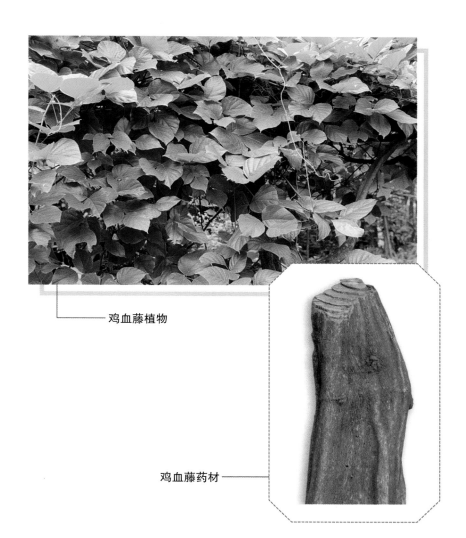

鸡血藤植物

鸡血藤药材

鸡谷草

【别　　名】 竹节草、紫穗茅香、粘人草、草子花、粘身草、蜈蚣草、过路蜈蚣草、鬼谷草。

【来　　源】 为禾本科植物竹节草 *Chrysopogon aciculatus*（Retz.）Trin. 的全草。

【植物形态】 草本。具根茎及匍匐茎。秆直立。叶鞘无毛或鞘口疏生柔毛，聚集跨生于匍匐茎上，茎生者短于节间；叶舌短小；叶片生于匍匐茎和秆基者，长达 8cm，宽 3~6mm，茎生的甚退化，边缘小刺状粗糙。圆锥花序线状长圆形，带紫色；数枚轮生于 1 节；无柄小穗线形，从中部以上渐狭窄，先端钝，具被锈色短柔毛的基盘；第 1 颖具 2 脊，脊部微隆起，脊上部具刺状小纤毛，第 2 颖舟形，先端渐尖并有小短芒，其脊上部具有刺状小柔毛；第 1 外稃稍短于颖，第 2 外稃等长而较窄于第 1 小花者，先端全缘，具直芒；雄蕊 3；雌蕊具分离花柱；小穗具长柄，颖纸质，披针形，具 3 脉；雄蕊 3。

【分　　布】 广西主要分布于龙州、武鸣、北流、三江。

【采集加工】 全年采收，鲜用或干用。

【药材性状】 根状茎细长圆柱形，横走，先端有地上匍匐茎。秆直立，有少数分枝。叶互生，完整叶片条形，长约 8cm，宽 3~6mm，先端钝，基部圆形，两面无毛或基部疏生柔毛，边缘粗糙、小刺状。圆锥花序穗状，带紫色。气微，味淡。

【功效主治】 清热利湿，解毒。主治感冒发热，腹痛泄泻，暑热小便赤涩，风火牙痛，金疮肿痛，毒蛇咬伤。

【用法用量】 内服：煎汤，9~15g，鲜品 30~60g。

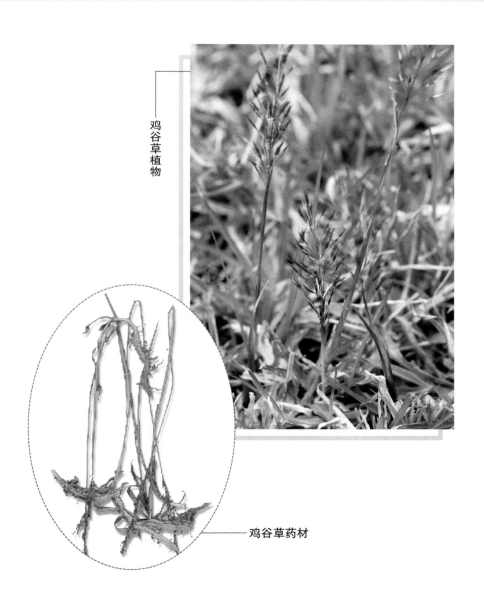

鸡谷草植物

鸡谷草药材

鸡骨草

【别　　名】　黄头草、大黄草、假牛甘子、红母鸡草、猪腰草、细叶龙鳞草、黄食草。

【来　　源】　为豆科植物广州相思子 *Abrus cantoniensis* Hance 除去荚果的全株。

【植物形态】　攀援灌木。小枝及叶柄被粗毛。主根粗壮。茎细，深红紫色，幼嫩部分密被黄褐色毛。偶数羽状复叶；小叶 7~12 对，倒卵形或长圆形，长 5~12mm，宽 3~5mm，先端截形而有小芒尖，基部浅心形，上面疏生粗毛，下面被紧贴的粗毛，小脉两面均突起；托叶成对着生。总状花序短，腋生；花萼钟状；花冠突出，淡红色；雄蕊 9，合生成管状，与旗瓣紧贴，上部分离，子房近无柄，花柱短。荚果长圆形，扁平，被疏毛。种子长圆形，扁平，褐黑色。

【分　　布】　广西主要分布于邕宁、武鸣、南宁、钟山、横县、藤县、北流、博白、容县、桂平、平南、岑溪、苍梧。

【采集加工】　全年均可采挖，除去泥沙及荚果（种子有毒），将茎藤扎成束，晒至八成干，"发汗"再晒干即成。

【药材性状】　全株多缠绕成束。根圆柱形或圆锥形，有分枝，长短粗细不等，直径 3~15mm；表面灰棕色，有细纵纹；质硬。根茎短，结节状。藤茎直径 1.5~2.5mm；表面灰褐色，小枝棕红色，疏被毛茸；偶数羽状复叶，小叶长圆形，下表面被伏毛。气微，味微苦。

【功效主治】　清热利湿，散瘀止痛。主治乳痈，黄疸性肝炎，胃痛，风湿骨痛，跌打瘀痛。

【用法用量】　内服：煎汤，15~30g；或入丸、散。外用：适量，鲜品捣敷。

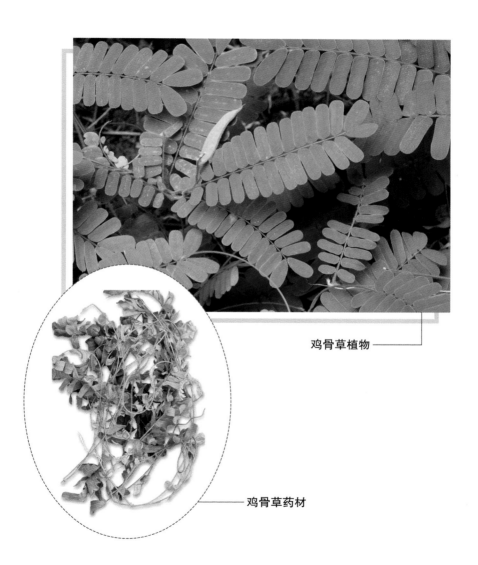

鸡骨草植物

鸡骨草药材

鸡骨常山

【别　　名】 蜀漆、恒山、土常山、黄常山、白常山。

【来　　源】 为虎耳草科植物常山 *Dichroa febrifuga* Lour. 的根或枝叶。

【植物形态】 落叶灌木。主根木质化，断面黄色。小枝常有4钝棱。叶对生，叶形变化大，叶片薄纸质，常椭圆形或倒卵状矩圆形，长8~25cm，宽4~8cm，边缘有锯齿。伞房状圆锥花序顶生，也有生于上部叶腋；花蓝色或白色；花蕾倒卵形；花萼倒圆锥形，4~6裂；裂片阔三角形，急尖，无毛或被毛；花瓣长圆状椭圆形，稍肉质，花后反折；雄蕊10~20枚，一半与花瓣对生，花丝线形，扁平，初与花瓣合生，后分离，花药椭圆形；花柱4，棒状，柱头长圆形，子房3/4下位。浆果熟时鲜蓝色，有宿存萼齿及花柱。种子极多数，具网纹。

【分　　布】 广西主要分布于那坡、宁明、南宁、凭祥、博白、玉林。

【采集加工】 根秋、冬季采挖，叶夏季采，洗净，晒干或鲜用。

【药材性状】 根呈圆柱形，稍弯曲，常有分枝，表面暗棕色或灰褐色，皮部薄，常脱落，木部黄色；质坚硬，难折断，折断面裂片状。老枝直径6~8mm，外皮灰褐色，具纵纹，皮孔细小，凸起，断面中心髓部细小而中空，木部白色；嫩枝较细，青灰色，外皮易剥离，髓部中空较大。叶对生，多皱缩卷曲，展平后呈椭圆状或卵状矩圆形。气微，味苦。

【功效主治】 化瘀止血，截疟解毒，祛风除湿。主治外伤出血，疟疾，疝气，乳痈，烧烫伤，风湿痹痛，带下。

【用法用量】 内服：煎汤，9~15g。外用：适量，捣敷。

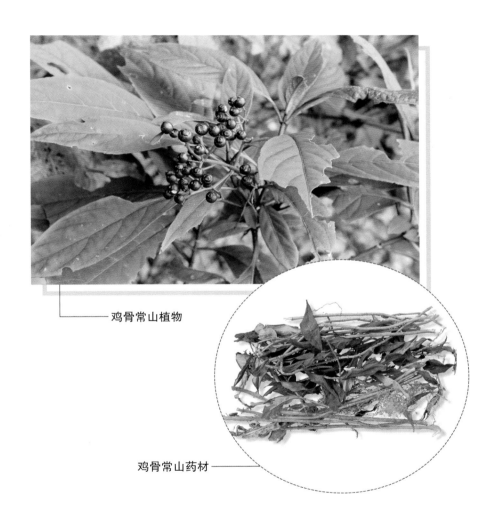

鸡骨常山植物

鸡骨常山药材

鸡冠花

【别　　名】 鸡公花、鸡角枪、鸡冠头、鸡骨子花、老来少。

【来　　源】 为苋科植物鸡冠花 *Celosia cristata* L. 的花序。

【植物形态】 草本。全株无毛，粗壮。分枝少，近上部扁平，绿色或带红色，有棱纹凸起。单叶互生，具柄；叶片长椭圆形至卵状披针形，长 5~13cm，宽 2~6cm，先端渐尖或长尖，基部渐窄成柄，全缘。穗状花序顶生，成扁平肉质鸡冠状、卷冠状或羽毛状，中部以下多花；花被片淡红色至紫红色、黄白或黄色；苞片、小苞片和花被片干膜质，宿存；花被片 5，椭圆状卵形，端尖，雄蕊 5，花丝下部合生成杯状。胞果卵形，熟时盖裂，包于宿存花被内。种子肾形，黑色，光泽。

【分　　布】 广西主要分布于来宾、北流、贺州、钟山、资源。

【采集加工】 8~9 月采收。把花序连一部分茎秆割下，捆成小把晒或晾干后，剪去茎秆即成。

【药材性状】 穗状花序多扁平而肥厚，鸡冠状，宽 5~20cm。上缘宽，具皱褶，密生线状鳞片，下端渐狭小，常残留扁平的茎。表面红色、紫红色或黄白色；中部以下密生多数小花，各小花有膜质苞片及花被片，果实盖裂。体轻，质柔韧。气无，味淡。

【功效主治】 凉血止血，止带，止泻。主治出血证，带下，泄泻，痢疾。

【用法用量】 内服：煎汤，9~15g；或入丸、散。外用：适量，煎汤熏洗；或研末调敷。

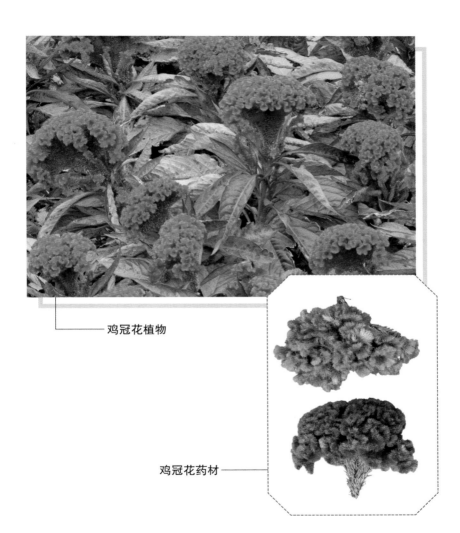

鸡冠花植物

鸡冠花药材

鸡屎藤

【别　　名】 雀儿藤、甜藤、狗屁藤。

【来　　源】 为茜草科植物鸡矢藤 *Paederia scandens*（Lour.）Merr. 的茎、叶。

【植物形态】 草质藤本。基部木质，多分枝。叶对生；托叶三角形，早落；叶片卵形、椭圆形、长圆形至披针形，长 5~15cm，宽 1~6cm，先端急尖至渐尖，基部宽楔形，两面无毛或下面稍被短柔毛；叶纸质，新鲜揉之有臭气。聚伞花序排成顶生的带叶的大圆锥花序或腋生而疏散少花；花紫色，几无梗；萼狭钟状；花冠先端 5 裂，镊合状排列，浆果成熟时光亮，淡黄色，分裂为 2 个小坚果。

【分　　布】 广西主要分布于南宁、上思、防城、资源、全州、桂林、金秀、鹿寨、三江、罗城等地。

【采集加工】 春、夏季采收，洗净，鲜用或晒干。

【药材性状】 茎呈扁圆柱形，稍扭曲，老茎灰棕色，栓皮常脱落，有纵皱纹及叶柄断痕，易折断，断面平坦，灰黄色；嫩茎黑褐色，质韧，不易折断，断面纤维性，灰白色或浅绿色。叶对生，多皱缩或破碎，完整者展平后呈宽卵形或披针形，先端尖，基部楔形、圆形或浅心形，全缘，绿褐色。气特异，味微苦、涩。

【功效主治】 祛痰止咳，祛风除湿，消食化积，活血止痛，解毒消肿。主治咳嗽，风湿痹痛，食积腹胀，小儿疳积，腹泻，痢疾，黄疸，湿疹，皮炎，烫火伤，跌打损伤。

【用法用量】 内服：煎汤，10~15g，大剂量 30~60g；或浸酒。外用：适量，捣敷；或煎水洗。

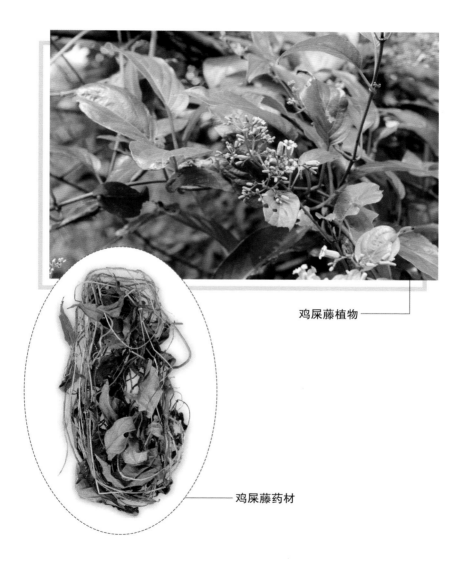

鸡屎藤植物

鸡屎藤药材

鸡蛋花

【别　　名】 缅栀子、蛋黄花、甲脚木、番缅花、蕃花、蕃花仔、红鸡蛋花。

【来　　源】 为夹竹桃科植物鸡蛋花 *Plumeria rubra* L. cv. Acutifolia 的花。

【植物形态】 落叶小乔木。全株具丰富乳汁。枝条粗壮。叶互生；叶柄上面基部具腺体；叶片厚纸质，常聚集于枝上部，长圆状倒披针形或长椭圆形，长 20~40cm，宽 7~11cm，先端短渐尖，基部狭楔形；侧脉每边 30~40 条，未达叶缘网结成边脉。顶生聚伞花序；花萼 5 裂，卵圆形，不张开而压紧花冠筒；花冠外面白色，内面黄色，裂片狭倒卵形，向左覆盖，花冠筒圆筒形，内面密被柔毛；雄蕊 5，着生于花冠筒基部，花丝极短，花药长圆形；心皮 2，离生。蓇葖果双生。种子斜长圆形，扁平，先端具长圆形膜质翅。

【分　　布】 广西主要栽培于南宁、邕宁、武鸣。

【采集加工】 夏季采收，洗净，晒干。

【药材性状】 花多皱缩成条状，或扁平三角状，淡棕黄或黄褐色。展平后花萼较小。花冠裂片 5，倒卵形，长约 3cm，宽约 1.5cm，呈旋转排列；下部合生成细管。雄蕊 5，花丝极短。有时可见卵状子房。气香，味微苦。

【功效主治】 清热，利湿，解暑。主治感冒发热，肺热咳嗽，湿热黄疸，泄泻痢疾，尿路结石；预防中暑。

【用法用量】 内服：煎汤，花 5~10g；茎皮 10~15g。外用：适量，捣敷。

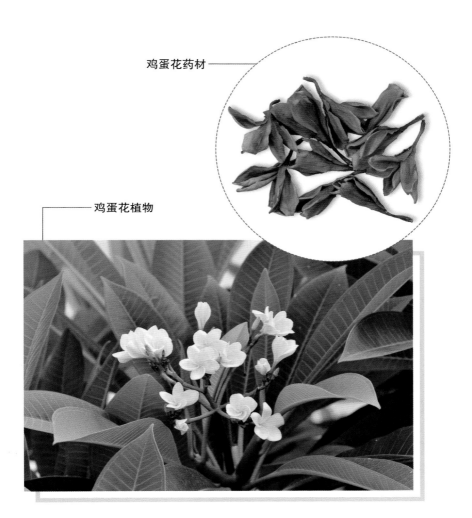

鸡蛋花药材

鸡蛋花植物

驳骨丹

【别　　名】　溪桃、野桃、杨波叶、白鱼尾、白花醉鱼草、山苦桃。

【来　　源】　为马钱科植物白背枫 *Buddleja asiatica* Lour. 的根、茎叶。

【植物形态】　直立小灌木。幼茎略呈四棱形，上部分枝，被灰白色柔毛。单叶对生；有短柄；叶片卵状披针形，长 5~12cm，宽 1.2~4cm，先端渐尖，基部楔形，全缘或疏生小锯齿，上面绿色，背面灰白色，密被柔毛。穗状花序顶生或近顶腋生；花小，淡紫蓝色或白色；萼钟状，4 裂；花冠管状，先端 4 裂；雄蕊 4；柱头 2 裂；子房 2 室。蒴果椭圆形，花萼宿存。种子小。

【分　　布】　广西各地有分布。

【采集加工】　根、茎四季可采，切片，晒干；8~9 月采叶，鲜用或晒干。

【药材性状】　根圆柱形，直径约 2.5cm，表面棕黄色，具纵向浅皱纹，断面皮部薄。茎圆柱形，直径 0.5~1.5cm，表面灰褐色或灰黄色，被短毛，具多数白色皮孔。质硬，不易折断，断面可见明显白色髓部。叶对生，常卷缩，展开呈卵状披针形，先端渐尖，基部楔形，叶面褐色，叶背灰褐色，两面均被短毛。气微，味苦。

【功效主治】　祛风化湿，行气活血。主治头风痛，风湿痹痛，胃脘痛，腹胀，痢疾，跌打损伤，无名肿毒，湿疹，皮肤瘙痒。

【用法用量】　内服：煎汤，9~15g，鲜品 30~60g。外用：适量，捣敷；或煎水洗。

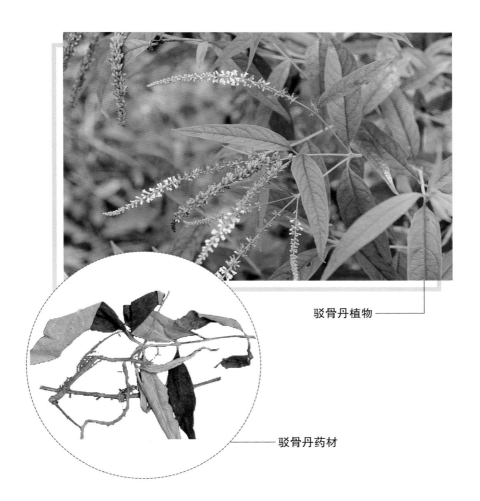

驳骨丹植物

驳骨丹药材